MÉMENTO

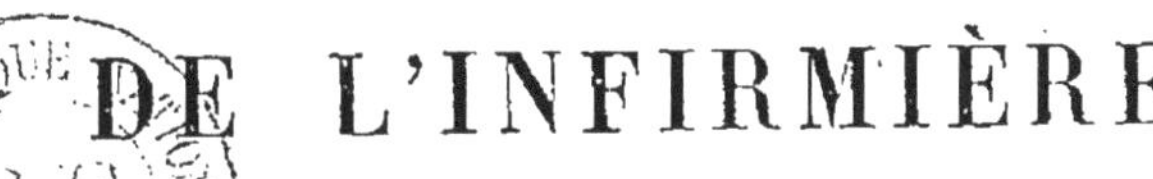

DE L'INFIRMIÈRE

ET DE L'INFIRMIER

Paul CORNET — André MESUREUR

MEMENTO DE L'INFIRMIÈRE ET DE L'INFIRMIER

Administration Hospitalière
Notions d'Anatomie
Notions de Physiologie
Soins de Médecine
Soins de Chirurgie
Soins de Grossesse
Soins d'Accouchement
Puériculture
Notions d'Hygiène
Médicaments

VIGOT FRÈRES Editeurs

PAUL CORNET
Médecin en chef de la Préfecture
de la Seine.

ANDRÉ MESUREUR
Chef du Service de la Direction
à l'Assistance Publique.

MÉMENTO DE L'INFIRMIÈRE ET DE L'INFIRMIER

AVEC 228 FIGURES DANS LE TEXTE

PARIS
VIGOT FRÈRES, ÉDITEURS
23, PLACE DE L'ÉCOLE-DE-MÉDECINE, 23

1914

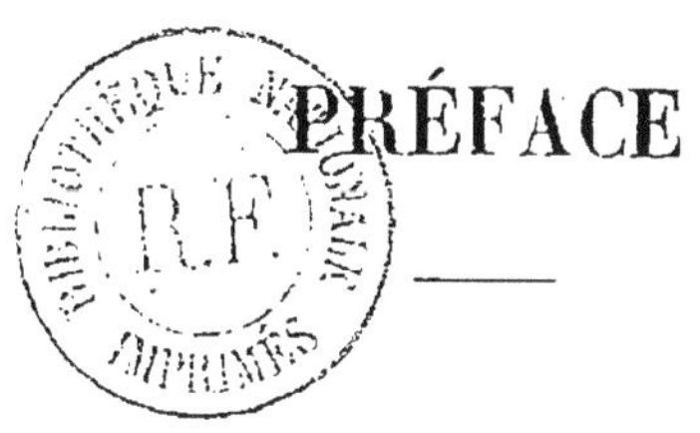

PRÉFACE

Le titre de ce manuel indique suffisamment l'esprit dans lequel il a été écrit : c'est un résumé, « un mémento », destiné à aider l'élève dans son travail. Il ne saurait suppléer le cours oral, mais il permettra de le compléter, d'ordonner des notes, de réparer leurs lacunes. Il ne faut pas que l'élève espère y trouver, par le moyen d'un effort de mémoire, le succès dans la recherche du diplôme, consécration de l'enseignement professionnel des infirmières et des infirmiers.

La profession d'infirmière exige une pratique qui, seule, donnera les bonnes habitudes et fournira cette légèreté de main si douce aux malades. Mais il faut que ce soit une pratique intelligente, orientée par un enseignement, éclairée par des connaissances générales ; il faut que dans le chaos des événements multiples et discontinus de l'hôpital, l'infirmière soit guidée par un fil conducteur et comprenne le sens des mouvements et la justification scientifique des procédés. L'instruction générale est désormais la condition indispensable pour mener à son développement cet « apprentissage » pour lequel on ne réclamait autrefois que ce dévouement un peu larmoyant et ce renoncement inutile, qui caractérisaient la « bonne mère ». Il est nécessaire aujourd'hui que ceux qui soignent les malades se soient donné la peine de s'instruire ; et nous pourrons juger de l'étendue de cette instruction, dont la science est la base, en rappelant que les écoles de *nurses* américaines ont adopté un cours d'études de trois années.

L'infirmière n'est plus seulement une « garde », c'est une professionnelle. Elle a le devoir de comprendre le médecin ; elle doit être initiée aux moyens chaque jour plus complexes de la thérapeutique ; elle doit être en mesure de saisir sans explication le sens des prescriptions médicales.

Voilà pourquoi nous réclamons pour elle des professeurs, des cours ; persuadés que nous sommes, que seule, la démonstration orale imposera à l'esprit l'explication intelligible et suivie. Voilà pourquoi nous réclamons pour elle des séances d'enseignement pratique, dont le souvenir pourra se fixer, grâce à des figures et à des tableaux explicatifs. Notre « Mémento » viendra à l'appui de cet enseignement verbal ; les notes seront remises en ordre avec le secours de ses indications et de sa terminologie. En résumé, nous avons cherché à aider l'élève dans son travail, non à le dominer. Personne ne saurait trouver l'art de soigner les malades dans la seule théorie d'un livre.

Mais ce caractère pratique de l'enseignement n'exclut pas sa précision ; les professeurs n'ont pas toujours la possibilité de traiter en détail toutes les parties du cours : le Mémento sera le dictionnaire où l'élève trouvera sûrement ce qu'elle cherche et guère plus.

Notre but, en donnant une nouvelle forme à ce manuel, a été de répondre aux nécessités de l'enseignement réalisé dans les hôpitaux et asiles de Paris et de la Seine pour toute une partie du personnel — agents masculins, agents mariés — auquel l'accès des écoles-internats sera toujours fermé ; mais l'art de soigner de même que l'administration hospitalière se retrouvent identiques en tous lieux. Notre Mémento s'adresse donc à tous ceux qui, en ville ou à l'hôpital, sont destinés ou préposés aux soins à donner aux malades.

Le lecteur n'y trouvera pas de développement scientifique inutile ou encombrant ; nous avons confiance d'avoir, autant que possible, restreint ce Mémento à des notions essentielles.

Est-ce à dire qu'il n'y manquera pas un chapitre ? il nous aurait fallu traiter aussi de ce que l'on a appelé l' « Éthique » de la profession ; mais le sujet nous eût entraînés trop loin. Qu'il nous suffise de proclamer, au seuil de ce livre, que la profession de l'infirmier et de l'infirmière, par sa nature même, impose à qui la choisit une charge de devoirs. Point n'est besoin, pour les comprendre et pour les accomplir complètement, d'une vie d'un genre spécial, d'un sacrifice permanent. Il faut simplement saisir le sens de la profession, en apercevoir la grandeur et aimer sa tâche. Tous ceux qui travaillent avec joie, avec enthousiasme, font de grandes et de bonnes choses. Et les satisfactions que trouve l'infirmière dans l'exercice de son art sont de celles qui ne s'oublient jamais et qui encouragent toujours.

Ce livre est dédié aux élèves des *Écoles municipales d'infirmières des hôpitaux de Paris*, en souvenir du fondateur de ces écoles, le Dr Bourneville, dont l'œuvre, à laquelle nous restons fermement attachés, est toujours bien vivante.

Nous tenons, pour terminer, à remercier les précieux

collaborateurs qui ont bien voulu nous aider dans une partie de notre tâche : M. le Dr Maurice Villaret, professeur agrégé à la Faculté de médecine de Paris, qui a bien voulu se charger de la partie concernant les « *soins aux malades* » ; M. le Dr J. Lemeland, chef de clinique obstétricale à la Faculté de médecine de Paris, à qui revenait ce qui concerne la *grossesse*, l'*accouchement* et les *suites de couches*, ainsi que les *soins à donner au nourrisson ;* M. Albin Guillot, expert de l'Assistance publique, professeur aux Écoles municipales d'Infirmières des Hôpitaux de Paris, qui nous a prêté l'appui de son expérience pour ce qui a trait aux *bandages, ceintures et appareils.*

Enfin nous ne saurions oublier l'Union des femmes de France (Croix-Rouge française), qui a mis gracieusement à notre disposition une partie des figures du *Guide pratique de l'infirmière hospitalière et de l'infirmier brancardier*, dû à la plume d'un de ses plus dévoués professeurs, M. le Dr Ed. Morin, directeur des cours pratiques de cette Société.

Ce Mémento représente ainsi un faisceau d'efforts qui tendent au perfectionnement de tous les personnels soignants, en s'inspirant des acquisitions scientifiques les plus récentes dans l'art de soigner les malades.

Paris, le 1er octobre 1913.

PAUL CORNET. ANDRÉ MESUREUR.

PREMIÈRE PARTIE

ADMINISTRATION HOSPITALIÈRE

CHAPITRE I

LES ORIGINES ET L'ORGANISATION DE L'ADMINISTRATION GÉNÉRALE DE L'ASSISTANCE PUBLIQUE A PARIS

L'institution des *secours publics*, l'inscription dans la loi au profit des malheureux d'une *aptitude aux secours* (assistance dite facultative), d'un *droit aux secours*, droit garanti par des recours contre la décision du bureau d'assistance (assistance dite obligatoire) est l'œuvre de la Révolution française.

L'ancien régime. — Sous l'ancien régime, l'assistance a toujours conservé son caractère primitif d'aumône, inspirée par le devoir religieux : c'est la charité faite spontanément et sans règle par chaque habitant de la paroisse. Les hôpitaux et hospices ont été ainsi créés et entretenus à titre de fondations privées, mais il faut ajouter que tous les testaments, ou peu s'en faut, contenaient des libéralités en faveur des pauvres ; les dons étaient fréquents, les quêtes, les annonces faites aux prônes dans les églises, les promesses d'indulgence (les « pardons » de l'Hôtel-Dieu) procuraient aux hospices des sommes importantes. Quand les pouvoirs publics se sont occupés des malheureux, c'est bien plutôt sous l'empire d'une nécessité de *police* que dans un but d'assistance ; il faut reconnaître que pour des causes économiques diverses le nombre des mendiants avait crû dans de fortes proportions, et il convenait de rejeter loin des villes ou de mettre hors d'état de nuire ces bandes de miséreux souvent valides et toujours menaçants. De là l'idée de « renfermer les mendiants » dans des *dépôts de mendicité*, solution déplorable qui aboutit en effet à des abus épouvantables; de là l'idée de *chantiers et d'ateliers de charité* qui ne donnèrent jamais de brillants résultats.

C'est dans le sens d'une mesure de police que doit être interprétée l'ordonnance de Moulins (février 1566) rendue par Charles IX pour enjoindre à chaque paroisse « dont ils seront natifs et habitants » de nourrir ses pauvres « sans qu'ils puissent vaguer et demander l'aumône ailleurs qu'au lieu duquel ils sont » et ce aux frais des habitants « selon leurs facultés ».

L'administration générale de l'Assistance publique à Paris a recueilli à des titres divers les établissements hospitaliers parisiens, leurs immeubles, leur fortune et leurs traditions. Ils sont habituellement répartis en trois groupes: l'Hôtel-Dieu, le Grand Bureau des pauvres et l'Hôpital général, suivant une division commode.

L'Hôtel-Dieu. — D'abord administré par le chapitre de Notre-Dame, puis à partir de 1505 par un « Bureau » formé de bourgeois de la ville, de membres du parlement, — il était à l'origine, comme la plupart des « Hôtels-Dieu » ou « Maisons-Dieu », un refuge pour les pèlerins; on n'avait pas songé à faire une distinction entre les pauvres valides (aujourd'hui asile de nuit), les malades (hôpital), les vieillards et les infirmes (hospice), et le mot « Hôtel », « hospice » (du mot hôte) s'appliquait à des établissements accessibles à tous ceux qui portaient « l'enseigne de pauvreté et de misère ». La restriction du sens spécial à chacun des mots : hospice, hôpital, hôtel, est toute moderne : seuls les lépreux, à cause de la terreur qu'ils inspiraient, étaient placés à l'écart des agglomérations, dans des maisons isolées, comme on en rencontre encore en France un certain nombre conservant le nom de « maladrerie » ou « léproserie ».

Les salles de l'Hôtel-Dieu, comme dans tous les hospices du moyen âge, n'étaient que le développement de la nef d'église, avec son autel, avec ses hautes voûtes, ses fenêtres élevées, et les lits s'alignaient en plusieurs files autour des piliers ; elles devinrent peu à peu insuffisantes et, outre diverses extensions données à l'Hôtel-Dieu primitif : salle du Légat Duprat (1535), salles construites sur le Pont-au-Double (1635), bâtiment Saint-Charles (1714-19), des maisons annexes furent créées, l'Hôpital Sainte-Anne au faubourg Saint-Marceau, l'Hôpital Saint-Louis (1607) au faubourg du Temple. Antérieurement, une maison destinée à recueillir les enfants des parents décédés à l'Hôtel-Dieu, les Enfants-Rouges, avait été fondée par Marguerite de Navarre, sœur de François Ier (1536). En 1637, l'Hôpital des Incurables (aujourd'hui Laënnec), rue de Sèvres, reçoit 370 infirmes.

Le *Grand Bureau des pauvres*, fondé vers 1544 par François Ier, eut principalement dans ses attributions les secours à domicile. Des commissaires présidaient aux distributions et percevaient dans chaque quartier la taxe des pauvres due par les bourgeois ; tout au contraire de notre règle de respect du secret dû aux malheureux, les indigents inscrits aux secours devaient porter un insigne, une croix de toile rouge et jaune sur l'épaule droite. Le Grand Bureau administrait l'Hospice des Petites-Maisons, rue de Sèvres (à côté des Incurables), d'abord dépôt de mendicité, puis réservé aux vieillards, aux teigneux, aux aliénés, avec 538 lits ; ainsi qu'une école professionnelle pour les enfants des indigents, disparue en 1789, l'hôpital de la Trinité, rue Saint-Denis, en face de l'église Saint-Sauveur.

L'*Hôpital général*, créé par Louis XIV, eut pour but le « renfermement » de tous les mendiants (édit du 27 avril 1656), mais on fut bientôt obligé de restreindre les admissions à la circonscription de la juridiction du Chatelet de Paris, chaque bourg devant « loger, enfermer et nourrir les mendiants et invalides, natifs de ce bourg ou qui y auront demeuré pendant un an » (édit de juin 1662). Vieillards, enfants, aveugles et épileptiques, aliénés, mendiants valides étaient reçus dans la maison de l'Hôpital général, les malades devant être en principe soignés à l'Hôtel-Dieu. Les grandes maisons de l'Hôpital général envoyaient leurs malades à l'Hôtel-Dieu et n'eurent des infirmeries qu'à la veille de la Révolution. Par la force des choses, des catégories s'étaient établies pour la répartition des administrés.

L'Hôpital général comprenait la Pitié, rue Lacépède, siège de l'administration et asile pour 1.200 enfants; Bicêtre, à la fois maison de force et de correction, asile d'aliénés et hospice pour les hommes, de même la Salpêtrière pour les femmes ; le Refuge ou Sainte-Pélagie, maison de correction pour femmes; l'Hopital du Saint-Esprit, place de Grève, à côté de l'Hôtel de Ville, fondé en 1362 et recueillant plus de 100 enfants; enfin la Maison de Scipion, magasin central (aujourd'hui la Boulangerie centrale). Les Enfants-Trouvés possèdent trois maisons : la Maison de la Couche (1672), aujourd'hui démolie, qui s'élevait sur le parvis Notre-Dame ; la Maison du faubourg Saint-Antoine (1674), qui fut jusqu'en 1902 l'hôpital Trousseau et démolie depuis lors; la Maison de Vaugirard, pour les enfants contaminés.

D'autres établissements, maintenus aujourd'hui encore, tiraient leur origine de fondations isolées : Beaujon, construit en 1784 pour 24 orphelins, ainsi nommé du nom de son fondateur Nicolas de Beaujon, fermier général; la maison de l'Enfant-Jésus (Enfants-Malades), fondée en 1751 par Languet de Gergy, curé de Saint-Sulpice, pour recevoir 30 jeunes enfants; la Charité, fondée en 1637 par les frères de Saint-Jean-de-Dieu, avec 208 lits; l'Hospice de Saint-Sulpice (Necker), fondé par Mme Necker en 1778 avec 120 lits; l'Hospice Saint-Jacques du Haut-Pas, créé avec 58 lits grâce aux efforts de l'abbé Cochin (1780); la Maison royale de santé (maison de retraite La Rochefoucauld) (1783) pour des officiers, des ecclésiastiques, des magistrats indigents; l'Hopital du Saint-Nom de Jésus, fondé vers

1653 par saint Vincent de Paul pour 50 vieillards (transféré et devenu la maison municipale de santé); les QUINZE-VINGTS, fondés par saint Louis en 1254 pour 300 aveugles. D'autres établissements furent supprimés ou disparurent lors de la Révolution.

La Révolution française. — Au début de la Révolution française, l'Assemblée constituante trouve dans toute la France des établissements nombreux et cependant insuffisants, presque toujours mal administrés, souvent envahis par les abus les plus scandaleux, et les « cahiers » ne cessent de rappeler la nécessité de mettre un peu d'ordre dans les moyens d'assistance. Au Comité de mendicité, à son président et rapporteur La Rochefoucauld-Liancourt, revient l'honneur d'avoir tenté aussi bien la réalisation de réformes pratiques que la création d'une théorie de l'assistance : à la charge de la nation, les secours publics dus aux êtres incapables de subvenir à leurs besoins, vieillards, infirmes, enfants abandonnés ; distinction entre les mesures de police et les mesures d'assistance qui doivent tendre au relèvement du malheureux; organisation administrative ayant pour base le domicile de secours.

La situation déplorable des vieux hôpitaux, les protestations qui s'élevaient de toutes parts contre leur mauvaise gestion amenaient les révolutionnaires à envisager une solution qui écartât de leur administration les autorités locales qui s'en étaient montrées si peu dignes, et à tirer parti de mesures d'expropriation qu'avaient déjà commencées les derniers ministères de l'ancien régime, proclamant le droit du roi à se saisir des fondations et à les faire « tourner au bien public », c'est-à-dire à en employer les revenus conformément aux besoins actuels (Turgot). Cette théorie, d'ailleurs suspecte et dangereuse, était alors admise et elle explique comment les révolutionnaires en vinrent tout naturellement à remettre tous les services d'assistance à l'État, à appréhender les biens des hospices en vue de les vendre, les revenus du budget national devant permettre d'assurer l'entretien des hospices. La Convention décide que l'État absorbera l'actif et le passif des établissements de bienfaisance (loi du 23 messidor an II) et on procéda dans des conditions déplorables à la vente des biens des hospices.

Le Directoire mit bientôt fin à cette opération désastreuse et rendit aux hospices la personnalité civile (loi du 16 vendémiaire an V, 7 octobre 1796). Les services à domicile étaient confiés aux bureaux de bienfaisance (loi du 7 frimaire an V, 28 novembre 1796), et une nouvelle catégorie d'assistés était prévue par la loi du 27 frimaire an V (17 décembre 1796) : les ENFANTS ASSISTÉS (enfants abandonnés, enfants trouvés), confiés aux commissions administratives des hospices, alors qu'autrefois, seule l'œuvre créée par saint Vincent de Paul s'occupait d'eux, à titre privé et seulement à Paris.

A Paris, pendant la période révolutionnaire, la gestion des établissements hospitaliers passait tour à tour aux mains de diverses commissions, formées successivement par la municipalité, par le gouvernement, par le département. La situation financière était d'ailleurs des plus précaires et il fallut recourir à divers expédients pour assurer le service : c'est de cette époque que date la perception régulière du droit des pauvres, déjà instituée sous l'ancien régime en 1407, et la création d'un « octroi de bienfaisance » dont les droits perçus aux portes de Paris devaient fournir le complément des ressources nécessaires aux hôpitaux et aux secours.

L'Administration moderne. — Le Consulat, dans l'œuvre générale d'organisation administrative, donna une forme définitive à l'assistance publique à Paris. L'arrêté du 27 nivôse an X (17 janvier 1801) créa le Conseil général des Hospices, installé dans ses fonctions le 24 février 1801 par le préfet de la Seine Frochot, qui en était président, et un arrêté du 27 germinal an X (19 avril 1801) avait remis à ce

Conseil général aussi bien les secours à domicile que les établissements hospitaliers. Ce fut l'unification des services d'assistance à Paris, sous la direction d'une commission exécutive de cinq membres ; il est à remarquer qu'un projet de loi actuellement en discussion sur la « représentation des pauvres » tend au moins pour l'acceptation et l'exécution des libéralités à faire bénéficier les établissements publics d'assistance de cette unité réalisée dès 1801 à Paris, et aujourd'hui encore inconnue dans les départements.

L'administration par une commission de plusieurs membres, demeurée la règle dans les départements où chaque hospice, aux termes de la loi du 7 août 1851, est géré par une commission administrative, présenta à Paris des inconvénients, et à la faveur de la Révolution de 1848, qui avait entraîné la démission de l'ancien Conseil général, la loi du 10 janvier 1849 lui substitua un *directeur responsable*, seul chargé de l'administration, assisté d'un *Conseil de surveillance* composé de 35 membres, dont 10 membres du conseil municipal de Paris, des représentants des corps constitués, du corps médical des hôpitaux et de l'assistance médicale à domicile, etc. Le Conseil de surveillance doit nécessairement donner son avis sur tous les actes de l'administration, budgets, règlements, travaux, gestion du patrimoine, et chaque membre est chargé d'inspecter les établissements suivant un tableau de roulement. Le secrétaire général de l'administration est secrétaire du Conseil de surveillance.

Comme précédemment, l'administration hospitalière a la charge des enfants assistés de la Seine dont le directeur est le tuteur légal.

En même temps que se confirmait pour les hospices l'organisation établie par le Consulat, une évolution se faisait dans la législation en vue de la réalisation des principes posés par le Comité de mendicité de la Révolution française. Ce sont aujourd'hui ces principes qui forment encore les lignes directrices de notre législation, tandis que l'organisation administrative se développe dans le sens des règles posées par Napoléon. Entre l'État et les communes, celles-ci formant une collectivité trop restreinte et de ressources insuffisantes, s'est interposé le *département*, correspondant le plus souvent à une région naturelle, et c'est le département qui tend à servir de centre d'organisation pour les lois nouvelles d'assistance. Dès 1838, la *loi sur les aliénés* (30 juin 1838) confie leurs intérêts au département et décide qu'ils auront un droit à être soignés : c'est ce que signifie le « placement d'office » ou admission à l'asile par les soins de l'autorité publique. Les diverses lois sur les *enfants assistés* et la dernière notamment (loi du 27 juin 1904) ont proclamé le droit de ces enfants à être assistés et ont chargé le département de ce devoir.

Dans la Seine, les aliénés ont cessé d'être confiés à l'Assistance publique depuis 1874, mais les enfants assistés sont toujours sous la tutelle du directeur, le service étant organisé et surveillé par le conseil général de la Seine, qui en a chargé la 3e commission. C'est l'Assistance publique à Paris qui, depuis de longues années, a organisé et amené le service des enfants assistés de la Seine à un tel degré de perfectionnement qu'il a servi de modèle pour la préparation de la loi du 27 juin 1904, et par ses origines, par son personnel, par ses traditions, il est inséparable de l'administration hospitalière.

La loi du 15 juillet 1893 sur l'assistance médicale gratuite n'est pas appliquée à Paris, où les hôpitaux et les bureaux de bienfaisance mettent à la disposition de la population malheureuse des moyens bien supérieurs à ceux prévus par la loi. Mais cette loi prévoit encore une organisation départementale.

Enfin la loi sur l'assistance obligatoire aux vieillards, aux infirmes et aux incurables (loi du 14 juillet 1905) la loi sur l'assistance aux familles nombreuses (loi du 14 juillet 1913) groupent leurs moyens d'action autour du département. Leur application à Paris a été naturellement remise à l'Assistance publique de Paris.

En résumé, l'Administration générale de l'Assistance publique à Paris comprend : *a*) l'assistance donnée par admission dans un établissement : *hôpitaux* et *sanatoriums* (malades), *hospices* (vieillards, chroniques et infirmes), *maisons de retraite*, *fondations* diverses ; *b*) l'assistance donnée à domicile chez les malheureux : assistance médicale, secours, par l'intermédiaire des *bureaux de bienfaisance* seuls qualifiés pour examiner la situation des malheureux ; *c*) l'assistance spéciale aux enfants (service départemental), — soit pour les secourir en vue de prévenir l'abandon (*enfants secourus*), auprès de leur mère (secours aux filles-mères) et de leurs parents à Paris et dans le département de la Seine [1], — soit pour les recueillir définitivement (*enfants assistés*, ayant été abandonnés, trouvés, enfants devenus orphelins ; *enfants moralement abandonnés* par leurs parents ou placés *en garde* par les tribunaux en certains cas), — ou temporairement (*enfants en dépôt* pendant le séjour de leurs parents à l'hôpital, en prison, à l'asile d'aliénés). Les crédits de ce service sont prélevés sur le budget du département de la Seine avec contribution de l'Etat.

Les ressources nécessaires pour les hôpitaux, les hospices, les secours à domicile proviennent des revenus du patrimoine propre de l'Administration, valeurs mobilières, terrains et maisons ; de droits qui lui sont attribués : droit des pauvres sur les spectacles, cinquième du produit des concessions dans les cimetières, bonis prescrits et bénéfices d'exploitation par le mont-de-piété ; du remboursement des frais de séjour dans les établissements, notamment par le département pour les vieillards hospitalisés au

1. Les secours aux mères abandonnées, veuves, etc., consistent soit en un secours une fois donné lors de la naissance, représentant le premier mois de nourrice, secours pouvant être renouvelé dans des cas exceptionnels (maladie, chômage), soit en secours périodiques, mensuels, réservés aux mères conservant leur enfant avec elles, suivant régulièrement les consultations de nourrissons. Les ménages de la banlieue reçoivent des secours au cas où il y a plus de 5 enfants à charge ; en aucun cas il n'est donné de secours si l'enfant a atteint l'âge de deux ans.

compte de l'assistance obligatoire ; de ressources propres aux bureaux de bienfaisance (quêtes, etc.), des dons et legs ; enfin, pour le complément, par une subvention municipale votée chaque année par le conseil municipal, comme conséquence de la création des revenus de l'octroi (loi du 27 vendémiaire an VII, 18 octobre 1798).

Le conseil municipal de Paris, qui compte dix membres au sein du Conseil de surveillance, a délégué à sa 5e Commission le soin de contrôler les services de l'Assistance publique, d'établir les propositions budgétaires définitives à la suite des projets présentés par le directeur et le préfet après avis du Conseil de surveillance, et chacun des membres de la 5e commission est chargé de surveiller un certain nombre d'établissements.

Il en résulte qu'en dehors du directeur et du secrétaire général de l'Administration, des inspecteurs principaux et des inspecteurs de la comptabilité en matières, ainsi que des divers chefs de service de l'Administration, les établissements hospitaliers et les bureaux de bienfaisance sont régulièrement visités par les membres du Conseil de surveillance, par les membres de la 5e commission du conseil municipal, ainsi que par le conseiller municipal du quartier[1].

Ainsi aboutissons-nous dans cet historique à la théorie actuelle suivant laquelle il ne s'agit plus ni de charité, ni de bienfaisance, mais d'un devoir d'assistance rempli par les collectivités envers ceux qui n'ont plus la force de se

1. Il y a lieu de noter la signification dans la pratique hospitalière de quelques termes : hôpital : établissement destiné aux maladies aiguës (à évolution rapide) ; hospice : établissement destiné aux vieillards, aux infirmes, aux incurables ; asile : hôpital réservé aux aliénés ; quartier d'asile : partie d'un hospice réservé aux aliénés ; sanatorium : destiné aux malades atteints de tuberculose pulmonaire du premier degré ; sanatorium marin : placé au bord de la mer et destiné aux tuberculeux osseux, aux anémiques, etc. ; chroniques : malades atteints de maux incurables ; indigents : malheureux assistés d'une façon définitive et permanente par les bureaux de bienfaisance et munis d'une carte payable mensuellement ; nécessiteux : malheureux secourus occasionnellement à l'occasion d'un chômage, etc.

soutenir et qui ont, autrefois, fait bénéficier la société de leur travail et de leur activité (vieillards, incurables, infirmes, indigents, malades) ou qui, un jour, reviendront à la vie normale et reprendront leur place (enfants assistés, malades). Les secours sont donnés au nom de la « Nation », comme on disait au temps de la Révolution où les enfants assistés s'appelaient les « enfants de la patrie ».

L'organisation générale de l'Assistance publique en France. — Le ministère de l'Intérieur exerce sur tous les établissements publics d'assistance une surveillance permanente tant par les soins de l'Inspection générale des services administratifs, dont l'une des deux sections a spécialement dans ses attributions l'assistance publique, que par les attributions administratives et réglementaires de la Direction de l'assistance et de l'hygiène publique, divisée en 5 bureaux (aliénés, aveugles et sourds-muets, établissements relevant directement du ministère; — service de l'enfance; — assistance à domicile, bureaux de bienfaisance, assistance aux vieillards, hôpitaux, monts-de-piété; — hygiène et salubrité publique; — prophylaxie et épidémies). Le ministre est assisté d'un Conseil supérieur de l'Assistance publique, qui est chargé par lui de l'étude de certaines questions et qui possède en certains cas un pouvoir propre. Ce Conseil supérieur comprend, outre certains membres de droit, des députés et des sénateurs, ainsi que des membres choisis parmi les personnes les plus compétentes en matière d'assistance.

C'est par l'intermédiaire du préfet dans chaque département, du maire dans chaque commune, que le ministère de l'Intérieur s'assure de l'exécution des lois d'assistance, mais sans administrer directement et sans être investi d'un pouvoir de décision, les services d'assistance étant organisés suivant les cas, soit comme services départementaux, soit comme services communaux. Toutefois la loi a placé au ministère certains organes communs à tous les départements : telle la commission centrale d'assistance obligatoire aux vieillards et aux infirmes, chargée notamment d'examiner les recours formés à propos de l'application de la loi, ou de se prononcer sur l'admission d'assistés dont les secours sont à la charge de l'État. Cette commission a des pouvoirs étendus et siège à la fois comme tribunal et comme commission consultative ou administrative.

Enfin le ministère administre directement et à titre exceptionnel certains établissements, dits nationaux, qui sont rattachés à la direction de l'assistance et de l'hygiène publique. Citons l'hospice des Quinze-Vingts pour les aveugles, la maison nationale de santé de Charenton pour les aliénés, les asiles de Saint-Maurice et du Vésinet pour les convalescents, les institutions de sourds et muets de Paris, Chambéry et Bordeaux.

Les services départementaux, placés sous l'autorité du préfet et gérés par le conseil général, comprennent notamment : les enfants assistés, les aliénés, l'assistance obligatoire aux vieillards, aux infirmes et aux incurables, aux ménages chargés de famille. C'est le conseil général qui vote le budget et fixe l'organisation du service ; il exerce une mission de contrôle sur tous ces services.

A l'assistance communale se rattachent les bureaux de bienfaisance pour l'assistance à domicile et l'assistance médicale gratuite, les hôpitaux et hospices gérés par une commission administrative investie des pouvoirs d'administration, enfin les bureaux d'assistance prévus par la loi d'assistance obligatoire aux vieillards et formés par le groupement de ces diverses commissions. Les fonds des bureaux de bienfaisance proviennent presque exclusivement des budgets des communes, alors que les hôpitaux et hospices, souvent en possession d'une fortune personnelle, ne demandent aux conseils municipaux qu'une subvention complémentaire.

CHAPITRE II

LES BUREAUX DE BIENFAISANCE ET L'ASSISTANCE MÉDICALE A DOMICILE

Les **bureaux de bienfaisance,** placés dans chaque arrondissement de Paris à la mairie, ont seuls qualité pour secourir les malheureux à domicile ; ils procèdent à toutes les enquêtes, même pour l'assistance donnée à l'hôpital, et apprécient si la situation comporte l'intervention de l'assistance ; ils doivent recevoir avis de tous secours remis par les hôpitaux aux malades sortants. Présidé par le maire ou par un adjoint délégué à sa place, le bureau de bienfaisance se compose d'*administrateurs* et *administratrices*, collaborateurs bénévoles, choisissant chacun sous sa responsabilité propre des commissaires et dames patronnesses et ayant une circonscription délimitée dans l'arrondissement, et d'un *secrétaire-trésorier* qui représente le directeur de l'administration et qui est le comptable. Dans la plupart des arrondissements, les administrateurs ne procèdent qu'aux enquêtes concernant les indigents, les autres (nécessiteux, malades) étant faites par des visiteurs salariés. Chaque jour se réunit à la mairie une *délégation* dite pour cette raison *permanente* et formée à tour de rôle de quelques administrateurs. Cette délégation du bureau est seule compétente pour accorder les secours, sur le vu des rapports qui lui sont présentés. Il ne peut être accordé aucun secours sans l'établissement régulier d'un rapport après enquête à domicile.

Les bureaux de bienfaisance accordent des secours en argent, quelquefois renouvelés chaque mois pendant une certaine période (secours de grossesse, d'allaitement ou de mère nourrice) ; dans certains cas ils donnent des secours en nature (bons de pain, de coke, de logement).

Les bureaux de bienfaisance disposent de secours permanents et mensuels pour des malades chroniques, pour des mères seules et ayant au moins quatre enfants à leur charge (cartes de 15 francs et de 25 francs).

L'assistance médicale à domicile, placée sous l'autorité du directeur de l'Administration par le décret du 14 novembre 1895, est organisée par l'intermédiaire des bureaux de bienfaisance qui délivrent, sur demande, des réquisitions pour aller chercher à domicile l'un des médecins de l'assistance médicale à domicile. La première réquisition est toujours accordée, mais une enquête est faite immédiatement après pour s'assurer qu'il s'agit d'un malheureux. Les *dispensaires* (anciennement maisons de secours) comprennent un cabinet où, à des heures déterminées, un médecin vient donner des consultations, ainsi qu'une pharmacie, ouverte même le dimanche. Y sont délivrés gratuitement les médicaments prescrits à la consultation du dispensaire, ou par les médecins du traitement à domicile, ou enfin dans les consultations des hôpitaux pourvu que ces ordonnances soient visées préalablement par le bureau de bienfaisance. Les malades du bureau de bienfaisance peuvent obtenir des secours spéciaux.

L'assistance obligatoire aux vieillards, aux infirmes, aux incurables. — A Paris, c'est l'Administration générale de l'Assistance publique qui a été chargée par le décret du 30 mars 1907 de l'exécution de la loi sur l'*assistance obligatoire aux vieillards, aux infirmes et aux incurables*. Ce sont les bureaux de bienfaisance auxquels doivent être remises les demandes, toujours par écrit mais sur n'importe quel papier. Les dossiers préparés par eux sont transmis à l'Administration centrale pour être examinés et envoyés, en vue d'une décision définitive, au conseil municipal.

Les conditions pour obtenir l'inscription sur les listes de l'assistance obligatoire sont les suivantes : 1° être Français et privé de ressources ; 2° être âgé de soixante-dix ans ou infirme ou incurable (âge minimum, seize ans) ; 3° posséder un domicile de secours.

La notion du *domicile de secours* est à la base de toute organisation de l'assistance publique ; elle a été précisée dans les lois révolutionnaires : elle a pour but de répartir suivant les collectivités (État, département ou commune) la charge de l'assistance. Ces règles sont d'autant plus nécessaires que les villes où l'assistance est le plus largement accordée sont destinées à être envahies par les vieillards et par les malheureux. L'assistance obligatoire étant extrêmement onéreuse, puisqu'elle comporte l'entretien d'un vieillard pendant de longues années, l'acquisition du domicile de secours, c'est-à-dire d'un droit aux secours dans une commune, est subordonnée à des conditions plus rigoureuses que pour d'autres modes d'assistance. Le domicile de secours s'acquiert dans une commune par une résidence volontaire d'au moins cinq ans consécutifs avant l'âge de soixante-cinq ans ; les résidences postérieures à cet âge n'ont plus aucun effet ; un séjour en prison, dans un asile, dans un établissement d'assistance ne compte pas pour l'acquisition du domicile de secours ; une résidence inférieure à cinq ans ne compte pas non plus[1]. Il faut donc remonter jusqu'à un séjour de cinq années, et si ce séjour n'est pas établi dans une même commune, il peut l'être dans un département, l'assisté est alors à la charge du département. Si aucun domicile de secours ne peut être établi, l'assisté est à la charge de l'État.

L'assistance obligatoire est donnée, soit sous forme d'une pension payée à domicile, soit par admission dans un hos-

1. Ces règles du domicile de secours s'appliquent également pour d'autres catégories d'assistés, mais les conditions sont moins rigoureuses : pour les secours à domicile, pour l'admission à l'hôpital ou à l'asile, le délai pour l'acquisition du domicile de secours est d'un an ; en fait, les bureaux de bienfaisance secourent avant ce délai ; les étrangers sont admis aux secours temporaires comme à l'hôpital. L'admission dans les maternités est particulièrement large. Les enfants assistés ou secourus ont leur domicile de secours au lieu de leur naissance.

pice, pour les Parisiens à Bicêtre, à la Salpêtrière, à Ivry ou à Brévannes. Les assistés du département de la Seine sont admis à l'hospice intercommunal de Bry-sur-Marne, au nouvel hospice de Villejuif, ou encore à Villers-Cotterets et à Nanterre. La pension payée à domicile varie suivant les communes débitrices, ce qui fait que deux vieillards vivant à Paris, l'un à la charge de Paris, l'autre à la charge d'une commune de la campagne, peuvent toucher des taux très différents. Une fois inscrits à l'assistance obligatoire, les vieillards peuvent en effet résider où il leur plaît. A Paris, le taux maximum est de 30 francs par mois, dans la banlieue de 20 francs en général ; en province, il varie de 15 à 5 francs; il a été calculé en tenant compte du coût de la vie dans la commune qui doit payer l'assistance.

Mais ce taux est un taux maximum; la collectivité ne doit assistance au malheureux qu'à défaut de l'aide sur laquelle il peut compter. Aussi diminue-t-on nécessairement ce taux en déduisant ainsi qu'il suit le montant des ressources que l'assisté peut se procurer par son travail, sauf s'il a soixante-dix ans; le montant de la pension alimentaire due aux termes du Code civil par les enfants que l'Administration peut faire poursuivre pour les contraindre à verser une mensualité à leurs parents[1]. Certaines ressources ne sont déduites que pour moitié en raison de leur caractère : ressources provenant de l'épargne (sauf une portion du revenu annuel : 60 francs ou 120 francs, suivant les cas, qui n'est en aucun cas déduite); ressources permanentes et régulières provenant de la bienfaisance privée. Il est évident que la pension n'est pas payée pendant que le vieillard séjourne à l'hôpital ou dans un autre établissement, pour une cause ou pour une autre. C'est en effet une règle absolue qu'on ne peut cumuler des secours en argent, quels qu'ils soient, avec l'hospitalisation comme malade,

1. Ce sont : les enfants pour leurs ascendants ; les gendres et belles-filles pour leurs beaux-parents, sauf en cas de second mariage et en cas de décès de l'époux qui produisait l'affinité et de ses enfants; les époux entre eux.

vieillard, etc. C'est donc un devoir pour l'infirmière de s'assurer que le bureau de l'hôpital a dûment averti le bureau de bienfaisance en cas d'admission d'un indigent titulaire d'un secours régulier, pour empêcher que sa carte ne soit touchée par un tiers. Une telle fraude n'est pas impossible. Aujourd'hui que l'assistance est à la charge du budget, c'est-à-dire de tous les citoyens, le fait de bénéficier irrégulièrement de secours constitue un véritable vol à l'égard de la collectivité. Les lois nouvelles ont donné d'ailleurs à l'Administration le moyen d'exercer des poursuites contre ces fraudeurs et contre ceux qui les ont aidés[1].

Il y a le plus grand intérêt à faire connaître aux malheureux ces formalités qui leur permettront d'exercer leur droit; tous ceux qui se présentent et se trouvent dans les conditions requises doivent être nécessairement pourvus du secours légal. Cela permettra souvent de libérer un lit d'hôpital indûment occupé par un chronique incurable. Les demandes peuvent être rédigées par un tiers pourvu qu'elles soient signées par l'intéressé : elles devront comporter des renseignements d'état civil, âge et lieu de naissance, domiciles successifs avec durée exacte de la résidence, en remontant assez loin pour la recherche du domicile de secours, incapacités de travail et infirmités, situation matérielle, ressources, situation du conjoint et des enfants. La jouissance de ressources régulières fixes supérieures à 480 francs est exclusive de l'admission à l'assistance obligatoire.

Les postulants ont un délai de vingt jours à partir de la notification qui leur est faite par écrit pour réclamer devant diverses commissions d'appel.

Les paiements sont faits à terme échu (après le 30 du mois) et sur le vu de deux cartes : l'une, la carte d'identité remise à tous les indigents inscrits aux secours réguliers

1. Il est laissé aux vieillards qui sont admis à l'hospice la disposition d'un revenu de 120 francs par an.

des bureaux de bienfaisance : l'autre, une carte annuelle comportant douze cases pour les douze paiements, ainsi que les cases où l'administrateur du bureau de bienfaisance atteste par sa signature l'existence du bénéficiaire. Ces cartes mensuelles sont déposées chaque mois à domicile par les soins des administrateurs et commissaires qui doivent s'enquérir de l'existence et de la situation du bénéficiaire. Toute pension doit être revisée immédiatement si la situation du bénéficiaire s'est modifiée, améliorée ou aggravée.

Les inscrits à l'assistance obligatoire peuvent se fixer où il leur convient et reçoivent par la poste le montant de leur carte sur production d'un certificat de vie par le maire; ils peuvent aussi faire toucher leur carte par un mandataire; mais il y a lieu de les mettre en garde contre le contrat souvent léonin par lequel ils délèguent leur signature : la personne qui les prend en pension s'efforcera de réaliser un bénéfice. Il ne peut être payé de mensualité à l'étranger.

Assistance obligatoire aux familles nombreuses. — La loi du 14 juillet 1913 a organisé également l'assistance obligatoire aux familles nombreuses, sur le principe d'une allocation fixée dans chaque commune et annuelle, variant de 60 à 90 francs par an (à Paris elle sera sans doute plus élevée) attribuée par enfant de moins de treize ans [1]. Cette assistance est réservée aux enfants légitimes ou reconnus et le domicile de secours qui est celui des parents est établi d'après les règles de la loi du 15 juillet 1893 (acquisition ou perte par résidence volontaire d'un an).

a) Lorsqu'il n'y a qu'un enfant, il n'y a jamais lieu à assistance. — *b*) Lorsque la mère est seule pour subvenir aux besoins de la famille — père mort, disparu, parti sans esprit de retour, emprisonné, aliéné, hospitalisé ou pensionnaire de la loi du 14 juillet 1905 comme incurable, —

1. L'enfant de treize à seize ans, s'il est placé en apprentissage reçoit la même allocation que l'enfant de treize ans.

l'allocation est accordée au deuxième enfant et, bien entendu, à chaque enfant en sus. — *c*) Lorsque c'est au contraire le père qui est seul, l'allocation n'est accordée qu'au troisième enfant, et à chaque enfant, en sus. — *d*) En dehors de ces deux cas le chef de famille ne peut réclamer l'allocation que pour son quatrième enfant et pour les autres. On ne tient compte pour établir la situation que du nombre des enfants au-dessous de treize ans, les enfants ayant dépassé cet âge ne peuvent ni recevoir l'allocation, ni la faire accorder à un frère ou à une sœur comme étant le 2e, le 3e ou le 4e enfant. Il faut donc envisager la loi comme subordonnant l'assistance à l'existence simultanée de 2, 3 ou 4 enfants de moins de treize ans qui en outre soient à la charge des parents, qui enfin appartiennent à une famille dont les ressources soient insuffisantes.

Aussi l'échéance du terme de treize ans entraîne-t-elle obligatoirement la modification du nombre des allocations et leur suppression.

Les parents qui, à défaut des père et mère, auront pris la charge des enfants, pourront obtenir l'assistance en cas d'existence simultanée à leur charge de 4 enfants (V. supra *d*). Ces secours ne peuvent être cumulés avec les secours périodiques pour prévenir ou faire cesser les abandons (V. page 9).

Le secours, attribué à chaque enfant et destiné à prendre fin lorsqu'il aura treize ans ou qu'il n'y aura plus dans la famille 2, 3, 4 enfants de moins de treize ans, peut être payé à la mère ou à tout autre personne choisie par le Conseil municipal dans l'intérêt exclusif de l'enfant ainsi qu'à un établissement d'instruction. Il est toujours payé d'avance, comme les secours permanents de l'assistance facultative (indigents) et contrairement à la règle adoptée pour l'assistance obligatoire aux vieillards.

Les règles diverses de la loi du 14 juillet 1905 sont rendues applicables par la loi du 14 juillet 1913 : les mêmes voies de recours permettent aux intéressés de faire valoir leurs droits.

Les retraites ouvrières. — La *loi du 5 avril 1910 sur les retraites ouvrières et paysannes* a organisé un système de pensions calculées à un taux très avantageux d'après les versements faits par le patron et par l'ouvrier.

A titre de mesure transitoire, les personnes sans ressources qui n'ont pas encore atteint l'âge de la loi sur l'assistance obligatoire (soixante-dix ans) et qui ont dépassé l'âge maximum (soixante-cinq ans) pour s'inscrire aux retraites ouvrières, ont droit à recevoir, de soixante-cinq à soixante-dix ans, dans les conditions prévues par l'assistance obligatoire, la moitié de la pension qu'on pourrait leur accorder aux termes de la loi du 14 juillet 1905, sans pouvoir obtenir plus de 100 francs par an. C'est ce qui est connu sous le nom d'*assistance-retraite*.

De cette manière, il n'y a pas de lacune entre le système des retraites ouvrières et le système de l'assistance aux vieillards.

La prime obligatoirement payée par l'ouvrier (ayant un salaire annuel inférieur à 3.000 francs) jusqu'à cinquante-cinq ans ou soixante-cinq ans est la suivante :

	PAR AN	PAR MOIS	PAR JOUR
Homme.................	9f	0f,75	0f,03
Femme.................	6f	0f,50	0f,02
Enfant (13 à 18 ans)......	4f,50	0f,375	0f,015

Le patron doit faire un versement identique. Il existe des assurés facultatifs qui font un versement total de 9 francs par an (artisans, petits patrons n'ayant qu'un ouvrier, veuves ou femmes non salariées des assurés obligatoires, salariés gagnant plus de 3.000 francs et moins de 5.000 francs par an, fermiers, métayers).

La pension est toujours payée à l'échéance légale, quelle que soit la situation de fortune, elle peut être cumulée avec toute autre pension et avec l'assistance obligatoire [1], elle

1. Aux termes de la loi de l'assistance obligatoire, les pensions de retraites ouvrières, considérées comme provenant de l'épargne, ne sont déduites de la pension maximum de 360 francs que pour moitié, exception faite d'une somme de 60 ou de 120 francs suivant les cas (v. p. 16).

est incessible et insaisissable, sauf en vue d'une admission dans un hospice. La pension est payée avec réduction proportionnelle à cinquante-cinq au lieu de soixante-cinq ans si les versements ont été faits pendant cinq ans ou si un accident du travail est survenu à un âge quelconque; autrement elle est payée à soixante ans, ou à soixante-cinq avec majoration; en cas d'invalidité absolue, elle est payée à tout âge.

La cotisation du patron est toujours faite à capital aliéné (elle n'est jamais remboursée); la cotisation de l'ouvrier peut être faite à capital réservé et être éventuellement remboursée aux héritiers, mais en ce cas elle donne droit à une pension moins élevée.

En cas de décès avant soixante-cinq ans, si les 3/5 des versements ont été faits, des secours sont accordés : à la veuve sans enfant, 50 francs pendant trois mois; pour un enfant de moins de seize ans, 50 francs pendant quatre mois; pour deux, 50 francs pendant cinq mois; pour trois ou plus, 50 francs pendant six mois.

L'État accorde bénévolement, dès que quinze versements ont été faits, une majoration qui est de 100 francs à partir de trente versements faits, et seulement de 3 fr. 33 par année de versement au-dessous de trente et au-dessus de quinze (soit 66 fr. 60 pour vingt versements).

Il en résulte que la pension normale, après trente années de versements faits avec ajournement à soixante-cinq ans de la jouissance :

A partir de 17 ans	est pour un homme	de	462 fr.,	une femme	de	383f.
—	24 ans	—	—	407 —	—	325f.
—	30 ans	—	—	344 —	—	283f [1].

Une majoration de dix francs en plus est accordée aux retraités qui ont élevé trois enfants jusqu'à seize ans.

Pour se rendre compte des avantages offerts par la loi sur les retraites ouvrières, il faut se rappeler que 30 versements de 18 francs (hommes) forment, sans les intérêts, un

1. Dans tous ces chiffres est comprise la majoration de 100 francs.

total de 540 francs, trente versements de 12 francs (femmes) forment, sans les intérêts, un total de 360 francs en capital, alors que les chiffres indiqués plus haut représentent des rentes annuelles.

Des mesures transitoires ont été prévues pour les assurés de plus de trente ans; suivant leur âge, ils peuvent, en faisant les versements nécessaires, s'assurer une pension de 334 à 112 francs (hommes), de 277 à 112 francs (femmes), l'État leur accordant une majoration de 100 francs au minimum.

Enfin, à soixante-cinq ans, sans faire aucun versement, l'assistance-retraite peut être obtenue si on se trouve en présence des conditions requises pour l'assistance obligatoire; mais il ne faut pas oublier que c'est là seulement une mesure d'assistance, alors que les retraites ouvrières sont destinées aux ouvriers non indigents, gagnant régulièrement leur vie et pouvant les cumuler à soixante-cinq ans avec toutes autres ressources.

CHAPITRE III

ASSISTANCE HOSPITALIÈRE

I. **Les établissements et services de l'administration générale de l'Assistance publique à Paris.** — Les divers établissements de l'administration sont desservis par des *magasins généraux* chargés de les pourvoir de toutes les denrées : boucherie centrale, boulangerie centrale, cave centrale, magasin central (articles de coucher, linge, habillement, épicerie, ustensiles, etc.), approvisionnement central des halles, literie centrale (au magasin central).

Les hôpitaux pour adultes, divisés en services de médecine et de chirurgie, comportent pour la plupart une maternité; quelques-uns d'entre eux renferment des services spéciaux, affectés à telles ou telles maladies : oto-rhino-laryngologie (oreille, nez, larynx); ophtalmologie; voies urinaires; crèches (mères malades allaitant leur enfant sain, ou mères bien portantes allaitant leur enfant malade); gynécologie; dermatologie et maladies syphilitiques (Saint-Louis, Broca, Cochin). La maison municipale de santé (dite Maison Dubois) est un hôpital payant destiné aux personnes pouvant payer un prix modéré; il en est de même des services payants à Saint-Louis et à Cochin (maladies de peau et maladies vénériennes). En vertu des principes du secret professionnel, les services spéciaux sont autant que possible rattachés à des hôpitaux généraux, de manière à éviter que le fait de sortir de telle maison ne dévoile le secret de la maladie. Les contagieux sont soignés à l'hôpital Claude-Bernard, à la porte d'Aubervilliers, spécialement construit pour eux.

En vue d'assister utilement les *tuberculeux* qui se présentent en grand nombre dans les hôpitaux, l'administration a créé un organisme nouveau, le dispensaire Léon Bourgeois, rattaché à l'hôpital Laënnec, qui a à sa disposition les divers modes de traitement requis par la thérapeutique moderne. Mais il est à noter qu'il s'agit là d'un essai et que le dispensaire ne saurait assumer la tâche de soigner tous les tuberculeux parisiens.

Tout d'abord, grâce à son visiteur principal, qui envisage la situation matérielle, grâce à ses infirmières visiteuses, le dispensaire peut examiner d'une façon complète la situation du malade, lui indiquer, ainsi qu'à son entourage, les règles d'hygiène indispensables, de manière à placer le malade dans de bonnes conditions (aération, régime, propreté) et à protéger la famille contre la contagion (prophylaxie). Outre le traitement spécial suivi au dispensaire, le malade peut y apporter son linge pour être blanchi, c'est-à-dire désinfecté, y recevoir un crachoir de poche, y être admis d'une façon régulière à la cure du dispensaire (repos quotidien avec allocation des repas, sous la surveillance médicale). Le malade est ainsi arraché à ce vice qui rend la tuberculose inévitable et incurable, l'alcoolisme; des secours peuvent être alloués à sa famille.

Au cas où il ne peut être soigné chez lui, le dispensaire peut envoyer le malade dans divers établissements suivant son état. En cas de maladie grave, exigeant son maintien à l'hôpital en vue de soins permanents, un quartier spécial affecté exclusivement aux tuberculeux dans l'hôpital Laënnec pourra le recevoir. S'il a besoin de repos à la campagne et de grand air, il sera dirigé sur le quartier de tuberculeux de Brévannes. Enfin, s'il est peu atteint et tout à fait curable, il pourra être admis au sanatorium Villemin à Augicourt.

Pendant ce temps, des mesures seront prises en faveur de la femme et des enfants des malades qui seront à leur tour examinés au dispensaire. Les malades pourront être placés à la campagne aux frais de l'Administration par les soins de l'œuvre Grancher qui entretient dans des familles de paysans au grand air des enfants sains et non atteints mais issus de parents tuberculeux et en danger d'être contaminés à leur foyer.

A l'exception des tuberculeux dont nous venons de parler, les *convalescents* peuvent être dirigés à leur sortie de l'hôpital pour un séjour d'une quinzaine dans les asiles nationaux de Saint-Maurice (hommes) et du Vésinet (femmes) s'ils n'ont pas besoin de pansement. Les jeunes ouvrières parisiennes âgées de quinze à vingt-cinq ans sont reçues à l'asile Saint-Joseph (Pontourny) en cas d'anémie ou en vue d'achever une convalescence.

Les malades *chroniques* qui ont leur domicile de secours à Paris et qui ne peuvent obtenir leur admission à l'assistance obligatoire sont placés dans des services d'hôpital annexes, dits services de chroniques (Brévannes, Tenon, Broussais).

Enfin les *aliénés* dont la folie a été reconnue dans une salle d'hôpital peuvent, sur certificat attestant qu'ils sont dangereux pour soi et pour les autres, être admis à l'asile clinique Sainte-Anne, au lieu d'être d'abord dirigés sur l'infirmerie du dépôt comme cela a lieu pour tous les placements d'office.

Les *hôpitaux d'enfants* comportent des pavillons spéciaux aux contagieux; à leur sortie, les enfants peuvent être envoyés en convalescence dans diverses maisons à la campagne (Forges-les-Bains, la Roche-Guyon, Brévannes : convalescences de maladies contagieuses), dans des sanatoriums maritimes (Berck-sur-Mer pour les tuberculoses osseuses, ainsi qu'à Saint-Trojan et à Banyuls; à Hendaye s'ils sont pré-tuberculeux ou anémiés), dans diverses fondations.

Des services spéciaux [service Bourneville à Bicêtre (garçons), fondation Vallée à Bicêtre, la Salpêtrière (filles)] sont réservés aux enfants arriérés et idiots; les enfants incurables et infirmes sont reçus à Bicêtre.

Les enfants que leurs parents veulent abandonner sont admis à l'*Hospice des Enfants assistés* ou hospice dépositaire, rue Denfert-Rochereau; ils sont reçus de jour et de nuit (système dit du bureau ouvert) par une surveillante qui leur représente le caractère odieux de cet abandon et leur en fait connaître les conséquences graves et définitives. Des secours — secours pour faire cesser ou pour prévenir les abandons — leur sont offerts : secours dit de mise en nourrice, accordé à la fille-mère qui, désormais libérée de la présence de l'enfant, pourra travailler et payer le salaire de la nourrice; secours mensuels accordés avec le lait stérilisé et les soins du médecin dans les consultations de nourrissons aux filles-mères qui sont seules, qui conservent et élèvent leur enfant. Si la mère persiste dans l'abandon, la surveillante l'avertit que, désormais placé sous la tutelle exclusive de l'Administration qui le prend à sa charge, l'enfant sera complètement séparé de ses parents : point d'autre nouvelle que celle de savoir s'il est vivant ou mort, donnée tous les trois mois. Il faut reconnaître en effet que, si le règlement ne comportait aucune restriction, nombre de parents se déchargeraient sur l'Assistance publique du soin d'élever leurs enfants. Enfin la surveillante demande que l'on veuille, sous la foi du secret professionnel, particulièrement rigoureux pour les enfants assistés, lui donner l'état civil de l'enfant, dans l'intérêt même du petit abandonné. Mais, en vertu de la loi, si l'enfant n'a pas plus de sept mois, les parents sont autorisés à ne donner aucun renseignement.

L'enfant ne fait que passer à l'Hospice dépositaire : il est aussitôt confié à une des nourrices qui sont envoyées chaque jour de province par les agences du service, et désormais il fera partie de la famille à laquelle le directeur de l'agence l'a confié. Il est ainsi élevé à la campagne, sous la surveillance très étroite du médecin de service, sous le contrôle du directeur de l'agence, l'administration payant sa pension aux nourriciers. Quand il est en âge de travailler et qu'il a obtenu son certificat d'études primaires, il peut se placer à gages, et tout ce qu'il gagne lui est remis à l'exception d'un tiers réservé pour constituer le livret de caisse d'épargne dont il ne disposera qu'à sa majorité. Pendant tout ce temps, l'enfant abandonné a non seulement bénéficié des avantages physiques du séjour à la campagne, mais encore il s'est implanté dans la famille de ses nourriciers; et sauf exception, les soins maternels qu'il y a trouvés auront permis de l'y maintenir jusqu'à ce qu'il travaille au dehors, il aura fait des camarades autour de lui, il participe désormais à la vie du hameau et s'est reclassé réellement dans la population de nos riches campagnes françaises. Des écoles spéciales reçoivent les enfants qui ne peuvent s'habituer aux travaux des champs.

En dehors des grands hospices, où l'admission est subordonnée à l'inscription à l'assistance obligatoire, les vieillards ont à leur disposition de nombreuses *fondations*, suivant des conditions d'admission particulières, ainsi que des *maisons de retraite payantes* où peuvent entrer moyennant une pension modique (à partir de 250 francs par an) les personnes qui disposent de ressources assurées (rente viagère, pension de l'Etat, titres de rentes et valeurs mobilières).

II. **L'admission du malade à l'hôpital.** — Le régime actuel pour l'admission des malades remonte à 1895, date à laquelle fut supprimé le « bureau central » d'admission, en même temps que l'on séparait absolument le service des salles et les consultations en les confiant à des chefs différents.

L'admission est soumise à des conditions administratives : domicile de secours à Paris (résidence d'un an); domicile dans la circonscription de l'hôpital, circonscription composée de quartiers de Paris ou de communes de la banlieue qui sont rattachés à l'hôpital. Il y a lieu de tenir compte d'exceptions indispensables à ces règles : cas d'urgence (blessés ou malades non transportables). Les maternités, les hôpitaux d'enfants, les services spéciaux, l'hôpital Claude-Bernard (contagieux) n'ont pas de circonscriptions. Les malades aisés, les malades de la province sont exclus des hôpitaux parisiens. Aussi doit-on exiger, lors de l'admission, une pièce, telle que carte d'électeur, quittance de loyer, certificat de travail, qui fournisse sur-le-champ quelques renseignements. Les provinciaux trouvent souvent le moyen de dissimuler leur arrivée récente à Paris; mais en fait toutes les admissions donnent lieu à une enquête et éventuellement à un recouvrement des frais de séjour fixés à 4 fr. 70 en médecine, 5 fr. 75 en chirurgie et en maternité. Au cas où il s'agit de malades de province, leur commune est mise en demeure de payer, s'ils ne peuvent payer eux-mêmes. Enfin les malades de banlieue sont reçus aux frais de leur commune et du département de la Seine s'ils sont reconnus indigents.

L'admission normale devrait se faire par la consultation qui a lieu chaque matin de neuf heures à midi : le malade peut y être examiné à loisir, et nombreux sont les pansements qui y sont faits sans donner lieu à une admission. En fait, à peu près autant de malades sont admis par la voie dite de l'urgence : ils sont amenés en ambulance et soumis à l'examen de l'interne de garde qui souvent se montre moins rigoureux et dont on escompte la bienveillance. Des malades sont transférés venant d'autres hôpitaux qui ne disposent pas de lits vacants. Les chefs des services peuvent solliciter l'autorisation d'admettre dans leurs services des malades auxquels ils s'intéressent, mais sous réserve que les services ne soient pas déjà encombrés, — ce qui indique qu'il n'y a pas lieu de recevoir des malades étrangers à la circonscription, — et à la condition que l'admission ait été préalablement autorisée par l'Administration centrale.

Quoi qu'il en soit du mode d'admission, seul le directeur a qualité pour prononcer une admission, de même qu'une sortie, le personnel médical ne faisant qu'émettre un avis. On ne doit donc pas installer le malade s'il y a des difficultés au bureau des admissions.

Un régime spécial a été institué par la loi au sujet des accidents de travail ; les pansements sont remboursés par les compagnies d'assurance au taux de 2 francs, les journées d'hospitalisation au taux de 4 francs. Lorsqu'il y a lieu de recouvrer sur des malades qui peuvent payer, les pansements sont comptés 1 fr. 50. De là le carnet de frais de pansement, tenu avec soin dans chaque consultation, ainsi que le registre numérique des consultations, donnant simplement le nombre des consultants. Rappelons que les ordonnances délivrées aux consultations, conformément à la nomenclature spéciale des médicaments de l'assistance médicale à domicile et préalablement visées au bureau de bienfaisance, peuvent être exécutées gratuitement dans les pharmacies des dispensaires.

L'admission d'un malade donne lieu à la rédaction du bulletin d'admission D-9 (blanc pour les admissions par la consultation, bulle pour les admissions d'urgence) comportant des renseignements d'état civil, les adresse, date et lieu de naissance, ainsi que la signature du chef de la consultation ou de l'interne. Au bureau des admissions, l'employé indique la salle, les malades étant répartis entre les services de l'hôpital par roulement journalier. Les indications d'état civil sont de la plus haute importance : c'est d'après ces indications que sont rédigés les actes d'état civil. Le bulletin d'admission sert ainsi à la rédaction du registre des entrées où les malades sont pourvus chronologiquement d'un numéro matricule; ce numéro doit être reproduit sur toutes les pièces le concernant.

Sont envoyées à l'Administration une fiche destinée à l'enquête faite à domicile, de couleur différente pour les malades de la banlieue, les blessés du travail, etc., et une autre fiche destinée au service des renseignements de l'avenue Victoria pour les recherches faites par les familles.

Le malade est accompagné dans la salle par la « pancarte » ou billet de salle D. 17 portant au verso seulement les renseignements d'état civil, de manière à assurer le secret professionnel. Le recto reçoit, outre les indications du numéro matricule, de la salle, du numéro de lit, l'âge et la profession, renseignements utiles au médecin, ainsi que la signature du directeur autorisant l'admission. A gauche, une case reçoit les noms et adresses des parents à prévenir en cas d'accident, la date à laquelle, le cas échéant, est faite la demande d'admission à l'assistance obligatoire, enfin des mentions relatives à la sortie du malade.

Dès l'arrivée dans la salle, il est procédé à l'inventaire des vêtements qui sont envoyés à l'étuve pour être désinfectés et placés ensuite au vestiaire. Cet inventaire est dressé en présence du malade ; il y a lieu de veiller à ce qu'il ne demeure pas d'allumettes dans les poches, en raison des dangers d'incendie. Les objets et papiers de valeur et les espèces sont déposés, contre reçu, dans la caisse de l'économat.

Les entrants ne figurent pas sur le cahier de visite et n'ont pas droit à la nourriture : le surveillant fera un bon pour leur donner du lait ou du bouillon. Il convient de laisser aux médecins le soin de prescrire le régime alimentaire.

III. **Le service des salles.** — Pendant la visite du chef, qu'ont précédée les travaux de nettoyage et la mise en ordre de tous les lits, la surveillante tient le cahier de visite où sont prescrits les régimes alimentaires. Dans quelques hôpitaux, un nouveau régime, ne procédant plus par 1er, 2e, 3e et 4e degrés comme le régime de 1867, attribue des mets spéciaux à chaque maladie (régime déchloruré, régime lacté intégral, régime de dyspeptiques, etc.), avec une modification générale des allocations dans le sens d'une réduction notable de la viande et du vin, et d'une augmentation des légumes, du poisson et autres mets capables de susciter l'appétit. C'est d'après le cahier de visite que sera établie la feuille de vivres, comprenant le repas du soir et le repas du lendemain matin. L'alimentation prend chaque jour une plus grande place dans la thérapeutique et une bonne infirmière doit s'efforcer de réussir à alimenter régulièrement ses malades. Non seulement on leur servira des assiettes chaudes et on prendra soin de servir successivement chaque plat, mais il conviendra d'exercer une pression morale pour décider le malade à accepter la nourriture qui lui est offerte. Des précautions seront prises pour éviter qu'un voisinage désagréable, de mauvaises odeurs n'empêchent le malade de manger. En raison de la situation de la feuille de vivres, à cheval sur deux jours, il est nécessaire d'avertir la cuisine par bon, avant quatre heures, des sortants imprévus, pour n'avoir pas trop de vivres.

Les médicaments, autrefois portés sur le cahier de visite, sont l'objet d'un carnet spécial tenu par un externe et porté à la pharmacie après la visite.

La surveillante a à tenir une série de carnets relatifs aux malades et relatifs au matériel dont elle est comptable vis-à-vis de l'Administration [1]. Le carnet de rapport, soit du service de jour, soit du service de veille, destiné à recevoir l'indication immédiate et le compte rendu détaillé, fait sur-le-champ, de tous les incidents, a un caractère confidentiel;

1. Il est interdit de tenir des carnets en dehors des carnets réglementaires, le service des écritures ne devant pas être surchargé. Les carnets spéciaux aux divisions d'hospices sont : carnet de passages à l'infirmerie ; carnet de délivrance de chaussures ; carnet d'affranchissement gratuit de lettres ; carnet des administrés employés à l'épluchage ; carnet des congés ; carnet des entrées.

il pourra être présenté au chef de service sur sa demande. Le carnet de mouvement, transcrit sur la feuille de mouvement envoyée au bureau, reçoit l'indication nominative des entrées, sorties et décès, en distinguant les mouvements qui se font simplement par passage d'une salle de l'hôpital a une autre.

Le carnet des ordres du service reçoit chronologiquement copie de tous les ordres donnés dans l'établissement. Le carnet de transmission du service de jour au service de veille sert à renseigner le personnel de veille sur les prescriptions à exécuter, sur les malades à surveiller spécialement, de même que le personnel de jour le lendemain matin peut apprendre par là ce qui s'est passé pendant la nuit. Enfin le carnet des opérations relate les opérations qui sont faites. Les internes ne peuvent procéder à aucune opération si ce n'est en présence de leur chef, ou après dépôt au bureau d'une autorisation écrite du chef visant le malade et l'opération (exception faite pour la trachéotomie dans les hôpitaux d'enfants).

La comptabilité du matériel est tenue grâce au carnet d'inventaire particulier de la salle, avec l'aide des carnets auxiliaires : carnet de change de linge ; carnet de change au magasin ; carnet des instruments envoyés en réparation ; carnet des objets de pansements (recettes et dépenses) ; carnet des maillots (distribués aux mères) ; carnet d'envoi à l'étuve (effets des entrants, des décédés, capotes et literie). La tenue de tous ces carnets permet non seulement de garantir la conservation du matériel dont la surveillante est comptable, mais encore de suivre les dépenses et de réaliser des économies.

C'est un devoir essentiel aux hospitalières de ménager les deniers de l'administration, deniers publics qui leur ont été confiés : dans une salle tout peut être l'occasion d'économies sensibles par leur répétition, comme aussi le gaspillage scandaleux et intolérable peut faire croître indéfiniment les dépenses de la maison ; ce gaspillage de sommes d'argent en pure perte peut être facilement évité, il suffit pour cela de songer à fermer un robinet, à éteindre une lampe qui n'éclaire personne, à ne pas employer des pièces de linge à un usage auquel elles ne sont pas destinées, par exemple celui de tapis de pieds! Des expériences concluantes ont été faites et ont démontré que sans que les malades en souffrissent, des économies notables sur les objets de pansement pouvaient être réalisées grâce à une surveillance régulière.

Le principe de la liberté de conscience est absolu, et en aucun cas il n'y aura lieu de se préoccuper des opinions des malades; des précautions seront prises pour que des démarches ne soient pas faites auprès d'eux dans un but de propagande, notamment lors des visites des dames du Comité de patronage des hôpitaux qui doivent s'abstenir de poser aucune question touchant la religion, ainsi que de donner de l'argent aux malades. Par contre, il sera fait droit au désir du malade réclamant les secours du prêtre. Le bureau, averti par un bon, se chargera de faire prévenir le prêtre, mais celui-ci ne pourra s'adresser à d'autres malades qu'aux malades l'ayant fait appeler.

La sortie du malade est prononcée par le directeur sur avis du chef de service. Il appartient à la surveillante de connaître suffisamment la situation de ses malades pour proposer leur envoi en convalescence, pour différer leur sortie ou au contraire pour les envoyer poursuivre leur convalescence à domicile grâce au secours dit d'hôpital alloué aux malades sortant avant guérison (v. p. 43). La surveillante est, en la circonstance, le conseiller du chef de service et du directeur. Quand le chef a signé l'*exeat* (mot latin signifiant : « qu'il sorte »), le malade doit être conduit au bureau par une infirmière capable de fournir les renseignements nécessaires. Le malade peut recevoir un secours ; mention de ce secours est faite sur le certificat de séjour au moyen de la lettre S ou M (secours Montyon). On lui remet les objets et valeurs déposés à l'économat, ainsi que les vêtements envoyés lors de l'entrée à l'étuve et depuis lors déposés au vestiaire. Si les vêtements sont trop mauvais, s'ils doivent empêcher le malheureux de retrouver du travail, la surveillante utilisera les bons délivrés par l'œuvre du vestiaire des hôpitaux. Aucun malade ne peut quitter l'établissement sans l'intervention de l'employé de bureau qui doit signer la pancarte.

Les décès dans les salles doivent être constatés par les internes. Toutefois, entre onze heures du soir et sept heures du matin, il est fait exception pour les malades dont le décès était prévu; ces décès ne sont constatés que le lendemain matin, Par contre, l'interne doit se rendre sur-le-champ à l'appel de la surveillante et procéder à toutes les tentatives en son pouvoir lorsqu'il s'agit d'un malade pour lequel la mort survient inopinément. L'interne appose sa signature sur la pancarte avec l'heure de la constatation du décès; dans les hospices où il n'y a pas de pancarte, sur le carnet de rapport. La surveillante aura mentionné l'heure de décès. Ces constatations faites, la pancarte sera immédiatement descendue au bureau. Si aucun parent ni ami n'est mentionné sur la pancarte, la surveillante devra chercher des noms et adresses dans les papiers du mort.

La surveillante procédera à la toilette du mort et appellera deux témoins pour l'inventaire de ce que possédait le décédé sur lui.

Cet inventaire est extrêmement important en raison des réclamations trop souvent présentées par les parents: aussi les formalités prescrites doivent-elles être minutieusement observées. Le détail des objets, sommes d'argent et papiers de valeurs, est transcrit à la fois sur la feuille et sur le carnet d'inventaires après décès. On portera l'heure du décès et l'heure de l'inventaire, les témoins signeront et la surveillante appose, comme l'économe, sa signature pour prendre en charge les objets énumérés. Les objets même qui ne paraissent qu'être bons à jeter doivent être notés : la famille peut les réclamer et y attacher un grand prix. Les vêtements sont envoyés à l'étuve et de là au vestiaire; s'ils ne sont pas réclamés, ils pourront être donnés ensuite à des malades sortants. Tous les deniers et effets laissés par les malades dont les frais de séjour n'ont pas été payés appartiennent à l'Administration et sont vendus à son profit; seules les alliances peuvent être restituées à titre de souvenirs. C'est le bureau qui a qualité pour faire remise d'un objet, si peu de valeur qu'il ait, et la surveillante considérera comme un devoir impérieux de consigner à l'inventaire avec le plus grand soin tout ce qui se trouvait au lit du décédé et de ne remettre de son autorité propre quoi que ce soit, malgré les instances de la famille. Aucun objet ne peut être délivré en effet que sur justification régulière de la qualité d'héritier.

Les décès sont notés au carnet de mouvement et la nuit au carnet de transmission du service de jour au service de veille.

Le cadavre, muni d'un brassard (si c'est un enfant) ou d'un billet de pied épinglé au drap qui l'enveloppe, portant toutes les indications d'état civil, sera transporté, sauf la nuit, à l'amphithéâtre des morts dans un délai de deux heures; la surveillante ou la première infirmière sera toujours présente à ce transport.

La surveillante devra prendre des précautions pour atténuer ce que le spectacle de la mort a d'impressionnant pour les autres malades; elle disposera des paravents pour dissimuler le mourant à la vue de ses voisins; elle veillera en tous cas à ce que les formalités relatives à la constatation du décès, à l'inventaire, au transport du corps s'accomplissent avec le respect dû aux morts et toute la décence nécessaire. Jamais la surveillante ne se chargera de prévenir directement la famille au cas où l'état d'un malade s'aggraverait; c'est le bureau qui, averti par elle, fera le nécessaire, de même que le bureau est seul qualifié pour adresser les avis de décès. Dans ce but, la pancarte, une fois le décès constaté, a été portée sans délai au bureau qui fait partir l'avis de décès enregistré au carnet du concierge avec l'heure de la mise à la poste. Si les parents viennent à l'hôpital sans avoir été touchés par cet avis de décès, la surveillante prendra les précautions voulues pour les préparer à la triste nouvelle et leur donner quelques renseignements qui leur témoignent que rien n'a été négligé pour adoucir les derniers moments de leur malade. Seulement alors ils seront envoyés à l'amphithéâtre.

IV. **Devoirs généraux des agents du personnel hospitalier.** — Les fonctions d'agent du personnel hospitalier comportent, pour qui les accepte, des obligations qui sont la contre-partie des garanties que l'Administration offre par ses règlements, par le statut donné au personnel. Il ne suffit donc pas de considérer les avantages de la situation assurée par ces règlements ; il faut aussi se rendre compte des nécessités de la fonction, et il serait puéril de s'étonner que l'Administration en réclame impérieusement l'entière exécution. C'est un contrat, un engagement réciproque qui lie les agents à l'Administration.

Sans même considérer la condition faite par l'Administration générale de l'Assistance publique à Paris à son personnel, la profession d'infirmier et d'infirmière, qui doit assurer de la part des médecins et du public la considération et le respect, entraîne des obligations spéciales : Elle n'est pas simplement une profession manuelle. Le sort du malade est souvent subordonné aux soins de l'infirmière, et il ne dépend que des infirmières, hospitalières ou privées, d'obtenir la situation sociale et les avantages matériels déjà acquis en d'autres pays en témoignant de l'expérience, de l'instruction et de la moralité professionnelles. Chaque profession comporte ses devoirs, règles communes qui s'imposent à tous ses membres. La profession d'infirmière est l'une de celles où ces devoirs sont les plus impérieux : la santé, la vie du malade sont remis comme un dépôt sacré entre les mains de l'infirmière.

L'infirmière, dans son intérêt propre peut-être plus encore que dans l'intérêt général, devra s'astreindre à une rigoureuse *propreté :* les bains répétés, les nettoyages fréquents sont aujourd'hui encore le meilleur moyen que nous possédions de nous protéger contre toutes les maladies, aussi bien que le moyen d'éviter de transporter et de disséminer autour de nous les microbes. Le logement personnel, le dortoir doivent être entretenus chaque jour ; le bon ordre et la propreté, qui sont nécessaires et naturels partout, sont indispensables à l'hôpital ; ne pas oublier que nous demeurons pendant une fraction importante de la vie dans notre habitation, précisément aux heures consacrées au repos de l'organisme. La propreté sur la personne et dans la tenue, outre l'avantage immédiat qui nous est procuré, feront une bonne impression sur tous ceux qui nous entourent. Le bonnet, insigne des agents du personnel, sera placé de manière à être très visible, les cheveux seront correctement tirés, de manière à éviter les poussières et surtout à marquer la bonne tenue. L'uniforme, qu'il est interdit de porter en dehors de l'hôpital, sauf pour accompagner un malade, doit être respecté ; à cette seule condition il permettra à celui qui le porte d'obtenir la déférence de la part des malades et l'estime de ses supérieurs. Les bijoux sont interdits.

Les infirmières ne doivent se livrer à aucun travail personnel pendant les heures de service.

La *discipline*, dans un organisme aussi complexe qu'un hôpital, est inhérente au service même; ceux qui ne peuvent s'y soumettre n'entreprendront pas de devenir infirmiers ou infirmières. Elle n'est pas moins nécessaire à la garde-malade privée. Dans toutes les branches de l'activité humaine, la discipline est la condition même du travail : à l'hôpital, elle embrasse tous les agents, depuis le directeur jusqu'aux plus modestes. La discipline doit être comprise comme la confiance réciproque des subordonnés et des chefs, les subordonnés sachant par avance que les ordres donnés sont indispensables au service, les chefs étant certains qu'une fois donnés les ordres seront exécutés, et exécutés avec soin. Accepter d'être classé dans les rangs de l'Administration, c'est s'engager à faire son service; personne n'est obligé de choisir cette carrière. Il serait vraiment ironique de réclamer de l'Administration l'application des règlements tout en refusant soi-même de tenir ses propres engagements. Lorsque la discipline n'est plus que la crainte du règlement et lorsqu'on ne travaille plus que pour éviter des peines disciplinaires, c'est que l'on n'a plus conscience de sa situation exacte : il serait plus honnête de se retirer et de laisser la place à des travailleurs ayant la notion de leur devoir.

Les *relations avec les familles* exigent de la part du personnel de toutes catégories beaucoup de tact, un grand empressement, et un respect scrupuleux de règles qui, comme toutes les règles administratives, sont le résultat de longues années d'expérience. Ne jamais oublier que les familles considèrent l'infirmière, la fille de service même comme capables d'apporter au malade les plus grands soulagements, la guérison, comme dépositaires du secret du lendemain et sont toujours disposées à exagérer son rôle. La moindre parole sera interprétée, souvent maladroitement. De là la nécessité de proscrire des hôpitaux le *pourboire* et les *cadeaux*, même minimes, qui ne sont que des pourboires déguisés. Ceux qui donnent des pourboires, malades ou parents, les offrent sous l'empire d'une véritable crainte qui fait du pourboire une odieuse exigence même lorsqu'on se contente de l'accepter. Les malheureux qui le donnent sont toujours convaincus qu'il est la condition des soins, la condition de la bienveillance du chef : sans le pourboire, l'attention du chef ne sera pas attirée sur le malade ; sans pourboire, le malade resté seul dans la salle, loin des siens, sera condamné à périr misérablement. Si fausses que soient ces suppositions, elles n'en sont pas moins communes à tous ceux qui circulent dans les hôpitaux. Le fait d'accepter un pourboire est pour eux une véritable preuve, car la fille de service, l'infirmière, assez inconsciente pour accepter un pourboire, sera entraînée malgré elle à le justifier par des explications, par de vaines paroles sans doute, mais qui n'en font pas moins impression dans toute la salle. Le malade, à l'esprit abattu, est inquiet, est prompt à saisir un détail insignifiant, à lui donner un sens qu'il n'a pas. S'il voit son voisin donner un pourboire et que lui-même ne puisse en donner, il s'abandonnera au désespoir. Enfin le pourboire est d'autant plus blâmable qu'il est une dîme prélevée par force — nous venons de l'expliquer — sur des malheureux pour qui ces maigres piécettes représentent souvent le pain du lendemain, cela au profit d'agents régulièrement payés et certains de leur situation et de leur carrière. Les mêmes observations s'appliqueront au travail des malades : les infirmières ne doivent pas accepter que les malades, même pour se distraire, fassent des travaux de couture pour elles. Sont également interdites les loteries, souscriptions, quêtes, ainsi que la vente de tout objet de consommation.

L'*obligation au secret professionnel*, sanctionnée par le Code pénal qui punit de prison sa violation, s'étend à tous les agents de l'hôpital : elle consiste à ne rien révéler de ce qui a été connu à l'occasion des fonctions, concernant les malades ou leurs familles. Les malades se confient aux infirmières, ils doivent être certains de ne jamais être trahis par elles. Il est à noter que ce manquement au secret professionnel se produit le plus souvent dans des circonstances en apparence indifférentes : on s'entretient d'un cas intéressant, il se trouve sans qu'on ait pu le prévoir que le secret est tout à coup dévoilé dans des conditions fort préjudiciables au malade. D'ailleurs les tribunaux n'admettent aucune atténuation à l'obligation du secret professionnel : il a été jugé qu'un médecin révélant la maladie d'un mort pour défendre la mémoire de son client était coupable aux termes du Code pénal. A plus forte raison pourraient être poursuivis et punis des agents qui fourniraient des renseignements aux journaux, qui avertiraient des agences de funérailles des décès survenus, qui par maladresse laisseraient découvrir à des parents le nom de la maladie lors de la visite du public.

La *visite du public* les dimanches et jeudis impose au personnel l'obligation d'exercer une surveillance attentive. Cette visite, avec le trouble qu'elle apporte dans la salle, le bruit des conversations, l'émotion donnée aux malades par les nouvelles du dehors, a une influence néfaste sur les malades. Toutes les courbes de température remontent à sa suite. Aux infirmières et aux filles de service d'en limiter les fâcheux effets. Seront impitoyablement saisis et emportés au bureau les boissons, alcools, etc., apportés pour « remonter » le malade, et qui sont encore plus pour lui que pour les gens sains des poisons mortels. Il en sera de même des aliments, toujours mal choisis, souvent très dangereux. Les renseignements seront donnés aux parents et amis avec une grande circonspection, hors de la présence du malade. L'infirmière se gardera de faire étalage d'une science qu'elle n'a pas. Par contre, elle mettra à profit la connaissance qu'elle doit avoir des moyens d'assistance à Paris pour les conseiller et leur indiquer les demandes à faire : elle sera aidée dans cette tâche par les dames du Comité de patronage, dont l'intervention la plus utile doit se produire au domicile du malade, dans la famille laissée sans appui, ainsi qu'à la sortie du malade, pour l'aider à retrouver un emploi. Les malades gravement atteints, portés sur une liste spéciale, peuvent être visités tous les jours de deux heures à trois heures. Dans les maternités peuvent seules pénétrer lors de la visite les trois personnes désignées par chaque malade. Il conviendra de prendre des précautions à l'égard des enfants qui peuvent être porteurs de maladies contagieuses en incubation ou qui courront le risque de prendre des germes à l'hôpital. Le personnel aura la tâche toujours délicate de faire la police, d'imposer silence aux uns, d'abréger une visite trop longue, de mettre fin à une conversation pénible pour le malade, d'écarter les visiteurs trop nombreux autour d'un lit, leur nombre ne doit pas dépasser trois, de faire respecter le repos d'un voisin. Il suffit d'un peu d'activité et de fermeté pour y parvenir, à condition qu'on sache conserver l'ascendant sur les malades et sur le public.

Le personnel médical est en droit d'attendre du personnel hospitalier une très exacte soumission aux prescriptions thérapeutiques. L'infirmière n'est que l'auxiliaire du médecin qui seul peut ordonner un médicament ou un traitement, quel qu'il soit. Agir spontanément serait de la part de l'infirmière pratiquer l'exercice illégal de la médecine, d'ailleurs puni par la loi. L'instruction exigée de la part des infirmières n'a pour but que de leur permettre de comprendre le médecin, de bien appliquer sa prescription et d'être habile dans l'art de donner les soins aux malades. Au médecin la prescription, à l'infirmière l'exécution. L'infirmière devra en outre renseigner le médecin sur la situation du malade, sur les circonstances de la maladie, et elle lui devra à cet égard une entière véracité. Elle ne se fera pas juge des détails à donner ou à omettre, car elle ne peut en savoir la signification. Elle n'aura qu'à répéter indifféremment tout ce qu'elle aura constaté, sans rien omettre. Une faute à cet égard peut être fatale au malade, le médecin a le droit de compter sur l'exactitude de l'infirmière.

Enfin les malades ont des droits à l'égard des infirmières. Les infirmières ne sont plus comme autrefois les servantes des pauvres, soignant par charité : elles sont les préposées d'une collectivité, ville, département, État; elles assurent au nom des citoyens les soins reconnus depuis la Révolution française comme une dette sociale à l'égard de ceux qui ont droit aux secours publics. Les malades, les vieillards tiennent de la loi le droit d'être hospitalisés.

En outre, quelle que soit leur condition, les malades, par le fait qu'ils sont des malades, ont droit, en raison de leur dépression morale et physique, aux soins que commande la profession d'infirmière.

Il serait impossible d'énumérer toutes les qualités d'une bonne infirmière; on les résume souvent d'un mot en parlant de la « vocation » et du « dévouement ». La vocation, c'est l'intelligence de ce qui fait la grandeur de la profession d'infirmière parmi toutes les autres professions et c'est le désir de se montrer à la hauteur de cette mission. Le médecin n'a-t-il pas lui-même une notion très élevée de ses devoirs à l'égard du malade? Ceux de l'infirmière ne sont pas moins étendus. Le dévouement, c'est l'intelligence de ce qui est nécessaire aux malades pour être bien soignés, pour voir diminuer leurs souffrances, c'est l'expérience basée sur l'instruction professionnelle, pour savoir, sans hésiter et sans jamais reculer devant les difficultés de la tâche, apporter au malade l'aide utile.

Que ceux et celles qui ne se sentent pas le courage d'affronter ces difficultés et ces épreuves, d'accomplir en entier leur devoir, sans se soucier de ne faire comme une machine que ce qui est officiellement prescrit, que ceux et celles qui n'ont pas compris la joie de voir les douleurs s'apaiser sous la main de l'infirmière et la santé se rétablir grâce à ses soins, renoncent à encombrer la profession de leur dangereuse personne.

CHAPITRE IV

LES SERVICES SPÉCIAUX

I. **La consultation et l'admission.** — Le garçon de la consultation a la mission difficile de maintenir l'ordre dans ces services encombrés tous les matins par une foule d'anciens et de nouveaux malades : leur inscription, la délivrance de numéros pour assurer à chacun sa place, le classement des malades doit être fait avec soin. Il importe que l'examen des malades se poursuive sans interruption, suivant l'ordre institué par le médecin. Les règles des circonscriptions hospitalières s'appliquent aux consultations comme aux admissions; les malades, assez rares, que leurs vêtements font reconnaître comme notoirement aisés, doivent être envoyés au bureau. Des précautions doivent être prises à l'égard de certains malades : les uns doivent être secourus d'urgence, les autres présentant des signes douteux doivent être isolés comme suspects de contagion. Aussi est-il nécessaire, là comme partout ailleurs, que le garçon de consultation, en apparence astreint surtout à la tenue du registre numérique de la consultation, du carnet de pansements aux accidentés du travail, soit pourvu des notions professionnelles de l'infirmier. Il n'appartient pas au garçon de consultation de prendre l'initiative de trancher les cas difficiles; il devra en référer au bureau. Le garçon de consultation ne laissera pas ignorer au chef le système des secours d'hôpital (v. p. 32, 43).

Le bureau de la direction, placé sous la direction d'employés administratifs, comporte divers gradés et préposés chargés de recevoir les malades; de recueillir les renseignements et d'établir les pièces. Outre les pièces générales dont nous avons déjà donné l'énumération, le bureau tient le carnet des malades refusés, soit parce qu'ils ne sont pas de la circonscription, soit pour toute autre raison, avec indication précise du motif du refus; le carnet des malades consignés pour l'autorité judiciaire.

Il est à remarquer que l'Administration ne disposant pas du personnel nécessaire ne s'engage nullement à garantir que ces malades ne s'échapperont point de l'hôpital, dont les portes sont d'ailleurs ouvertes. Mais il est convenu qu'ils n'en pourront pas sortir régulièrement, rentrer en possession des vêtements déposés à l'entrée, recevoir un certificat de séjour, etc. Le carnet des malades dirigés sur d'autres hôpitaux, asiles ou hospices, le carnet de vaccination, le carnet des demandes de placements dans les hospices n'ont pas besoin d'explications.

Outre le registre des entrées, il est tenu un répertoire alphabétique permettant de renseigner les parents sur la salle où se trouve le malade. Les accidents de travail donnent lieu à la tenue de trois carnets, en dehors du carnet tenu à la consultation : le carnet des frais de séjour, le carnet des frais de pansement, le carnet où sont transcrits les certificats médicaux qui, moyennant la somme de 6 francs payée aux médecins, sont délivrés aux blessés.

Un carnet de rapport doit être tenu au bureau de la direction.

Divers incidents peuvent se produire : On amène un malade qui est décédé pendant le trajet; il ne sera pas admis de cadavre à l'hôpital. Des malades partent après pansement sans vouloir être admis en salle malgré leur état; il sera bon de le leur faire constater par écrit.

Dans les hôpitaux pourvus d'une maternité, il y a à noter le registre des naissances, et le registre des admissions chez les sages-femmes agréées.

La sortie d'un malade est subordonnée à plusieurs formalités qui s'accomplissent sous le contrôle de l'employé du bureau qui doit constater son intervention par sa signature sur la pancarte. Les secours donnent lieu à l'établissement d'un bon détaché d'un carnet à souche, dont une feuille est envoyée à l'économat, l'autre pour avis au bureau de bienfaisance.

Les hôpitaux ont à leur disposition des secours spéciaux dits de désencombrement ou encore représentatifs de séjour à l'hôpital, destinés à des malades qui peuvent se soigner chez eux et ne pas entrer à l'hôpital ou du moins sortir avant guérison. Ces secours d'hôpital d'un franc par jour en moyenne sont accordés pour une semaine et ne doivent être renouvelés que si une nouvelle consultation en constate la nécessité; ils sont signalés au bureau de bienfaisance qui procède à une enquête. Le malade peut d'ailleurs se faire délivrer à la pharmacie du dispensaire de son arrondissement des médicaments prescrits à la consultation, pourvu que cette ordonnance soit établie en double, que la prescription soit rédigée d'après la nomenclature spéciale de l'assistance médicale à domicile, et qu'enfin le bureau de bienfaisance ait apposé son visa pour constater la situation du nécessiteux.

En dehors des malades sortant après guérison, il se produit parfois des sorties volontaires. Les malades sont en effet libres de s'en aller à tout moment, de même que les parents peuvent reprendre leurs enfants mineurs, mais le personnel de la salle et des bureaux aura le devoir en ces circonstances de représenter les dangers qu'une sortie intempestive peut faire courir, et, le cas échéant, sur la pancarte ou sur le bulletin préparé pour l'admission, l'intéressé doit reconnaître qu'il sort malgré les observations faites.

Les parents qui ont avec eux des enfants et qui entrent à l'hôpital peuvent les confier à l'Assistance publique, qui les conserve pendant toute la durée de l'hospitalisation comme enfants en dépôt. Chaque hôpital envoie ces enfants à l'hospice dépositaire tous les jours, mais il est nécessaire de s'assurer, en leur mettant des brassards portant leur état civil, qu'aucune confusion n'est à craindre. Ces enfants peuvent être visités le dimanche et le jeudi. Ils sont inscrits au carnet des enfants envoyés au dépôt.

Le bureau tient encore le carnet de demandes de visite des ministres du culte, provoquées par bon des surveillantes à la demande des malades ; le carnet d'envoi de pièces aux divers services de l'Administration ; le carnet d'envoi à la mairie des déclarations de naissances et de décès, le préposé faisant fonction de témoin ne devant pas manquer de se rendre régulièrement dans les quarante-huit heures à la mairie pour signer les actes transcrits.

Avis est donné à la préfecture de police (service des épidémies) de tous les cas de maladies contagieuses dont la déclaration est obligatoire ; les naissances et les décès donnent lieu à l'envoi à la préfecture de la Seine d'un imprimé statistique en vue de la statistique municipale de la Ville de Paris.

Il arrive quelquefois que les malades soient hors d'état, lors de leur admission, de fournir des renseignements détaillés : une fiche avec mention « inconnu » et les détails qu'on aura pu relever sera envoyée au fichier de l'Administration centrale, avenue Victoria, mais la pancarte portera une mention très apparente signalant à la surveillante qu'il conviendra de demander des renseignements au malade dès qu'il sera en état de les fournir.

Le décès d'un malade donne lieu à l'envoi immédiat d'une lettre portant la mention « avis de décès » aux personnes dont le nom est inscrit sur la pancarte, descendue au bureau, nous l'avons vu, aussitôt le décès constaté. L'heure de cet envoi sera mentionnée au carnet du concierge et, en cas de retour par la poste avec mention « inconnu », l'adresse sera collationnée avec la pancarte en vue de rechercher les erreurs. L'enveloppe sera conservée pour servir de justification en cas de réclamation.

Les familles ont un délai de soixante-douze heures à partir du décès pour faire opposition à l'autopsie; cette opposition doit être formulée par écrit. Les familles doivent faire les frais de convoi et seule la mairie peut en régler l'ordre. A cet effet, il est délivré un bon qui est remis aux familles et porté par elles à la mairie. Les corps non réclamés, c'est-à-dire non inhumés aux frais des familles, sont dirigés soit sur les laboratoires de la Faculté de Médecine, soit sur l'amphithéâtre d'anatomie de Clamart, suivant une règle établie (registre de destination des corps).

Des carnets spéciaux sont en usage dans les hospices et dans les hospices qui comportent un quartier-d'asile. Signalons seulement le carnet des congés des administrés, les pensionnaires ne pouvant s'absenter sans contrôle, leur séjour à l'extérieur de l'établissement indiquant des ressources dissimulées.

Enfin il existe un carnet réglementaire, rarement utilisé, le carnet des réclamations du public. Le malade qui sort n'ose pas se plaindre ; il formulera quelquefois une timide observation devant le directeur, son bon de secours une fois signé ; mais, en fait, la crainte inspirée par l'hôpital est telle que malheureusement les malades ne veulent jamais découvrir à l'Administration des fautes qu'elle aurait cependant le plus grand intérêt à connaître. Ils préfèrent s'adresser à un conseiller municipal, à la presse, envoyer des lettres anonymes. Le devoir de tous les agents est de solliciter des malades les observations qu'ils peuvent avoir à formuler, souvent pleines d'enseignements.

II. **La loge.** — La bonne tenue de l'établissement dépend en grande partie de l'autorité que possédera l'agent de la loge; il saura éviter l'entrée d'étrangers qui encombrent les salles et les galeries; il interdira l'entrée de paquets suspects, aliments, alcools, destinés aux malades. Il empêchera le personnel de soustraire à l'hôpital le linge, les ustensiles, etc.

Il saura faire respecter la consigne qui défend l'entrée des femmes à la salle de garde des internes en médecine ou en pharmacie. Seront également reconnus par lui, malgré les procédés qu'ils emploient pour se dissimuler, les agents d'affaires qui cherchent à obtenir des accidentés de travail la signature d'engagements toujours léonins et inutiles, puisque la loi protège efficacement leurs intérêts, ainsi que divers courtiers qui s'adressent au personnel hospitalier : ces sollicitations ont généralement pour but de leur faire signer des contrats ayant pour objet des assurances sur la vie plus ou moins fallacieuses.

A la loge sont tenus les carnets de rapport du vaguemestre, des frais de transport (le bon doit être complété par l'indication sur la pancarte de l'adresse à laquelle le malade a été reconduit), des frais de correspondance, d'envoi des avis de décès; les carnets de dépenses d'eau, de gaz, d'électricité; enfin les relevés d'heures d'arrivée du personnel médical et les feuilles de présence du personnel hospitalier. Le concierge contrôle la présence des internes de garde.

Ces carnets sont visés à intervalles réguliers par le directeur de l'hôpital.

III. **Magasin, cuisine, sommellerie, lingerie, buanderie, vestiaire.** — Les services qui reçoivent en dépôt le matériel nécessaire au service des salles sont, comme les salles elles-mêmes, tenus par des agents (préposés ou surveillants) qui, comme les surveillantes, sont comptables de tout ce qui leur est confié. De là, dans chacun de ces services, un carnet de recettes et un carnet de dépenses, tenus par article et mentionnant d'une part les entrées, de l'autre les sorties. Chaque fois qu'il y a lieu à délivrance d'objets quelconques, un bon est fait pour le service intéressé et soumis au visa de l'économe et du directeur. Le directeur et l'économe sont en effet comptables du matériel de l'hôpital, et l'économe est spécialement chargé de la comptabilité en deniers et de la comptabilité en matières. Il doit produire, à l'appui de toute facture dont paiement est demandé, un récépissé délivré d'un registre à souche; comme il produit, d'autre part, un compte de gestion annuel, il suffit de rapprocher le talon de ces récépissés et le compte antérieur pour vérifier les chiffres donnés.

Parallèlement, chaque agent responsable donne sa signature pour reconnaître la réception des objets et engager sa responsabilité, en sorte qu'il est facile de suivre la trace du matériel. Aussi est-il interdit, d'une part de faire des prêts de service à service, hors le cas d'une nécessité absolue, de déposer d'autre part des bons qui n'auraient pas été servis ou du moins incomplètement; enfin il est nécessaire, pour obtenir le remplacement d'objets brisés, de représenter la partie portant la marque « AP ».

Le *magasin* délivre les objets sur présentation du bon dûment signé et du carnet, spécial à chaque salle, dit de change au magasin ; un autre carnet, dit de supplément d'inventaire reçoit les indications relatives aux suppléments donnés à titre provisoire. Le compte de gestion est divisé en cinq sections contenant la série, article par article, des objets manutentionnés par le magasin; il appartient au garde-magasin, pour tenir en ordre ses écritures, de connaître en détail cette classification. Le garde-magasin signalera les dépenses exagérées faites par les services.

A la *cuisine*, outre le carnet détaillé des recettes et des dépenses, nous trouvons le carnet de menu et le carnet de ventes diverses (os, croûtes, eaux grasses). La surveillante de cuisine a en particulier la mission de contrôler la qualité des denrées à leur réception, et ne doit pas hésiter à en proposer le refus à l'économe le cas échéant, même si leur remplacement doit comporter des difficultés; elle déplombe les casiers de la voiture à viande. La *sommelle-*

rie doit recueillir les restants de vin non utilisés dans les salles, de même que les aliments demeurés dans les marmites après la distribution doivent être retournés à la cuisine.

La surveillante de *lingerie* a un rôle complexe, à raison de la destination à donner suivant les cas au linge (caveau recevant le linge sale; magasin d'objets de pansement et mercerie ; ateliers de raccommodage).

La surveillante tient le carnet grand-livre (l'inventaire de la lingerie comprend : les effets existant à la lingerie, au caveau, aux ateliers de raccommodage ; dus par la buanderie ; dus par les ateliers de raccommodage du magasin central ; effets mis en destruction et non défalqués ; trousseaux du personnel hospitalier) ; le carnet des inventaires des divers services (n° 2) ; du raccommodage (n° 3) ; du blanchissage (n° 4) ; du linge blanc donné aux services en échange du sale (n° 5); des articles de pansement et de mercerie.

Le linge est l'occasion d'importantes dépenses, à la fois parce qu'on le salit inconsidérément et qu'on l'envoie souvent trop tôt au blanchissage (dépense de blanchissage et usure qui en résulte) et parce que dans les services on l'emploie à des usages auxquels il n'est pas destiné. Enfin, la comptabilité du linge dans les services n'est pas toujours suivie avec assez de soin : les surveillantes ont pour devoir strict d'avertir l'économe de toute différence soit en plus, soit en moins. Autrement elles engageraient leur responsabilité pécuniaire.

Les carnets de change de linge des salles sont portés à la buanderie, et sont transcrits sur une feuille isolée, servant au décompte. Les prêts de service à service sont interdits.

Le *vestiaire* reçoit après désinfection les effets des entrants, destinés à leur être rendus, les effets des décédés, destinés à être utilisés en faveur de malades sortants.

La surveillante de la *buanderie* doit rendre compte au carnet de rapport de la marche du service, de la réception des produits, de la discipline, du fonctionnement des séchoirs et appareils à repasser ; elle tient le carnet d'échange de linge (un par établissement), de blanchissage (unique pour la buanderie), de présence des ouvriers.

IV. **Commande, réception et contrôle des bandages, ceintures et appareils**[1]. — La fourniture des appareils, bandages, ceintures orthopédiques, objets en caoutchouc, thermomètres, etc., se fait le plus souvent par voie d'adjudication, c'est-à-dire que l'Administration s'adresse au fournisseur qui a offert le plus grand rabais sur les prix insérés au « cahier des charges » qui renferme toutes les indications nécessaires, conditions de qualité, mode de livraison, définition des types, pour ces fournitures. Il est certain que les fabricants adjudicataires, souvent pressés par la nécessité, sont enclins à ne pas donner les meilleures qualités et à fournir les types du cahier des charges dont le prix est le plus élevé.

Il appartient au personnel hospitalier chargé de défendre les intérêts de l'Administration et des malades, de faire respecter rigoureusement les engagements que les fournisseurs ont pris. Aussi convient-il que le mécanisme de ces fournitures soit bien connu.

Les appareils livrés aux indigents sont toujours accordés par les bureaux de bienfaisance qualifiés pour faire des enquêtes à domicile et pour apprécier la situation des malheureux. Ces appareils sont délivrés par les soins du service des secours à la consultation organisée le mardi et le samedi matin à l'Hôtel-Dieu de Paris où le fournisseur présente les appareils et les applique aux malheureux en présence d'un chirurgien des hôpitaux et de l'expert de l'Administration.

Peuvent seuls être délivrés à l'hôpital les appareils qui sont absolument indispensables pour que le malade quitte

1. Cette partie concernant les bandages, ceintures et appareils est due à M. Albin Guillot, expert de l'Assistance publique, professeur aux Ecoles municipales d'infirmières des Hôpitaux de Paris (v. aussi p. 359).

le lit et sorte de l'hôpital : le plus souvent, ce seront des pilons ou jambes de bois. Signalons à propos de cet exemple que l'Administration refuse toujours l'autorisation de la délivrance d'une jambe articulée, compliquée, fragile et coûteuse, et que la règle est de n'accorder que le pilon.

Pour faciliter la comparaison entre la livraison du fournisseur et le type sur lequel a eu lieu l'adjudication et qui représente ce qui doit être livré, des collections d'échantillons ont été constituées non seulement à l'Hôtel-Dieu, mais encore dans tous les hôpitaux ; aussi ne doit-on pas manquer de s'assurer par comparaison que la livraison est correcte et doit donner satisfaction au malade.

L'expert se rend d'ailleurs à domicile, chez les malades rentrés chez eux, ou à l'hôpital, sur la demande des économes, pour contrôler la fourniture.

Les bons de commande, préparés par les soins des surveillantes, doivent être rédigés avec attention et porteront les numéros exacts, l'indication des accessoires nécessaires, et tous les renseignements de nature à éclairer le fournisseur. Ce sont naturellement les appareils le meilleur marché qui seront choisis de préférence. Les appareils livrés doivent porter la marque du fournisseur de manière à faciliter le contrôle et, le cas échéant, le renouvellement ou la réparation demandés par la malade.

Tout appareil ne répondant pas aux conditions dans lesquelles il a été commandé doit être refusé, et l'établissement n'hésitera pas à faire appel à l'intervention de l'expert pour obtenir satisfaction, le malade devant au besoin attendre chez lui plutôt que d'être mis en possession d'appareils insuffisants.

A la suite de l'expertise, les appareils sont frappés d'un timbre A (accepté) ou R (refusé).

Les notions qui vont suivre, indispensables pour comprendre les indications données par le cahier des charges, font d'ailleurs l'objet de cours aux Ecoles municipales d'infirmières et d'infirmiers et de conférences dans les hôpitaux.

Sous le nom de *bandages herniaires*, on désigne des appareils mécaniques destinés à maintenir réduites les hernies réductibles et à s'opposer au développement des hernies irréductibles.

Les bandages herniaires les plus communément employés sont :

1° Le bandage *inguinal* simple, droit ou gauche ;
2° — — double ;
3° — *crural* simple, droit ou gauche ;
4° — *ombilical*.

1° Bandage inguinal simple. — Ce bandage est essentiellement constitué par :

1° *Une armature métallique* comprenant une *plaque* ou écusson de forme et de grandeur variables, fixée par des rivets ou des vis à un *ressort* formé d'une lame d'acier trempé destinée à épouser la demi-circonférence du bassin ;

2° *Une garniture* très douce recouvrant la totalité de cette armature et se prolongeant au delà du ressort pour se terminer par une courroie qui vient elle-même se boucler sur la plaque ou écusson.

Examinons maintenant en détail la plaque, qui, garnie, va devenir la *pelote*, et le ressort, qui, en commandant cette pelote, lui communiquera la pression nécessaire à la contention de la hernie.

A) *La pelote*. — La pelote varie dans sa *forme* (ronde, ovalaire, triangulaire à sous-cuisse adhérent), sa *grandeur* (petite, moyenne, grande), sa *convexité* (2 à 5 centimètres), sa *consistance* (ferme ou molle), laquelle dépendra des proportions de bourre et de laine employées dans sa confection. Elle peut être *concave*, s'il s'agit de maintenir une hernie irréductible.

B) *Le ressort*. — Le ressort est constitué par un demicercle d'acier trempé, d'épaisseur et de largeur proportionnées à la pression qui doit commander la pelote. Le ressort embrasse 55 0/0 de la circonférence du bassin ; il dépasse donc de quelques centimètres la colonne vertébrale. Son extrémité postérieure, qui représente le point d'appui, doit toujours être plus souple et plus large que sa partie antérieure appelée *collet*.

La *garniture du ressort* doit être, surtout au niveau du point d'appui, aussi moelleuse, aussi souple que possible : la laine recouverte de peau fine permet facilement d'obtenir ce résultat. Les *sous-cuisses*, fixes ou mobiles, ont pour but d'éviter le déplacement de la pelote.

2° Bandage inguinal double. — Cet appareil comporte deux pelotes quelquefois semblables, assez souvent différentes de forme, de grandeur, de convexité ou de consistance, suivant les hernies qu'il s'agit de contenir. Il est généralement muni de deux ressorts qui s'arrêtent *en deçà* de la colonne vertébrale, les deux extrémités postérieures étant, ainsi que les deux pelotes, réunies par une courroie.

3° Bandage crural. — Le bandage crural diffère du bandage inguinal par *l'incurvation du collet* de son ressort destinée à faire appliquer la pelote sur l'anneau crural. L'adjonction du sous-cuisse contournant la cuisse est absolument indispensable.

4° Bandage ombilical. — Cet appareil consiste en un ressort demi-circulaire très mollement garni auquel est fixée une pelote souple correspondant à l'ouverture ombilicale. La garniture se prolonge au delà du ressort jusqu'à la courroie qui vient boucler sur la pelote. L'appareil de choix pour le traitement des hernies ombilicales consiste en une *ceinture abdominale munie d'une pelote* au niveau de l'ombilic.

Bandages pour enfants du premier age. — Les appareils inguinaux pour enfants du premier âge sont constitués par une ceinture en caoutchouc à la partie antérieure de laquelle est fixée une *pelote double* en fer à cheval, gonflée à l'air ou à l'eau et munie de sous-cuisses.

La contention obtenue par ces appareils est quelquefois insuffisante, et il faut avoir recours aux bandages à ressorts garnis ou non garnis de caoutchouc et construits sur les mêmes principes que les bandages d'adultes.

L'appareil ombilical le plus usité est formé d'une ceinture et d'une pelote, le tout en caoutchouc.

Les bandages herniaires doivent être appliqués dans le *décubitus dorsal.*

Les *ceintures abdominales* sont des appareils utilisés pour remédier à la faiblesse de la paroi ou à une ptose des organes abdominaux.

Les ceintures les plus usitées sont :

La *sangle* à bords rectilignes et parallèles, mesurant 10, 12, 14 ou 16 centimètres de hauteur et comportant à l'arrière un système de fermeture constitué par des courroies et des boucles ;

La *ceinture hypogastrique classique*, dont la partie antérieure épouse aussi exactement que possible la forme de l'abdomen et qui se fabrique, soit en tissu rigide, soit en tissu élastique. La fermeture s'effectue à l'arrière, à l'avant ou sur les côtés par des boucles ou des lacets.

Les ceintures peuvent être munies de *pelotes* fermes ou de *coussins* souples de toutes formes et de toutes dimensions. Elles peuvent comporter des *sous-cuisses* lorsqu'elles ont tendance à remonter, ou des *bretelles* lorsque la masse à soutenir est lourde et volumineuse.

Les *bas en tissu élastique* sont surtout employés pour le traitement des varices ; ils laissent généralement découverts les orteils et le talon. Les bas élastiques les plus usités sont :

Le *bas simple*, ne dépassant pas le genou ;

La *genouillère simple ;*

Le *bas à genouillère ;*

Le *bas demi-cuissard ;*

Le *bas cuissard.*

Les bas qui dépassent le genou doivent comporter des *jarretelles.*

Le nettoyage des bas élastiques s'effectue dans l'*eau de son tiède.*

CHAPITRE V

SERVICES DIVERS

I. **Service des morts.** — Nous avons indiqué dans quelles conditions les familles pouvaient s'opposer à l'autopsie, c'est-à-dire à la section longitudinale en vue de l'examen des viscères, et à l'envoi des corps aux amphithéâtres de dissection. Les autopsies ne peuvent être faites que vingt-quatre heures après le décès.

Il est également interdit de pratiquer l'autopsie des corps dont la pancarte porte les initiales A. J. (affaire judiciaire). Il est possible en effet que la justice ait ultérieurement des recherches à faire et le corps doit rester intact.

Le prélèvement de pièces sur un cadavre est subordonné à une autorisation spéciale donnée par l'administration centrale.

Les surveillants du service des morts ont pour mission de faire respecter ces diverses réglementations par le personnel médical et de tenir un double du registre de destination des corps.

Leur tâche, qui les met en contact avec des familles toujours impressionnées, exige d'eux de grandes qualités de tact. Ils auront soin de tenir compte des draps apportés par les familles pour les ensevelissements et il leur est interdit de servir d'intermédiaires pour les agences de funérailles aussi bien que de se livrer à aucun commerce.

II. **Surveillance générale.** — *La surveillance des cours et de la salubrité; les réfectoires, les logements.* — Le surveillant des cours, dans chaque hôpital, a le devoir de faire la police des galeries, des cours et des jardins et préaux réservés aux malades. Il a autorité sur les malades et sur le personnel dont il doit contrôler la tenue. Il ne tolérera pas de coiffures négligées chez les femmes, de tenues débraillées chez les hommes; enfin il a sous ses ordres le personnel de la salubrité chargé du nettoyage de locaux communs. Il tient un carnet de rapport.

Les réfectoires, dans l'intérêt même de ceux qui les utilisent, sont aérés fréquemment et tenus en ordre : il est interdit d'en sortir de la nourriture, de même qu'il est interdit de gaspiller la nourriture, l'Administration s'étant engagée à nourrir suivant certaines allocations le personnel, mais non à lui remettre des portions de nourriture dont les agents feraient ce que bon leur semblerait.

Il est interdit d'entretenir des animaux dans les logements ainsi que d'y faire du bruit pouvant troubler les voisins. Ne sont reçus dans les logements que le mari et les enfants mineurs, à l'exception des parents venant seulement pour quelques jours, et reçus sur autorisation du directeur de l'hôpital.

III. **Pharmacie. Bains.** — Le surveillant de pharmacie est chargé de tenir les écritures suivantes : en recettes, l'état des médicaments reçus de la pharmacie centrale (demandes mensuelles); état des produits, des préparations (relevé du registre des compositions); denrées reçues par l'économe pour le service de la pharmacie; — en dépenses, relevés journaliers des préparations faites par les internes d'après les carnets de médicament des salles ; état récapitulatif mensuel des prescriptions portées au carnet des médicaments des salles et des bons particuliers; relevé des médicaments demandés par feuilles collectives pour chaque service; relevé mensuel des états précédents.

Le surveillant de pharmacie assure la réception, l'emmagasinage et la délivrance des produits, la propreté des locaux, ainsi que le retour des flacons vides à la pharmacie centrale.

Le carnet des analyses du lait livré à l'hôpital, faites

chaque jour, est conservé à la pharmacie ainsi que le procès-verbal de la visite faite mensuellement dans les armoires à médicaments des salles.

Les armoires à médicaments, dont la clé doit rester constamment aux mains de la surveillante, contiennent les médicaments ordinaires, les *separanda* placés à part et signalés par une bande verte, enfin les toxiques à bandes rouges sous une clé spéciale. Les cruches à toxiques sont isolées dans le soubassement.

Pour la veille, la surveillante de veille dispose d'une boîte déposée le jour à la pharmacie où elle est complétée et renouvelée.

Le *service des bains*, un des services où il est malheureusement de tradition de distribuer des pourboires, délivre des bains sur bon de la surveillante aux malades de l'hôpital, sur le vu d'une carte délivrée à la direction aux malades externes, dans ce cas après enquête du bureau de bienfaisance, enfin au personnel qui peut souvent, sur bon délivré par la surveillante, prendre ses bains au cours de la journée de travail. Il est tenu un carnet numérique des bains et douches.

IV. **Le service médical du personnel.** — Les agents du personnel hospitalier bénéficient du traitement médical gratuit. Qu'ils soient soignés en salle ou à domicile, les agents reçoivent pendant trois mois leur traitement en argent entier, et leur demi-traitement pendant trois mois. Ces durées sont doublées en cas de maladie contagieuse contractée dans le service. Les agents qui veulent se faire soigner à leur domicile peuvent faire appel à une série de médecins de l'assistance médicale à domicile portée sur une liste spéciale; ces médecins inscrivent leurs ordonnances sur un carnet délivré par la direction de l'hôpital, et les malades peuvent les faire exécuter gratuitement, soit à la pharmacie de l'hôpital, soit aux pharmacies du dispensaire.

Tout agent qui est malade est astreint à demeurer chez

lui jusqu'au passage du médecin du contrôle — distinct du médecin traitant. Ce médecin du contrôle a qualité pour apprécier le délai pendant lequel l'agent doit suspendre son travail. Le coût des visites faites inutilement par les médecins de contrôle, soit parce que l'agent était absent au moment de la visite, soit parce que l'agent avait omis de donner son adresse exacte, est retenu sur le traitement de l'agent.

Le personnel bénéficiant des indemnités d'externement est astreint dans tous les cas à prendre à l'hôpital le repas de midi, contre remboursement de la somme de 0 fr. 85. Les agents de veille reçoivent une légère collation. La tenue de travail allouée et blanchie gratuitement pour les externes, mais qui ne doit pas sortir de l'hôpital, se compose ainsi : pour les hommes : calotte en toile, blouse en toile, tablier à cordon; espadrilles aux veilleurs seuls; — pour les femmes : bonnet, peignoir, tabliers à cordons; espadrilles pour les veilleuses seules.

CHAPITRE VI

ALCOOLISME [1]

Les agents du personnel hospitalier, qui ont si souvent l'occasion de constater les terribles effets de l'usage de l'alcool, doivent non seulement se prémunir contre ce fléau de l'humanité, mais encore travailler à protéger leur entourage et leurs amis contre lui.

Les alcooliques sont irrévocablement condamnés, à l'exception peut-être de sujets vivant à la campagne et particulièrement doués, à des maux toujours graves, presque toujours mortels, qui abrègent singulièrement la vie humaine : tuberculose, aliénation mentale, troubles graves organiques (estomac, foie, cerveau), etc. Les maladies frappant

1. Voir également p. 322 et 533.

un alcoolique prennent une acuité singulière : syphilis, etc.; les opérations chirurgicales sont dangereuses. L'organisme est infecté; il a perdu sa force de résistance.

Ces conséquences ne sont pas les seules ; elles frappent le malheureux qui s'est livré à la boisson ; il en est d'autres : ce sont celles qui frappent les enfants et petits-enfants ; enfants arriérés et idiots, infirmes et difformes, enfants pourvus de toutes les tares, telle est la série de ces victimes innocentes et lointaines.

Ce qui fait la gravité du fléau de l'alcoolisme, c'est que ce poison n'a pas d'effet avertissant l'homme de son erreur, comme les autres poisons : au contraire, il trompe chacun, il procure une sensation agréable, il donne chaud, met dans l'esprit une excitation légère, en sorte que si généralement on repousse l'ivrogne, presque jamais on n'admettra le danger du « petit verre » pris de temps à autre. Malgré les affiches, malgré l'enseignement répandu à profusion, malgré les mentions portées sur les ordonnances des hôpitaux, l'alcool a toujours des partisans qui hochent la tête, refusent de comprendre et continuent à s'intoxiquer jusqu'au jour où ils s'aperçoivent qu'il est trop tard. Ce n'est pas la quantité, c'est la répétition habituelle d'absorption qui fait le danger de l'alcool.

Il serait à souhaiter que le personnel hospitalier fût bien convaincu de ce préjugé savamment entretenu par les intéressés, fabricants et marchands de vin, de la nécessité du vin, de l'alcool. C'est un préjugé qui fait plus de victimes dans l'humanité que toutes les guerres réunies.

Il ne faut pas oublier que la consommation de l'alcool augmente sans cesse : la Régie avait enregistré en 1907 1.289.408 litres ; en 1911, on saute à 1.574.008, encore ne s'agit-il pas là des alcools non soumis aux droits (bouilleurs de cru). La consommation par tête calculée avec ce chiffre passe de 3^{lit},31 en 1907 à 4^{lit},06 en 1911. Malgré les droits formidables qui pèsent sur elle, l'absinthe a vu sa consommation s'élever de 40 0/0 en dix ans. La France est le pays où la consommation d'alcool augmente le plus vite.

CHAPITRE VII

LES ALIÉNÉS

I. Le régime de la loi du 30 juin 1838. — Parmi les diverses catégories de malades, — ils ne sont que des malades, — les aliénés présentent cette particularité de ne pouvoir être traités qu'à la condition d'être enfermés dans un établissement spécial, tout au moins pendant quelque temps. Aussi le législateur a-t-il depuis longtemps créé pour eux, tant à cause de la nécessité d'entourer de garanties suffisantes cette privation de la liberté qu'en présence des dangers que le maintien en liberté peut faire courir soit au malade lui-même, soit à son entourage, un régime spécial, bien souvent critiqué, considéré à tort comme une simple loi de police et sur le point d'être complètement réformé par des projets en discussion devant les Chambres. Il serait injuste de ne pas reconnaître qu'à côté de mesures prises dans l'intérêt de l'ordre public, — l'aliéné peut être l'origine d'accidents graves, — cette loi a posé le principe de l'assistance obligatoire, de l'assistance due à l'aliéné par les pouvoirs publics. Sans doute on se préoccupait surtout en 1838 d'empêcher les aliénés de nuire, mais en fait on aboutit à cette règle, que le département devait à l'aliéné les soins nécessités par son état.

Aussi trouvons-nous dans la loi du 30 juin 1838 et dans l'ordonnance du 18 décembre 1839 l'obligation pour chaque département, — le service ayant un caractère départemental, — de créer et d'entretenir un asile public ou de conclure un traité avec un asile privé. Aussi distinguerons-nous plusieurs catégories d'établissements recevant des malades aliénés :

1° Les établissements relevant du ministère de l'Intérieur (maison payante de Charenton), d'un caractère exceptionnel;

2° Les asiles publics, administrés par les conseils généraux, sous l'autorité du préfet du département. Une commission de surveillance, unique pour tous les asiles dans la Seine, doit nécessairement formuler son avis sur les principales questions, mais sans posséder de pouvoir propre. Le directeur, qui peut être un médecin, est nommé par le ministre de l'Intérieur;

3° Les établissements privés, qui ne peuvent être ouverts qu'après autorisation du préfet et sous certaines conditions;

4° Les asiles privés recevant, en vertu d'un traité fixant les conditions, les malades du département : ces « asiles faisant fonctions d'asiles publics » sont placés sous le contrôle du préfet et du conseil général conformément au traité intervenu;

5° Certains asiles, établissements publics comme les asiles créés par le département, mais possédant une personnalité propre : ils sont pour la plupart antérieurs à la loi de 1838 et jouissent d'une certaine autonomie; ils relèvent du ministre de l'Intérieur, qui délègue ses pouvoirs au préfet; on en compte seulement six : Aix (Bouches-du-Rhône); Bailleul (Nord); Bassens (Savoie); Cadillac (Gironde); Armentières (Nord); Marseille.

Le service des aliénés de la préfecture de la Seine est rattaché à la direction des affaires départementales et administre les sept asiles de la Seine : Ville-Evrard, Villejuif, Vaucluse, Maison-Blanche, Moisselles, l'Asile clinique (Sainte-Anne), l'Asile agricole de Chezal-Benoît. Ce sont des asiles publics, ainsi que les colonies familiales de Dun-sur-Auron (Cher) et d'Ainay-le-Château (Allier), destinées aux aliénés tranquilles, groupés dans une même région dans des familles sous une surveillance étroite. Sont également des asiles publics les « quartiers d'hospice », services faisant partie des hospices de Bicêtre et de la Salpêtrière, dépendant de l'administration générale de l'Assistance publique, mais administrés comme des asiles.

Le grand nombre des malades à la charge du département de la Seine oblige malheureusement à en envoyer un certain nombre dans des asiles de province, moyennant certaines conventions avec le département de la Seine. Sont de préférence dirigés sur ces asiles les malades qui sont rarement visités par les familles. Le transfert des malades exige de la part des infirmiers qui en sont chargés une attention de tous les instants ; il importe d'éviter les scènes d'autant plus pénibles qu'elles auraient lieu en public, dans les gares, en même temps que le voyage donne aux malades des motifs de surexcitation ou des facilités d'évasion.

Les asiles sont placés sous la surveillance permanente des autorités judiciaires : le procureur de la République doit visiter (et peut déléguer un substitut pour cette visite) tous les trois mois les asiles privés, les asiles publics tous les six mois; ont le droit de visiter l'établissement : le président du tribunal, le juge de paix, le maire de la commune et naturellement le préfet ou ses délégués, le ministre de l'Intérieur ou ses délégués, les inspecteurs généraux.

Les placements faits d'office sont notifiés dans les trois jours au procureur de la République, ainsi qu'au maire du domicile en vue d'avertir la famille.

Les placements volontaires (sur la demande des familles ou amis) sont notifiés dans les vingt-quatre heures au préfet de police à Paris ou au préfet dans les départements, avec copies du bulletin d'entrée, du certificat médical présenté par la famille, du certificat du médecin de l'établissement ; le certificat du médecin de l'établissement est établi de nouveau dans les quinze jours (certificat de quinzaine).

Ces divers documents sont transcrits sur un registre qui est présenté à tous les fonctionnaires et membres de commission ayant le droit de visite et qui est parafé par eux à chaque visite.

Le mécanisme des admissions est à Paris particulièrement compliqué ; il y a lieu de distinguer diverses catégories de malades, desquelles pour plus de clarté nous rapprochons certains malades non aliénés, mais souvent présentés dans les asiles. Nous distinguerons d'abord le placement volontaire, fait par la famille ou par une personne s'intéressant au malade. Le placement d'office a pour but, comme son nom l'indique, de suppléer à l'inaction des personnes qui peuvent demander le placement volontaire. Pour toutes les admissions faites dans le département de la Seine, l'asile clinique joue le rôle d'établissement d'observation et de répartition, les malades y demeurant pendant quinze jours dans les quartiers d'observation, pour être répartis ensuite entre les asiles de la Seine.

1°. Aliénés (*Placement volontaire*).

(Loi du 30 juin 1838.)

Le malade doit être présenté avec un certificat médical daté de moins de quinze jours, signé par un médecin étranger à l'asile où on le conduit et qui ne soit ni parent ni allié avec la personne qui fait le placement ou avec les chefs ou propriétaires de l'établissement. Le certificat sera sur papier timbré, la signature légalisée. La formalité du timbre n'est pas exigée pour un certificat délivré gratuitement, à condition qu'y soit fait mention de la gratuité. Les demandes peuvent être formées par tous intéressés, parents, tuteur, amis, maire de l'arrondissement. L'identité du malade et des personnes qui le présentent doit être prouvée par pièces authentiques. La demande doit être écrite et signée par la personne majeure qui la formera, au moment même du placement. Seront également nécessaires les pièces attestant qu'il a son domicile de secours dans le département de la Seine (acquis par une résidence volontaire d'un an, la femme a le domicile de secours de son mari, le mineur celui de ses parents).

Il pourra être présenté dans ces conditions à l'asile clinique Sainte-Anne, 1, rue Cabanis, dans l'un des asiles de la Seine ou encore à la Salpêtrière (femmes) ou à Bicêtre (hommes).

Dans ces deux derniers établissements, il n'y a jamais de place vacante, et il convient de s'entendre au préalable avec la direction.

2° Aliénés (*Placement d'office*).

(Loi du 30 juin 1838.)

Le placement d'office créé par la loi du 30 juin 1838, dans l'intérêt des malades autant que dans l'intérêt de la société, peut être fait par l'intermédiaire du commissaire de police au moyen d'un certificat médical attestant que le malade est dangereux pour soi et pour les autres et qu'il doit être interné. Le malade est envoyé à l'infirmerie du dépôt (préfecture de police), où il demeure jusqu'à ce que l'observation concluant à l'internement soit terminée pour être ensuite versé aux services d'admission de l'asile clinique, d'où, après une période d'observation de quinze jours, il est dirigé sur l'un des asiles de la Seine. Au cas où des faits graves se sont produits (par ex. : tentative de suicide), le commissaire de police peut rédiger un rapport détaillé et agir sans avoir besoin du certificat médical.

3° Aliénés déjà admis à l'hôpital (*Transfert*).

Les malades déjà admis à l'hôpital peuvent, sur réquisition du commissaire de police accompagné d'un certificat émanant du chef de service et concluant que le malade est dangereux pour soi et pour son entourage et qu'il convient de l'interner, être directement admis à l'asile clinique Sainte-Anne, sans passage par l'infirmerie du Dépôt.

4° Malades *agités* des hôpitaux.

A l'exclusion des malades atteints d'aliénation mentale proprement dite, de démence sénile ou alcoolique, les malades d'hôpital qui sont en état d'agitation permanente *non liée à une maladie intercurrente*, les délirants temporaires peuvent être admis, après entente avec le directeur de l'Hôtel-Dieu et production d'un rapport médical détaillé, dans le petit service d'agités de l'Hôtel-Dieu. Ils n'y sont pas placés sous le régime de la loi du 30 juin 1838 et peuvent sortir sur leur demande à tout moment.

5° Aliénés épileptiques.

(Loi du 30 juin 1838.)

Les aliénés épileptiques sont admis dans les mêmes conditions que les aliénés ordinaires, mais ils ne peuvent être reçus par placement volontaire et direct que dans les asiles où il y a des services spéciaux d'épileptiques (Bicêtre, Ville-Evrard : hommes; Salpêtrière, Villejuif et Maison-Blanche : femmes).

6° Épileptiques non aliénés (*Régime hospitalier*).

Leur admission se fait après enquête par les soins de l'Assistance publique et établissement d'un certificat ordinaire; le titre d'admission est délivré par l'Administration centrale, avenue Victoria (Service des hôpitaux). Les services de Bicêtre et de la Salpêtrière sont exclusivement réservés aux malades ayant leur domicile de secours à Paris.

7° Enfants aliénés (idiots ou arriérés) (moins de dix-huit ans).

(Loi du 30 juin 1838.)

Les placements volontaires de ces enfants ne peuvent êtr faits que dans les conditions du paragraphe 1er (le certificat médical est inutile) par présentation à l'asile cliniqu Sainte-Anne, 1, rue Cabanis, d'où ils sont répartis entr les services spéciaux de Bicêtre, la Salpêtrière et Villejuif Quelques admissions peuvent néanmoins être demandée directement par les chefs de service de Bicêtre (garçons) de la Fondation Vallée (filles) et de la Salpêtrière (filles)

8° Enfants épileptiques des deux sexes, non aliénés.

Leur admission se fait comme pour les épileptiques adultes (régime hospitalier) (v. 6°).

9° Enfants arriérés non aliénés ni épileptiques
(Régime hospitalier).

L'admission a lieu, après enquête et établissement d'un certificat médical, par les soins de l'Administration centrale, avenue Victoria : quelques places existent à la Fondation Fortin, à la Roche-Guyon (Seine-et-Oise) pour les enfants des deux sexes âgés de six ans au moins et onze ans au plus, nés à Paris.

Pour être admis au titre d'aliéné, il faut avoir son domicile de secours à Paris ou dans les communes de la Seine ; pour être admis comme malade non aliéné (épileptiques, arriérés), il faut avoir son domicile de secours à Paris exclusivement.

En dehors des cas où le malade est pourvu d'un tuteur si le tribunal a prononcé son interdiction, ou d'un tuteur (aliéné mineur), un des membres de la commission de surveillance est chargé des fonctions d'administrateur provisoire de ses biens ; il perçoit notamment les revenus et les emploie au profit de l'aliéné. Dans certaines circonstances, le tribunal intervient, soit pour nommer un curateur, soit pour prendre diverses mesures ; toutes les questions concernant la personne et les biens de l'aliéné sont de la compétence du tribunal civil.

II. Les soins aux malades aliénés. — De tous les malades, l'aliéné est l'un des plus difficiles à soigner : physiquement il conserve souvent toute sa vigueur et sa santé, il a souvent aussi des intervalles de lucidité ; mais il présente dans les périodes de démence l'aspect pénible d'un homme dont les idées ne forment qu'un chaos inexprimable ;

il est quelquefois dangereux, il est toujours insupportable. La tâche de l'infirmier est rendue plus ingrate par la répétition des mêmes incidents qui entraînent une accoutumance déplorable. Or il n'y a qu'un moyen de conduire un aliéné, c'est d'exercer sur lui une influence que l'on pourra le plus souvent demander à la confiance inspirée au malade, à l'habitude qu'il aura de trouver chez son infirmier l'aide matérielle, des soins, qui lui procurent quelque bien-être. Tout sera perdu si l'aliéné, instinctivement, comme la bête, sent autour de lui de simples gardiens.

L'aliéné ne perd jamais le sens de la liberté ; il comprend à merveille qu'il n'est plus libre de ses mouvements ; si l'infirmier ne profite pas des premiers moments de surprise qui accompagnent l'admission pour faire comprendre à son malade qu'il a en lui un serviteur empressé, on en arrivera bien vite à des scènes violentes. L'idée de l'évasion, l'idée du suicide, la conviction qu'il est en proie à des ennemis qui lui dérobent sa liberté (persécution) se retrouvent chez tous les aliénés. Une seule précaution permet de réaliser la garantie que l'infirmier doit au malade : c'est la présence constante jointe à l'ascendant moral.

Aussi l'infirmier devra-t-il posséder un tact qui le guide en mille circonstances et lui évite notamment de froisser le malade. L'infirmier se rappellera que, plus encore que les malades d'hôpital, les aliénés savent fort bien saisir le sens des paroles ou des gestes : sent-il qu'il est odieux à l'infirmier, le malade concevra tout de suite une répulsion insurmontable ; a-t-il la notion que l'infirmier a été injuste avec lui, le malade le détestera comme le faible déteste le fort dont il dépend.

La cause principale des fautes professionnelles relevées à la charge des infirmiers d'asiles provient de l'isolement où ils se trouvent avec leur malade ; souvent une hésitation, un manque de sang-froid les entraînent à de graves erreurs ; accoutumé à voir les murs de l'asile rarement franchis par des visiteurs, l'infirmier s'endurcit, oublie que l'être dégénéré soumis à sa volonté est un malheureux digne de pitié ;

il en vient naturellement à croire à une sorte d'impunité qui résulterait de l'intermittence de la surveillance, impunité apparente imputable à ce fait que les dires des malades sont le plus souvent sans consistance. Aussi l'infirmier d'asile a-t-il à déployer dans sa tâche ingrate des qualités morales aussi essentielles que les qualités techniques. Il faut avant tout qu'il comprenne le malade, qu'il considère comme absolus les principes indiqués par le médecin. L'infirmier doit tout accepter du malade qui, inconscient, ne saurait atteindre aucun amour-propre par ses paroles; il doit s'abstenir rigoureusement de parler de responsabilité quand il s'agit du malade et de songer à aucune idée de punition, fût-ce à titre d'exemple.

L'infirmier sera avant tout un observateur et un psychologue ; il s'attachera à retrouver dans ce naufrage de la pensée les quelques idées, les sentiments, les mouvements instinctifs auxquels il pourra faire appel. Toutefois, il n'hésitera pas à agir énergiquement, à maintenir l'aliéné par la force quand il s'apercevra que laisser libre cours aux manifestations aboutirait à donner l'habitude de ce moyen. Mais cette contention sera toujours de très courte durée. Les moyens de contention permanents (camisole de force, liens dans le lit) ne donnent qu'une apparence trompeuse de tranquillité ; le malade n'est pas calmé par ce fait qu'il est attaché ; souvent c'est le contraire. Des accidents peuvent toujours se produire : l'infirmier obligé de recourir à ces procédés ne quittera pas son malade de l'œil. Il n'oubliera jamais que c'est un malade, un malade que nous ne comprenons pas et qui ne peut se faire comprendre, un malade qui a droit à une infinie douceur et à une patience de tous les instants (V. aussi p. 325).

III. La sortie des aliénés. — En cas de placement volontaire, tout membre de la famille peut requérir la sortie immédiate de l'aliéné même non guéri et, pour s'y refuser, le médecin doit demander au maire un « sursis provisoire à la sortie » ; avis est donné immédiatement au préfet qui, dans les quinze jours, peut prendre un arrêté transformant le placement volontaire en un placement d'office.

La sortie des malades placés d'office ne peut être ordonnée que par arrêté préfectoral ou en vertu d'un jugement.

Le procureur de la République, les parents, amis, tuteurs ou curateurs peuvent en outre s'adresser au tribunal civil et demander de prononcer la sortie par une décision rendue en la chambre du conseil et non motivée.

Le médecin peut toujours, en cas de placement volontaire, faire sortir un malade qu'il juge guéri, même contre le gré de la famille ; en cas de placement d'office, il proposera la sortie au préfet.

Mais il arrive bien souvent que des aliénés, sans être complètement guéris, trouveraient profit, pour confirmer les résultats obtenus par le traitement médical, à sortir temporairement, sauf à réintégrer l'asile si des rechutes se produisent : c'est ce qu'on appelle la « sortie d'essai », pendant laquelle, sous le contrôle d'une personne qui s'engage à le surveiller, l'aliéné essaie de reprendre la vie normale et de se remettre à travailler. Ces sorties d'essai donnent les meilleurs résultats. Elles constituent un encouragement aux efforts de volonté pour lutter contre les habitudes d'alcoolisme, de morphinomanie, et elles sont un moyen d'action puissant sur les malades.

Enfin il y a lieu de signaler que la vie des colonies familiales constitue un régime intermédiaire : les aliénés sont confiés à des familles et vivent avec une pleine liberté, à condition de demeurer dans les limites de la commune et de se conformer aux prescriptions destinées à assurer la surveillance. Les colonies familiales seront pour beaucoup le moyen de se préparer à une mise en liberté définitive.

Il ne s'agit pas seulement en effet d'assurer le traitement médical de la maladie mentale, il convient de se préoccuper de l'assistance à donner aux malades ; la plupart se retrouvent, à leur sortie de l'asile, sans moyen de gagner leur vie, dans l'impossibilité de révéler la cause de l'interruption de la série des certificats de patrons... Aussi la société de patronage des asiles de la Seine a-t-elle installé une maison où les malades sortants sont reçus pendant quelques jours, 90, boulevard Kellermann (XIIIe).

A leur sortie, les aliénés sont mis en possession du pécule qu'ils ont acquis par prélèvement sur le produit de leur travail, l'autre partie étant destinée à couvrir en partie des frais de séjour pour l'administration. En cas de mort, c'est l'administration qui recueille le pécule. Le travail figure en effet parmi les modes de traitement ; il est réglé par le médecin. La rémunération est de 0,10 par journée complète ; les premiers quinze francs gagnés sont réservés pour le jour de la sortie ; le surplus peut être dépensé pour le malade suivant son désir.

IV. Le service intérieur. — Les visites aux malades doivent être autorisées par le médecin ; elles donneront lieu à une surveillance continue : les parents apportent volontiers des boissons alcooliques aux malades dont le premier traitement est d'être soumis au régime de l'eau. On a vu des amis inconscients apporter de la morphine à des malades qui avaient la triste manie de ces piqûres. Le registre des visites sera tenu avec grand soin, tant pour couvrir l'administration (avis à donner en cas de décès, choix des malades à envoyer dans les asiles de province) que pour faire preuve en justice au cas où on aurait surpris la signature de l'aliéné. Ce registre donnera avec détail l'état civil des visiteurs.

Les lettres adressées aux malades seront lues ou du moins le malade sera prié de les ouvrir en présence de l'infirmier, qui, connaissant son malade, pourra lui donner des explications qui atténueront les mauvais effets produits par les correspondances. En sens inverse, les lettres souvent fort nombreuses et fort prolixes écrites par les malades seront soigneusement lues. En résumé, les communications de l'aliéné avec l'extérieur seront surveillées à raison du choc qui peut en résulter pour le malade et des fâcheux effets qui en seraient la conséquence.

Le livre de rapport est destiné à servir pour le médecin de moyen de se renseigner rapidement ; il doit contenir une indication complète de tous les incidents. Les prescriptions médicales sont portées au cahier de visite. Lors de l'admission est établi le dossier du malade, qui doit le suivre partout et comportera copie des certificats médicaux établis régulièrement.

Chaque admission faite à titre volontaire donne lieu à l'établissement des certificats médicaux suivants : le premier constatant l'état du malade envoyé dans les vingt-quatre heures au préfet de police ; le deuxième au bout de quinze jours, destiné au préfet ; tous les mois, certificat transcrit sur le registre de l'établissement, registre mentionné plus haut et souvent nommé « registre de la loi ».

En cas de placement d'office, le premier certificat est supprimé en raison des garanties dont ce placement est entouré, mais il y a lieu à certificat mensuel et, tous les semestres, à rapport destiné au préfet.

Les mêmes formalités sont imposées aux asiles privés ; mais, en cas de placement volontaire, le malade est toujours visité dans les trois jours de son admission par un médecin délégué par le préfet.

DEUXIÈME PARTIE

NOTIONS D'ANATOMIE

CHAPITRE I

GÉNÉRALITÉS

Définition. — L'anatomie est cette branche des sciences médicales qui a pour but d'étudier la structure du corps humain ; de connaître la configuration, la composition et la destination des divers *organes*, *appareils* et *systèmes*, ainsi que les rapports que ces différentes parties de l'organisme ont entre elles, suivant leurs points de contact ou leur voisinage.

Les *organes* sont des parties du corps qui contribuent au fonctionnement ou à la *fonction* d'un appareil. Ainsi l'*estomac*, l'*intestin*, le *foie*, le *pancréas*, sont des organes préposés à la *fonction digestive*. De même les *poumons*, le *cœur*, le *nez*, etc., sont des organes.

Les *appareils* sont représentés par des groupements d'organes solidaires les uns des autres, et qui concourent solidairement à une fonction commune. Ex. : l'*appareil digestif*, l'*appareil urinaire*, l'*appareil respiratoire*, l'*appareil locomoteur*, etc.

Les *systèmes* sont les parties de l'organisme qui sont formées d'un *tissu* semblable, qui ont la même structure fondamentale. Ex. : le *système osseux*, le *système nerveux*, le *système musculaire*, etc.

Un *tissu* est un ensemble d'éléments anatomiques unis entre eux de manière à former un tout qui a ses caractères propres. De même qu'en matière de vêtements il y a les

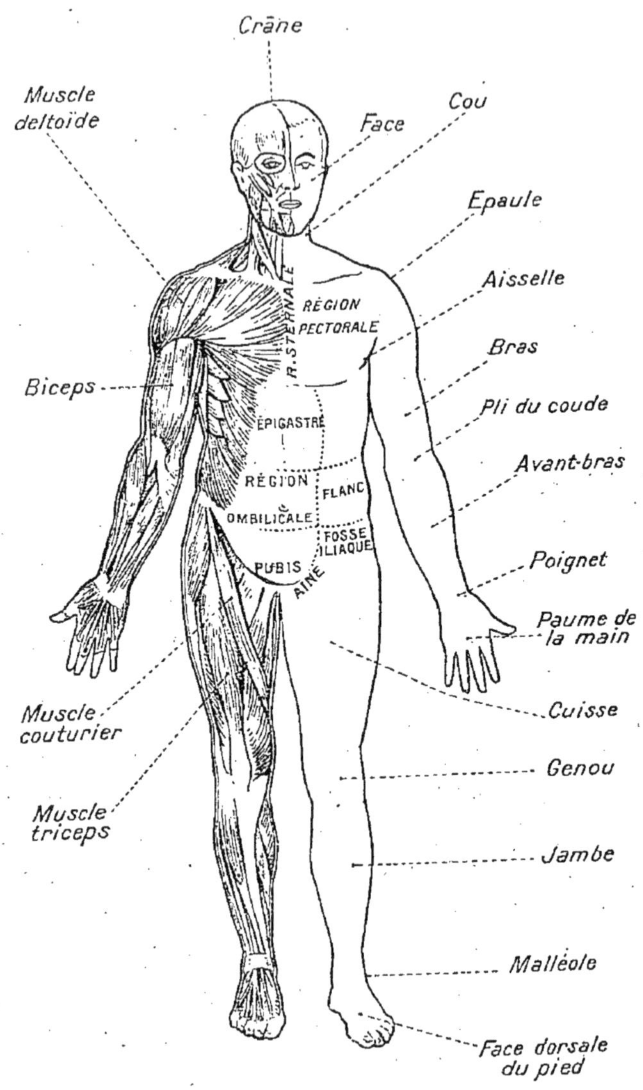

Fig. 1. — Le corps humain.

Une moitié du corps est dépouillée de la peau et de la graisse pour montrer les *saillies musculaires*, en désignant quelques principaux muscles. La moitié gauche ainsi que la partie médiane sont à nu pour énumérer les diverses parties du corps : la *face*, le *cou*, l'*épaule*, l'*aisselle*, le *bras*, le *pli* du coude (où se fait ordinairement la saignée), l'*avant-bras*, l'*épigastre*, la *fosse iliaque*, etc. L'*hypochondre* n'est pas représenté. C'est la région située à la partie supérieure de l'épigastre, à droite et à gauche de l'abdomen.

divers tissus ou *étoffes* qui sont façonnés avec des éléments différents (tissus de laine, de soie, de coton, de lin, de chanvre), de même on connaît en anatomie le *tissu musculaire*, le *tissu osseux*, le *tissu cartilagineux*, le *tissu nerveux*, le *tissu épidermique*, etc., dont l'étude fait l'objet d'une science médicale spéciale : l'*histologie*.

Division de l'anatomie. — Pour s'y reconnaître dans l'étude du corps humain, il faut adopter un plan en sachant tout d'abord qu'on distingue extérieurement:

1° La *tête*, comprenant elle-même le *crâne* et la *face ;*

2° Le *cou* ou la *région cervicale ;*

3° Le *tronc*, comprenant le *thorax* et l'*abdomen;* l'abdomen offrant à l'examen : l'*épigastre* ou *région épigastrique*, les deux *hypochondres* (droit et gauche) et les deux *fosses iliaques* (droite et gauche);

4° Les *membres* au nombre de quatre et qui sont :

a) Les deux *membres supérieurs* ou thoraciques comprenant chacun : l'*épaule*, le *bras*, l'*avant-bras*, la *main ;*

b) Les *membres inférieurs* ou pelviens, comprenant chacun : la *hanche*, la *cuisse*, la *jambe*, le *pied;*

5° Les *téguments* ou membranes de revêtement interne ou externe. La *peau* représente le tégument externe du corps.

Les *muqueuses* représentent les téguments qui tapissent les parois internes de tous les organes creux, en communication plus ou moins directe avec l'extérieur. Les muqueuses sont désignées suivant les organes qu'elles protègent : *muqueuse buccale*, *muqueuse nasale*, *muqueuse gastrique*, *muqueuse intestinale*, etc.

Nous étudierons succinctement l'anatomie de chaque appareil, pour passer ensuite à celle des organes, c'est-à-dire que nous examinerons tour à tour :

1° L'*appareil de locomotion* et de soutien; 2° L'*appareil de circulation;* 3° L'*appareil d'innervation ;* 4° L'*appareil de respiration;* 5° L'*appareil de digestion ;* 6° L'*appareil de sécrétion urinaire ;* 7° L'*appareil de génération ;* 8° Les *organes à sécrétion interne ;* 9° Les *organes des sens*.

CHAPITRE II

APPAREIL DE LA LOCOMOTION

La fonction locomotrice qui permet au corps ou aux parties du corps de se déplacer et de se mouvoir dans tous les sens, est exercée grâce à un appareil, composé d'*os* (squelette), d'*articulations* et de *muscles*.

§ I. — Os

Le squelette humain est formé de deux cents os qui se répartissent ainsi :

8 os pour le crâne ;
14 » » la face ;
26 » » la colonne vertébrale ;
25 » » le thorax ;
64 » » les membres supérieurs ;
62 » » les membres inférieurs ;
1 os hyoïde.

Os du crâne. — Dans son ensemble, le crâne a la forme d'un ovoïde creux qui loge le cerveau, dont la grosse tubérosité est l'*occiput*, en arrière, dont la petite tubérosité, en avant, est représentée par la *région frontale* ou les *bosses frontales* qui surmontent les *arcades sourcilières*.

Le crâne présente à étudier : la *voûte du crâne* et la *base du crâne*.

La *voûte* du crâne, dont le sommet s'appelle *bregma*, est parcourue par des *sutures* qui distinguent les uns des autres les différents os du crâne tout en les maintenant soudés les uns aux autres. Par exemple la *suture médiane* ou suture sagittale, qui est dirigée d'avant en arrière de la

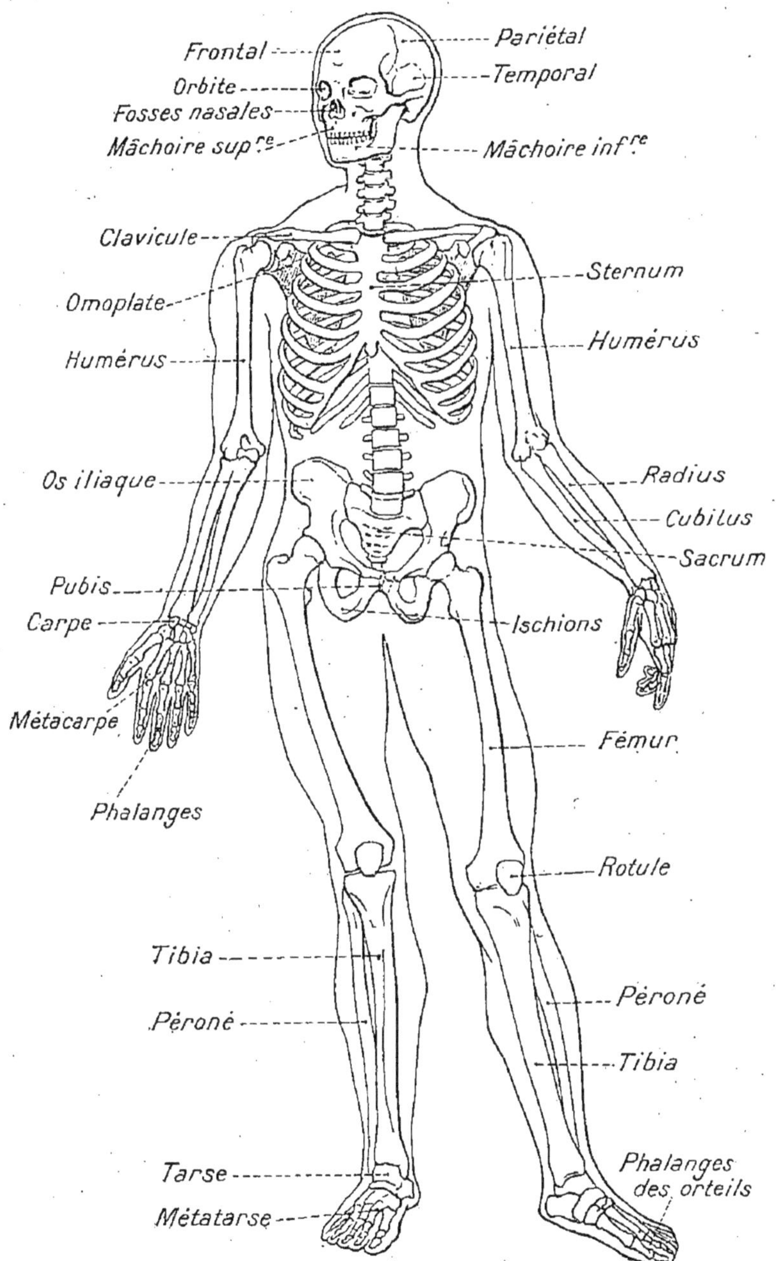

FIG. 2. — LE SQUELETTE HUMAIN.

Cette figure représente l'ensemble des os à l'intérieur du corps dont les lignes sont tracées. Sur le vivant ces os sont unis entre eux par des parties *molles* dites articulaires. On voit que le squelette a pour pivot une *colonne* centrale, dite *vertébrale*, parce qu'elle est composée de petits corps ou *vertèbres*, placés les uns sur les autres et unis entre eux.

voûte du crâne, présente dans son parcours la *suture inter-pariétale*, par laquelle s'engrènent les deux *os pariétaux*, à forme quadrilatère. En avant de cette suture médiane, il en est une autre qui la rencontre et qui est formée par les bords de l'*os frontal* ou coronal, dont la partie convexe constitue le front proprement dit; et dont la partie antéro-inférieure et perpendiculaire à la première, forme la voûte de l'orbite.

A l'occiput, la suture médiane s'arrête en haut à deux

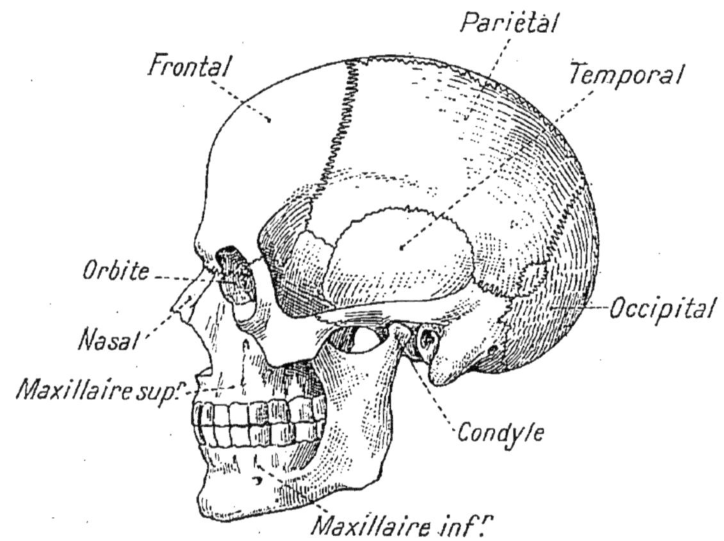

FIG. 3. — LES OS DU CRANE ET DE LA FACE.

On voit la moitié gauche du crâne; la moitié droite étant symétrique est composée des mêmes os, parmi lesquels l'*os frontal* et l'*os occipital* sont communs aux deux moitiés du crâne et forment l'un la partie antérieure, l'autre la partie postérieure.

autres sutures qui séparent l'*os occipital* des deux os pariétaux, et trois sutures dont la jonction donne l'apparence d'une lettre de l'alphabet grec, dite *lambda;* d'où le nom de *suture lambdoïde*.

L'*os temporal* ou os de la tempe, situé sur la partie latérale et inférieure du crâne, s'articule avec l'occipital, le pariétal, l'*os malaire* et le *maxillaire inférieur*.

Enfin, il faut savoir que chez l'enfant les os du crâne ne

sont pas encore complétement développés et soudés entre eux dès la naissance. Il y a des espaces, dits *fontanelles*, où le cerveau n'est protégé que par une membrane fibreuse. Les six fontanelles, dont les plus grandes sont d'abord la *fontanelle antérieure*, et ensuite la *fontanelle postérieure* ou lambdoïde, ne se ferment que vers deux ou trois ans, en

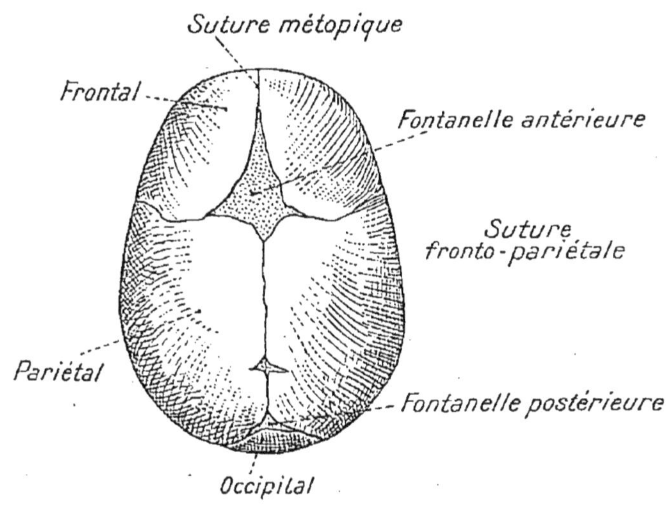

Fig. 4. — Les fontanelles chez l'enfant a terme

On voit les deux fontanelles principales : l'antérieure ou *grande fontanelle* ou *f. bregmatique* en avant de laquelle se trouve la suture métopique ou médio-frontale qui peut persister chez l'adulte; la postérieure ou *petite fontanelle* ou *f. lambdatique*.

Il peut y avoir des *fontanelles accessoires: f. temporales* ou *ptériques*, *f. mastoïdiennes, astériques* ou *latérales*. Sur la figure ci-dessus il y a au-dessus de la fontanelle postérieure une petite fontanelle anormale : c'est la *fontanelle sagittale de Gerdy*, laquelle pourrait induire en erreur dans la détermination de la position de l'enfant (pour l'accouchement) en faisant croire à une fontanelle principale.

faisant place au tissu osseux qui complètent les os et les rapprochent par les sutures.

Base du crâne. — Une simple fissure de cette partie du crâne (fracture de la base du crâne) a des suites mortelles. Cette base a l'aspect très irrégulier ; elle présente à la partie postérieure un *trou occipital* percé dans l'os de même nom, et qui laisse passer la *moelle épinière* (p. 117); de chaque côté de cet orifice sont deux saillies ou *condyles de* l'*occipital* lesquels servent à articuler le crâne avec la première vertèbre cervicale, dénommée *atlas*. En avant du trou occipital se prolonge la portion recourbée de l'os occipital : c'est l'*apophyse basilaire*. Plus en avant, toujours sur la même ligne médiane de la base du crâne, se voient deux prolongements osseux ou *apophyses ptérygoïdes*, lesquelles

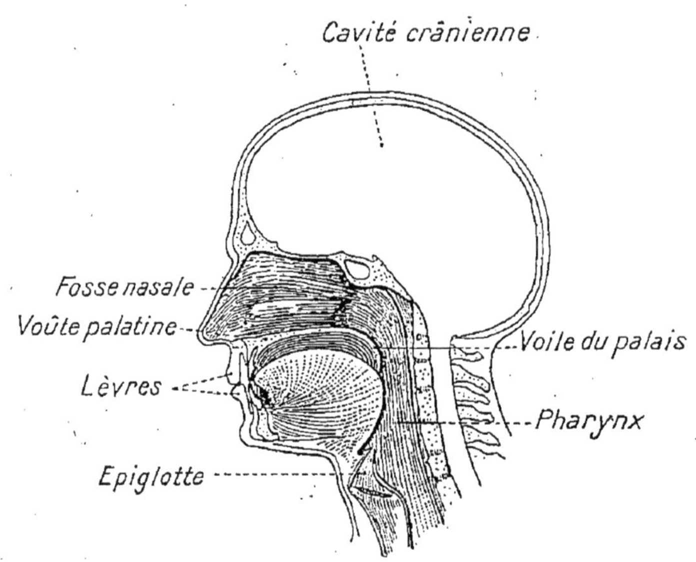

FIG. 5. — LA CAVITÉ CRANIENNE.

Coupe verticale et médiane d'une tête privée de son cerveau. A la cavité cranienne fait suite, en bas, le *canal médullaire*. Au-dessous de la base du crâne sont les *fosses nasales* formées par la juxtaposition d'os ou de portions d'os appartenant au crâne et à la face : l'*os ethmoïde*, une partie de l'*os frontal* et de l'*os sphénoïde*, les *maxillaires supérieurs*, les *os propres du nez* (onguis, palatins, cornets inférieurs, vomer).

sont enclavées entre tous les autres os du crâne [1] par l'intermédiaire de l'os impair qui relie ces deux apophyses et qu'on appelle l'*os sphénoïde* [2].

La base du crâne est perforée de *trous* nombreux et

1. Os qui sont : l'*ethmoïde* et le *frontal*, en avant ; l'*occipital*, en arrière ; les *pariétaux* et les *temporaux*, latéralement ; certains os de la face : l'*os palatin*, les *os malaires*, l'*os vomer*.

2. Os médian symétrique, dont la forme est vaguement comparable (avec ses deux *ailes* stéryoïdes) à celle d'une chauve-souris.

importants, et de diamètres variables suivants que ces trous laissent passer des gros vaisseaux (artères carotides, veines jugulaires) ou des nerfs.

Cavité cranienne. — Si l'on scie un crâne, horizontalement, dans son milieu, on remarque à l'intérieur deux parties :

1° Une *voûte* ou calotte du crâne, dont nous avons vu plus haut l'aspect extérieur et qui, à l'intérieur, est parcourue, suivant le plan médian, par un sillon qui loge une grosse veine, la veine du sinus longitudinal supérieur ;

2° Une *base* que nous avons aussi examinée du dehors, et qui, en dedans, présente trois étages : l'*étage frontal* ou antéro-supérieur, ou voûte de l'orbite ; l'*étage temporal* ou moyen ou fosse moyenne, formée par l'os sphénoïde et par les portions écailleuses et pierreuses des os temporaux, et présentant des dépressions pour la glande pituitaire, la selle turcique, et de nombreux trous pour les artères carotides, les nerfs optiques, etc. ; l'*étage occipital* ou postéro-inférieur ou fosse inférieure, logeant le cervelet. Entre la fosse moyenne et la fosse postérieure est une pyramide osseuse pour chaque côté, ou *rocher*, qui loge la plupart des organes de l'ouïe (p. 144).

Os de la face. — La face osseuse est comme accrochée à l'avant de la base du crâne. Elle comprend les os des cavités des yeux, les os du nez, les os des mâchoires.

Cavités des yeux. — Les cavités orbiteuses ont la forme d'une pyramide creuse, à quatre parois : paroi supérieure formée par l'*os frontal*, paroi inférieure formée par l'os *maxillaire supérieur*, paroi interne formée par l'*os planum* de l'ethmoïde, paroi externe formée par les *os malaires*.

La cavité orbitaire a deux rebords : le bord externe, à la partie supérieure, représente le *rebord sourcilier;* près du bord interne est le *canal nasal*, par lequel les larmes vont dans le nez. Au fond de la cavité de l'œil sont percés deux trous : l'un qui donne passage au *nerf optique*, l'autre par où pénètrent les vaisseaux (artères et veines) et autres nerfs (nerfs musculaires) de l'œil.

La saillie osseuse de chaque *pommette* est formée par l'*os malaire*, lequel est constitué par deux lamelles : l'une, faciale ; l'autre, orbitaire.

Les *os malaires*, où *os jugaux*, ou os *zygomatiques*, s'intercalent entre l'*apophyse zygomatique* de l'os temporal, l'apop. orbitaire de l'os frontal, l'apop. pyramidale de l'os maxillaire supérieur, et la grande aile de l'os sphénoïde.

Les *os du nez* sont des osselets sous forme de lamelles irrégulières et de longueur variable suivant les individus et les races. On distingue notamment : l'*os onguis*, le *cornet inférieur*, l'*os vomer*.

Le *maxillaire supérieur* est constitué par deux parties osseuses, unies l'une à l'autre. Ces deux parties réunies forment par leur bord inférieur ou alvéolaire toute la *mâchoire supérieure* sur laquelle s'implantent les *dents* supérieures. Les prolongements antéro-postérieurs du maxillaire supérieur, ou *apophyses palatines*, constituent la plus grande partie de la *voûte palatine*, et contribuent à la formation des *cavités nasales* et *orbitaires*.

Le *maxillaire inférieur* est au contraire un os impair, médian, symétrique, formant à lui tout seul le squelette de la *mâchoire inférieure*. Il comprend un *corps* et deux *branches*. Le corps ou portion moyenne est en forme de fer à cheval, et résulte de la soudure de deux moitiés symétriques, unies sur la ligne médiane, au niveau de la *symphyse du menton*. Les branches du maxillaire inférieur sont exclusivement destinées aux *muscles élévateurs* de la mâchoire inférieure ; elles se terminent l'une et l'autre par un *condyle* ou éminence qui s'articule avec la *cavité glénoïde* de l'*os temporal*.

Colonne vertébrale ou rachis. — C'est une colonne osseuse qui représente toute la hauteur du *tronc*, mesurant en moyenne 75 centimètres. Elle est formée par la superposition de pièces osseuses ou *vertèbres*, lesquelles sont reliées entre elles par des disques fibro-cartilagineux, ou *disques intervertébraux.*

La colonne vertébrale est parcourue dans toute son étendue par le *canal rachidien*, lequel contient la *moelle épinière* avec ses enveloppes, ainsi que le *liquide rachidien* ou *céphalo-rachidien* si l'on considère tout ce liquide y compris la quantité contenue dans le cerveau.

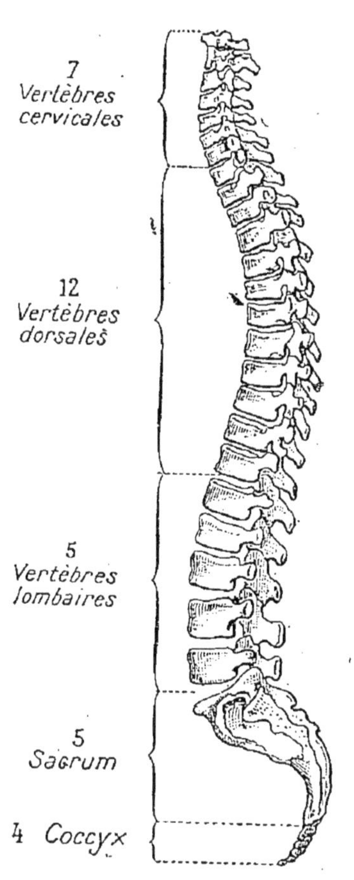

Fig. 6.—La colonne vertébrale.

Comme on le voit la colonne vertébrale est plusieurs fois flexueuse : convexe en avant, à la région cervicale ; concave à la région dorsale ; de nouveau convexe à la région lombaire, et de nouveau concave à la région sacro-coccigienne. Il y a également de légères déviations latérales. Chaque vertèbre est formée d'un *trou vertébral* ou *rachidien* limité en avant par un gros renflement osseux ou *corps vertébral*, et en arrière par un arc postérieur lequel est formé de deux *lames* rattachées au corps par les deux *pédicules*. Les lames présentent des saillies ou *apophyses épineuses, transverses articulaires.* Les trous des vertèbres en se superposant, forment le *canal médullaire* ou *rachidien*.

Vertèbres.—On en compte 26 : 24 *vraies vertèbres*, libres et indépendantes ; 2 *fausses vertèbres* ou vertèbres pelviennes qui se sont soudées pour former deux os spéciaux : le *sacrum* et le *coccyx.*

Suivant la région qu'elles traversent, les vertèbres sont réparties en : *vertèbres cervicales* (au nombre de 7 : la première s'appelle l'*atlas ;* la seconde, l'*axis*), dont la grande mobilité permet les mouvements de flexion, d'extension et de rotation du cou ; en *vertèbres dorsales* (12), parcourant la région du dos ; en *vertèbres lombaires* (au nombre de 5), occupant la région des lombes.

Thorax. — Des trois parties qui composent le tronc (la colonne vertébrale, le thorax, le bassin), le thorax constitue cette cavité qui loge les principaux organes de la respiration (les *poumons*, ainsi qu'une partie des *conduits aériens*) et de la circulation (le *cœur* et ses gros *vaisseaux*).

Le thorax a la forme générale d'un tronc de cône, aplati d'avant en arrière, échancré à sa partie antéro-inférieure.

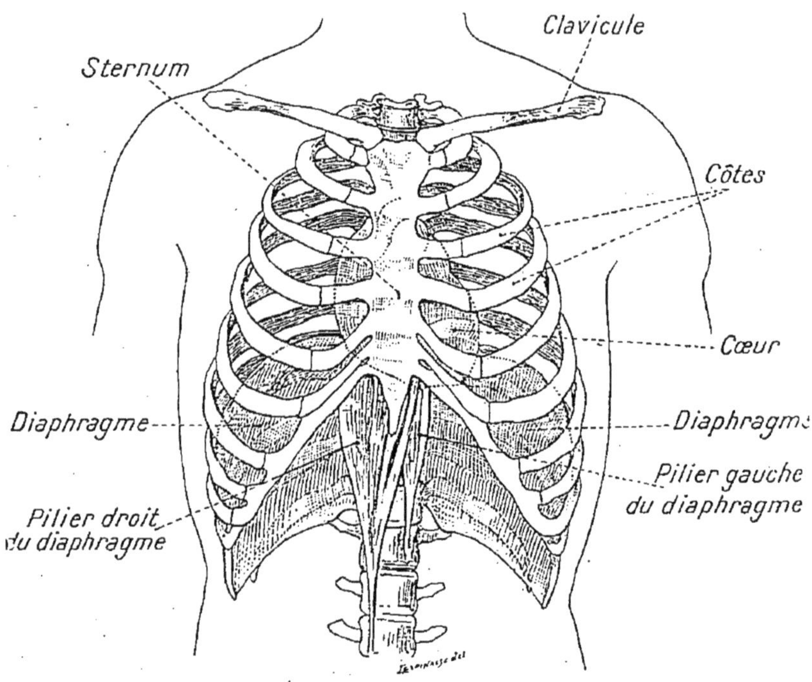

FIG. 7. — LA CAGE THORACIQUE.

Le thorax osseux ou cage thoracique est formé: des *vertèbres dorsales*, en arrière; du *sternum* en avant; des *côtes*, qui relient les vertèbres au sternum en formant le *gril costal*. La base du thorax osseux dépasse les limites de la *cavité thoracique*, celle-ci étant fermée en bas et séparée de la *cavité abdominale* par le muscle *diaphragme*. Dans la cavité thoracique sont logés le *cœur* et les *poumons*.

Sa charpente osseuse est constituée en arrière par les 12 *vertèbres dorsales*, en avant par le *sternum;* sur les côtés 4, à droite à gauche, par les *côtes*.

Sternum. — — Os plat, médian, symétrique, dont la forme est vaguement comparable à celle d'un glaive romain : la *poignée* serait représentée par l'extrémité supérieure qui s'articule avec le bout interne des *clavicules* la *lame* serait constituée par le corps du sternum ; la *pointe*, ou extrémité inférieure du sternum, est plus connue sous le nom *d'appendice xyphoïde*.

Côtes. — Sont au nombre de 24 : 12 à gauche et 12 à droite, dont les sept premières (de chaque côté) qui partent des sept premières vertèbres dorsales pour aboutir aux échancrures costales du sternum par l'intermédiaire de *cartilages costaux*, représentent les *côtes sternales* ou *vraies côtes*. Les cinq dernières côtes (de chaque côté) n'arrivent pas jusqu'au sternum : ce sont les *fausses côtes*, dont les deux dernières (la onzième et la deuxième, de chaque côté) ont l'extrémité antérieure libre et confondue avec la paroi latérale de l'abdomen, et sont appelées pour cela *côtes flottantes*.

Mouvements du thorax. — La *cage* thoracique est susceptible de mouvements. Elle s'agrandit dans le mouvement inspiratoire (p. 168) et diminue dans le mouvement contraire, d'*expiration* (p. 168). La dilatation du thorax est due à l'élévation des côtes et à la projection du sternum ; la contraction est due, au contraire, à l'abaissement des côtes, dont la tête se porte en arrière, le sternum revenant lui-même en arrière : tous les diamètres du thorax diminuent.

Membres supérieurs. — Les deux membres supérieurs sont articulés en tronc, par l'intermédiaire d'un os plat, triangulaire, situé à la face postérieure du thorax : cet os est l'*omoplate*, dont la face postérieure ou dorsale présente une crête sinueuse, ou *épine de l'omoplate*, que termine une apophyse triangulaire aplatie, dite *acromion*, surplombant elle-même l'articulation de l'épaule.

L'omoplate forme avec un autre os allongé, placé horizontalement à droite et à gauche de la base du cou, autrement dit la *clavicule*, ce qu'on peut appeler la *ceinture de l'épaule*.

Chaque membre supérieur comporte quatre segments : le *bras*, l'*avant-bras*, le *poignet*, la *main*.

Os du bras. — Le squelette du bras n'est formé que d'un seul os, l'*humérus*, intercalé entre l'omoplate et les deux os de l'avant-bras.

L'humérus présente une partie moyenne, allongée, cylindroïde dans sa partie supérieure, à forme de prisme triangulaire dans sa moitié inférieure : c'est le *corps de l'humérus*. L'extrémité supérieure est à peu près équivalente au tiers d'une sphère regardant en haut, en dedans et en arrière : c'est la *tête de l'humérus*, laquelle s'articule avec la *cavité glénoïde de l'omoplate*.

L'extrémité inférieure, transversale, présente de dedans en dehors : *l'épitrochlée* ou tubérosité saillante, perceptible à la peau ; la *trochlée* ou poulie humérale; le *condyle* ou segment de sphéroïde déjeté en dehors, et qui, dans la flexion, reçoit la *cupule du radius* ; c'est enfin l'*épycondyle* ou tubérosité peu saillante qui donne insertion à des muscles extenseurs, les *muscles épicondyliens*.

Os de l'avant-bras. — Il y a deux os à l'avant-bras : l'un, externe, c'est le *radius*; l'autre, interne, c'est le *cubitus*.

Le radius est pourvu d'une extrémité supérieure ou *tête du radius*: c'est un disque cylindroïde excavé par en haut pour former la *cupule radiale*, laquelle cupule s'articule, dans le mouvement de flexion, avec le condyle de l'humérus. Au-dessous de la tête du radius est une portion rétrécie, dite *col du radius*. Quant à l'extrémité inférieure du radius, elle est irrégulièrement prismatique et triangulaire, et s'articule avec des os du poignet.

Le cubitus est un peu plus long que le radius, plus volumineux en haut qu'en bas, et légèrement concave en avant. L'extrémité supérieure est largement échancrée par la *grande cavité sigmoïde* que limitent deux saillies: l'une horizontale, dite *apophyse coronoïde*; l'autre verticale, appelée *olécrâne*, et forment la saillie postérieure du coude, saillie qu'il est si facile de reconnaître par le toucher.

L'extrémité inférieure ou carpienne est arrondie, légèrement renflée ; elle comprend deux parties : la *tête du cubi-*

tus et l'*apophyse styloïde du cubitus*, cette dernière faisant le pendant avec l'apophyse styloïde du radius.

Os du poignet ou du carpe. — Le poignet ou le carpe est composé de huit os, rangés en deux séries de quatre.

Ce sont, en comptant de dehors en dedans, la paume de la main regardant en avant :

Première rangée : le *scaphoïde*, le *semi-lunaire*, le *pyramidal*, le *pisiforme*.

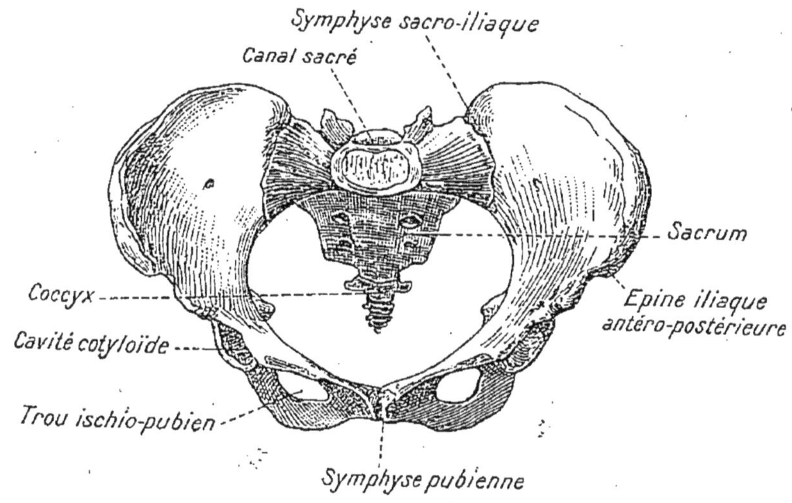

Fig. 8. — Les os iliaques et le bassin.

La surface intérieure du bassin osseux se divise en deux parties, par une ligne courbe délimitant le *détroit supérieur* : une partie supérieure, large, évasée, ou *grand bassin* ; une partie inférieure, assez régulière, plus étroite, ou *petit bassin*.

Chez la femme la mesure des diamètres du détroit supérieur est très importante.

Deuxième rangée : le *trapèze*, le *trapézoïde*, le *grand os*, l'*os crochu*.

Os de la main. — La main proprement dite est composée de cinq os allongés qui soutiennent la paume de la main, et qu'on nomme les *métacarpiens*. Ce sont, en partant du pouce, les 1er, 2e, 3e, 4e et 5e métacarpiens.

Os des doigts. — Rappelons que les doigts sont ainsi désignés : le *pouce*, l'*index*, le *medius*, l'*annulaire*, l'*auriculaire*. Le squelette du pouce est constitué par deux phalanges. Les quatre autres doigts présentent trois phalanges qui sont, à partir de la racine du doigt : la *première phalange*, la *phalangine* et la *phalangette* ou phalange unguéale.

Membres inférieurs. — Les deux membres inférieurs sont articulés à la colonne vertébrale par l'intermédiaire des *os iliaques*, lesquels os forment le squelette des *hanches*, auxquelles font suite les *cuisses*, puis les *genoux*, puis les *jambes*, puis les *cous-de-pieds*, puis les *pieds*.

Os de la hanche. — C'est donc l'os iliaque, encore nommé *os coxal* ou *os des îles*. Les deux os iliaques forment avec le *sacrum* et le *coccyx* (p. 85, *fig.* 8) une *ceinture pelvienne* ou ceinture osseuse qui constitue le *bassin*.

Vu d'en haut et du dehors, le bassin présente en arrière une saillie ou *promontoire*, laquelle résulte de l'angle très accentué formé par l'union de la dernière vertèbre et du sacrum.

Les deux faces internes des os iliaques forment les fosses iliaques.

Le promontoire et la crête située à la partie inférieure des fosses iliaques dessinent une sorte de rétrécissement de l'anneau osseux : c'est le *détroit supérieur* du bassin. Immédiatement au-dessous est une cavité ou *petit bassin* qui se termine en bas par une ouverture en forme de carte à jouer : c'est le *détroit inférieur*. Les dimensions et la forme de ces deux détroits et du canal osseux constitué par le petit bassin ont une grande importance au point de vue des accouchements.

La ceinture osseuse du bassin est très incomplète en avant, où elle présente la *symphyse du pubis* ou *symphyse pubienne*, le pubis étant la région où les deux os iliaques se soudent en avant. En bas se dessine l'*arcade pubienne*.

Os de la cuisse. — Un seul os, le *fémur*, le plus fort et le plus long de tous les os. Son extrémité supérieure présente la *tête du fémur* que supporte le *col du fémur*. La tête fémorale s'emboîte (par l'*articulation coxo-fémorale*) dans la *cavité glénoïde de l'os iliaque*.

A l'union du col et du *corps du fémur* font saillie deux fortes tubérosités : le *grand trochanter*, fixé en haut et en dehors, et le *petit trochanter*, placé à la partie postéro-inférieure du col.

A l'extrémité inférieure du fémur on voit deux *condyles*, l'un interne et l'autre externe, qui s'articulent en bas avec le tibia. En avant, les condyles du fémur sont réunis et soudés en une surface unique, la *trochlée ;* laquelle s'articule avec la *rotule.*

La rotule est elle-même un gros os qui fait partie de l'articulation du genou (p. 93, *fig.* 12, et p. 94) par sa face interne. La face externe de la rotule est convexe. Le bord interne est épais ; le bord externe est étroit, en forme de crête ; le bord supérieur ou *base de la rotule* donne insertion au muscle quadriceps crural ; c'est au bord inférieur ou *sommet de la rotule* que s'insère le *tendon rotulien* si fréquemment percuté par le médecin dans le but d'apprécier si le mouvement *réflexe rotulien* est normal, diminué ou aboli.

Os de la jambe. — Le squelette se compose de deux os : en dedans le *tibia*, en dehors le *péroné.*

Le tibia supporte tout le poids du corps. Son extrémité supérieure, plus large et plus forte que l'inférieure, est divisée en deux grosses tubérosités ou *condyles du tibia*, dont la face supérieure ou *plateau du tibia* présente deux surfaces concaves, les *cavités glénoïdes* du tibia, lesquelles s'articulent avec les condyles du fémur. La face antérieure de l'extrémité supérieure est rugueuse, et constitue la *tubérosité antérieure du tibia.*

Le *corps du tibia* présente une face interne lisse, une face externe, une face postérieure, un bord antérieur ou *crête du tibia.*

L'*extrémité inférieure* ou *tarsienne* du tibia présente en dedans une saillle prolongée, dite *malléole interne.*

Le *péroné* est un os long et mince, parallèle au tibia auquel il est juxtaposé en dehors et un peu en arrière. L'extrémité supérieure ou *tête du péroné* est comparable à un tronc de pyramide renversé dont la base est entourée de trois tubercules : les tubercules les plus importants sont le *tubercule péronier* et l'*apophyse styloïde du péroné*. Le péroné se termine inférieurement par une extrémité dénommée *malléole externe* ou *malléole péronière* plus proéminente et plus longue que la malléole interne.

Os du cou-de-pied. — Le cou-de-pied ou *tarse* est au pied ce que le poignet ou *carpe* (p. 85) est à la main.

Le tarse est composé de sept os disposés en trois rangées : en arrière, l'*astragale* et le *calcanéum ;* au milieu, le *scaphoïde ;* en avant, le *cuboïde* et les trois *os cunéiformes*.

Os du pied. — Le squelette du pied proprement dit est formé du *métatarse* et des *orteils*. Il y a cinq *os métatarsiens*, qui sont, en comptant du gros orteil : les 1er, 2e, 3e, 4e et 5e métatarsiens.

Le squelette de chaque orteil est composé de trois phalanges, à l'exception du gros orteil, qui n'a, comme le pouce, que deux phalanges. Chacun des autres orteils comprend, comme les autres doigts de la main : une *première phalange*, une *phalangine*, une *phalangette*.

Les os du tarse et du métatarse forment la *voûte du pied* par en haut, et la *plante du pied* en dessous.

Os hyoïde. — Il s'agit d'un os spécial, médian, impair, symétrique, relié à la base du crâne par des ligaments, transversalement étendu à la partie antérieure du cou, au-dessous de la langue, dont il représente comme le squelette.

On l'appelle os hyoïde parce qu'il a la forme d'un U.

Cornes de l'os hyoïde. — Cet os donne à examiner cinq parties : une partie médiane ou *corps*, comprenant deux faces, deux bords, deux extrémités et deux parties latérales ou *cornes*.

Les cornes sont de différentes dimensions : les *cornes thyroïdiennes* sont grandes ; les *cornes stylo-hyoïdiennes* sont petites.

§ II. — *Articulations.*

On appelle *articulation* ou *jointure* l'union de deux ou de plusieurs os entre eux. Comme la forme des extrémités osseuses est variée, les articulations sont également variées. C'est ainsi qu'on les distingue en *mobiles* et en *immobiles* ou en *partiellement mobiles.*

Articulations mobiles. — On les nomme encore *diarthroses*. Elles offrent à considérer : des *surfaces articulaires*, des *cartilages articulaires*, des *bourrelets marginaux*, des *fibro-cartilages interarticulaires* ou *ménisques*, des *ligaments* et des *synoviales*.

Cartilages articulaires. — Il s'agit de revêtements à frottement doux, épais d'un à deux millimètres, à surface polie et glissante, grâce à un liquide onctueux qui joue le rôle d'une huile : la *synovie*. Ces revêtements cartilagineux sont destinés à amortir les chocs et à faciliter les mouvements articulaires.

Bourrelets marginaux. — Fibro-cartilages dont le but est d'agrandir les cavités articulaires pour leur permettre de recevoir plus facilement les têtes articulaires (tête de l'humérus, tête fémorale, etc.).

Ménisques. — Ce sont des cloisons fibro-cartilagineuses qui siègent entre deux surfaces articulaires, pour en faciliter le jeu. On en voit aux articulations du genou, de la mâchoire, du poignet, etc.

Ligaments. — Ce sont de véritables liens qui unissent les os entre eux, de façon à maintenir la solidité d'une articulation, sans nuire à ses mouvements.

On distingue des ligaments *péri-articulaires* ou *inter-articulaires*, et des *ligaments à distance*.

Synoviales. — On appelle synoviale une membrane séreuse, mince, transparente, luisante à sa face interne, libre dans la cavité articulaire, et qui s'étend d'un os à un autre comme un manchon, en s'insérant sur l'os, à la limite du cartilage d'encroutement, sans recouvrir ce cartilage.

Dans l'intérieur de l'articulation, la membrane interne de la synoviale est tapissée de cellules épithéliales aplaties qui sécrètent la *synovie*, ou liquide intra-articulaire, filant, épais, transparent, peu abondant à l'état normal. A l'état morbide la synovie peut être, au contraire, absente ou insuffisante (arthrite sèche) ou en excès (hydarthrose).

La synovie a pour rôle de favoriser les mouvements articulaires.

Principales articulations mobiles. — *Articulation temporo-maxillaire.* — C'est l'articulation du condyle de la mâchoire inférieure avec la cavité glénoïde de l'os temporal. Les deux surfaces articulaires s'adaptent réciproquement, grâce à un *ménisque* qui est interposé.

Les mouvements sont ceux d'*élévation* et d'*abaissement de la machine inférieure.*

Articulation de l'épaule. — Encore dénommée : articulation scapulo-humérale. Dans sa partie osseuse elle résulte de l'emboîtement de la tête de l'humérus dans la cavité glénoïde de l'omoplate. Par cette articulation on peut exécuter avec le bras, des mouvements en tous sens : d'*élévation*, d'*abaissement*, de *circumduction*, de *rotation*.

La tête de l'humérus étant volumineuse et la capsule articulaire étant faible et lâche, cette capsule se déchire assez facilement sous l'influence d'une violence extérieure; de ce fait la sphère humérale (tête) peut sortir de sa cavité en divers sens et produire ainsi diverses *luxuations de l'épaule.*

Articulation du coude. — Elle unit le bras à l'avant-bras; c'est-à-dire la trochée et le condyle de l'humérus à la la grande cavité sygmoïde du cubitus et à la capsule radiale.

Quatre mouvements sont possibles avec cette articulation :

1° Mouvements de *flexion* et d'*extension* de l'avant-bras sur le bras, grâce au glissement de la grande cavité sygmoïde sur la trochlée ;

2° Mouvements de *pronation* et de *supination* par lesquels l'avant-bras fait rotation de dehors en dedans de telle sorte que la paume de la main regarde en arrière (mouvement de pronation), ou réciproquement (mouvement de supination).

Articulation du poignet. — C'est l'articulation *radio-carpienne*, articulation condylienne pourvue d'une synoviale et d'une capsule que renforcent des ligaments. Le poignet est consolidé sur toutes ses faces par une série de *tendons*

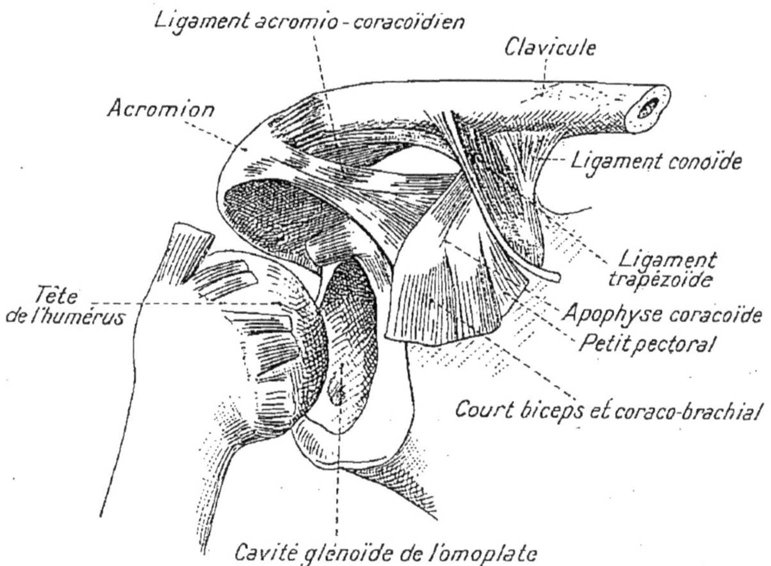

Fig. 9. — Articulation de l'épaule.

L'articulation *scapulo-humérale* est la plus lâche de toutes les jointures; aussi les *luxations* de l'épaule sont-elles très fréquentes et sujettes à récidives. Sur la figure l'articulation est représentée ouverte, dégagée de la *capsule* souple et des épaisseurs musculaires, pour montrer les parties osseuses, les *ligaments* et les insertions musculaires.

solides qui sont : en avant, ceux des fléchisseurs des doigts, le grand et le petit palmaire ; en dehors, le long abducteur du pouce, le long et le court extenseur du pouce, etc. ; en dedans, le cubital postérieur ; en arrière, l'extenseur commun des doigts, etc.

Le poignet a des mouvements de *flexion*, d'*extension*, d'*adduction* et d'*abduction* qui se combinent et permettent la *circumduction*.

Articulations de la main et des doigts. — Les petits os des articulations des doigts glissent les uns sur les autres, d'arrière en avant, pour produire la *flexion* et l'extension des doigts. Le mouvement d'*opposition* du pouce, qui lui permet de s'appliquer successivement à l'extrémité des autres doigts, est très important. De même le mouvement d'*indication*, par lequel le doigt indicateur ou *index* est étendu et montre un objet, tandis que les autres doigts sont fléchis.

Articulation de la hanche. — L'articulation *coxo-fémorale*

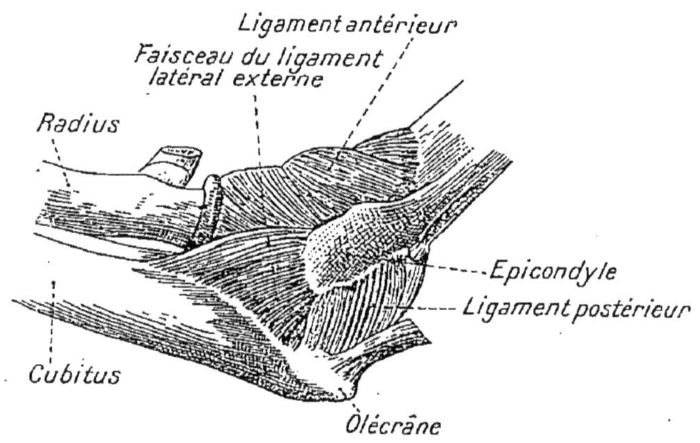

Fig. 10. — Articulation du coude.

La partie osseuse comprend : du côté du bras, la *trochlée* et le *condyle* de l'humérus ; du côté de l'avant-bras la grande *cavité sigmoïde du cubitus*, la *cupule du radius* avec sa bordure articulaire. Il y a une *capsule* d'inégale épaisseur renforcée extérieurement par les *ligaments*, et doublée intérieurement par la *synoviale*.

est formée par l'emboîtement de la tête du fémur dans la cavité cotyloïde de l'os iliaque ou os coxal.

L'union est maintenue par une *capsule* renforcée de *ligaments* très résistants, ainsi que par le *ligament rond* et par une couverture de *muscles*. La surface intérieure de la *capsule fibreuse* est tapissée d'une *synoviale*.

Par cette articulation le fémur peut exécuter autour de son axe une série de mouvements : de *flexion*, d'*extension*, d'*adduction*, d'*abduction*, de *rotation*, de *circumduction*.

Articulation du genou. — L'articulation *fémoro-tibiale*

unit le fémur au tibia. Elle est formée de *surfaces articulaires*, de deux *ménisques* couchés horizontalement dans chacune des cavités glénoïdes du tibia, d'une *capsule fibreuse* aux parois latérales solides, de *ligaments* puissants (le *ligament rotulien* ou antérieur, le ligament latéral interne, le ligament latéral externe, le ligament postérieur, les ligaments croisés ou interosseux), d'une *synoviale* très étendue qui présente des replis, des franges, lesquels replis gar-

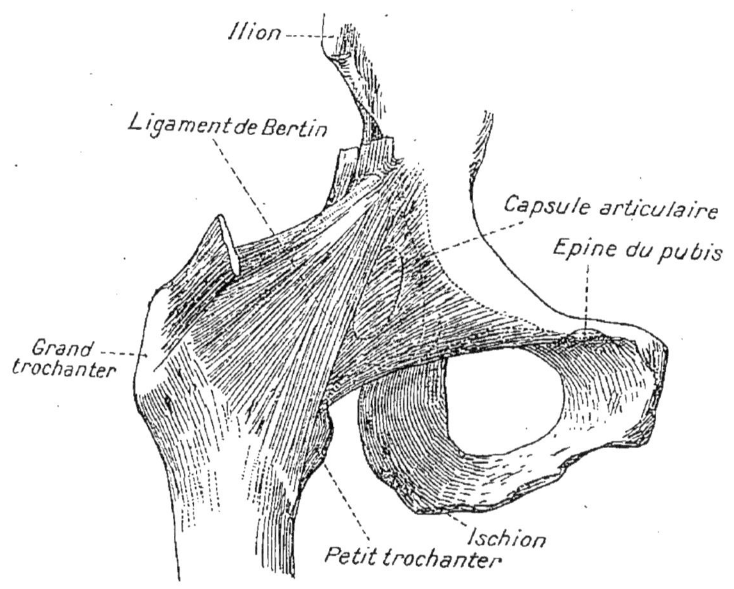

FIG. 11. — ARTICULATION DE LA HANCHE.

Ou *articulation coxo-fémorale* formée par l'emboitement de la *tête du fémur* dans la *cavité cotyloïde* de l'os coxal. L'ensemble articulaire est maintenu par une *capsule* très brève, formant un manchon fibreux, par des *ligaments* très résistants (*lig. de Bertin*, ou l. ilio-fémoral, le *lig. rond* ou bande fibreuse, longue et plutôt faible, etc.).

nissent tout l'espace laissé libre entre les surfaces articulaires.

Articulation du cou-de-pied. — L'articulation *tibio-tarsienne* a pour surfaces articulaires : du côté de la jambe la *mortaise tibio-péronière;* du côté du pied, la *poulie astragalienne*. La mortaise tibio-péronière est formée de chaque côté par une *malléole* (malléole interne, malléole externe ou péronière qui descend plus bas que l'autre). On trouve en outre une *capsule fibreuse* et des *ligaments puissants*, une *synoviale* qui se montre tendue sur les côtés et lâche en avant et en arrière.

Les mouvements principaux de l'articulation tibio-tarsienne sont : la *flexion* et l'*extension*. Il y a en outre des *mouvements de latéralité* assez limités.

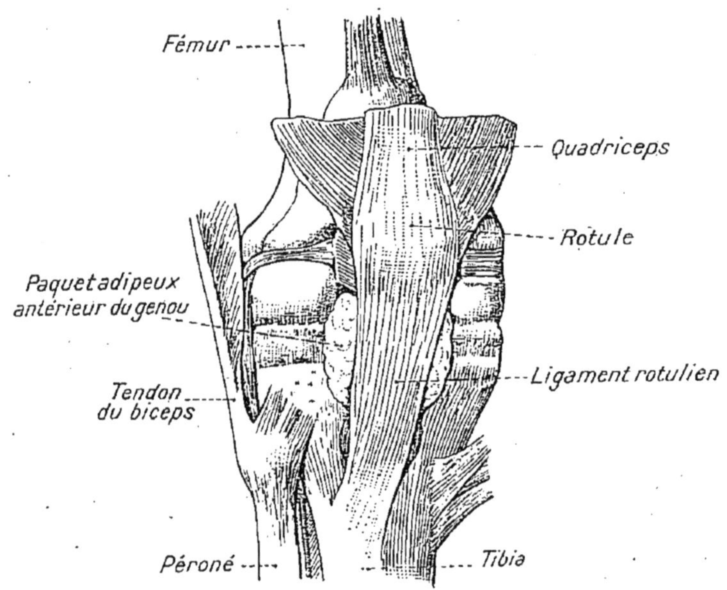

FIG. 12. — ARTICULATION DU GENOU.

Est constituée dans sa partie osseuse, par l'extrémité inférieure du *fémur*, par l'extrémité supérieure du *tibia*, et complétée en avant par la *rotule*. L'espace libre entre les condyles du fémur et le plateau tibial est partiellement complété par les *fibro-cartilages semi-lunaires* ou *ménisques*. La face antérieure qui est représentée ici montre le *ligament rotulien* ou *lig. antérieur*, bande aplatie, très épaisse, qui va du sommet et sur la face antérieure de la rotule et s'insère en bas sur la tubérosité antérieure du tibia.

Articulations du pied. — Ce sont ces petites articulations par lesquelles s'unissent les os du tarse, du métatarse et des orteils : *articulation de Chopart* ou médio-tarsienne, *articulation des os moyens et antérieurs du tarse*, *articulation de Lisfranc* ou tarso-métatarsienne.

§ III. — *Muscles.*

Généralités. — Le *système musculaire* (v. p. 71) est formé d'un *tissu* qui est doué de *contractilité* (v. p. 103, *fig.* 18 et p. 147) c'est-à-dire qui est capable de se raccourcir, et, par cette propriété, de mouvoir les os auxquels les muscles sont fixés directement ou par l'intermédiaire de *tendons* ou d'*aponévroses*.

Variétés de muscles. — Au point de vue de la structure

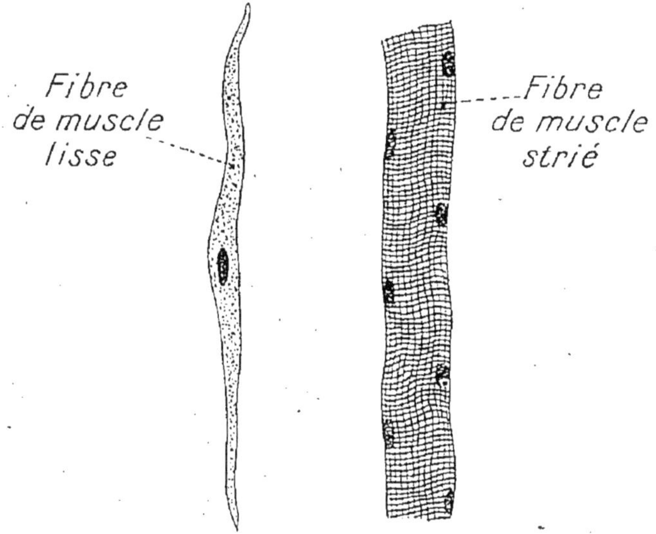

FIG. 13. — FIBRES MUSCULAIRES.

Ce sont les éléments constitutifs du *tissu musculaire*. La fibre-cellule des muscles lisses est formée par la juxtaposition de fibrilles contractiles (la figure représente une fibrile lisse) au milieu desquelles se trouve *un noyau*.

La fibre musculaire striée est formée d'une enveloppe cellulaire ou *sarcolemme*, d'un contenu comprenant : *plusieurs noyaux*, du *protoplasma* et des *fibrilles primitives* à *striation transversale*.

et du rôle, il y a deux sortes de muscles : les *muscles striés*, qui obéissent à la volonté, et les *muscles lisses*, qui sont associés à la vie organique ou instinctive.

Le système des muscles lisses est composé de muscles à fibres cellules, sans enveloppe. Il entre dans la constitution de presque tous les organes, de la paroi des vaisseaux et de la peau.

Les muscles striés, au contraire, constituent des masses rouges, de dimensions variables, masses rouges que l'on distingue en : *muscles longs* (remplissant plus particulièrement les membres), *muscles larges* qu'on voit surtout dans les grandes cavités, à l'abdomen, au thorax), *muscles courts* (au rachis, aux pieds, aux mains, à la tête), *muscles sphincters* ou orbiculaires, lesquels sont disposés en anneaux autour des orifices externes (aux paupières, à la bouche, à l'anus).

Tendons. — Les tendons sont des cordons très résistants, par l'intermédiaire desquels un bon nombre de masses musculaires se fixent aux os.

Les tendons sont entourés d'enveloppes fibreuses, lesquelles, dans les régions où les mouvements sont actifs, sont séparées des tendons par de véritables cavités séreuses, formant des *gaines* ou *coulisses synoviales tendineuses*. Les gaines sont surtout abondantes au poignet et au cou-de-pied, où elles favorisent le glissement des tendons qu'elles protègent et maintiennent.

Aponévroses. — Ce sont des membranes fibreuses, encore appelées *facias* (facia lata, etc.), qui enveloppent les muscles comme dans une gaine et peuvent être assez solides et épaisses pour servir de liens d'insertion aux muscles par leur face profonde.

Les aponévroses forment, par leur liaison entre elles, des *cloisons intermusculaires* ; elles entourent différentes parties du corps de manchons complets (au cou, aux membres).

Muscles de la tête. — Il y d'abord les *muscles masticateurs* qui constituent le groupe naturel des muscles élévateurs de la mâchoire inférieure. On distingue de chaque côté le *muscle temporal* et le *muscle masséter*, celui-ci étant situé à l'angle de la mâchoire et montrant un volume et une puissance particuliers, surtout chez certains hommes, mais bien davantage chez les *animaux carnassiers* (lions, tigres, chiens, loups, etc.).

Muscles peaussiers. — La voûte du crâne est recouverte

par l'*aponévrose épicranienne*, laquelle est unie par ses bords

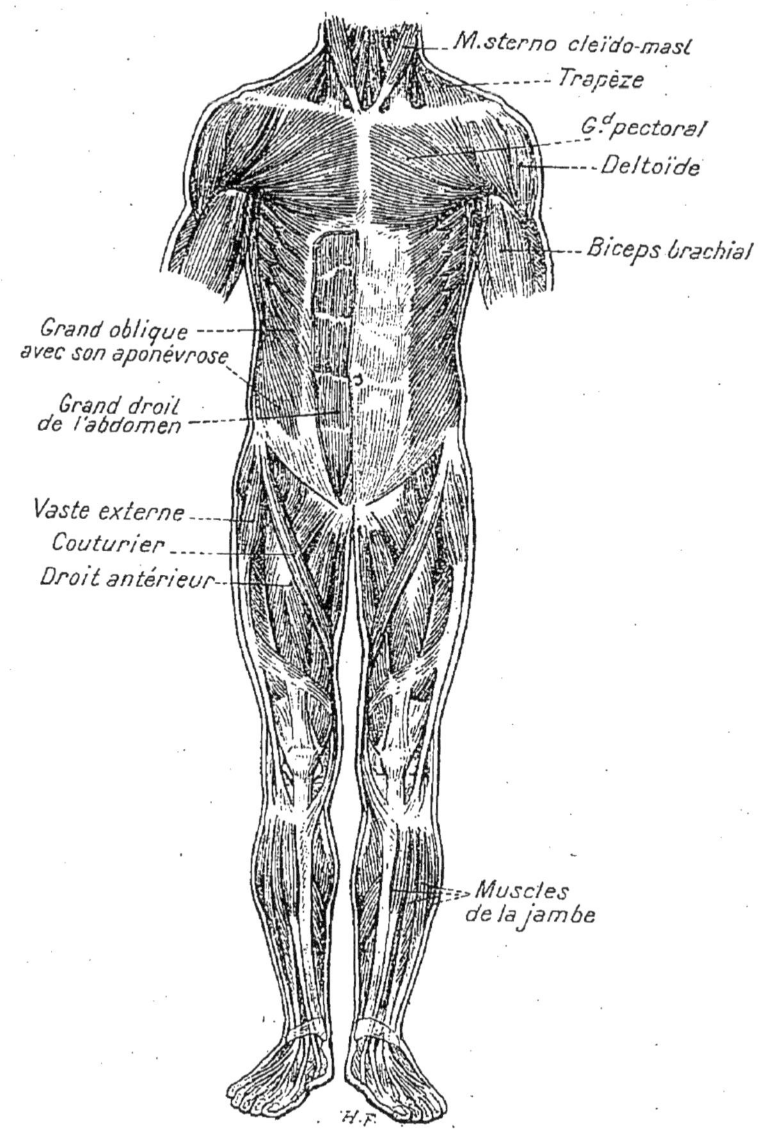

Fig. 14. — Muscles de la face antérieure du corps.

On voit des muscles du cou (m. sterno-cleido-mastoïdien, m. trapèze); les muscles superficiels de la poitrine, de l'épaule et du bras, de l'abdomen et des membres inférieurs.

à des muscles peaussiers : le *muscle occipital*, les *muscles auriculaires*, le *muscle frontal*.

C'est le jeu des muscles peaussiers de la face qui donne l'expression de la physionomie. Ces muscles de l'expression se répartissent autour des orbites, du nez extérieur, de la bouche. Ce sont : le *muscle sourcilier*, le *muscle orbiculaire des paupières*, les *muscles releveurs de l'aile du nez et de la lèvre supérieure*, le *muscle buccinateur* (le plus large des peaussiers de la face), etc.

Muscles du cou. — On voit au milieu du cou, en avant, une saillie qui chez l'homme est très prononcée : c'est la *pomme d'Adam*. Au-dessous est l'*os hyoïde* (p. 88) qui constitue le point d'attache de la plupart des muscles du cou, ou *muscles sus-hyoïdiens* et *muscles sous-hyoïdiens*. On trouve encore le *muscle peaussier du cou*, et surtout le *muscle sterno-cleido mastoïdien*, lequel est le plus long et le plus puissant des muscles du cou ; il s'étend du sternum et de la clavicule, à l'apophyse mastoïde ; il a pour rôle, en se contractant, d'abaisser et de tourner la tête ; il forme une saillie quadrilatère allongée, facile à sentir, et qui, sous l'influence du froid et du rhumatisme, peut se contracturer : on est pris alors de *torticolis*.

Région prévertébrale. — En avant des vertèbres cervicales on découvre trois *muscles prévertébraux* qui sont appliqués de chaque côté, au-devant du rachis. Ce sont : le *muscle du cou*, le *grand droit antérieur de la tête*, le *petit droit antérieur de la tête*.

Région latérale profonde. — De chaque côté, profondément, à droite et à gauche du cou, logent les *muscles scalènes*.

Muscles du dos et de la nuque. — On distingue des muscles superficiels et des muscles profonds.

Muscles superficiels. — Ils sont superposés en trois couches : 1° les muscles *trapèze* et *grand dorsal* ; 2° les *muscles rhomboïde* et *angulaire* ; 3° les *muscles petits dentelés postérieurs*.

Muscles profonds. — Forment également trois couches et comprennent les *muscles splénius*, *long dorsal*, *épineux*, etc.

Muscles des parois thoraciques. — Ces muscles sont intercostaux ou sous-costaux.

Muscles intercostaux. — Leur rôle principal est de pro-

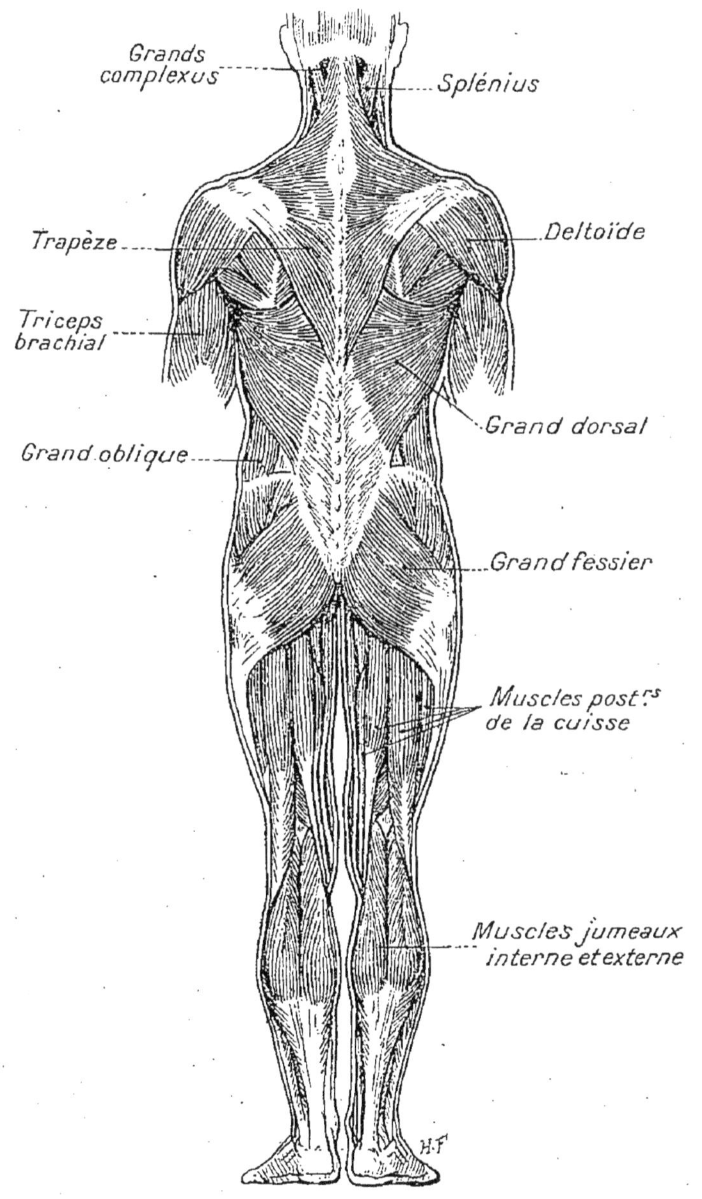

Fig. 15. — Muscles de la face postérieure du corps.

Muscles superficiels de la nuque, de l'épaule, de la partie supérieure du bras, du dos, des hanches et des membres inférieurs.

voquer les *mouvements respiratoires*, en rapprochant les côtes, en les élevant. Ces muscles sont *internes* ou *externes*.

Muscles sous-costaux. — Ce sont des *muscles inspirateurs*

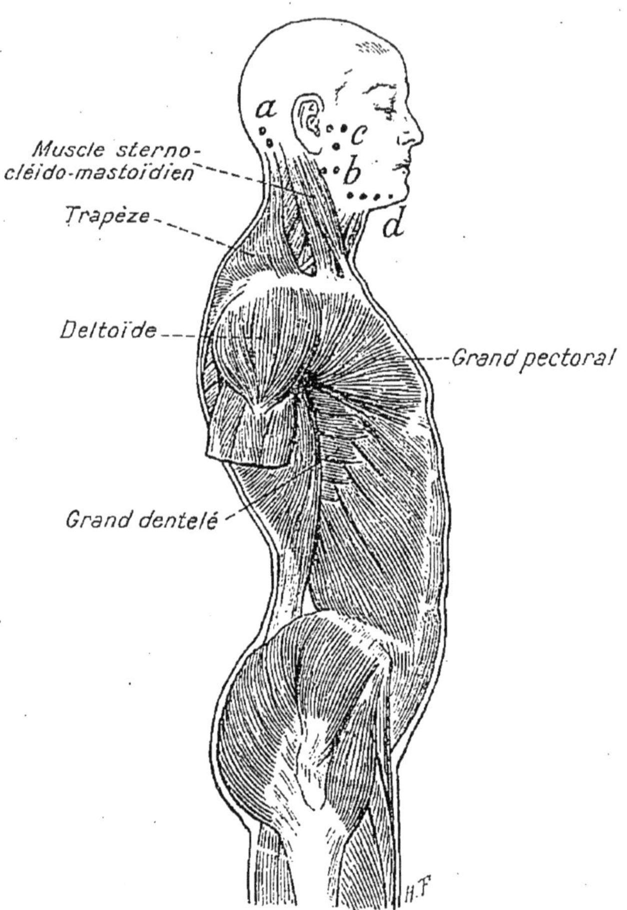

FIG. 16. — MUSCLES D'UNE PARTIE LATÉRALE DU CORPS.

Muscles superficiels du cou, de la nuque, de l'épaule, de la cage thoracique, de la hanche.

représentés par des languettes irrégulières situées entre la plèvre costale et les muscles intercostaux internes.

Diaphragme. — C'est le muscle de séparation entre la *cavité thoracique* et la *cavité abdominale*. C'est un muscle impair, formant une vaste cloison musculo-aponévrotique en forme de coupole, et dont la concavité regarde l'abdomen.

Rôle du diaphragme. — Lorsqu'il s'abaisse en se contractant, ce muscle augmente la capacité de la cage thoracique et contribue à l'*inspiration* (p. 168).

Muscles de l'abdomen. — Il faut d'abord considérer la paroi antérieure et les côtés du ventre.

Paroi antéro-latérale. — On y découvre des muscles plats, s'étendant de la partie inférieure du thorax aux os du bassin.

En se contractant, ces muscles peuvent abaisser les côtes et rétrécir le thorax, ou bien tendre les parois du ventre en les appliquant sur l'intestin. Dans le premier cas ils provoquent le *mouvement expiratoire de la respiration* (p. 168); dans le deuxième cas, ils favorisent l'évacuation des matières fécales (défécation) et l'émission d'urine (miction). Ce sont les muscles : *grand droit*, *grand oblique*, *petit oblique*, *transverse*.

Par le bord inférieur de son tendon, le muscle grand oblique forme principalement l'*arcade crurale* ou *fémorale* ou *ligament de Fallope*. Ce ligament va de l'épine iliaque antéro-supérieure à l'épine du pubis.

Le *canal inguinal* est l'orifice ménagé entre les muscles abdominaux, pour le passage du *cordon* spermatique. Ce canal, situé au-dessus de la moitié interne de l'arcade crurale, est long de 4 à 6 centimètres; il est dirigé obliquement, en bas, de dehors en dedans, et un peu en avant.

Muscles intérieurs. — A l'intérieur de l'abdomen on trouve d'abord le *muscle psoas-iliaque*, qui représente ce qu'en boucherie on nomme le *filet*.

Le rôle physiologique de ce muscle consiste à fléchir la cuisse sur le bassin, à fléchir l'abdomen et le bassin sur la cuisse, ainsi qu'à tourner la cuisse en dehors. Le *saut* est provoqué par une contraction brusque du psoas-iliaque.

On trouve encore dans la cavité abdominale : le muscle

petit-psoas, le muscle *carré des lombes*, dont le rôle est en partie expirateur.

Muscles des membres supérieurs. — Ce sont les

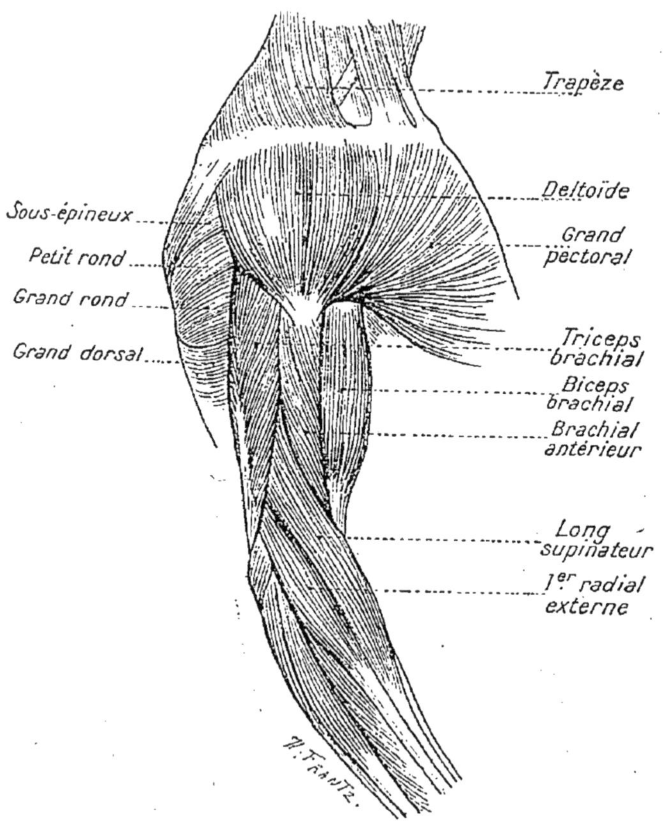

FIG. 17. — MUSCLES DE L'ÉPAULE ET DU BRAS.

On voit également sur la figure : des muscles, du dos, le muscle qui recouvre l'épaule (muscle deltoïde), et le muscle grand pectoral, large, épais, étalé en éventail sur la partie antéro-supérieure du thorax et formant la paroi antérieure du creux de l'aisselle.

muscles de l'épaule, du bras, de l'avant-bras et de la main.

Muscles de l'épaule. — Ils occupent le creux de l'omoplate, au-dessus, au-dessous, ou à la face antérieure de l'*épine*. Ce sont : le *muscle deltoïde*, qui à lui seul forme le *moignon de l'épaule* et qui, en se contractant produit l'élévation de l'humérus jusqu'à l'horizontale. Ce sont encore : le muscle *sus-épineux*, qui aide un peu le deltoïde ; le muscle *sous-épineux*, triangulaire et épais, qui comble la fosse sous-épineuse et permet la rotation de l'humérus en dehors ; le muscle *petit-rond*, le muscle *grand-rond*, le muscle *sous-scapulaire*.

Signalons encore ici des muscles qui s'insèrent sur le thorax. Ce sont : le muscle *grand pectoral*, étalé en éventail sur le devant de la poitrine, et dont le rôle est d'être

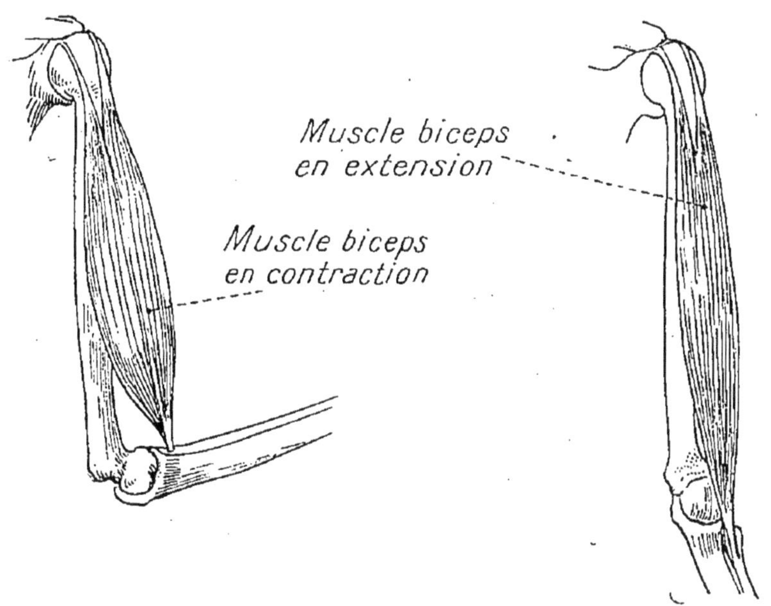

FIG. 18. — ACTION DU BICEPS BRACHIAL.

Les muscles ont la propriété de se contracter, et le biceps du bras offre l'exemple d'un muscle strié susceptible d'agir par traction sur le levier osseux de l'avant-bras, et de faire fléchir l'avant-bras sur le bras.
Les muscles sont des agents de locomotion (voir à la physiologie, p. 147).

adducteur du bras et rotateur en dedans ; le muscle *petit pectoral* qui abaisse l'épaule ou élève les côtes ; le muscle *sous-clavier*, qui abaisse la clavicule ; le muscle *grand dentelé*, qui élève et abaisse l'épaule.

Muscles du bras. — Ce sont : le *biceps brachial*, faisant saillie à la partie antérieure du bras, et dont le rôle est de fléchir l'avant-bras sur le bras, et de le retourner en supination (paume de la main en avant) quand il est en pronation ; le muscle *brachial antérieur ;* le muscle *coraco-brachial ;* le *triceps brachial* ou seul muscle postérieur du bras.

Muscles de l'avant-bras et de la main. — Ces muscles sont nombreux. Ce sont des muscles *fléchisseurs*, *extenseurs*, *pronateurs supinateurs*.

La *paume de la main* est limitée du côté du poignet par

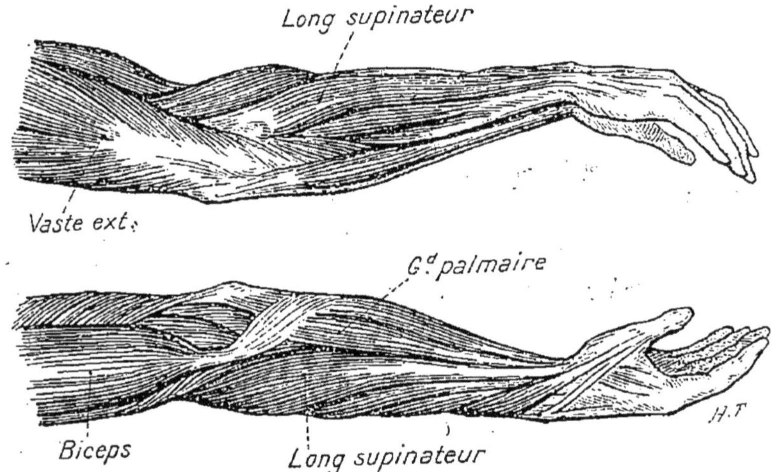

FIG. 19. — MUSCLES DE L'AVANT-BRAS.

Sont représentés les muscles superficiels des faces antérieures et latérales de l'avant-bras. La face postérieure comprend les muscles : *cubital postérieur*, *extenseurs* des doigts (des doigts en commun, du petit doigt en propre, du pouce en propre), le *muscle anconé*, etc.

deux saillies : l'une qui est à la racine du pouce, c'est l'*éminence thénar ;* l'autre à la racine du petit doigt, c'est l'*éminence hypothénar*. L'une et l'autre sont constituées par des muscles de flexion, d'extension, d'adduction, d'abduction et d'opposition des deux doigts extrêmes auxquels ces éminences correspondent.

De même la région moyenne de la main a pour muscles les *muscles interosseux*, palmaires et dorsaux, qui sont fléchisseurs, abducteurs, ou adducteurs des autres doigts (index, médius, auriculaire, annulaire).

Signalons enfin les *aponévroses palmaires*, superficielles et profondes, ainsi que les *gaines des tendons fléchisseurs*.

Muscles des membres inférieurs. — Au groupe des *muscles de la hanche* ou muscles *pelvi-trochantériens*, appartiennent les *muscles fessiers*. Ce sont des muscles superficiels, au nombre de trois : le *grand fessier* (qui est extenseur de la cuisse sur le bassin, et du tronc sur la cuisse), le *moyen fessier* et le *petit fessier*.

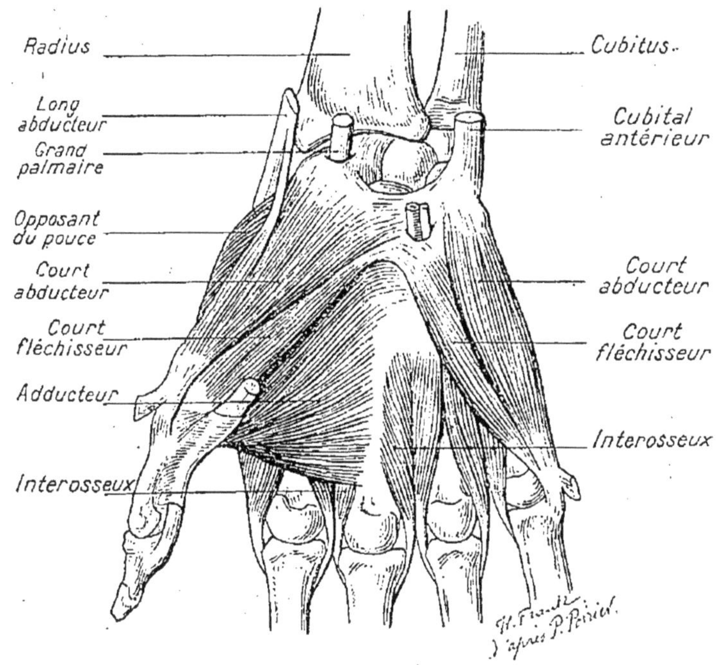

Fig. 20. — Muscles de la main (face palmaire).

On distingue les muscles de l'*éminence thénar* (muscles du pouce), les muscles de l'*éminence hypothénar* (muscles du petit doigt, m. palmaire cutané), les muscles de la *région moyenne* de la main (muscles inter-osseux).

Il y a encore les muscles pelvi-trochantériens proprement dits.

Muscles de la cuisse. — Ils sont appliqués à la face antérieure, ou postérieure, ou latéro-interne du fémur. Citons entre autres muscles de la cuisse : le *muscle conturier*, le plus long de tous les muscles et qui, par sa contraction, fait fléchir la cuisse pour permettre la position du tailleur (d'où son nom) ; le *muscle quadriceps crural*, le *muscle droit antérieur*, le *muscle biceps crural*, etc.

Muscles de la jambe. — Ces muscles sont antérieurs, postérieurs ou externes. Ce sont les *muscles jambiers*, anté-

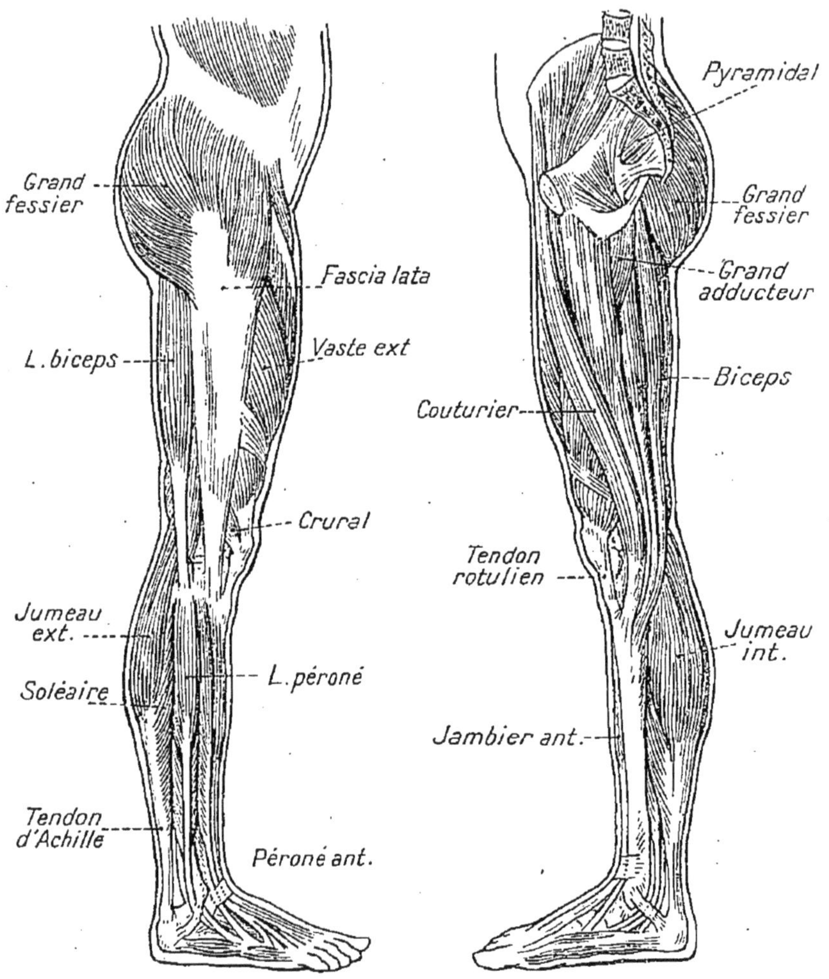

Fig. 21. — Muscles des membres inférieurs.

Face externe et face interne du membre supérieur droit. On voit entre autres muscles, les m. *jumeaux*, lesquels forment avec le m. *soléaire* la saillie du mollet, pour s'insérer tous trois, par l'intermédiaire commun du *tendon d'Achille* à la moitié inférieure de la face postérieure du *calcanéum*.

rieur et postérieur; les *muscles extenseurs*, les *muscles fléchisseurs*, les *muscles péroniens*, le *triceps sural*; le *muscle poplité*, etc.

Le *tendon d'Achille*, qui est saillant à la partie postéro-inférieure de la jambe, est commun aux *muscles jumeaux* et *soléaire*. C'est un extenseur énergique du pied, en même temps que ce tendon permet l'adduction du pied et sa rotation en dedans.

Muscles du pied. — Il existe sous la voûte plantaire deux groupes de muscles analogues à ceux de la main et qui sont destinés à mouvoir le gros et le petit orteils.

Comme à la main, il y a au pied des *muscles fléchisseurs*, *extenseurs*, *adducteurs*, *abducteurs*, ainsi que des *muscles interosseux*.

La plante du pied donne à considérer l'*aponévrose plantaire*, laquelle est recouverte d'une épaisse couche adipeuse, et se trouve formée de trois portions : une aponévrose médiane et deux aponévroses latérales.

Les muscles de la région plantaire interne sont : le *court adducteur du gros orteil, le court fléchisseur du gros orteil, l'abducteur oblique du gros orteil, l'abducteur transverse du gros orteil.*

La région plantaire moyenne est occupée par le muscle *court fléchisseur commun des orteils.*

La région plantaire externe présente trois muscles : *abducteur*, *court fléchisseur*, et *opposant du petit orteil.*

Enfin le dos du pied ne présente qu'un seul muscle : le *pédieux* ou *court extenseur commun des orteils.*

CHAPITRE III

APPAREIL DE LA CIRCULATION

La *fonction circulatoire*, dont nous résumons plus loin la mise en jeu (p. 157), s'exécute dans un circuit fermé dans lequel le *sang* (p. 153) *circule* sans interruption, sous l'influence d'un organe central, le *cœur*, auquel est attaché un double système de canalisation ou de *vaisseaux*.

Cœur. — C'est un muscle creux destiné à pousser le sang dans la première canalisation représentée par les *artères*, et à recevoir le même liquide par la seconde canalisation, celle des *veines*.

Le cœur est placé dans le médiastin[1] antérieur, dont il occupe la majeure partie et où il est maintenu en place par les vaisseaux de sa base et par son péricarde.

Le cœur est protégé en avant par le *sternum*, qu'il déborde à gauche, au niveau des 4e, 5e et 6e côtes. On lui décrit une *face antérieure*, une *face postérieure*, une *base*, un *sommet*. Le sommet ou la *pointe* du cœur bat, à l'état normal, entre le 4e et le 5e espace intercostal gauche.

Cavités du cœur. — En coupant le cœur en deux moitiés, de la base à la pointe, on le trouve divisé à l'intérieur par une grande *cloison* verticale qui permet de distinguer deux parties : l'une à droite et l'autre à gauche. La partie droite ou *cœur droit* reçoit le sang veineux ; la partie gauche ou *cœur gauche* chasse le sang dans les artères. Les cœurs droit et gauche sont subdivisés l'un et l'autre, par une cloison transversale, en deux *cavités* d'inégale grandeur. Pour chacun des deux cœurs la plus petite cavité siège

1. Le médiastin est l'espace que laissent entre elles les deux plèvres, dans la cavité thoracique, en allant de la paroi postérieure à la paroi antérieure de cette cavité.

au sommet, c'est l'*oreillette* (droite ou gauche); la plus grande est au-dessous de la première et s'appelle *ventricule* (droit ou gauche).

L'*oreille droite*, qui reçoit le sang des veines, le chasse dans le *ventricule droit*. De là le sang veineux est poussé, par la contraction musculaire du ventricule droit et par le canal de l'*artère pulmonaire*, dans les poumous, où le sang

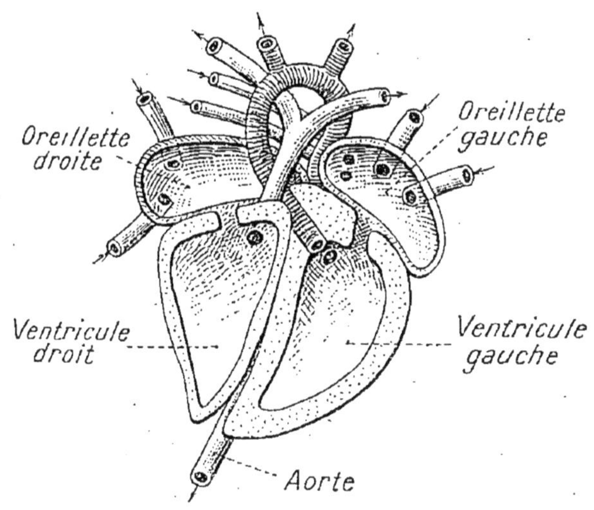

FIG. 22. — COUPE SCHÉMATIQUE DU CŒUR.

Le cœur est séparé en deux : à la droite du cœur, l'oreillette et le ventricule du « cœur droit » ; à la gauche du cœur, l'oreillette et le ventricule du « cœur gauche ».

Dans l'oreillette droite aboutissent deux vaisseaux : en haut la *veine cave supérieure*, en bas la *veine cave inférieure* ; dans l'oreillette gauche on aperçoit les orifices des quatre *veines pulmonaires*.

Du ventricule droit le sang va aux poumons par le tronc des *artères pulmonaires* dont une des branches de bifurcation croise la *crosse de l'aorte;* quant au ventricule gauche dont les parois sont plus épaisses, il chasse le sang dans l'*aorte* dont on voit l'ouverture et qui descend dans la cavité thoracique pour devenir l'*aorte thoracique*, et plus bas l'*aorte abdominale*.

veineux, de noir qu'il était, devient *artériel*, rouge pourpre, grâce à l'action de l'oxygène de l'air (v. *Physiologie*, p. 153). Des poumons, le sang artérialisé revient au cœur[1] dans l'*oreillette gauche*, puis dans le *ventricule gauche*, dont

1. Cet aller et ce retour du sang, du cœur aux poumons et des poumons au cœur, représente la *petite circulation*, par opposition à la *grande circulation* du sang à travers toutes les autres parties du corps.

les contractions rythmées poussent le sang dans l'*aorte*, c'est-à-dire dans l'ouverture de la grande canalisation artérielle.

Péricarde. — Le cœur est enveloppé d'une membrane séreuse, le *péricarde*, laquelle membrane est, comme toute *séreuse*, formée d'un *feuillet viscéral*, très mince, confondu avec la surface du cœur, et d'un *feuillet pariétal* qui forme un sac résistant. Ces deux feuillets sont tapissés par un revêtement lisse, humecté, à l'état normal, par la *sérosité péricardique*.

Vaisseaux. — La canalisation sanguine est constituée, nous l'avons déjà vu, par des *artères* destinées au sang qui va du cœur à l'organisme, et par des *veines*, destinées au sang qui revient de l'organisme pour retourner au cœur. Mais il y a des canaux intermédiaires entre les artères et les veines, ce sont les *vaisseaux capillaires*.

Artères. — Vaisseaux qui ont la double caractéristique d'être *contractiles* et *élastiques*. Les parois de ces vaisseaux sont formées de trois membranes ou tuniques superposées, lesquelles sont nourries elles-mêmes par des vaisseaux et mises en mouvement par des nerfs qui leur sont propres.

Veines. — Plus nombreuses que les artères qui leur servent comme de tuteurs, les veines sont comme les satellites des artères qu'elles accompagnent de près (*veines profondes*), quand elles ne s'en éloignent pas pour devenir superficielles (*veines superficielles*). Les veines sont d'un calibre irrégulier; leur paroi est plus mince, moins élastique, moins résistante que celle des artères; les veines ont comme autres caractéristiques d'être pourvues de *valvules* dont le rôle est de favoriser le retour du sang vers le cœur, en s'opposant à sa rétrogradation ou à sa stagnation.

Capillaires. — Les capillaires sont des vaisseaux microscopiques (le mot *capillaire* vient du mot latin *capillus*, qui veut dire *cheveu*), qui relient les artères aux veines. On en trouve à peu près sur tous les points du corps, sauf dans les cartilages hyalins, dans les parties dures des dents, dans l'œil (cornée, cristallin).

La paroi des capillaires est excessivement mince et constituée par la simple juxtaposition de cellules plates. Cette paroi laisse transsuder la partie liquide du sang, pour la laisser finalement circuler à travers tous les tissus, par un ensemble d'autres canaux spéciaux, dits *vaisseaux lymphatiques*.

Vaisseaux lymphatiques. — Ces vaisseaux confluent vers deux troncs collecteurs, le *canal thoracique* et la *grande veine lymphatique*, lesquels se déversent dans le système veineux en traversant des *ganglions* ou *glandes lymphatiques*, petites masses dont le volume est variable et qu'on rencontre surtout à la racine des membres, le long du cou, ainsi qu'au hile [1] des organes.

Répartition des vaisseaux. — L'entrée du système de canalisation artérielle, au départ du ventricule gauche, est constituée par l'*aorte*.

L'*aorte* est la plus grosse artère du corps humain. A sa sortie du cœur, elle se recourbe en forme de crosse (*crosse de l'aorte*), pour descendre dans le thorax, le long de la colonne vertébrale, et ensuite dans l'abomen à la partie inférieure duquel l'aorte se divise en deux branches qui vont aux membres inférieurs. Dans la *cavité thoracique*, cette même aorte fournit les artères qui vont à la tête et aux membres supérieurs, Dans la *cavité abdominale*, ce sont des détachements de vaisseaux provenant du tronc aortique et qui assurent la circulation de l'*estomac*, de l'*intestin*, du *foie*, des *reins*, de la *vessie*, etc.

Vaisseaux de la tête et du cou. — La circulation de la tête et du cou se trouve assurée par l'*artère brachio-céphalique*, laquelle se divise bientôt en deux branches : l'artère *carotide droite* et la *sous-clavière droite*, deux vaisseaux qui se répètent pour le côté gauche.

1. Le *hile* est un point généralement déprimé où un viscère reçoit ses vaisseaux sanguins : *hile du foie*, *hile du rein*, *hile du poumon*, etc.

Les deux artères carotides se divisent en deux grosses branches : l'une, la *carotide interne*, qui charrie le sang au cerveau ; l'autre, la *carotide externe*, qui alimente en sang,

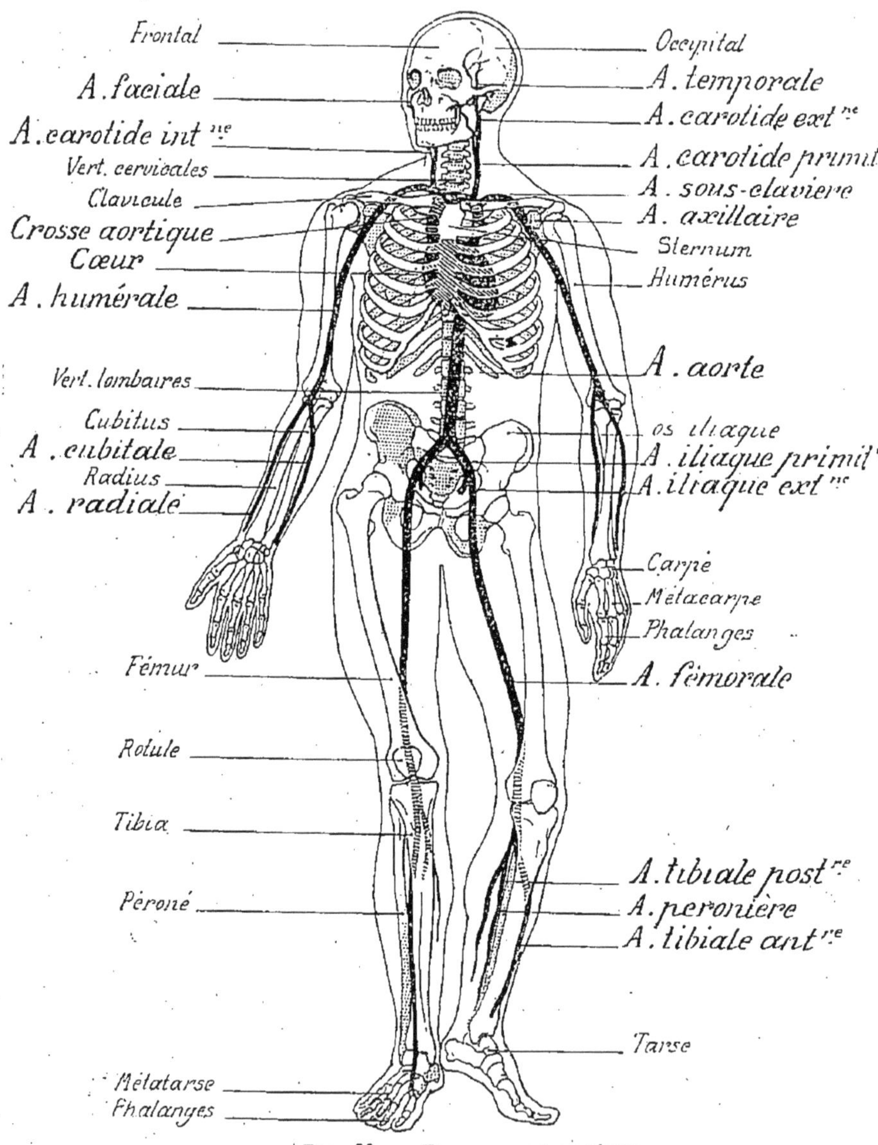

Fig. 23. — Principales artères.

La figure est suffisamment explicative. On voit les *carotides*, l'art. *humérale* ou art. principale du bras, les artères *radiale* et *cubitale* à l'avant-bras.

Au niveau de la 4me vertèbre lombaire, l'aorte abdominale se termine par trois artères : l'*artère sacrée moyenne* et les *artères iliaques primitives*, droite et gauche.

la face et le cou. Disons de suite que les carotides sont avoisinées par les *veines jugulaires* qui assurent le retour du sang qui a servi, du sang veineux.

Vaisseaux des membres supérieurs. — La circulation sanguine est assurée dans ces membres par les *artères sous-clavières*, qui traversent le muscle grand pectoral, ressor-

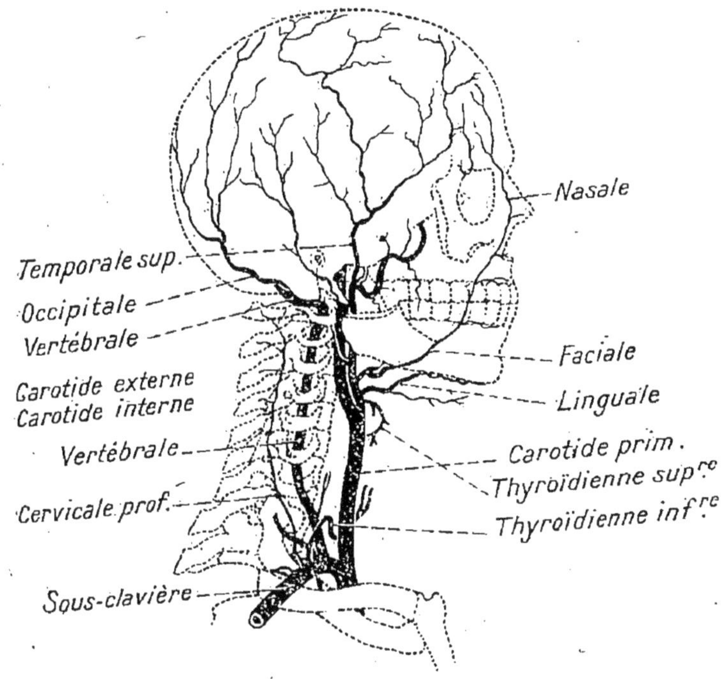

FIG. 24. — ARTÈRES DU COU ET DE LA TÊTE (moitié droite).

Les artères principales sont les *carotides primitives* dont celle de droite qu est représentée ici forme la branche externe de la bifurcation du tronc brachio-céphalique, tandis que la carotide gauche prend naissance à la partie convexe de la crosse de l'aorte. Les deux carotides primitives montent à droite et à gauche de la trachée, traversent la *région carotidienne* et se bifurquent ensuite en *carotide interne* et *carotide externe*.

tent derrière lui, traversent le creux de l'aiselle où elles s'appellent *artères axillaires*, longent enfin le bras où on les nomme *artères humérales*. Aux avant-bras chaque artère humérale se divise en *artère radiale* et en *artère cubitale*, lesquelles se réunissent en arcade, à la paume de la main, formant ainsi l' *arcade palmaire*.

C'est sur l'artère radiale, au niveau du poignet où ce vaisseau repose sur la base résistante et plate de l'extrémité inférieure de l'os radius, qu'on *tâte le pouls* le plus commodément (voyez p. 198).

Les *veines* des membres supérieurs sont superficielles ou profondes. Les premières sont faciles à voir sur un sujet maigre, et sont particulièrement visibles au *pli du coude* où elles ont habituellement la forme d'un M majuscule. C'est même sur la branche externe du jambage de cette lettre que le médecin pratique ordinairement la *saignée*.

Vaisseaux des membres inférieurs. — A sa partie inférieure, l'aorte se divise en deux branches, les *artères iliaques*, lesquelles fournissent des vaisseaux au bassin et aux organes, qui s'y trouvent. Les artères iliaques quittent l'abdomen par la grande échancrure, et deviennent dans la cuisse les *artèrales fémorales*, puis les *artères poplitées*, les *artères tibiales*, les *artères péronières*, etc.

Les veines des membres inférieurs sont superficielles ou profondes. Les premières, parmi lesquelles la *veine saphène*, peuvent être entravées dans leur fonction circulatoire, et se dilater morbidement, en devenant des *varices*[1]. Les veines profondes accompagnent l'artère fémorale ; au retour de la circulation veineuse des cuisses, des jambes et des pieds, elles rentrent dans le bassin, s'unissent à celles du côté opposé, pour former un gros tronc veineux, la *veine cave inférieure*, laquelle monte dans l'abdomen, suit la colonne vertébrale à droite de l'aorte, traverse le diaphragme et va s'ouvrir, comme la *veine cave supérieure*, dans l'*oreillette droite du cœur*.

1. Dilatation permanente des veines.

CHAPITRE IV

APPAREIL DE L'INNERVATION

Généralités. — L'appareil de l'innervation est constitué par le *système nerveux*, lequel peut être distingué en :

1° Encéphale;

2° Moelle épinière;

3° Nerfs proprement dits.

L'encéphale et la moelle forment une masse continue dont la partie supérieure, l'*encéphale*, est logée dans le crâne, et dont la partie inférieure, la *moelle épinière* s'enfonce dans le *canal rachidien* (p. 81).

Tissu nerveux. — Le système nerveux est composé dans son ensemble de deux substances qui diffèrent par leur nature et leur constitution : c'est la *substance blanche*, qui siège à la périphérie de la moelle épinière et au centre du cerveau ; c'est en outre la *substance grise*, de beaucoup la plus importante et dont sont constitués le centre de la moelle épinière, la périphérie du cerveau, ainsi que tout le *système nerveux sympathique*.

Dans la structure plus profonde du tissu nerveux, on ne découvre qu'un seul élément anatomique, la *cellule nerveuse*, laquelle est pourvue de prolongements ou *fibres nerveuses*. Celles-ci mettent en rapport les cellules nerveuses, soit entre elles, soit avec les tissus de l'organisme.

Encéphale. — L'encéphale se divise en trois parties : le *cerveau* ou grosse masse occupant la presque totalité du crâne; le *cervelet*, petite masse située au-dessous ; l'*isthme de l'encéphale*, masse encore plus petite qui relie le cervelet au cerveau et le cerveau au bulbe.

Cerveau. — Cette partie, la plus importante et la plus

volumineuse de l'encéphale, est le siège des *facultés intellectuelles:* pensée, mémoire, comparaison, jugement, volonté. C'est au cerveau qu'arrivent les impressions conscientes; c'est du cerveau que partent, par l'intermédiaire des nerfs moteurs, les incitations motrices.

Le cerveau présente d'avant en arrière une *scissure*[1] profonde qui le divise en deux *hémisphères*, le droit et le gauche, celui-ci étant plus développé que l'autre.

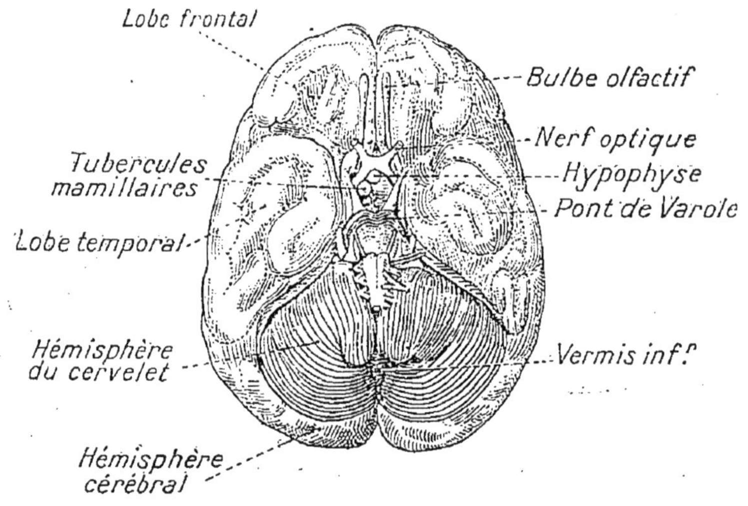

FIG. 25. — FACE INFÉRIEURE DU CERVEAU ET DU CERVELET.

La partie supérieure du cerveau placée sous la voûte du crâne est convexe. Elle est divisée en deux moitiés par une scissure *interhémisphérique* dans laquelle descend la *faux du cerveau*. La base du cerveau montre en haut les *lobes frontaux* droit et gauche. Ne sont pas représentés ici : la *glande pituitaire*, le chiasma ou entrecroisement des *nerfs optiques*, l'extrémité antérieure du *corps calleux*, les *tubercules mamillaires*, les *pédoncules cérébraux*, la *scissure de Sylvius*, la *fente de Bichat*.

La surface des hémisphères n'est pas lisse, mais offre des saillies flexueuses, dites *circonvolutions*, séparées, les unes des autres, par les sillons.

N'oublions pas les *méninges* qui forment une triple enve-

1. Les *scissures* sont des sillons, au nombre de sept (scissure de Sylvius, scissure de Rolando, etc.), qui partagent le cerveau en *lobes*. Les lobes tirent leur nom des parties du crâne avec lesquelles ils sont en rapport : *lobe frontal*, *lobe pariétal*, *lobe temporal*, *lobe occipital*.

loppe protégeant l'encéphale, ainsi d'ailleurs que la moelle, Les trois membranes superposées dont est faite l'enveloppe protectrice que représentent les méninges sont de dehors en-dedans : 1° la *dure-mère* ou membrane fibreuse ; 2° l'*arachnoïde* ou membrane séreuse ; 3° la *pie-mère* ou membrane vasculaire.

Enfin, l'encéphale ainsi que la moelle contiennent un *liquide céphalo-rachidien* qui remplit les espaces sous-arachnoïdiens, ceux du crâne et du rachis. Le rôle de ce liquide consiste à nourrir les centres nerveux ainsi qu'à les protéger contre les chocs des battements artériels. On mesure, chez un adulte, de 120 à 150 centimètres cubes de liquide céphalo-rachidien.

Cervelet. — Cette partie postérieure de l'encéphale est logée dans les fosses occipitales du crâne. Le cervelet a la forme d'un cœur de carte à jouer, un peu aplati de haut en bas. Il est divisé en trois lobes et en douze ou quinze lobules.

Moelle épinière. — C'est cette partie du système nerveux central qui occupe le canal rachidien. Elle a une longueur de 45 centimètres, une largeur de 1 centimètre et un poids moyen de 28 à 30 grammes. Elle n'occupe que les 6/10 du canal rachidien, sa limite inférieure correspondant chez l'adulte à la première ou à la deuxième vertèbre lombaire, le reste du canal rachidien étant occupé par le *filet terminal* ou cordon grêle, de 20 à 25 centimètres de long, et qui s'attache en bas, sur la face postérieure du coccyx.

Conformation extérieure. — La moelle est parcourue de haut en bas par deux sillons : le *sillon médian antérieur*, le *sillon médian postérieur*. L'un et l'autre distinguent la moelle en deux moitiés symétriques, d'où se détachent, de chaque côté, trois cordons de substance blanche : le *cordon antérieur*, le *cordon latéral*, le *cordon postérieur*. Ces cordons représentent les racines des *nerfs rachidiens*.

Conformation intérieure. — En coupant la moelle transversalement, on voit à l'œil nu qu'elle est composée de deux substances de couleur différente : l'une, centrale, c'est la *substance grise;* l'autre, périphérique, c'est la *substance blanche*. Le dessin de la substance grise ressemble à deux ailes d'oiseau, avec des prolongements latéraux ou *cornes*, d'où sortent les racines ou cordons des nerfs rachidiens.

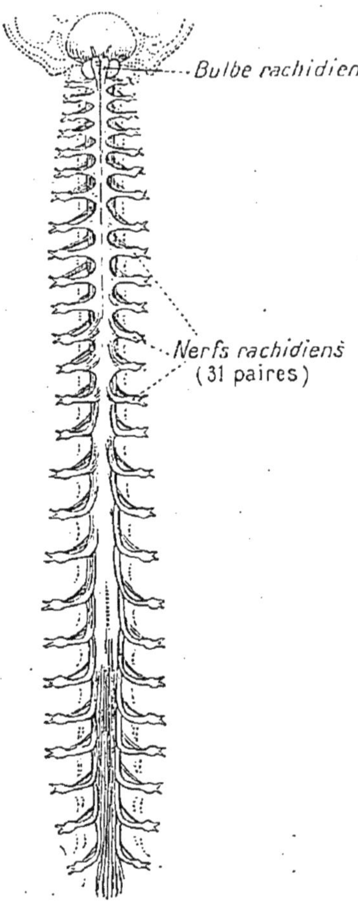

FIG. 26. — MOELLE ÉPINIÈRE.

On voit en haut le *bulbe* ou *moelle allongée* d'où partent la plupart des *nerfs craniens*. La moelle épinière descend comme un prolongement rectiligne de l'encéphale; elle donne naissance du fond de son *sillon antérieur*, aux *racines* antérieures des *nerfs rachidiens;* du fond de son *sillon postérieur*, aux racines postérieures des mêmes nerfs.

Bulbe. — Le *bulbe rachidien*, ou *moelle allongée*, continue la moelle spinale, sans ligne de démarcation. C'est comme un carrefour où se donnent rendez-vous, le cerveau, le cervelet et la moelle, et d'où partent la plupart des nerfs craniens.

Nerfs. — Depuis Magendie (1822), on distingue les nerfs, en *nerfs moteurs* et en *nerfs sensitifs*. Les premiers proviennent des grandes *cellules motrices* situées dans les cornes antérieures de la moelle et les noyaux centraux de l'axe cérébral, cellules qui émettent deux sortes de prolongements.

On distingue principalement : des *nerfs craniens*, des *nerfs rachidiens* et des *nerfs sympathiques*.

Nerfs craniens. — Les nerfs craniens sortent de l'encéphale ou du bulbe par les différents trous dont est percée la base du crâne. On compte *douze paires de nerfs craniens*, dont les uns sont dits *sensoriels* (le *nerf olfactif*, le *nerf*

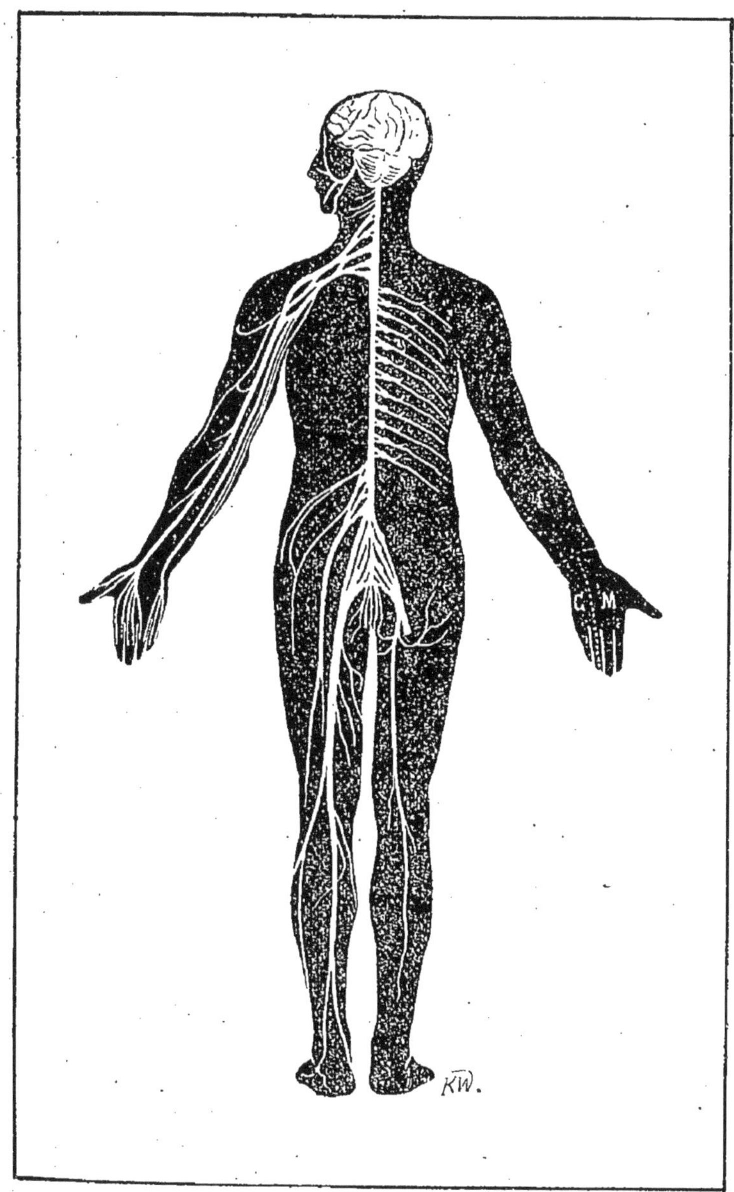

Fig. 27. — Nerfs rachidiens ou spinaux.

Il y a 31 paires de nerfs rachidiens lesquels se divisent, suivant les régions qu'ils traversent, en *nerfs cervicaux* (8 paires), *nerfs dorsaux* (12 paires), *nerfs lombaires* (5 paires), *nerfs sacrés* (5 paires), *nerfs coccygiens* (1 paire).

La figure (vue de dos) indique : le *nerf facial* gauche, le *plexus brachial* du membre supérieur gauche, les *nerfs intercostaux* du côté droit, le *plexus sacré*, les *nerfs lombaires* gauches, le *nerf grand sciatique* gauche avec ses branches collatérales.

auditif, le *nerf optique*, etc.) et dont les autres sont exclusivement *moteurs* (*moteurs oculaires*, *nerf pathétique*, *nerf spinal*, *nerf grand hypoglosse*, etc.) Mais il y a des *nerfs mixtes*, c'est-à-dire qui sont à la fois sensitifs et moteurs ;

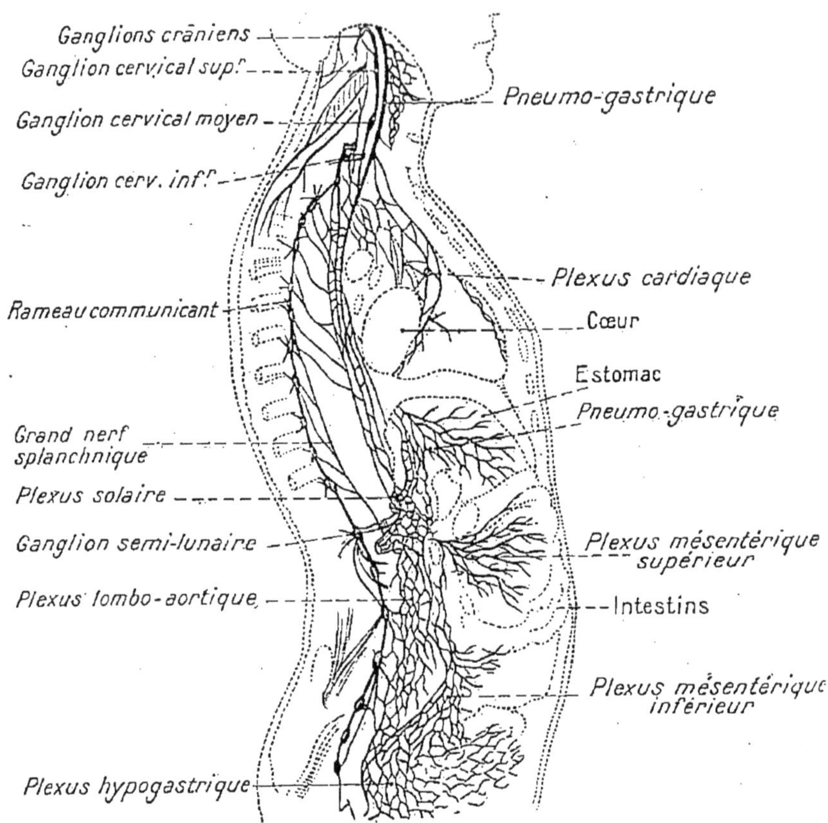

FIG. 28. — SYSTÈME NERVEUX SYMPATHIQUE.

Le *grand sympathique* ou système de la vie organique ou végétative est formé de deux longues chaînes nerveuses munies de *ganglions* (ganglions cervicaux, etc. Dans le thorax les ganglions émettent des filets qui forment ensemble : le *grand nerf splanchnique* et le *petit nerf splanchnique*, lesquels donnent des rameaux aux divers *plexus*.

ce sont le *nerf facial*, le *trijumeau*, le *glosso-pharyngien* et le *pneumogastrique*.

Nerfs rachidiens ou spinaux. — Ils sortent des faces latérales de la moelle épinière, en traversant le canal vertébral par les *trous de conjugaison*. On en compte 32 paires qui fournissent, suivant les régions rachidiennes d'où elles émergent : les *nerfs cervicaux* (8 paires), les *nerfs dorsaux* (12 paires), les *nerfs lombaires* (5 paires), les *nerfs sacrés* (5 paires), les *nerfs coccygiens* (1 paire).

Ce sont tous des *nerfs mixtes*, c'est-à-dire à la fois sensitifs et moteurs. Les fibres motrices viennent de la racine antérieure de la moelle ; les fibres sensitives se détachent de la racine postérieure.

Les branches antérieures forment, en s'anastomosant entre elles, des *plexus* qui sont au nombre de cinq : le *plexus cervical*, le *plexus brachial*, le *plexus lombaire*, le *plexus sacré*, le *plexus coccygien*. Ces plexus se prolongent les uns ou les autres par des branches nerveuses, lesquelles se distribuent dans les différentes parties du corps qu'elles doivent « innerver ».

Nerfs sympathiques. — On appelle *grand sympathique* un système nerveux composé de *ganglions*, et formant comme une longue chaîne double allant de la première vertèbre cervicale à la dernière vertèbre sacrée.

Ce sont comme deux longs chapelets dont les grains seraient représentés par les ganglions, dont le nombre est égal à celui des vertèbres, et qui sont reliés les uns aux autres par des faisceaux nerveux appelés *cordons intermédiaires*.

De la chaîne centrale partent des *branches efférentes* qui se portent, soit sur les vaisseaux dont ils suivent les divisions (nerfs vasculaires), soit dans la profondeur des glandes. Chaque ganglion est d'ailleurs rattaché au système nerveux central par de petits filets nerveux, dits *rameaux communiquants*, par lesquels l'influx nerveux se transmet du système sympathique aux nerfs périphériques, et réciproquement.

CHAPITRE V

APPAREIL DE LA RESPIRATION

L'appareil respiratoire comprend comme organes : le *nez*, le *larynx*, la *trachée*, les *poumons*, les *plèvres*. Nous étudierons ce qui concerne le nez à propos des organes des sens (p. 141).

Larynx. — Cet organe essentiel à la *phonation* [1] peut être comparé, comme forme, à un tronc de pyramide triangulaire, à base supérieure.

Squelette cartilagineux. — La charpente solide du larynx est composée de neuf pièces : les *cartilages thyroïde*, cricoïde, aryténoïde, *cunéiforme*, etc., et l'*épiglotte* ou fibrocartilage dont la forme et les dimensions sont celles d'une feuille de pourpier, et qui s'étale derrière la base de la langue, derrière l'os hyoïde (p. 141) et la membrane thyrohyoïdienne.

Intérieur du larynx. — On y voit les cordes vocales : *cordes vocales supérieures* ou fausses cordes, qui n'ont aucun rôle dans la phonation et peuvent être enlevées sans inconvénient apparent : *cordes vocales inférieures* ou vraies cordes vocales, situées à 3 ou 4 millimètres au-dessous des précédentes et constituées par des lames très élastiques, capables de vibrer sous la poussée de l'air expiré.

La *glotte* est une fente antéro-postérieure divisée en deux parties : l'une antérieure ou *glotte vocale;* l'autre postérieure ou *glotte respiratoire*.

Les muscles intérieurs du larynx sont : les *muscles cricothyroïdiens*, *crico-arythénoïdiens*, etc.

1. La phonation est une fonction de la vie de relation dont le but est, pour l'espèce humaine, de permettre la *parole* ou la *voix articulée*.

Les nerfs du larynx sont : les *nerfs laryngés supérieurs* et les *nerfs récurrents*.

Trachée. — On nomme ainsi le conduit qui va du larynx à la bifurcation des bronches : Sa longueur totale chez l'adulte est de 9 à 12 centimètres.

Constitution de la trachée. — Ce tube en forme de cylindre est aplati à sa face postérieure et présente des *an-*

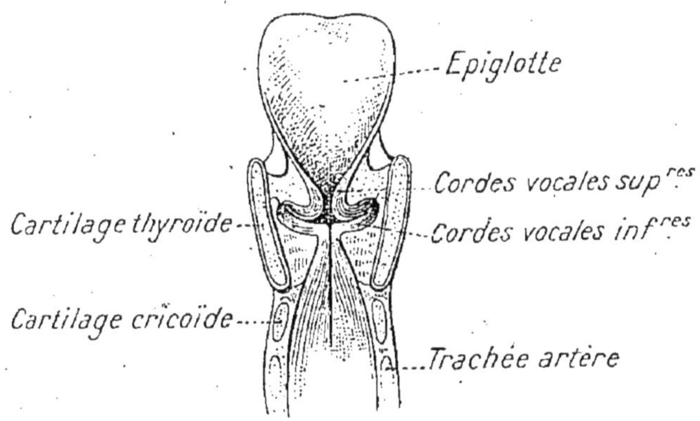

Fig. 29. — Coupe du larynx.

A la base de l'épiglotte est le *vestibule* du larynx ou portion sus-glottique, limitée en bas par les branches ventriculaires ou *fausses cordes vocales*, et regardant en haut le pharynx, derrière la langue, par un *orifice supérieur du larynx*.

Au-dessous des *cordes vocales inférieures* ou vraies se trouve la zone glottique avec la *glotte* ou fente antéro-postérieure du larynx, et qui se divise en *glotte vocale* et en *glotte respiratoire*.

neaux cartilagineux séparés entre eux et maintenus par des *ligaments*.

La trachée se divise dans le thorax en deux branches qui représentent les *grosses bronches*.

Poumons. — Les deux poumons constituent les organes essentiels de la respiration. Ils occupent les côtés droit et gauche de la cavité thoracique.

Ce sont deux masses charnues, entaillées complètement l'une et l'autre par une *grande scissure interlobulaire*.

Le *poumon droit* présente deux scissures et trois lobes : le lobe supérieur, le lobe moyen, le lobe inférieur.

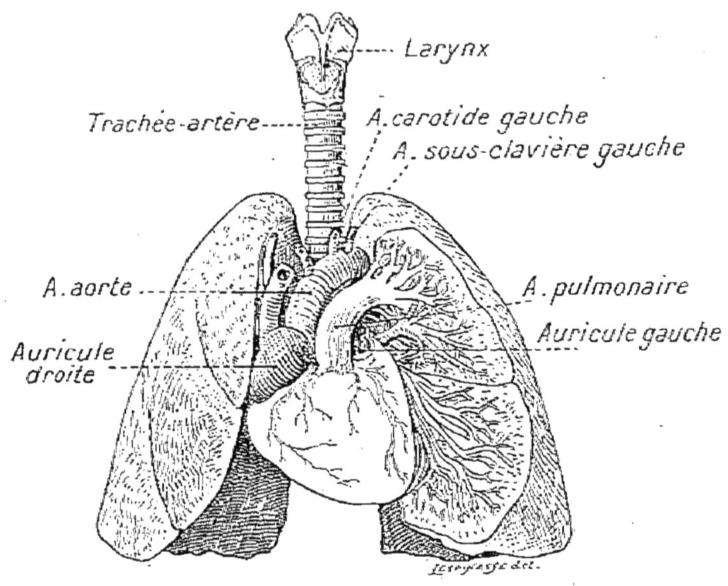

Fig. 30. — Le cœur et les poumons.

La figure montre la circulation cardio-pulmonaire ; une partie de la *crosse de l'aorte*, l'*artère pulmonaire*, l'origine de la *carotide primitive gauche*.

Le *poumon gauche*, au contraire, n'a qu'une scissure et deux lobes : le lobe supérieur et le lobe inférieur.

Structure des poumons. — Chaque poumon est constitué par le groupement de *lobules pulmonaires*, chaque lobule représentant un petit poumon en miniature ainsi qu'une unité anatomique indépendante. Le lobule est pénétré par une *bronche* terminale qui provient elle-même d'une bronche plus forte. Les bronches extra et intra-lobulaires se ramifient donc à l'instar d'un arbre, l'*arbre bronchique*, dont chacune des deux divisions de la trachée forme le *tronc bronchique* principal ou bronche-souche.

Chaque lobule pulmonaire a un volume moyen de 1 centimètre cube. Chacun d'eux est pourvu d'*alvéoles* ou petites ampoules qui s'ouvrent du côté du centre du lobule. On a calculé que, si l'on déplissait complètement les alvéoles ou *vésicules* pulmonaires, comme on le ferait d'une serviette plissée, la surface représentée (surface respiratoire) mesurerait 100 mètres carrés environ.

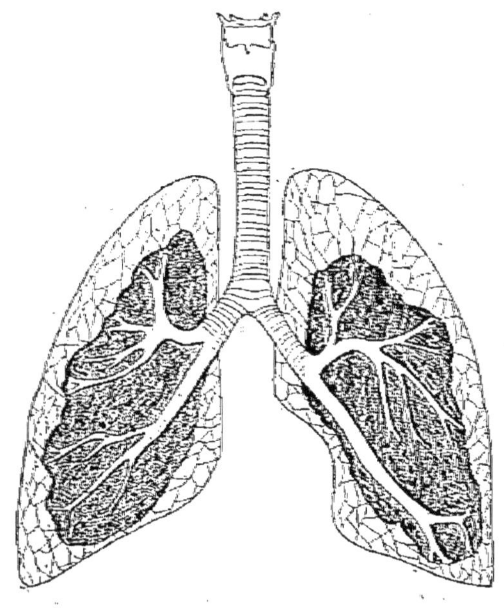

Fig. 31. — Trachée, bronches, poumons.

On voit la trachée continuant le larynx. Elle est composée d'anneaux cartilagineux superposés (12-13) et se divise bientôt en *bronche droite* et en *bronche gauche*, qu'accompagnent des artères, des veines, des nerfs, des ganglions, jusqu'au *hile* de chaque poumon.

Vaisseaux et nerfs des poumons. — La circulation pulmonaire ou *petite circulation* s'effectue par des artères, des veines et des vaisseaux capillaires. Ce sont les *artères pulmonaires*, les *veines pulmonaires* (quatre veines contre deux artères) et les *capillaires pulmonaires*.

En outre de ces vaisseaux fonctionnels du lobule pulmonaire, il y a les vaisseaux nutritifs des poumons. Ce sont : les *artères bronchiques*, les *veines bronchiques*, et les *lymphatiques* profonds et superficiels (sous-pleuraux) lesquels aboutissent aux ganglions du hile de chaque poumon.

CHAPITRE VI

APPAREIL DE LA DIGESTION

Cet appareil offre à l'examen : la *bouche*, le *pharynx*, l'*œsophage*, l'*estomac*, l'*intestin*, ainsi que des *glandes annexes*.

Bouche. — Les *arcades dentaires* divisent cette cavité en *cavité buccale* proprement dite et en *vestibule de la bouche*.

Lèvres. — De forme et d'épaisseur variables, suivant les races et les individus. Les bords libres des lèvres se rejoignent aux *commissures labiales* pour circonscrire l'*orifice buccal*.

La face interne des lèvres est soulevée par les *glandes salivaires labiales*, dont on peut sentir les saillies, surtout au voisinage des commissures des lèvres.

Joues. — Extérieurement, elles sont plus ou moins soulevées par les deux os malaires qui forment des *pommettes* plus ou moins saillantes, ainsi que par la branche montante du maxillaire inférieur qui donne à la mâchoire un relief plus ou moins accentué.

A l'intérieur de la bouche, la *muqueuse buccale* livre passage au *canal de Sténon*, organe principal de la joue qui s'ouvre vis-à-vis la seconde *grosse molaire supérieure* en déversant le liquide sécrété par la *glande parotide*.

Voûte palatine. — Dans l'intérieur de la bouche, la voûte palatine forme le *plafond de la bouche*, ou face buccale de la voûte palatine, concave en bas et transversalement, tandis que la face nasale de la voûte palatine est concave en haut et forme le plancher des fosses nasales.

Voile du palais. — C'est comme la prolongation molle

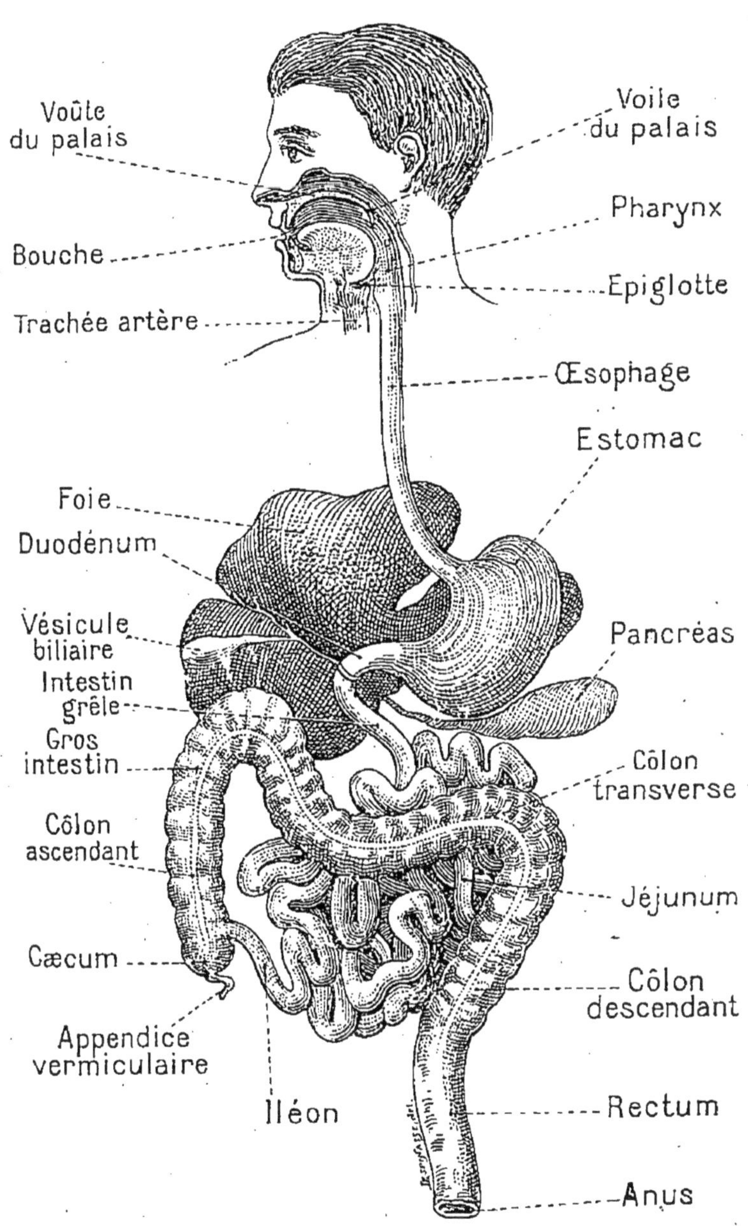

FIG. 32. — APPAREIL DIGESTIF.

Comprend deux parties : le *tube digestif*, nommé tube à cause de sa direction générale, et les *glandes annexes*.

Le tube diegstif se compose de : la *bouche*, avec la *langue* et les *dents*, le *pharynx*, l'*œsophage*, l'*estomac*, les *intestins* (intestin grêle avec ses circonvolutions et le gros intestin).

Les glandes annexes de l'appareil digestif sont, en outre des glandes propres de l'estomac et de l'intestin : les *glandes salivaires*, le *foie*, le *pancréas*.

(*palais mou*) de la voûte palatine qui constitue en avant le *palais osseux;* c'est comme un palais flottant et mobile, situé entre la bouche et la pharynx, et qui se termine par la *luette* ou languette arrondie, complètement libre et très mobile.

L'*isthme du gosier* est l'orifice qui fait communiquer la cavité buccale avec le pharynx.

Gencives. — Sont constituées par une muqueuse fibreuse, dense, épaisse, adhérant intimement au *périoste* sous-jacent. Elles sont pourvues de nombreuses *artères* et de *nombreux papilles.*

Dents. — Ce sont des organes durs, implantés dans les alvéoles des deux mâchoires, et qui apparaissent à deux époques différentes de la vie. C'est d'abord la *première dentition*, qui produit 20 *dents temporaires ;* c'est ensuite la *seconde dentition*, représentée par 32 *dents permanentes.*

On compte à chaque mâchoire comme dents permanentes : quatre *incisives*, deux *canines*, quatre *prémolaires* ou petites molaires, six *grosses molaires* dont celles du bas sont plus volumineuses que celles du haut. La plus petite des molaires supérieures est représentée par la *dent de sagesse.*

Langue. — Elle fait partie du plancher de la bouche, et sert à la fois : 1° d'organe de sensibilité générale et de gustation ; 2° d'organe de mastication et d'articulation des sons.

Examinée à la loupe, la langue présente des *papilles* de dimensions variables et dont on connaît quatre variétés, parmi lesquelles les papilles en forme de calices (papilles caliciformes) sont plus spécialement préposées au sens du *goût*, et sont pourvues à cet effet de *bourgeons gustatifs.*

La muqueuse linguale renferme des *glandes salivaires*, groupées en différentes régions.

Les muscles de la langue comprennent : une portion centrale ou *corps charnu* de la langue ainsi que des muscles extrinsèques qui sont : les *génio-glosses*, les *hyo-glosses*, les *palato-glosses*, etc.

Glandes salivaires. — Six grosses glandes sécrètent la salive : ce sont : les glandes *parotides*, *sublinguales*, *sous-maxillaires*. Il y a, en outre, dans la bouche, d'autres petites glandes salivaires accessoires : les glandes *labiales*, *linguales*, *palatines*, *molaires*.

Pharynx. — On nomme ainsi le carrefour commun aux voies respiratoires et aux voies digestives. Dans sa moitié supérieure, le pharynx communique largement en avant avec les fosses nasales et la bouche ; dans sa moitié inférieure, il forme une gouttière complète et se continue avec l'œsophage.

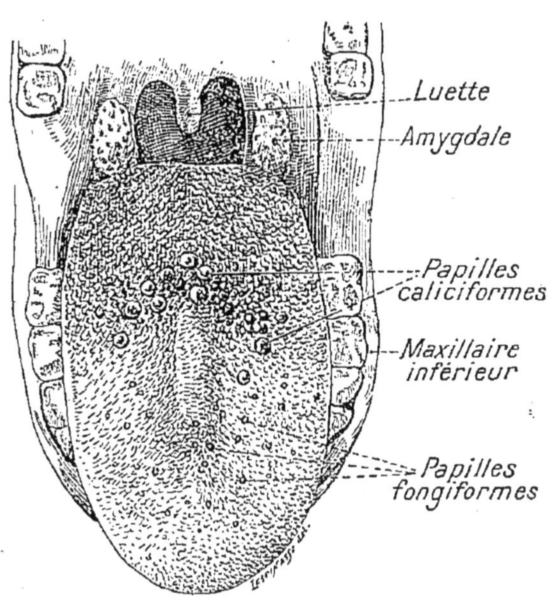

Fig. 33. — La langue et ses papilles.

On voit l'*isthme du gosier*, la face supérieure de la langue dont la muqueuse est épaisse et recouverte de papilles en forme de V.

Œsophage. — Véritable conduit qui fait suite au pharynx, qui est plat dans la région du cou, qui a une forme ronde dans son parcours thoracique et qui s'ouvre en bas dans l'estomac par une embouchure évasée, située au-devant du bord supérieur de la onzième vertèbre dorsale. L'œsophage représente la partie la plus étroite du tube digestif.

Ce canal œsophagien est placé derrière la trachée ; ce qui explique pourquoi l'on éprouve de la gêne respiratoire quand on avale un trop gros morceau de pain ou un os, et qu'on s' « étrangle ».

La *muqueuse œsophagienne*, riche en glandes, repose sur

une tunique musculaire composée d'une couche de fibres lisses longitudinales et d'une couche de fibres transversales et circulaires.

Estomac. — L'estomac est la portion la plus large et la plus extensible du tube digestif. Il présente, suivant les moments de la digestion, des alternatives de dilatation et de resserrement, qui font varier de beaucoup son volume.

Conformation extérieure. — L'estomac forme comme un sac aplati ou froncé, dont l'aspect extérieur est plus ou moins modifié par les organes environnants.

Vide, l'estomac est enfoncé au-dessous et en arrière du diaphragme, caché et recouvert par le lobe gauche du foie.

En haut, il s'abouche à l'œsophage par le *cardia* ou *orifice œsophagien;* en bas, il s'abouche à l'intestin par le *pylore*, orifice profondément situé, et qui change plus ou moins de place, suivant que l'estomac est vide ou plus ou moins rempli.

La direction de l'estomac, considéré dans son grand axe, varie suivant que l'organe est vide ou plein, normal ou *dilaté* ou déplacé. Les dimensions de l'estomac varient aussi ; il n'y a guère deux estomacs semblables.

Le bord droit, ou *petite courbure* de l'estomac, est presque vertical dans ses deux tiers supérieurs ; il est horizontal ou oblique dans son tiers inférieur.

La *grande courbure*, ou bord inférieur de l'estomac, suit une ligne courbe, à concavité intérieure.

Structure interne de l'estomac. — La paroi gastrique est composée de quatre couches qui sont, de dehors en dedans : la *séreuse*, la *musculeuse*, la *celluleuse*, la *muqueuse*.

La séreuse est cette partie du *péritoine* qui enveloppe complètement l'organe.

La musculeuse est faite de fibres musculaires *lisses* (p. 95), longitudinales et circulaires.

La celluleuse est formée de tissu conjonctif avec fibres élastiques qui permettent l'expansion et le glissement de la muqueuse, lorsque l'estomac se remplit.

Enfin la muqueuse gastrique, épaisse de 1 à 2 millimètres, présente dans toute son épaisseur des *glandes gastriques*, extrêmement nombreuses et qui sécrètent, les unes du *mucus* (glandes pyloriques), les autres de la *pepsine* (glandes cardiaques).

Intestin. — L'intestin dont la longueur totale, chez l'homme, est de sept à huit fois la longueur du corps (chez les animaux carnivores, la longueur est de quatre à cinq fois celle du corps; chez les herbivores, vingt-huit fois), se distingue en deux parties; l'*intestin grêle* et le *gros intestin*.

L'intestin grêle et le gros intestin sont entourés par le *péritoine* ou séreuse abdomino-pelvienne qui enveloppe les intestins sans les comprendre dans sa cavité (cavité péritonéale). D'une façon plus générale, le péritoine fournit aux viscères, soit de simples couvertures, soit des enveloppes complètes qui, les unes et les autres, sont continues et forment la cavité péritonéale.

Intestin grêle. — Il comprend lui-même le duodénum et le jéjuno-iléon.

Le duodénum est la première partie de l'intestin grêle qui se fixe dans le fond de l'épigastre et de la région ombilicale, à droite de la colonne vertébrale. Il a ordinairement la forme d'un U. La deuxième portion du duodénum est plissée par des *valvules conniventes*, et présente, à 12 ou 14 centimètres du pylore, la *grande caroncule* ou *ampoule de Water*, dans laquelle s'abouchent le *canal pancréatique* et le *canal cholédoque*. La muqueuse duodénale présente en outre des glandes en grappes, dites *glandes de Brunner*, tandis que le reste de l'intestin grêle est pourvu de glandes en tubes ou *glandes de Lieberkühn*.

Le *jéjuno-iléon* représente la partie la plus longue de l'intestin grêle (6 mètres, 6 mètres 1/2) et se ramasse en nombreuses *anses* ou *circonvolutions intestinales*. C'est dans le jéjuno-iléon, en particulier dans le voisinage du cæcum, que le tissu lymphatique forme des amas appelés *follicules isolés* ou *plaques de Peyer*, lesquelles s'ulcèrent dans la fièvre typhoïde, sous l'influence du microbe de cette maladie, microbe appelé *bacille d'Eberth* (p. 578).

Gros intestin. — Est d'un calibre trois fois plus grand que celui de l'intestin grêle, et comprend : le cæcum, le côlon et le rectum.

Le *cæcum* est comme un second estomac qui se trouve interposé entre l'intestin grêle et le gros intestin. C'est un véritable sac qui représente la portion la plus large du gros intestin. En dedans et en arrière, est annexé au cæcum un *appendice vermiculaire*, ou diverticule qui se montre particulièrement riche en glandes digestives et en *follicules clos*. A l'intérieur du cæcum se voit la *valvule iléo-cæcale* (découverte par *Varole*), représentée par une boutonnière transversale, laquelle est limitée par des valves formant soupape et qui permettent au cæcum de recevoir les matières venant de l'iléon, et d'en empêcher le reflux.

Le *côlon ascendant* fait suite au cæcum et monte verticalement jusqu'au tiers inférieur du rein droit où il se coude, en formant l' « angle hépatique ».

Le *côlon transverse* vient ensuite, s'étendant du rein droit au rein gauche.

Le *côlon descendant* vient ensuite, puis le *côlon iliaque* (l'S iliaque), lequel traverse la *fosse iliaque* gauche pour se relier, par l'intermédiaire de l' « anse oméga », au *rectum*, lequel segment termine le gros intestin en présentant, avant l'orifice anal, une dépression qui forme l'*ampoule rectale*.

Glandes annexes. — En outre des organes que nous venons de voir, l'appareil digestif est pourvu, en dehors de ses glandes propres (glandes salivaires, glandes gastriques, glandes intestinales), de glandes annexes importantes, telles que le *foie* et le *pancréas*.

Foie. — C'est la plus grosse des glandes à double sécrétion : externe (sécrétion biliaire) et interne (sécrétion glycogénique).

Chez l'adulte, le foie est situé dans l'hypochondre droit et à la partie supérieure de l'épigastre. Il pèse environ 1.500 grammes.

Le *hile* du foie ou sillon transverse est une dépression large de 5 à 8 centimètres et dans laquelle on trouve le *canal hépatique* et l' *artère hépatique*.

Le canal hépatique conduit la *bile*, soit directement dans le duodénum par le *canal cholédoque*, soit indirectement par le *canal cystique* vers la *vésicule biliaire*, ou réservoir dans lequel la bile séjourne dans l'intervalle des digestions.

Le tissu propre du foie est composé d'unités, dites *lobules hépatiques*, constituées par des éléments qui sont les *cellules hépatiques* et les *capillaires* hépatiques.

Pancréas. — Glande en grappe composée, de couleur rose crème, couchée transversalement dans le fond de la région épigastrique, derrière l'estomac, en avant de la première vertèbre lombaire.

Le pancréas s'étend entre le duodénum et la rate, et présente une *tête* étroitement embrassée par l'anneau duodénal; un *col* au-devant de la veine porte; un *corps*, de forme prismatique triangulaire; une *queue* ou portion splénique du pancréas.

Le pancréas est formé de cavités glandulaires qui sécrètent le *suc pancréatique*, lequel liquide est recueilli et déversé dans l'intestin par deux canaux excréteurs : le *canal de Wirsung*, qui est le principal, et le *canal de Santorini*, qui est l'accessoire.

CHAPITRE VII

APPAREIL URINAIRE

Les organes qui composent l'appareil urinaire sont : 1° les *reins*, qui sont en relation directe avec la circulation

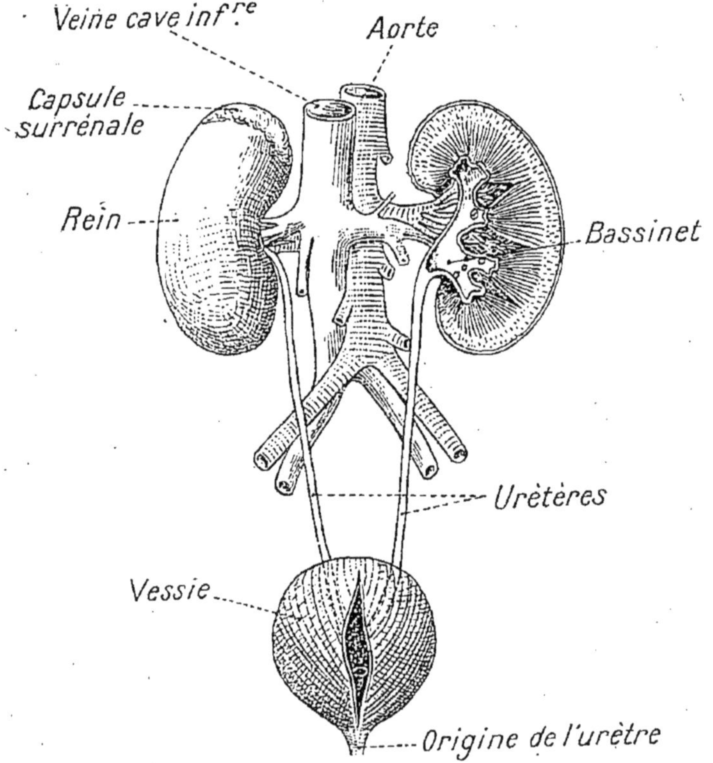

FIG. 34. — APPAREIL URINAIRE.

Le rein gauche est fendu pour montrer la structure du rein lequel comprend une *substance corticale* et une *substance médullaire* divisée en 8 à 12 *pyramides de Malpighi*. On voit les vaisseaux principaux qui dirigent le rein, etc.

générale par les gros vaisseaux rénaux; 2° les organes excrétoires de l'urine : *calices*, *bassinets*, *uretères;* 3° la *vessie* ou réservoir dans lequel l'urine s'accumule dans l'intervalle des mictions (émission); 4° l'*urètre*, qui chez l'homme est en relation avec les organes génitaux internes, tandis que chez la femme il est indépendant.

Reins. — Sont au nombre de deux, placés symétriquement au fond de l'abdomen, au-devant de la paroi lombaire, de chaque côté de la colonne vertébrale, au-dessous des *capsules surrénales* (p. 140). Le *rein droit*, déprimé par le foie, descend un peu plus bas que le *rein gauche*.

Structure du rein. — Le rein est constitué par une masse de *parenchyme* que recouvre une *capsule fibreuse*.

Le parenchyme présente lui-même une *substance corticale* immédiatement sous-jacente à la capsule fibreuse et une *substance médullaire* composée de huit à douze *pyramides de Malpighi*.

L'étude microscopique révèle dans tout le parenchyme la présence d'un nombre considérable de canaux ou *tubes urinifères* lesquels représentent les éléments constitutifs du rein. Chaque tube commence dans la substance corticale par un peloton vasculaire constituant le *glomérule* de Malpighi, enveloppé lui-même dans une *capsule de Bowmann* et se terminant par une portion excrétante.

Uretères. — Les deux uretères représentent les voies d'excrétion des reins. Leurs racines sont : les *petits calices* ou déversoirs de chacune des pyramides de Malpighi; 2° les *grands calices*, formés par la réunion des précédents; 3° le *bassinet*, qui doit être considéré comme la portion supérieure de l'uretère.

Rapports de l'uretère. — Chacun des deux uretères est un conduit musculo-membraneux, étendu du bassinet au bas-fond de la vessie, long de 22 à 25 centimètres, et d'un diamètre de 3 à 8 millimètres.

La direction des uretères est oblique de haut en bas et de dehors en dedans, en offrant une *portion lombaire*, une *portion pelvienne*, une *portion vésicale* ou intra-vésicale.

Vessie. — C'est le réservoir de l'urine, placé entre la symphyse du pubis et le rectum chez l'homme ; entre la symphyse pubienne, le vagin et le col de l'utérus chez la femme.

La *forme* de la vessie varie suivant que ce réservoir est vide ou plus ou moins plein.

Sa *capacité* est variable. On peut évaluer à 200-250 centimètres cubes la quantité d'urine qui provoque le besoin normal d'uriner. Mais cette quantité peut être beaucoup plus grande, eu égard à l'accoutumance produite par la volonté. Dans les rétentions d'urine provoquées par la maladie, la vessie distendue peut contenir plusieurs litres de liquide.

A sa face postérieure la vessie est entièrement recouverte par le péritoine, lequel la sépare : de la face antérieure du rectum, chez l'homme ; de la face antérieure de l'utérus et des ligaments larges, chez la femme.

A l'intérieur, la vessie présente des plis et des replis qui se forment aux dépens de la muqueuse vésicale, laquelle tunique se plisse et se déplisse suivant les variations de volume du réservoir vésical.

La vessie est pourvue de vaisseaux : des *artères* (génito-vésicales, ombilico-vésicales ; des *veines*, très développées ; des *lymphatiques* très nombreux qui se rendent dans les ganglions hypogastriques.

Enfin des *nerfs* président à la contraction volontaire ou réflexe de la vessie : la première catégorie provient des *nerfs sacrés;* la seconde, des plexus pelviens du système sympathique (V. p. 119, 120, 121).

CHAPITRE VIII

APPAREIL DE LA GÉNÉRATION

L'appareil générateur comprend l'ensemble des organes destinés à la reproduction de l'espèce. Ce sont chez l'homme : les *glandes sexuelles mâles* ou *testicules*, ainsi que les glandes annexes représentées principalement par la *prostate*, et, accessoirement, par les *glandes de Méry Cooper*. Chez la femme, les organes génitaux sont internes ou externes, ces derniers étant réunis dans une région du corps qu'on nomme *vulve* ; les organes génitaux sont : les *ovaires*, auxquels conduisent des voies génitales représentées par les *trompes de Fallope*, l'*utérus* et le *vagin*.

Testicules. — Ces deux glandes séminales ont la forme d'ovoïdes lisses dont l'extrémité supérieure est coiffée par l'*épididyme*, tandis que l'extrémité inférieure correspond à l'attache scrotale.

Prostate. — La prostate est une masse musculo-glandulaire qui entoure la première portion de l'urètre chez l'homme. Elle a la forme d'un marron aplati d'avant en arrière, pesant de 15 à 20 grammes chez l'adulte. On lui connaît une base ou *face vésicale*, une *face pubienne* ou antérieure, une *face rectale* ou postérieure, des faces latérales, un sommet, un bec.

Utérus. — L'utérus ou matrice représente chez la femme l'organe de la gestation et de l'accouchement. Il est situé dans l'excavation pelvienne, sur la ligne médiane, entre la vessie, qui est en avant, et le rectum, qui est en arrière, au-dessus du vagin et au-dessous de la masse des anses intestinales grêles.

Moyens de fixité. — L'utérus est maintenu dans sa position normale par des *ligaments* antéro-postérieurs, postéro-antérieurs, transversaux (ligaments larges), ronds.

Cavité utérine. — Est de forme irrégulière suivant qu'il s'agit de la cavité du *corps* ou de celle du col de l'utérus, celle du corps a la forme d'un triangle à base supérieure; celle du col est aplatie d'avant en arrière, en forme de fuseau, et montre deux orifices : l'*orifice interne* ou supérieur et l'*orifice externe* ou inférieur du col.

Ovaires. — Ce sont des organes de génération, au nombre de deux (ovaire droit, ovaire gauche), qui sont en communication avec l'utérus ou matrice, par l'intermédiaire des *trompes de Fallope.*

Leur forme et leur volume sont ceux d'une amande verte. Leurs moyens de fixité sont : un *pédicule vasculo-nerveux* (artère ovarienne, veine utéro-ovarienne, filets nerveux) ; des *ligaments* proprements dits (lig. lombo-ovarien, lig. tubo-ovarien, lig. utéro-ovarien), le *péritoine.*

Comme structure, chaque ovaire présente surtout les *follicules ovariques* ou follicules de de Graaf ou ovisacs, lesquels contiennent les *ovules* ou œufs ovariens, chaque ovule représentant une cellule unique, sphérique, la plus grosse des cellules du corps humain puisqu'on peut la voir à l'œil nu. L'ovule est la partie essentielle du follicule de de Graaf.

Trompes.— Ce sont des canaux qui, au nombre de deux, vont de chaque ovaire à l'utérus. Elles forment avec les ovaires et les ligaments larges, ce qu'on appelle les *annexes* de l'utérus.

On distingue à chaque trompe : un *corps* dont la portion interne figure l'*isthme*, lequel se continue en dehors par un évasement qui devient l'*ampoule de Henle;* un *pavillon* en forme d'entonnoir pourvu de *franges;* une *cavité* tubaire pourvue de longs plis parallèles à sa direction (plis tubaires).

CHAPITRE IX

ORGANES A SÉCRÉTION INTERNE

Nous groupons ici une série d'organes sécréteurs, de constitution ou de fonctions différentes, mais qui se distinguent toutes par l'absence de canal sécréteur. On les trouve dans les points les plus divers du corps, et on peut les reconnaître :

1° Soit comme des organes indépendants désignés sous la dénomination de *glandes vasculaires sanguines* ou *glandes closes;*

2° Soit comme des groupements vasculaires plus ou moins abondants, diffus au milieu d'autres organes, entre autres dans les glandes à sécrétion externe.

Glandes vasculaires sanguines. — *Rate.* — La rate est une glande vasculaire sanguine dont la double fonction consiste à : 1° élaborer les globules rouges et blancs du sang, aux dépens des cellules mères contenues dans la pulpe splénique ; 2° détruire les globules rouges ou hématies.

La rate est située dans la partie supérieure de l'hypocondre gauche au-dessous du diaphragme, en arrière et à gauche de l'estomac, au-dessous du rein gauche et de l'angle splénique du côlon. Elle n'est pas fixe, mais suit les mouvements d'abaissement et d'élévation du diaphragme; elle est déplacée par l'estomac et le côlon, aux divers moments de la digestion.

Dimensions de la rate : longueur, 12 centimètres ; largeur, 7 centimètres ; épaisseur, 4 centimètres.

Poids moyen, 200 grammes.

Structure : sorte de pulpe ou *boue splénique*, de couleur rouge ; en outre, une pulpe blanche, formée de traînées et d'îlots ; en troisième lieu des vaisseaux, parmi lesquels les artères nombreuses et des veines en plus grand nombre.

Glande thyroïde. — Le *corps thyroïde* est une glande à sécrétion interne, constituée par deux lobes latéraux situés de chaque côté de la trachée et réunis par un isthme médian appliqué immédiatement sur ses premiers anneaux, et émettant un prolongement inférieur dit *pyramide de Lalouette.*

Structure. — La glande thyroïde est composée de lobules irréguliers, chaque lobule étant formé de plusieurs follicules ou vésicules closes, de forme arrondie ou ovalaire.

Les *vaisseaux* de la rate sont très nombreux : les artères viennent de l'artère principale, la thyroïdienne supérieure. Les veines forment des plexus très riches qui aboutissent aux *veines thyroïdiennes.*

Les lymphatiques sont également très développés.

Thymus. — C'est une glande close qui n'existe que chez le fœtus et chez l'enfant, et qui disparaît à l'âge de deux ou trois ans, époque où il s'atrophie d'une façon telle qu'il n'existe plus chez l'adulte que sous la forme de vestiges fibreux disséminés.

Capsules surrénales. — Deux glandes vasculaires sanguines, situées dans la partie supérieure de l'abdomen, de chaque côté de la colonne vertébrale, dans le voisinage du sommet des reins.

La *forme* est des plus variables.

Dimensions : la longueur des capsules surrénales varie de 26 à 75 millimètres ; la largeur est de 32 millimètres ; l'épaisseur de 7 millimètres.

Structure. — Enveloppe périphérique et parenchyme formé d'une *substance corticale* ou *lipogène* et d'une *substance médullaire* ou moelle.

La *fonction* des capsules surrénales est très importante, et la destruction totale des capsules surrénales entraîne la mort. La substance corticale passe pour une glande à sécrétion interne antitoxique. La substance médullaire sécrète un produit dont le principe actif, découvert en 1901, l'*adrénaline*, augmente la pression du sang.

CHAPITRE X

APPAREILS DES SENS

On sait que les appareils des sens sont préposés à l'*ouïe*, l'*odorat*, la *vue*, le *goût*, le *toucher*.

Les trois premiers sens sont des sens parfaits en ce qu'ils ont un nerf sensoriel spécial dont la fonction est de conduire respectivement au cerveau les impressions auditives, olfactives, visuelles.

L'appareil du toucher a pour lui tous les nerfs sensibles. Il n'est pas un point de la peau qui ne soit doué de sensibilité.

L'appareil du goût emprunte son innervation à différents nerfs.

Appareil olfactif. — A son siège dans le nez, lequel comprend deux *fosses nasales* ou cavités symétriques, séparées entre elles par une cloison et complétées par des cavités aériennes annexes, dites *sinus maxillaires*.

Parois des fosses nasales. — La paroi interne est formée par la face latérale de la cloison des fosses nasales; la paroi externe présente des saillies, des *cornets*.

Nez extérieur. — Donne à considérer les *narines* qui représentent le vestibule des fosses nasales, et ensuite un squelette, le *squelette du nez*, formé d'une portion osseuse (six os) et d'une portion cartilagineuse qui prolonge en bas le nez osseux.

Muqueuse nasale. — La *muqueuse pituitaire* tapisse les fosses nasales et leurs annexes en s'étalant sur toutes les parois. Elle comprend une portion inférieure ou *respiratoire* et une portion supérieure ou *olfactive ;* de même que des artères, des veines, des *nerfs sensitifs* dont les filets vont de la muqueuse nasale au bulbe olfactif (logé dans le cerveau).

Appareil visuel. — Est composé de l'œil comme organe principal et d'annexes de l'œil.

Orbite. — Les orbites sont les cavités dans lesquelles sont logés les yeux avec leurs muscles, leurs vaisseaux et leurs nerfs, ainsi que les glandes lacrymales. Les cavités orbitaires sont formées d'une paroi supérieure ou céré-

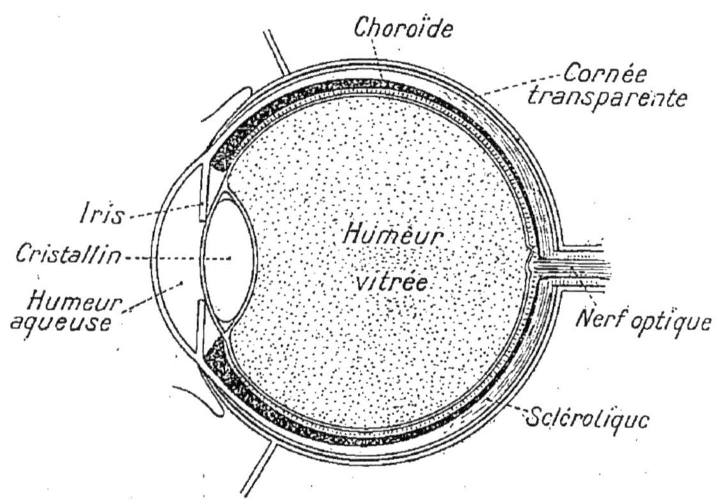

FIG. 35. — COUPE DE L'ŒIL.

Le globe de l'œil, qui n'est pas tout à fait sphérique, est limité par une paroi formée de trois *tuniques*, et renferme trois milieux transparents : l'*humeur aqueuse*, le *cristallin*, l'*humeur vitrée*.

brale, d'une paroi inférieure ou maxillaire, d'une paroi interne ou nasale, d'une paroi externe ou temporale.

Chaque orbite est séparée en deux loges indépendantes par la *capsule de Tenon*. La loge antérieure contient le globe de l'œil ; la loge postérieure est comblée par le coussinet graisseux de l'orbite.

Il y a sept *muscles de l'orbite* : le *muscle releveur*, réservé à la paupière supérieure ; les six autres sont des mucles moteurs : quatre droits et quatre obliques.

Organes de protection. — Les yeux sont protégés par les

sourcils, par les *paupières* dont les bords libres circonscrivent la *fente palpébrale*, par la *conjonctive* ou muqueuse molle, qui, de la face postérieure des paupières, se réfléchit sur le segment antérieur de l'œil (v. p. 190).

Appareil lacrymal. — Est constitué par une *glande lacrymale* qui sécrète les larmes, lesquelles ont une action bactéricide. Il y a en outre les voies lacrymales d'excrétion : *points et canalicules lacrymaux*, *sac lacrymal*, *canal lacrymo-nasal.*

Globe de l'œil. — Le globe oculaire est formé de trois tuniques ; la *tunique externe* est fibreuse, la *tunique interne* est vasculaire, la *tunique interne* est nerveuse.

La membrane vasculaire comprend elle-même trois parties : la *choroïde* ou membrane nourricière de l'œil, l'*iris* ou écran circulaire placé au-devant des *procès ciliaires* et du *cristallin*, et à deux circonférences, l'une grande et l'autre petite, circonscrivant l'ouverture de la *pupille.*

La membrane ou tunique nerveuse représente ce qu'on nomme la *rétine*, dont le rôle est de recevoir les impressions lumineuses et de les transmettre au cerveau par l'intermédiaire du nerf optique. A cet effet, la rétine est essentiellement constituée par des *cellules nerveuses* réparties en trois couches, et se distinguant en éléments nerveux essentiels et accessoires.

Le globe de l'œil est pourvu de milieux transparents qui sont : la *chambre antérieure* de l'œil, la *chambre postérieure*, l'*humeur aqueuse.*

Le *cristallin* est l'organe principal de l'accommodation. Il présente la forme d'une lentille biconvexe, située derrière la pupille, entre l'iris, le corps vitré et les procès ciliaires.

Le *corps vitré* est représenté par une masse gélatineuse, transparente, comblant l'espace postérieur de l'œil, espace que limitent la rétine, la zonula (appareil suspenseur du cristallin) et le cristallin. Le corps vitré contient l'*humeur vitrée*, au milieu réfringent, qui a l'apparence du blanc d'œuf.

Le *nerf optique* est l'émanation directe de l'écorce cérébrale, et plus précisément d'une petite masse nerveuse, quadrilatère, dite *chiasma* ou commissure des nerfs optiques. En outre du nerf optique, l'œil a ses *nerfs moteurs*, parmi lesquels le *nerf pathétique*.

Appareil auditif. — L'appareil de l'audition est constitué par trois portions ayant chacune un rôle physiologique bien défini. Ce sont :

1° L'*oreille externe*, comprenant le *pavillon* et le *conduit auditif externe*, et chargée de recueillir les sons ;

2° L'*oreille moyenne* ou *caisse du tympan*, qui transmet les ondes sonores à l'oreille interne par l'intermédiaire de la *chaînette des osselets de l'ouïe ;*

3° L'*oreille interne*, qui enregistre les sons et les transmet aux centres nerveux par l'intermédiaire du *nerf acoustique*.

Pavillon de l'oreille. — Est suffisamment connu pour sa forme, ses saillies (hélix, anthélix, tragus), ses dépressions.

Conduit auditif externe. — Formé de deux parties : l'une externe, fibro-cartilagineuse ; l'autre interne, osseuse. Est flexueux dans son ensemble, comme contourné en pas de vis.

Quand on veut l'explorer, il faut, après avoir écarté le tragus en avant, tirer le pavillon en haut et en arrière, de façon à redresser toutes les courbures.

Membrane du tympan. — Elle est située au fond du conduit auditif externe ; elle est arrondie, tendue, très peu mobile ; elle vibre sous le choc des ondes sonores, comme la peau d'un tambour.

Caisse du tympan. — Contient trois osselets : le *marteau*, l'*enclume*, l'*étrier*. Ces tout petits os, dont la forme est indiquée par leurs noms, forment une chaîne ininterrompue qui va du tympan à la fenêtre ovale. Ils sont reliés entre eux par des articulations.

Trompe d'Eustache. — C'est une annexe de l'oreille moyenne au conduit creux, qui établit la communication entre le pharynx nasal et l'oreille moyenne. Il est long de 36 millimètres. Sa partie la plus large est l'embouchure interne ou *pavillon de la trompe*.

Labyrinthe. — Le labyrinthe ou oreille interne est constitué principalement par des parties molles (*labyrinthe membraneux*) contenues dans un moule rigide (*labyrinthe osseux*).

Le labyrinthe osseux est formé de cavités creuses dans une partie du *rocher*, et qui sont : le *vestibule* avec ses taches criblées et ses orifices (*fenêtre ovale, fenêtre ronde*), les *canaux demi-circulaires*, le *limaçon*, le *columelle*, etc.

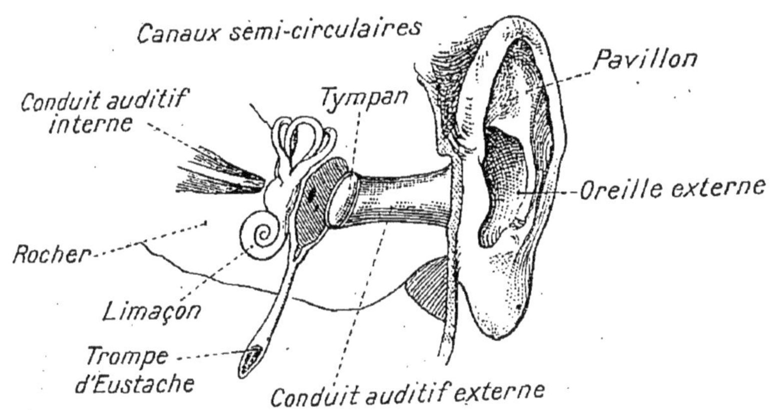

FIG. 36. — L'APPAREIL AUDITIF.
Formé de l'*oreille externe* (pavillon, conduit auditif externe), de l'*oreille moyenne* (caisse du tympan, osselets de l'ouie, trompe d'Eustache) et de l'*oreille interne* (labyrinthe osseux, labyrinthe membraneux, etc.).

Appareil cutané. — La fonction du tact ou du toucher a pour appareil principal la *peau*, laquelle est à la fois un appareil de protection, de sensibilité, d'absorption, de sécrétion et d'excrétion.

Le revêtement cutané n'est interrompu qu'aux orifices naturels (aux paupières, au nez, à la bouche, à l'urètre, à l'anus, etc.), au niveau desquels la peau se continue sensiblement avec les diverses *muqueuses* : muqueuse palpébrale, buccale, nasale, urétrale, etc.

Structure de la peau. — L'appareil cutané offre, à l'examen :

1° Deux couches, l'*épiderme* et le *derme ;*

2° Des formations épidermiques : les *ongles*, les *poils ;*

3° Des glandes : *glandes sébacées*, *glandes sudoripares.*

Siège du tact. — La peau est l'organe principal du sens tactile. Elle doit sa propriété de *sentir* à des *extrémités nerveuses sensitives* qui naissent dans le derme et l'épiderme, celles du derme ayant leurs origines localisées dans des appareils tactiles spéciaux qui se trouvent abondants à la paume de la main et à la plante des pieds : ce sont les *corpuscules du tact.*

Il y a aussi des extrémités nerveuses sensitives dans le tissu conjonctif sous-cutané.

Glandes de la peau. — Deux variétés : *glandes sudoripares* ou sécrétrices de la *sueur*, *glandes sébacées* ou sécrétrices du sébum.

Les *glandes sudoripares* sont tubuleuses et très longues. On en trouve sur toute la surface de la peau, surtout aux régions où l'épiderme est épais : paume des mains, plante des pieds. Ces glandes sécrètent la *sueur*, liquide acide à l'instar de deux autres liquides de l'organisme : l'urine et le suc gastrique.

Les *glandes sébacées* sont formées de plusieurs culs-de-sac débouchant par un canal excréteur commun, soit dans un *follicule pileux*, soit directement à la surface de la peau, mais cette dernière sécrétion directe est beaucoup plus rare. Il est une autre catégorie de glandes sébacées très développées : ce sont les *glandes mammaires*, qui sécrètent un liquide nourricier : le *lait.*

Ongles et poils. — Les *ongles* sont des lames épidermiques cornées, dures, diaphanes, moulées sur la face dorsale des phalangettes des mains et des pieds.

Les *poils* sont aussi des productions épidermiques, formées d'une *tige* dont la longueur est très variable, d'une *racine* de même structure, d'un *bulbe pileux* ou renflement profond du poil, et enfin de *follicules pileux* ou renfoncement en forme de doigt de gant, occupés dans toute l'étendue de leur cavité par le poil lui-même.

TROISIÈME PARTIE

NOTIONS DE PHYSIOLOGIE

Par l'anatomie, nous avons appris comment sont constitués les appareils et les organes. Par la physiologie, nous allons connaître succinctement comment *fonctionnent* les appareils et leurs organes.

La physiologie se propose donc l'étude des *fonctions* dont l'ensemble représente la vie. Nous allons passer en revue chaque fonction, en suivant l'ordre que nous avons adopté pour l'étude anatomique des appareils qui correspondent aux diverses fonctions.

CHAPITRE PREMIER

FONCTION LOCOMOTRICE

La locomotion est la fonction qui permet de faire des mouvements, soit pour se déplacer (marche, saut, course), soit dans un but quelconque, volontaire ou instinctif (gymnastique, mouvements des membres ou de la cage thoracique pour respirer, etc.).

L'appareil locomoteur est composé, on se le rappelle, d'*os*, d'*articulations*, de *muscles*.

Propriétés des muscles. — Les os et les articulations sont les organes passifs de l'appareil de la locomotion. Les muscles sont les agents actifs grâce auxquels les organes osseux et articulaires entrent en mouvement.

Les muscles ont la double propriété d'être *contractiles* et *élastiques*,

Tonicité, contractilité, élasticité. — Le muscle contractile peut se raccourcir, entrer en contraction sous l'influence d'un excitant, et reprendre sa forme primitive dès que la cause de la contraction a cessé. En d'autres termes, la contractilité du muscle est la propriété qu'il a de passer de la forme de repos à la forme active (v. p. 103).

La *tonicité* musculaire est représentée par un état de fermeté, de *ton*, qui tient à ce que les muscles, même à l'état de repos, restent en demi-contraction latente, du fait que l'élasticité du muscle est toujours sollicitée par les rapports que le muscle présente avec ses points d'attache. Si par exemple au bras on coupe le tendon du biceps lorsque ce muscle est au repos, on le voit alors se raccourcir immédiatement un peu.

Composition chimique. — Le muscle analysé chimiquement fournit les éléments suivants :

Eau	75 0/0
Sels minéraux	1 —
Hydrate de carbone (glycogène, glycose, acide lactique, inosite)	1 —
Substances azotées	21 —
Matières extractives	2 —

Quant à la matière colorante des muscles, elle est due à l'hémoglobine du sang et à celle qui colore les fibres musculaires et qui leur appartient en propre.

La composition du muscle se modifie sous l'influence du fonctionnement, et le changement porte en particulier sur les hydrates de carbone.

Fonctionnement de muscle. — Le muscle doit, pour entrer en contraction, être excité, et les excitants musculaires sont très nombreux.

Excitants musculaires. — Ils peuvent être :

1° *Mécaniques.* — Tels un choc, une piqûre, une section du muscle. La contraction peut persister comme dans le *tétanos*, si elle se repète avec une fréquence suffisante.

2° *Physiques.* — Ainsi les changements brusques de température excitent les muscles lisses en particulier, comme dans le phénomène qui produit la *chair de poule.* Il en est de même de la lumière, de l'électricité.

3° *Chimiques.* — Ces excitants sont nombreux. Ce sont les acides minéraux très dilués (à 1 0/00), l'eau de chaux, certains poissons très dilués, etc.

Influence de la circulation. — L'irritabilité musculaire est modifiée par des circonstances diverses. Ainsi le repos trop prolongé de même que la fatigue, sont nuisibles au fonctionnement musculaire :

Au contraire, une circulation plus active du sang augmente l'excitabilité musculaire, et celle-ci s'affaiblit, puis disparaît dès que cesse la première.

Influence de l'innervation. — Normalement le fonctionnement des muscles dépend de l'intégrité des *nerfs moteurs.* Si, pour une cause quelconque, la fonction nerveuse est supprimée (soit par une coupure, soit par une maladie), la tonicité musculaire disparaît, les muscles deviennent flasques. Étant moins bien nourris du fait du ralentissement de la circulation sanguine, les muscles diminuent de volume (*atrophie musculaire*).

Effets de l'activité musculaire. — Le muscle en se contractant donne lieu à certaines constatations.

D'abord il change de forme, il est plus court et plus épais, tel le biceps du bras, quand on fléchit l'avant-bras sur le bras.

Phénomènes mécaniques. — Puisque en se contractant le muscle devient plus court, il rapproche en conséquence ses points d'attache. Comme ces points d'attache sont en général des *os*, ceux-ci font donc l'office de leviers osseux (v. *fig.* 18, p. 103), lesquels sont, comme en science mécanique, de trois genres : suivant la position du *point d'appui* par rapport à la *résistance* du mouvement et à la *puissance* dans le mouvement.

Phénomènes physiques. — La contraction du muscle provoque un dégagement de chaleur, et les muscles constituent la principale source de la *chaleur animale.* Ce qui explique la nécessité de l'exercice musculaire pour réagir contre le froid. Un muscle dégage d'autant plus de chaleur qu'il y a de résistance qui s'oppose à sa contraction. La chaleur produite est diminuée par la fatigue du muscle.

Phénomènes chimiques. — La chaleur produite par la contraction musculaire ne peut provenir que de phénomènes chimiques qui se passent dans le tissu musculaire.

Même à l'état de repos, le muscle consomme de l'oxygène et dégage de l'acide carbonique (voir respiration, p. 170). Ce phénomène d'oxydation est bien plus intense lorsque le muscle est en activité, et il n'y a pas d'oxydation sans dégagement de chaleur. Les combustibles qui brûlent dans l'intérieur des muscles sont les *hydrates de carbone* et les *graisses ;* mais, en cas de travail musculaire excessif, les hydrates de carbone et les graisses ne suffisent plus aux combustions nécessaires, et alors les principes azotés dont est formée la substance musculaire finissent eux-mêmes par être brûlés.

Fatigue musculaire. — Un muscle trop longtemps contracté finit par ne plus répondre aux contractions. Il a perdu temporairement son excitabilité : il devient comme paralysé, il est fatigué.

Rigidité cadavérique. — C'est cet état de dureté qu'acquièrent les muscles peu de temps après la mort, et qui les empêche de se mouvoir. Ce phénomène apparaît après un temps variable de dix minutes à sept heures après la mort. Les muscles se raidissent toujours dans le même ordre : mâchoire inférieure, cou, membres supérieurs.

Si la mort a été précédée de fatigue musculaire, la rigidité cadavérique survient plus tôt. C'est ainsi que les animaux tués après avoir été longtemps pourchassés deviennent surmenés et sont pris de rigidité cadavérique presque aussitôt après leur mort ; et cette rigidité hâtive dure peu.

Dans le phénomène de la rigidité cadavérique: un principe azoté contenu dans le muscle, le *myosinogène*, se coagule et se transforme en *myosine ;* et tout ce qui favorise la formation de myosine (acides minéraux, chaleur à 50°) hâte la rigidité.

Ajoutons que les muscles peuvent rentrer en rigidité sous d'autres influences : celles de la chaleur et du froid, de l'eau, des acides, du chloroforme, etc.

Station et locomotion. — Ainsi les os et les articulations sont mis en mouvement par les muscles, pour produire tous les mouvements de la vie de relation (voyez *fig.* 18, p. 103).

Rappelons que les *os*, en raison de leur solidité, jouent le rôle de leviers néceesaires aux mouvements.

Les *articulations* elles-mêmes n'ont pas pour unique but de relier les os les uns aux autres. Ce sont des centres de mouvement ; elles sont disposées de façon à éviter autant que possible les frottements, cela grâce à des cartilages qui servent de coussinets protecteurs, coussinets lubrifiés par la *synovie* (p. 90).

Pour produire tel déplacement d'un os, les muscles n'agissent pas en général d'une façon isolée, mais plutôt par groupes. Ces muscles se contractant ensemble pour produire une action commune sont dits *synergiques*. Les muscles dont la contraction produit des mouvements opposés sont des muscles *antagonistes*.

Rappelons enfin que les mouvements musculaires sont régis par le système nerveux.

Station. — En raison de leur jeu très varié, les muscles contribuent par leurs contractions en des sens différents, à maintenir le corps en équilibre dans tous les mouvements et toutes les attitudes.

La *station verticale*, par exemple, exige la contraction des muscles de la nuque, des muscles spinaux, des muscles antérieurs de la cuisse.

La *station assise* nécessite la contraction des muscles dorsaux et des muscles vertébraux si la tête et le dos ne sont pas appuyés.

La *station couchée* ne réclame, par contre, l'action d'aucun muscle. Tous les muscles peuvent être alors en résolution complète.

Locomotion. — Parmi les mouvements de locomotion ou de déplacement du corps, un des plus importants est celui du corps tout entier, c'est-à-dire la marche.

Dans la *marche*, le corps ne quitte jamais le sol, chaque jambe contribue tour à tour à la progression du corps; le pied sert de point d'appui ; le *muscle soléaire* est le moteur qui met en mouvement la double machine des pieds.

Dans la *course*, les phénomènes mécaniques sont les mêmes que la marche, mais ils sont plus rapides.

CHAPITRE II

FONCTION CIRCULATOIRE

Dans tout l'organisme circule un liquide, le *sang*, qui transporte les éléments absorbés normalement par les muqueuses pulmonaires (voie respiratoire, p. 170), intestinale (v. digestion p. 181), et qui entraîne les déchets de la nutrition vers divers organes évacuateurs (appareils urinaire, pulmonaire). On voit de suite que le sang renferme

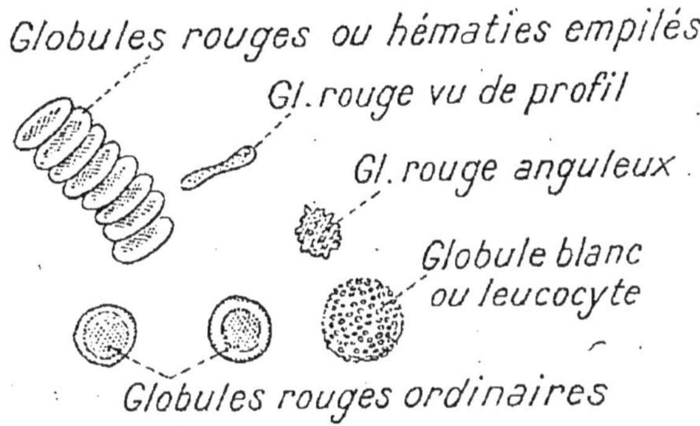

Fig. 37. — Globules du sang.

On distingue les *globules rouges*, ordinairement empilés comme des pièces de monnaies et les *globules blancs*. Ceux-ci sont de différentes variétés : *leucocytes mononucléaires*, *polynucléaires*, etc.

et transporte à la fois des produits de *nutrition* et de *dénutrition*, des matériaux nouveaux et des matériaux d'usure.

Sang. — Le liquide sanguin n'est pas homogène. Il renferme des particules solides ou *globules rouges*. Le sang est plutôt un tissu.

Propriétés physiques. — Le liquide sanguin est opaque, de couleur rouge vermeil dans les artères, rouge sombre dans les veines ; liquide légèrement visqueux, poisseux dans certaines maladies ; liquide plus dense que l'eau ; liquide salé, en raison des 4 grammes de *chlorure de sodium* (état chimiquement pur du sel de cuisine) qu'il renferme par litre.

La *température* du sang des mamifères et des oiseaux est constante, c'est-à-dire indépendante de la température du milieu extérieur. La température animale varie suivant les espèces, entre 36 et 40° centigrades. La température humaine normale est, en moyenne, de 37°.

Quantité. — Le poids total du sang est en moyenne la treizième partie du poids total du corps de l'homme : ce qui équivaut à 5 kilogrammes de sang chez un homme pesant 65 kilogrammes.

La *masse du sang* varie d'ailleurs suivant les circonstances, en particulier suivant l'état de jeûne et d'absorption digestive (p. 182). La diarrhée, la sudation, font diminuer la quantité de sang. Les muscles contiennent le plus de sang. Les viscères en contiennent le moins.

Globules rouges. — Ce sont des éléments solides ou éléments figurés du sang, ainsi que les *globules blancs* ou *leucocytes* et les *globules* ou *hématoblastes*, encore nommés *plaquettes*.

Les globules rouges ou hématies sont de petits disques biconcaves, d'un *diamètre* extrêmement petit (1/150 de millimètre environ), et dont le *nombre* est immense : environ cinq millions par millimètre cube de sang, soit un milliard dans 1 litre de sang. Contre un globule blanc on compte de 500 à 700 globules rouges.

Les globules rouges ont la propriété d'être *élastiques*, *visqueux*, *perméables* à d'autres corps qu'à l'eau (par exemple aux gaz, à l'urée, à certains sels), et enfin *résistants* aux nombreux agents qui peuvent les désagréger ou les dissoudre.

Les globules rouges sont constitués par un *stroma* (réticulum protoplasmatique) chargé de matière colorante, laquelle se présente sous deux formes : l'*oxyhémoglobine*, d'un rouge vif, très abondante dans le sang artériel ; l'*hémoglobine*, de couleur rouge foncé, mélangé à l'oxyhémoglobine dans le sang veineux, existant seul dans le sang d'un asphyxié.

L'oxyhémoglobine résulte de l'union de l'oxygène avec l'hémoglobine) grâce à l'action oxydante du *fer* [1] qui caractérise l'hémoglobine et fixe l'oxygène pour former l'oxyhémoglobine. Il suffit, pour que la transformation de l'hémoglobine en oxyhémoglobine s'accomplisse, du contact de l'air. Il appartient à la fonction respiratoire (p. 170) de permettre ce contact et cette transformation.

Si l'on va plus loin dans l'examen de ce changement de l'hémoglobine en oxyhémoglobine, on constate que cette combinaison instable (l'oxyhémoglobine), est due plus spécialement à la matière azotée ferrugineuse que contient l'hémoglobine , soit à l'*hémochromogène*, laquelle, par addition d'oxygène, engendre l'*hématine*. L'hématine réduite reproduit l'hémochromogène et inversement.

Globules blancs. — Les globules blancs ou leucocytes sont des éléments incolores un peu plus gros que les hématies mais bien moins nombreux. On les rencontre aussi dans la lymphe, dans les ganglions lymphatiques, dans le tissu conjonctif (cellules migratrices).

Plusieurs *variétés* de leucocytes : les *mononucléaires* grands et petits (*lymphocytes*) et les *polynucléaires*. Ces derniers représentent plutôt les vrais leucocytes du sang.

Les *propriétés* les mieux connues des globules blancs sont celles d'être contractiles et irritables par rapport aux variations de la composition chimique du milieu où ils se trouvent. La contractibilité des leucocytes explique la *diapédèse*, c'est-à-dire leur passage à travers les parois des vaisseaux et des membranes. Ils ont enfin des propriétés digestives qui expliquent le phénomène de la *phagocytose* (p. 568).

1. La masse totale du sang normal (5 litres pour un homme de 65 kilogrammes) renferme 3 grammes de fer environ.

Hématoblastes. — Les hématoblastes ou *plaquettes* sont des éléments incolores, en forme de bâtonnets, qu'on observe dans le sang circulant, dans les proportions de 200.000 à 300.000 et plus par millimètre cube de sang. Ils sont formés de nucléo-albumine et jouent un rôle assez important dans la coagulation du sang.

Formation et destruction des globules blancs et rouges. — Les globules rouges et les globules blancs sont formés et détruits par des organes spéciaux nommés organes *hémato-poïétiques*.

Ainsi le *foie* et la *rate* sont des organes formateurs et destructeurs de globules rouges, tandis que la *moelle osseuse*, la moelle rouge seule (contenue dans les os courts et dans les épiphyses des os longs) est le générateur principal des hématoses.

Les globules blancs sont surtout formés par la rate et par les ganglions lymphatiques, et parmi ces globules blancs, les leucocytes dits *polynucléaires* sont engendrés par la moelle osseuse. Une fois formés, les leucocytes peuvent se multiplier eux-mêmes dans le sang ou dans la lymphe. C'est dans le sang que paraît se faire la destruction des globules blancs anciens.

La perte des globules blancs et rouges est continue, et les *pigments biliaires* (bilirubine, biliverdine, urobiline, etc.) donnent la mesure de cette destruction, puisque ces pigments représentent chimiquement les débris de l'hémoglobine du sang.

Plasma et sérum. — Le plasma et le sérum constituent la partie liquide du sang.

Le plasma est un liquide transparent, incolore ou légèrement jaunâtre, chargé de matières albuminoïdes et qui se coagule spontanément comme le sang lui-même.

La substance caractéristique du plasma est le *fibrinogène*. C'est une globuline, de la coagulation de laquelle résulte la *fibrine* du sang.

Le *sérum* est du plasma moins le fibrinogène. Il renferme des matières albuminoïdes dont la sérumalbumine et la sérumglobuline, et des sels minéraux, dont les chlorures de sodium et de potassium.

Circulation dans le cœur. — Le liquide mis en mouvement par le cœur, et plus spécialement par les *cavités ventriculaires* : le *ventricule droit*, qui pousse le sang dans les poumons ; le *ventricule gauche* qui chasse le sang dans l'aorte.

Mouvements du cœur. — Pour provoquer et entretenir le va-et-vient du sang dans ses cavités, le *cœur* est animé de *mouvements* grâce auxquels il passe continuellement par des phases alternatives de contraction et de relâchement. La contraction des fibres musculaires du cœur représente la *systole* ventriculaire ; le mouvement de relâchement ou de repos constitue la *diastole*.

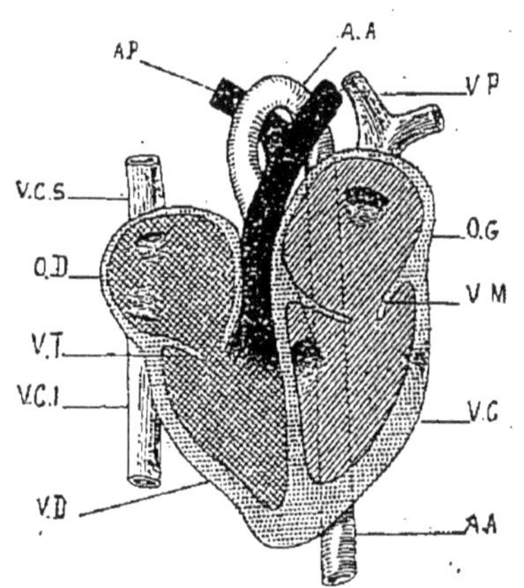

Fig. 38. — Coupe du cœur.

On peut aussi revoir la figure (p. 100). A = aorte ; AP = artère pulmonaire ; VP = veine pulmonaire ; OG = oreillette gauche ; OA = oreillette droite ; VD = ventricule droit ; VG = ventricule gauche ; VM = *valvule mitrale* ; VT = *valvule tricuspide*.

Le sang veineux de la grande circulation pénètre dans l'oreillette droite, en même temps que le sang artériel pulmonaire (petite circulation) pénètre dans l'oreillette gauche. Alors les oreillettes se contractent : c'est la *systole des oreillettes*. Le sang venant des veines caves (oreillette droite) et celui des veines pulmonaires (oreillette gauche) sont chassés, du fait de la contraction des oreillettes et du fait des *valvules* qui empêchent le retour du liquide : de l'oreillette droite dans le ventricule droit et de l'oreillette gauche dans le ventricule gauche, par les *orifices auriculo-ventriculaires*. Alors les ventricules se contractent : c'est la *systole ventriculaire*. Du ventricule gauche, le sang qui ne peut refluer dans l'oreillette gauche grâce à la *valvule mitrale* ou biscuspide est poussé dans l'aorte dont l'orifice est pourvu aussi de *valvules sigmoïdes* en forme de « nid de pigeon ». De même l'orifice auriculo-ventriculaire droit est muni d'une *valvule tricuspide* (trois parties), laquelle empêche le retour du sang dans l'oreillette droite.

Chocs et bruits du cœur. — On a évalué la durée approximative de la systole et de la diastole auriculaires et ventriculaires, et l'on peut admettre qu'en vingt-quatre heures les ventricules travaillent durant quatorze heures vingt-quatre minutes, tandis que les mouvements de ces oreillettes ne durent ensemble que quatre heures quarante-huit minutes.

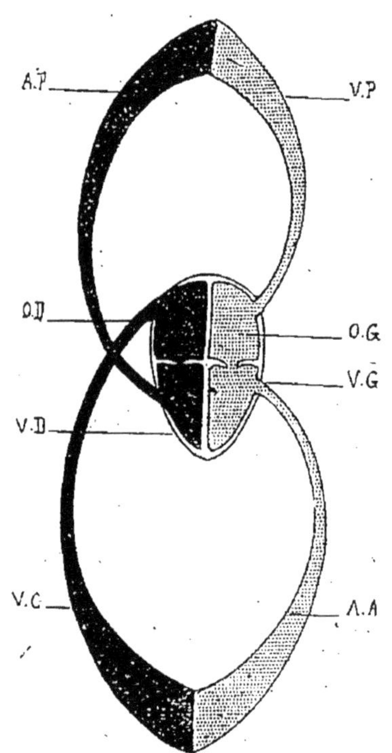

Fig. 30. — Schéma de la circulation.

Petit cercle = petite circulation ou circulation pulmonaire ; grand cercle = grande circulation. VP = veine pulmonaire ; OH = oreillette gauche ; VH = ventricule gauche ; AA = aorte ; VC = veine cave ; OD = oreillette droite ; OG = oreillette gauche ; AP = artère pulmonaire.

Lorsque les ventricules se contractent, ils produisent un *choc* qu'on perçoit nettement en appliquant la main en dedans du mamelon gauche, un peu au-dessus de la 6e côte. Le nombre des chocs et battements du cœur varie suivant l'âge : on en compte 140 par minute chez le nouveau-né, 128 à six mois, 72 environ à l'âge de trente ans.

Lorsqu'on « ausculte » (voyez aussi p. 197) le cœur normal, on perçoit des *bruits* : un *premier bruit* [1], sourd, profond, un peu prolongé, coïncidant avec la contraction des ventricules; un *second bruit* [2], plus clair, plus sec, plus superficiel, aux

1. Ce bruit est perçu au maximum vers le 5e espace intercostal.
2. Ce bruit a son siège maximum dans le 3e espace intercostal, sur le bord gauche du sternum.

claquements des valvules (sigmoïdes, pulmonaires, aortiques). Mais dans les maladies du cœur le médecin peut reconnaître des *bruits anormaux*: des *souffles d'insuffisance* (insuffisance mitrale, par exemple), quand les valvules fonctionnent mal et laissent le sang refluer; des *souffles de rétrécissement*, lorsque les orifices sont rétrécis.

Ajoutons que le cœur bat en moyenne de 60 à 70 fois par minute, ainsi qu'on le remarque en comptant le *pouls* sur l'artère radiale, au poignet.

Vaisseaux et nerfs du cœur. — Le cœur a des vaisseaux et des nerfs qui lui sont propres.

Il y a les deux *artères coronaires* ou cardiaques qui nourrissent le muscle cardiaque; elles naissent séparément de l'aorte, un peu au-dessus des valvules sigmoïdes.

Il y a les *veines coronaires*, les *petites veines de Galien*, les *veines de Thébésius*, qui assurent le retour du sang provenant du muscle cardiaque.

On connaît des *lymphatiques du cœur*, particulièrement abondants dans les tissus sous-péricardiques et sous-endocardiques, et reliés entre eux.

Enfin l'innervation du cœur est assurée par le *plexus cardiaque*, où se mêlent les extrémités des différents nerfs cardiaques, lesquels proviennent du *grand sympathique* (accélérateur du cœur) ou du *pneumogastrique* (modérateur du cœur).

Circulation dans les artères. — Les artères sont, les unes très élastiques, les autres très contractiles: ce qui fait qu'elles *conduisent* le sang, mais en modifiant les conditions premières (d'origine cardiaque) de sa circulation.

Rôle de l'élasticité des artères. — Grâce à leur élasticité, les artères sont distendues à chaque systole ventriculaire, pour revenir sur elles-mêmes dans l'intervalle des systoles. Or, comme le sang chassé dans l'aorte par les contractions du ventricule gauche ne peut refluer dans le ventricule parce que le sang est retenu par les valvules sigmoïdes de l'orifice cardiaque de l'aorte, les artères, en revenant sur elles-mêmes (en raison de leur propriété d'être élastiques), chassent nécessairement le liquide sanguin vers la périphérie. Elles assurent donc la continuité de la circulation en ajoutant leur force propulsive à celle du cœur.

Dans l'*athérome*, état morbide caractérisé par l'incrustation calcaire des parois artérielles, les vaisseaux deviennent rigides, donnent la sensation de « tuyaux de pipe » ; les artères athéromateuses, ayant perdu leur élasticité, ne peuvent plus aider le cœur dans la propulsion générale du sang dans tout l'organisme ; alors cet organe doit redoubler ses contractions en faisant un surcroît d'effort pour accomplir à lui tout seul le travail total ; et comme conséquence, les ventricules se développent exagérément, ils s'hypertrophient.

Rôle de la contractilité des artères. — Ces vaisseaux étant, en outre, contractiles, cette propriété leur permet de régler le débit sanguin. Les artères peuvent se contracter plus ou moins, et établir ainsi des résistances à l'écoulement du sang, en des points quelconques de la circulation générale.

Cette contractibilité est sous la dépendance des nerfs moteurs.

Pression artérielle. — Le sang qui circule dans les artères subit une pression. La preuve en est dans ce fait qu'en cas de rupture d'une artère, le sang rutilant jaillit avec force et par saccades. Ce jet puissant signifie donc que la pression du sang dans les artères est plus forte que la pression atmosphérique.

La *mesure de la tension artérielle*, ou de la pression sanguine dans les artères, s'effectue à l'aide de *manomètres* ou d'*oscillomètres ;* ces derniers instruments indiquent la *pression maxima* et la *pression minima* (p. 199).

Pouls. — On appelle ainsi la sensation de choc ou soulèvement rythmique plus ou moins brusque, que l'on perçoit lorsqu'on palpe avec le doigt l'*artère radiale* (au poignet) ou toute autre artère superficielle (artère temporale, artère fémorale, etc.) située sur un plan résistant (os).

La paroi artérielle est soulevée par l'*onde pulsatile*, et le doigt qui déprime l'artère éprouve une sensation de choc. Les battements réguliers qu'on perçoit résultent des variations cardiaques de la tension artérielle. Ils peuvent être étudiés en détail à l'aide du sphygmographe de Marey, et permettre d'enregistrer sur des *tracés* ou *graphiques* les variations normales et pathologiques du pouls (v. p. 199).

Circulation dans les capillaires. — La circulation du sang dans les vaisseaux capillaires ne peut être étudiée qu'au microscope. On constate alors que cette circulation capillaire est *continue* et *uniforme*, tandis que dans les artères le courant subit, à chaque pulsation cardiaque, des renforcements saccadés.

Circulation dans les veines. — La circulation veineuse se fait en sens inverse de la circulation artérielle, puisque par celle-ci le sang est transporté du cœur vers l'organisme tandis que par les veines le sang retourne de l'organisme au cœur.

Causes de la circulation veineuse. — La cause principale est la *pression veineuse* ou ce qui reste de l'impulsion cardiaque après la circulation artérielle à laquelle succède la circulation des veines. Il s'agit donc, dans les veines, d'une force de propulsion (dite *vis à tergo*) plutôt faible, mais qui cependant est suffisante pour assurer la progression du sang dans les veines.

Les causes accessoires sont : l'*aspiration thoracique*, la *poussée abdominale*, les *aspirations diastolique et systolique du cœur*, les *battements artériels* et les *valvules veineuses*.

Pression veineuse. — Elle est très faible, et se mesure au *manomètre*.

Lymphe. — Une partie du plasma sanguin transsude à travers les parois des capillaires et se répand dans les *espaces lymphatiques* ou interstices des tissus, qui existent dans tout l'organisme.

Ce plasma ou *liquide interstitiel*, modifié par les échanges au contact des éléments cellulaires qu'il entoure, représente la lymphe.

La lymphe est plus ou moins chargée des produits de l'activité des tissus; elle est, par cela même, de composition très variable, et renferme en particulier des globules blancs et des globules graisseux, surtout après les repas riches en graisse ; elle pénètre dans les *vaisseaux lymphatiques* (p. 111), traverse les *ganglions lymphatiques*, et se jette dans le sang veineux par le *canal thoracique* et par la *grande veine lymphatique droite*.

Circulation lymphatique. — La lymphe se forme dans l'intimité même des tissus, dans les interstices cellulaires; et c'est pour cette raison qu'elle ne dispose pas d'une vraie circulation. Elle progresse par *vis à tergo* d'une façon principale ; comme causes accessoires il faut signaler la respiration thoracique, la poussée abdominale, les battements aortiques, etc.

CHAPITRE III

FONCTION DE L'INNERVATION

Il faut considérer le *système nerveux central* (écorce cérébrale) et le *système nerveux périphérique*, c'est-à-dire deux fonctions distinctes.

Fonction du système nerveux central. — Au point de vue de ses fonctions, le système nerveux est formé d'unités dites *neurones*, dont chacune comprend la *cellule nerveuse* et ses divers prolongements.

Fonctionnement des neurones. — Les cellules nerveuses réagissent sous l'influence d'excitations diverses : mécaniques, physiques, sensorielles ; sous l'influence de la circulation sanguine, celle de l'oxygène, des sels de calcium, etc. La cellule nerveuse, en réagissant, peut produire elle-même des phénomènes physiques, chimiques, nutritifs ; elle peut développer et régénérer les nerfs.

Actions réflexes. — La cellule nerveuse est un *centre fonctionnel* qui répond aux diverses excitations qui viennent de l'extérieur, qui modifie ces excitations en les *réfléchissant* vers les voies centrifuges : ce pouvoir de la cellule constitue son *action réflexe*. La moelle a ce pouvoir au maximum : elle est essentiellement un appareil réflexe.

Un *réflexe* est, si l'on veut, une impression transformée en action, d'une façon involontaire et inconsciente. Et c'est dans le neurone que s'opère cette transformation en acte réflexe. Si l'on décompose cet acte réflexe, on lui compte trois phases : 1° l'excitation d'un appareil sensible (exemple : l'œil, l'oreille, etc.) ; 2° l'excitation d'un centre nerveux qui correspond à l'appareil sensible ; 3° l'excitation du nerf centrifuge, d'où résulte tel ou tel effet.

Transmission des impressions sensibles dans le système

nerveux central. — Toutes les *impressions* reçues par les appareils sensoriels (tact, goût, odorat, ouïe, vue) aboutissent au cerveau où elles se transforment en *sensations*. C'est dans les cellules de l'écorce cérébrale que les impressions sont *senties*.

Les impressions cutanées par exemple (toucher, chaleur, douleur) arrivent à la moelle par les *nerfs rachidiens* (par leurs racines postérieures), ou bien arrivent au bulbe (p. 118) par les *nerfs craniens*, après avoir traversé dans les deux cas des ganglions nerveux.

Les impressions olfactives, gustatives, rétiniennes (vision) auditives, sont reçues par des nerfs spéciaux (nerf olfactif, nerf optique, nerf auditif, etc.) qui les transmettent directement au cerveau.

Influence du cerveau sur les fonctions organiques. — De l'écorce cérébrale partent des incitations motrices, ainsi que des stimulations qui mettent en jeu presque toutes les fonctions organiques.

On sait que les hémisphères cérébraux sont constitués par une écorce (écorce cérébrale) de *substance grise*, et par une masse sous jacente de *substance blanche*, laquelle est formée de fibres nerveuses.

Or les diverses parties de l'écorce ont des fonctions différentes. On a trouvé, par exemple, que le *lobe pariétal* est particulièrement développé chez les hommes de génie et présente des *circonvolutions* très volumineuses. De même la *circonvolution de Broca*, située dans le *lobe frontal* gauche, est le centre du langage. La partie postérieure du cerveau, son *pôle occipital*, est affectée à la *vision;* une partie de la région temporale est destinée à l'*audition;* la circonvolution limbique est plus ou moins réservée à l'*olfaction*, et avoisine le siège, encore imprécis, du *goût*. Ainsi les *localisations cérébrales* représentent des systèmes sensoriels dont les modalités principales correspondent aux sensations diverses qui se partagent notre sensibilité (Voyez appareils et fonctions des sens, p. 141 et 186).

Le cerveau, organe des fonctions organiques, est aussi

l'organe des *fonctions psychiques.* Si on enlève l'écorce cérébrale, on supprime les facultés supérieures : de la mémoire, de l'association des perceptions, des idées, de réflexion; en un mot, de l'*intelligence.*

Fonction du cervelet. — Le cervelet, qui se compose de deux hémisphères et du *vérum*, ainsi que de trois paires de pédoncules (fibres de projection), a pour rôle celui de coordonner et de régulariser les mouvements nécessaires à la station et à la locomotion. Le cervelet aurait une triple action : *sthénique*, *tonique*, *statique*. Et pourtant on ne peut affirmer que le cervelet soit l'organe de l'équilibre ou de la coordination musculaire, puisque, lorsque le cervelet est détruit, d'autres organes peuvent le suppléer en grande partie (Gley).

Sommeil, rêve. — L'activité prolongée amène un épuisement, lequel nécessite le repos; ce repos, c'est le sommeil.

Dans le sommeil il n'y a plus d'impressions extérieures, mais arrêt du travail cérébral et des mouvements volontaires. Cependant si les organes des sens, les nerfs sensitifs, le cerveau, les nerfs moteurs et les muscles *dorment*, ils sont encore excitables, mais sans provoquer de réactions coordonnées et régulières comme à l'état de veille. Il y a de simples *réflexes* venant de la *moelle*, mais pas d'*actes voulus* venant du cerveau. Ce dernier organe produira des élaborations sensorielles, incohérentes, mal associées; il pourra être le siège d'images antérieurement perçues et qui reparaissent d'une façon désordonnée. Ce qui est aboli pendant le sommeil, c'est la coordination normale des fonctions de relation.

Le *rêve* est la combinaison involontaire d'images ou d'idées, souvent confuses, parfois très nettes et très suivies, et qui se présentent à l'esprit pendant le sommeil. C'est le produit d'un travail cérébral non réglé par l'examen de la réalité à l'aide des sens et des idées que ces sens provoquent.

Fonction du système nerveux périphérique. — Les

nerfs relient les diverses parties du corps au système nerveux central, soit en y apportant les excitations reçues par leurs terminaisons sensibles, soit en conduisant vers les organes périphériques les excitations provenant des cellules des centres nerveux.

Excitabilité des nerfs. — Les nerfs entrent en activité sous des influences *mécaniques*, *physiques* et *chimiques.*

L'excitabilité du nerf exige son intégrité, et varie avec l'intensité de l'excitation.

L'excitation du nerf provoque sa double action : *centripète* (de la périphérie au cerveau) et *centrifuge* (du cerveau à la périphérie). Les *fibres centrifuges* (motrices, sécrétoires) passent par les racines antérieures de la moelle; les *fibres centripètes* passent par les racines postérieures, à l'exception de quelques fibres sensibles (*fibres récurrentes*) qu'on rencontre dans les racines antérieures.

Fonction du système nerveux sympathique. — Le système nerveux grand sympathique, qui a des rapports avec le système nerveux cérébro-spinal, commande aux actions de la vie organique, lesquelles sont toutes soustraites à l'action de la volonté. C'est dans ce sens que le sympathique forme un système autonome.

On distingue les nerfs sympathiques *centripètes* et les *centrifuges.* Les premiers conduisent de la périphérie, des impressions qui donnent lieu à des sensations très obtuses. Les sympathiques centrifuges sont les nerfs moteurs des muscles lisses; il sont inhibiteurs et sécréteurs.

CHAPITRE IV

FONCTION RESPIRATOIRE

La respiration est la fonction par laquelle l'organisme reçoit constamment l'oxygène nécessaire aux combustions qui se passent dans l'organisme. C'est aussi la fonction par laquelle l'organisme se débarrasse des produits gazeux qui représentent les déchets de son activité chimique.

En réalité, il y a deux respirations. L'une qui s'effectue dans les *poumons* et par laquelle le sang absorbe l'oxygène de l'air (sang veineux devenant artériel) pour transporter cet oxygène dans les tissus et pour ramener ensuite aux poumons, par l'intermédiaire du cœur (p. 108) l'acide carbonique produit au niveau des capillaires : c'est la *respiration externe*, la *respiration pulmonaire*, celle que nous allons étudier spécialement. Dans l'autre respiration, ou, en d'autres termes, dans la deuxième phase de la respiration générale, il se produit dans l'intimité de l'organisme des échanges gazeux entre le sang et les éléments anatomiques : c'est la *respiration interne* ou *respiration des tissus*.

On parle également, comme complément de la respiration pulmonaire, d'une *respiration cutanée*. Il y a bien, chez les animaux à sang froid, une respiration cutanée intense. Mais chez les animaux à sang chaud, dont font partie les humains, les échanges gazeux entre la peau et l'air extérieur sont très réduits et ont une valeur presque nulle par rapport aux échanges pulmonaires (GLEY).

Respiration pulmonaire.

Mécanisme. — L'introduction de l'air dans les poumons, ainsi que son expulsion, s'exécutent grâce à des mouvements d'*inspiration* et d'*expiration*, lesquels provoquent, les uns la dilatation, les autres le retrait du thorax.

Inspiration. — La cavité thoracique est amplifiée suivant trois diamètres (vertical, transversal, antéro-postérieur), par le jeu des *muscles inspirateurs* (muscles sus-costaux, scalènes, sterno-cleido-mastoïdiens, etc.).

Le muscle *diaphragme* agrandit le diamètre vertical du thorax, en agissant également sur les deux autres diamètres. Le type respiratoire est, en conséquence, *costo-inférieur* ou abdominal. Mais, chez la femme, à partir de la puberté, le type respiratoire est *costo-supérieur*, à cause de l'absence du jeu diaphragmatique, absence qui paraît en rapports avec les fonctions génitales. Mais le *corset* joue aussi un rôle dans le type respiratoire de la femme, en comprimant la partie inférieure du thorax.

Expiration. — Le deuxième temps de la respiration pulmonaire est représenté par l'*expiration* ou mouvement d'expulsion ou de sortie de l'air.

Le principal mécanisme du mouvement expiratoire réside dans l'*élasticité* du poumon. Dès que cesse la contraction des muscles inspirateurs, les poumons, en vertu de la propriété du tissu pulmonaire d'être élastique, tendent à reprendre leur forme primitive ; ils reviennent sur eux-mêmes, en entraînant solidairement la paroi thoracique.

De même le diaphragme remonte automatiquement.

Il faut tenir compte aussi de l'élasticité des parois thoraciques, en particulier des *cartilages costaux*.

Ainsi, tandis que l'*inspiration* est *active* et due à des contractions musculaires, l'*expiration* est *passive* et provient de l'élasticité des organes ou des tissus contractés par l'inspiration.

Mouvements des organes annexes. — L'acte respiratoire s'accompagne de mouvements des divers organes annexes. Ainsi les narines se dilatent pendant l'inspiration, en particulier lorsque la respiration est difficile (dyspnée).

Le *larynx* s'abaisse au moment de l'inspiration, tandis que la glotte s'élargit.

Lorsque la respiration est forte, la *trachée* est soumise à des mouvements d'ascension et de descente, qui correspondent à l'inspiration et à l'expiration.

Les *bronches*, elles, sont pourvues de fibres musculaires lisses qui n'ont pas un rôle bien marqué dans la respiration normale.

Rythme respiratoire. — Les mouvements respiratoires (l'inspiration et l'expiration) se succèdent normalement à intervalles réguliers : ils sont rythmiques.

Fréquence des mouvements respiratoires. — Elle varie suivant l'*âge*, la *taille*, et suivant certaines influences physiologiques, telles que la *digestion*, l'état de *repos* ou d'*activité musculaire*, le *sommeil*, la *température*.

Chez l'homme adulte, la moyenne est de 16 respirations par minute; chez la femme, la moyenne est de 18.

La digestion accélère les mouvements respiratoires; il en est de même de l'exercice musculaire, qui peut amener l'*essoufflement*.

La respiration est légèrement diminuée par le sommeil, tandis qu'elle est accélérée par la température, surtout chez les animaux qui ne transpirent pas (tels les chiens).

Capacité pulmonaire. — Les poumons sont comme des réservoirs, dont la capacité totale est de 4 à 5 litres d'air, au moment de la plus grande *inspiration*. Mais, après la plus profonde *expiration* les poumons contiennent encore 1 litre, 1 litre 1/2 d'air qui ne peut être expulsé. De sorte que la différence entre la capacité pulmonaire totale et la quantité d'air qui reste dans les poumons représente la *capacité vitale*.

Quantité d'air introduite. — A chaque inspiration, on introduit dans le poumon un demi-litre d'air. Comme on *inspire* vingt mille fois en vingt-quatre heures (16 fois par minute), il en résulte que dans une journée on absorbe, pour la nécessité de la fonction respiratoire, 10.000 *litres d'air* au moins.

Modifications de l'air respiré. — Répétons que les phénomènes qui résultent de l'acte respiratoire consistent en l'absorption d'*oxygène* (contenu dans l'air sous forme de mélange à 21 0/0 avec l'azote) et en exhalation correspondante d'*acide carbonique* et de *vapeur d'eau.*

Modifications physiques. — L'air inspiré s'*échauffe* dans la poitrine et il en sort à une température voisine de celle du corps. En conséquence, l'air expiré a un volume supérieur à celui de l'air inspiré.

Modifications chimiques. — Les changements d'ordre chimique que l'air subit dans les poumons constituent essentiellement la fonction respiratoire.

Il y a *échange d'oxygène et d'acide carbonique.* Le volume d'acide carbonique expiré est moindre que celui de l'oxygène inspiré. Ce qui signifie chimiquement que l'oxygène consommé n'est pas entièrement employé à brûler le *carbone* alimentaire, mais à brûler de l'*hydrogène* (celui des graisses, par exemple).

L'oxygène est transporté dans tous les tissus de l'organisme, et se fixe d'une façon éphémère à l'*hémoglobine* du sang pour former l'*oxyhémoglobine* (p. 155).

Centre respiratoire. — L'appareil de la respiration est pourvu dans le *bulbe* (p. 118) d'un appareil nerveux autonome qui commande aux *muscles* respiratoires, sans exclure l'action du cerveau et de la moelle.

Il y a en outre les nerfs respiratoires centrifuges, tels les *nerfs phréniques*, qui innervent le muscle diaphragme.

CHAPITRE V

FONCTION DIGESTIVE

Nutrition et digestion. — La *nutrition* est l'ensemble des phénomènes d'usure et de réparation de l'organisme. Tout être vivant a besoin, par cela même qu'il existe, de réparer les pertes continues qu'il subit du fait de son existence ; il a besoin de se *nourrir*.

C'est la propriété vitale la plus simple, et qui consiste à absorber (*assimilation*) comme bons, et à rejeter comme ayant servi (*désassimilation*), les principes dont est constitué l'organisme.

La *digestion* est une fonction de l'appareil digestif, qui a pour but de transformer les matières nutritives empruntées à l'extérieur (*aliments*), de façon à les rendre aptes à être assimilées par l'organisme, et à être alors charriées par le sang à travers tous les tissus.

Bilan nutritif. — Parmi les moyens de se renseigner avec précision sur l'état général d'un sujet en observation — enfant ou adulte — la pesée régulière et méthodique est assurément un des plus fidèles et des plus faciles à employer.

Aucun ne permet d'établir d'une façon plus exacte ce que l'on peut appeler le *bilan de la nutrition* qu'il importe essentiellement de bien connaître dans tous les cas de maladies de la nutrition, chez les brightiques œdémateux (Prof[r] Widal), chez les malades soupçonnés au début d'une affection consomptive, chez les obèses soumis à une cure d'amaigrissement (Dr M. de Fleury), les surmenés, les débilités mis à un régime reconstituant.

Pour les dyspeptiques, pour les entéritiques et les neurasthéniques — voire même pour les gens bien portants qui pratiquent les sports de plein air (Prof[r] Maurel) — aussi bien que pour surveiller la croissance et le développement d'un enfant ou d'un adolescent ; la bascule devient l'instrument clinique indispensable, et presque toujours

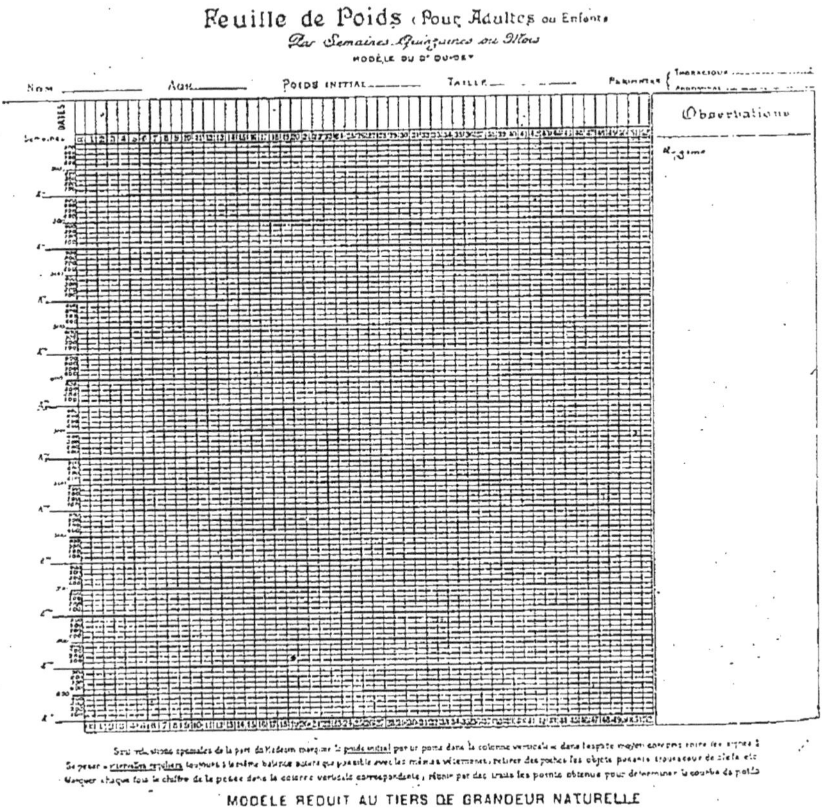

Fig. 40. — Feuille de poids pour adultes ou enfants (modèle du Dr Quidet).

suffisant pour contrôler utilement la façon dont s'effectuent les échanges nutritifs.

Rien ne donne un exposé plus saisissant de ce « bilan de la nutrition » qu'un graphique dont la lecture est infiniment plus nette, plus facile et plus claire que celle de chiffres alignés sur un carnet ou reproduits sur des tickets qu'il faut classer à chaque examen. « Cela parle aux yeux », et d'un rapide coup d'œil sur la courbe de poids, le Médecin se documente mieux et plus vite que par un interrogatoire détaillé sur l'effet de ses prescriptions.

La manière d'établir le graphique est indiquée au bas de la feuille qui est, en outre, disposée pour porter les mentions de poids initial, taille, périmètre thoracique et abdominal, ainsi que les indications principales de régime jugées utiles par le Médecin traitant.

Chaleur animale. — Les phénomènes qui résultent de la respiration et de la nutrition sont causes d'une *production de chaleur*, laquelle est à rapporter à l'ensemble des processus chimiques et en particulier aux oxydations qui se produisent dans tous les tissus, et surtout dans les glandes et dans les muscles.

Chaleur des animaux et chaleur humaine. — Tous les êtres vivants possèdent une chaleur propre, plus ou moins indépendante de celle du milieu extérieur. A ce point de vue, les animaux se divisent en deux grandes catégories : les animaux à *température constante* (mammifères, oiseaux) et ceux à *température variable* (vertébrés inférieurs, invertébrés, poissons, batraciens, reptiles).

Chez l'homme, la température normale est en moyenne de 37°. Elle se mesure au moyen d'un *thermomètre* qu'on laisse dans une cavité naturelle (bouche, rectum, vagin) ou qu'on place sous l'aisselle. La prise de température dans le rectum est la plus exacte.

Aliments. — Les *matières nutritives* ou aliments, sont indispensables aux *échanges nutritifs* et aux combustions qui en résultent. Elles sont empruntées aux trois règnes de la nature.

a) Les animaux nous fournissent la viande, le poisson, les mollusques (huîtres, moules, escargots), les crustacés (homard, langouste, crevettes, écrevisses), le lait, les œufs et les produits alimentaires dérivés de ces matières;

b) Les végétaux nous fournissent les légumes, et tous les produits alimentaires végétaux (pain, pâtes, etc.) ainsi que les fruits;

c) Le monde minéral enfin nous fournit les matières salines (chlorures, phosphates, etc.), qui se trouvent contenues naturellement dans nos aliments ou que nous y ajoutons (sel de cuisine).

Il y a enfin les *boissons* dont une seule est indispensable à la nutrition : c'est l'eau.

Comparaison entre la composition du corps humain et celle des aliments. — Les substances alimentaires et l'eau renferment des principes nutritifs qui correspondent précisément à ceux dont est constitué le corps humain. Ces éléments sont :

1° L'*eau* que notre organisme renferme, soit sous formes de liquides organiques (sang, lymphe, sucs divers, humeurs de l'œil, liquide céphalo-rachidien, larmes), soit en combinaisons diverses (dans toutes les parties, molles ou fermes, du corps), dans les proportions moyennes de 65 0/0. La chair des animaux que nous consommons, en renferme dans les mêmes proportions. Les légumes, surtout les légumes herbacés (légumes verts, salades), et les fruits aqueux (prunes, cerises, raisins) en renferment davantage.

2° Des *matières azotées* ou *albuminoïdes*, ainsi nommées parce que, si on les décompose en leurs éléments simples, on y découvre comme marque distinctive, l'*azote*, cet élément qui fait partie de la composition de l'air. Ces éléments azotés ou albumineux (par analogie avec l'albumine du blanc d'œuf), caractérisent notre chair, ainsi que celle des animaux. On les trouve exceptionnellement, avec des propriétés légèrement différentes, dans certains légumes (haricots, pois, lentilles, et dans les céréales : blé, avoine, orge, seigle, maïs).

3° Des *matières hydrocarbonées* ou *hydrates de carbone*, qu'on nomme ainsi à cause du *carbone* et de l'*eau* qui les composent, et qu'on trouve dans certaines parties du corps humain (le foie, par exemple), mais qui caractérisent surtout les *aliments féculents* (pommes de terre, topinambours, crosnes, riz, etc.), et qui, en raison de cette prédominance, distinguent les aliments d'origine animale de ceux d'origine végétale.

4° Des *matières grasses*. Il y en a toujours dans le corps humain : dans la matière cérébrale, autour de divers organes, dans le tissu cellulaire sous-cutané où la graisse peut s'accumuler, par exemple dans l'obésité héréditaire ou acquise, ou dans certaines maladies de la nutrition.

Les aliments gras sont fournis par la graisse des animaux (viandes grasses, poissons gras), le beurre, les huiles végétales (olives, etc.), les fruits gras (amandes, noix, etc.).

5° Des *matières minérales* ou *salines* contenues dans tout l'organisme humain, surtout dans les os (phosphate et carbonate de chaux), qu'on absorbe nécessairement avec la chair des animaux comestibles, et qui existent aussi dans tous les végétaux, de même qu'en dissolution dans l'eau que nous ingérons.

Ration alimentaire. — L'expérience a démontré qu'en vingt-quatre heures un homme adulte perd, dans les conditions normales de son existence :

Eau : environ 2 litres 1/2 (1.300-1.400 grammes par les urines, 600 grammes par la sueur, 400 à 500 grammes par les poumons, 100 grammes par les matières fécales) ;

Azote : 18 grammes environ (sous forme d'urée, d'acide urique, etc.) ;

Carbone : 280 grammes (par l'air expiré, sous forme d'acide carbonique; par les urines, les matières fécales, etc.) ;

Sels minéraux : 25 grammes au moins (par la sueur, les urines, les matières fécales).

Il s'agit donc de réparer ces pertes, et l'on entend par ration alimentaire la quantité d'aliments qui convient à un adulte de taille moyenne ;

1° Pour réparer les pertes de matières, dues à l'usure de ses organes ;

2° Pour fournir la somme d'énergie nécessaire à l'organisme pour couvrir ses dépenses en chaleur et en travail mécanique ou autre.

Valeur calorique des aliments. — Les aliments, c'est-à-dire toutes les substances naturelles ou préparées (par l'industrie alimentaire), qui sont propres à servir à la nutrition, sont encore nommés *comestibles*.

Mais on peut aussi les considérer comme des *combustibles*, car les aliments introduits dans le corps humain jouent le même rôle que les divers *charbons* introduits dans les poêles pour nous chauffer. Aliments et charbons produisent de la chaleur (chaleur animale, chaleur du chauffage); sans aliments ou sans charbon, le corps ou le poêle s'éteint; les aliments ou les charbons produisent les uns ou les autres des déchets (éliminations du corps humain, cendres des poêles).

Bien plus, de même que les divers combustibles qu'on emploie pour le chauffage (charbon de bois, charbon de terre, coke, gaz, pétrole, etc.) ne fournissent pas, sous le même poids, la même quantité de chaleur, de même les diverses substances comestibles (viandes, légumes et graisses) n'ont pas la même valeur nutritive; et le *pouvoir calorique* des aliments se mesure, tout comme le pouvoir calorique des divers combustibles de chauffage.

Si nous apprécions par exemple les aliments d'après les principes nutritifs qui les caractérisent (matières azotées, matières hydrocarbonées, matières grasses), on a calculé que les matières azotées (contenues surtout dans les viandes) ont la même valeur nutritive que les matières hydrocarbonées ou hydrates de carbone (surtout contenues dans les légumes), mais que les matières grasses ont une valeur plus que double. Voulez-vous des chiffres ? Eh ! bien: 1 gramme de matière azotée ou hydro-carbonée a une puissance nutritive représentée par 4 *calories* [1] tandis que 1 gramme de graisse dégage pour se consumer dans le corps, 9 calories 3. Vous devinez quelle est la valeur des aliments gras.

1. La calorie est une unité de mesure adoptée pour évaluer le pouvoir calorique d'un combustible.

Et de même que, pour chauffer un poêle pendant vingt-quatre heures, un ingénieur des mines peut vous fixer la quantité nécessaire de tel ou tel charbon, de même, pour nourrir un organisme humain pendant vingt-quatre heures en satisfaisant à ses besoins de croissance, d'usure, de travail musculaire ou cérébral, on peut aujourd'hui évaluer par des chiffres la quantité d'aliments nécessaires : c'est cette quantité qui représente la *ration alimentaire*, caloriquement.

La ration quotidienne varie naturellement suivant de nombreuses circonstances d'*âge*, de *saison*, de *climat*, de *travail* ou de *repos*, de *poids*, de *constitution*. Mais il y a une moyenne au-dessus ou au-dessous de laquelle le régime alimentaire quotidien est excessif ou insuffisant, et il importe de demander conseil au médecin, qui déterminera quelle est l'*alimentation rationnelle* qui convient à tel organisme.

Equivalence calorique des aliments. — En ne tenant compte que de la valeur calorique des aliments ou de leur pouvoir combustible, peut-on indifféremment les substituer les uns aux autres en ne cherchant qu'à obtenir la quantité de calories nécessaire pour une ration alimentaire normale ?

Dans la pratique, on ne peut instituer une ration alimentaire d'après l'*isodynamie* (pour employer un terme dû au professeur allemand Rubner) des aliments. On ne peut, par exemple, remplacer la viande par une quantité *caloriquement équivalente*, de sucre. On ne peut de même remplacer le sucre par de la graisse, etc. En d'autres termes, la ration alimentaire doit être *mixte*, tout en représentant, sous des aliments variés, la quantité de calories dont l'organisme a besoin.

Ration d'entretien. — C'est la ration qui doit suffire à l'exacte réparation de toutes les pertes subies par l'organisme au *repos*, sans que son poids augmente ni diminue.

On peut admettre que la ration journalière d'un adulte

au repos, de poids moyen, n'ingérant que la quantité d'albumine indispensable, doit contenir :

Eau..........................	2500 grammes.	
Sels minéraux....................	28 —	environ
Hydrate de carbone............	400 —	
Graisses..........................	50 —	
Albuminoïdes..................	70 —	

Les calories fournies par cette ration se montent à 2.392; déduction faite du déchet intestinal de la ration (10 0/0), elles se réduisent à 2.162 ; pour simplifier, disons que la ration d'entretien fournit 2.000 à 2.200 calories.

Ration de travail. — Le travail musculaire augmente les dépenses. Il faut en conséquence augmenter le nombre des calories.

Il faut, par exemple :

Eau................................	3000 grammes.
Hydrates de carbone................	600 —
Graisses..........................	80 —
Albuminoïdes......................	150 —

*
* *

Mécanisme de la digestion

Mastication. — Les phénomènes digestifs, consistent en une série d'actions *mécaniques* et *chimiques*.

C'est ainsi que les aliments introduits dans la *cavité buccale* doivent être divisés par les dents, et ensuite humectés par la salive (insalivation) pour subir déjà, au moins pour certains principes nutritifs (les féculents) une transformation.

Le *bol alimentaire*, bien mastiqué et insalivé, est porté vers le pharynx, puis dans l'estomac par le conduit œsophagien. Cette progression donne lieu à l'acte de la *déglutition.*

Les *dents* sont les instruments masticateurs principaux.

Mais les joues, les lèvres, la langue, jouent aussi un rôle mécanique.

Insalivation. — Pour revenir sur cet acte, disons qu'il s'effectue sous l'influence d'excitations diverses des *glandes salivaires*, lesquelles sécrètent la *salive*.

Salive. — Ce liquide, qui provient des glandes sublinguales, parotides, sous-maxillaires, contient comme principe actif un ferment soluble, la *ptyaline*, qu'on nomme encore diastase animale ou amylase.

La salive favorise la mastication et la déglutition, et transforme certains principes nutritifs qu'elle rend assimilables en les rendant solubles, sans que, toutefois, le rôle chimique et mécanique de la salive paraisse bien indispensable.

Digestion gastrique. — Le bol alimentaire, arrivé dans l'estomac, subit des transformations profondes, qui visent surtout les principes azotés renfermés dans les aliments.

Sécrétion gastrique. — Les glandes de l'estomac sécrètent un *suc* ou *liquide gastrique* que caractérise la présence d'*acide chlorydrique*, ainsi que celle de deux ou trois ferments : la *pepsine* [1], qui transforme les matières albuminoïdes ; la *présure*, qui coagule le lait, et peut-être une *lipase* qui aurait pour propriété de dédoubler les graisses.

La sécrétion gastrique est provoquée par l'intermédiaire du système nerveux (nerf pneumogastrique) sous l'influence d'excitants psychiques et chimiques.

Mouvements de l'estomac. — L'estomac est aussi un organe moteur qui effectue, pour les besoins de la digestion, des mouvements de *brassage* et d'*évacuation* ; de brassage, pour faciliter la transformation gastrique des aliments ;

1. Sous l'influence de la pepsine, les albuminoïdes deviennent : *syntonine*, puis *protéiques*.

d'évacuation, pour permettre au *chyme* (contenu stomacal partiellement digéré) de franchir l'orifice du pylore.

Digestion intestinale. — En passant dans l'intestin grêle, le contenu gastrique subit dans la première partie de ce tube des modifications complémentaires et définitives qui le rendent assimilable.

Sécrétion pancréatique. — Le *pancréas*, cette glande en grappe dont nous avons déjà parlé (p. 133), sécrète un liquide, le *suc pancréatique*, lequel se déverse dans le duodénum. Ce liquide pancréatique renferme plusieurs ferments digestifs (l'*amylase*, la *maltase*, la *lipase*, la *trypsine*). Les deux premiers ferments transforment l'amidon et le glycogène en dextrine et en maltose, pour dédoubler ensuite la maltose en sucre assimilable.

La lipase, ou *ferment lipolytique*, dédouble les graisses neutres en acides gras et en glycérine ; elle les saponifie en les transformant en savons.

Quant à la trypsine ou *ferment protéolytique*, elle partage avec la pepsine la propriété de transformer les matières azotées ou albuminoïdes.

Sécrétion hépatique. — Le foie sécrète la *bile*, dont les éléments caractéristiques sont les *sels biliaires* et les *pigments*.

La bile est le mélange de la sécrétion des cellules hépatiques et des glandes des conduits biliaires. Son rôle consiste à renforcer l'action des ferments pancréatiques, et à émulsionner les graisses en en favorisant ainsi la digestion.

La bile a aussi une *action antiseptique* sur le contenu duodénal.

Sécrétion intestinale. — Nous venons de voir le rôle des glandes annexées au duodénum (foie et pancréas), mais l'instestin grêle est, comme l'estomac, un organe à la fois glandulaire et moteur. — On connaît en particulier les *glandes de Brunner* dans le duodénum et les *glandes de Lieberkühn*, dont le produit constitue le *suc intestinal.*

Le suc intestinal contient de l'*amylase* et trois ferments hydrolysant les sucres : l'*invertine* ou sucrase, la *maltase* et la *lactase*. Il transforme donc l'amidon, ainsi que le fait la salive par la ptyaline. Mais il a aussi la propriété de dédoubler les graisses en les émulsionnant, sous l'influence d'une lipase. Il contient en outre un ferment, l'*érepsine*, qui décompose les albumoses et les peptones (produits de la transformation de la viande). Un autre ferment, l'*entérokinase*, contenu dans le suc intestinal, donne au suc pancréatique son action protéolytique en transformant le zymogène en trypsine.

Mouvements de l'intestin grêle. — Leur rôle consiste à mélanger le chyme avec les sucs intestinaux, et à faire progresser le contenu intestinal vers le cæcum. Ce sont des mouvements *péristaltiques* qui sont lents dans les conditions normales et qui provoquent les *coliques* lorsqu'ils s'exagèrent.

Quant aux mouvements *antipéristaltiques* dont le jeu serait inverse de celui des mouvements péristaltiques, ils ne sont pas absolument démontrés, du moins en ce qui concerne l'intestin grêle.

Rôle du gros intestin. — Les glandes du gros intestin ne paraissent sécréter que du *mucus*, dont le rôle est de faciliter la progression du contenu intestinal, lequel est devenu plus épais du fait de la résorption de sa partie aqueuse.

Le gros intestin est pourvu, lui, de *mouvements pérystaltiques* et *antipérystaltiques*, qui favorisent la *défécation* ou l'expulsion réflexes des matières résiduelles.

*
* *

Absorption

Les aliments, après avoir été modifiés, élaborés, dans les divers laboratoires de l'appareil digestif, sont absorbés dans leurs parties devenues assimilables, en traversant la muqueuse intestinale pour passer dans les vaisseaux sanguins ou dans les vaisseaux lymphatiques.

Mécanisme de l'absorption. — Les *cellules* qui représentent les éléments les plus simples dont est constitué l'organisme, sont *perméables;* et les cellules qui revêtent la paroi intestinale pour en former l'*épithélium* ont une activité propre.

La muqueuse intestinale est munie de nombreux plis ou *valvules conniventes*, ainsi que de saillies ou *villosités*. Les valvules et les villosités forment un appareil absorbant qui multiplie les contacts de la paroi intestinale avec les matières à absorber.

Absorption de l'eau et des sels. — Parmi les différents principes nutritifs qui représentent la partie assimilable du contenu intestinal, l'*eau* et les *sels minéraux* passent rapidement dans le sang.

La résorption de l'eau par la paroi gastrique est à peu près nulle.

Absorption des sucres. — Cette absorption est très rapide, et se produit également dans le gros intestin.

Absorption des graisses. — Les matières grasses sont absorbées à l'état d'*acides gras* et de *savons* et dans des conditions qui varient un peu suivant leur *point de fusion.* Ainsi les graisses qui fondent à une température inférieure à celle du corps sont absorbées presque complètement par la muqueuse intestinale. La graisse de mouton, au contraire, dont le point de fusion est plus élevé, laisse un résidu de 10 0/0.

Absorption des matières albuminoïdes. — Certains principes azotés naturels (comme l'*édestine*, l'*ovalbumine*, la *sérumalbumine*, la *sérumglobuline*, etc.) sont absorbés directement dans l'intestin grêle et le gros intestin.

Mais la plupart des matières albuminoïdes ne sont absorbées qu'après leur transformation, par l'appareil digestif, en *albumoses* et en *peptones*, mais peut-être aussi après la reconstitution par la muqueuse intestinale de ces albumoses et peptones en matières albuminoïdes naturelles.

Voies d'absorption. — Les villosités intestinales se remplissent des produits de la digestion, pour les déverser ensuite dans deux espèces de vaisseaux :

1° Les *veines* (veines mésentériques, veine porte, capillaires intestinaux);

2° Les *lymphatiques* (chylifères intestinaux et canal thoracique, lequel déverse la lymphe dans le sang).

Par les veines passent la plupart des matières absorbées : *sels*, *glycoses*, *albuminoïdes*, un peu de *graisses*. Par la voie lymphatique pénètrent surtout les graisses.

Fèces [1]. — On nomme ainsi le résidu intestinal des parties alimentaires qui ont échappé à l'action des ferments digestifs et à l'absorption. Les matières résiduelles sont poussées par l'intestin grêle dans le gros intestin qui les évacue après leur transformation en matières fécales ou matières alvines.

Les fèces ou matières alvines sont formées de débris alimentaires, de secrétas, de raclures de l'épithélium intestinal. Dans certaines maladies de l'intestin (entérite mucomembraneuse). les raclures intestinales prennent des proportions considérables : c'est une véritable desquamation.

A ce point de vue et à beaucoup d'autres, l'*examen des matières alvines* est très précieux pour études des maladies, et l'infirmière ne doit pas négliger de donner au médecin tous les renseignements qui peuvent lui être demandés, relativement à la couleur, la consistance, l'odeur, le calibre, l'homogénéité des fèces.

De son côté le pharmacien ou le chimiste ou le bactériologiste se chargera d'une analyse plus profonde de laquelle peuvent découler des données précieuses aux points de vue du diagnostic et du traitement (V. p. 304).

1. Ce mot qu'il est d'usage de prononcer comme « faissaisse » vient d'un mot latin qui veut dire « lie ».

CHAPITRE VI

FONCTION URINAIRE

Rôle des reins. — Le rein représente une voie d'excrétion qui partage avec le gros intestin, les glandes de la peau et les poumons, la propriété de rejeter hors de l'organisme les produits résiduels qui proviennent de la désassimilation.

Le rein transforme le sang en *urine*, par séparation des éléments figurés (globules sanguins) et celle des substances albuminoïdes, du sucre et des matières grasses. Il s'agit donc plutôt d'un rôle de *filtration*. Le rein peut être comparé à un filtre épurateur.

Rôle de la vessie. — La vessie, ainsi que nous l'avons déjà vu (p. 136), est un réservoir dans lequel l'urine se déverse en venant des reins par les uretères. Elle est protégée à l'intérieur par un épithélium imperméable qui retient l'urine et s'oppose à toute modification de ce liquide résiduel pendant son séjour dans la vessie.

La paroi vésicale est très élastique et permet à la vessie de se distendre, pour pouvoir retenir une plus ou moins grande quantité d'urine, jusqu'à ce que se produise le besoin de *miction*, besoin d'émission qui résulte d'une sensation particulière, laquelle a son siège physiologique dans toute la vessie.

Urine. — A l'état normal, l'urine émise par un adulte est de 1.200 à 1.500 grammes par vingt-quatre heures. L'urine est d'autant plus rare que la sueur est plus abondante. De même l'urine est plus rare en cas de diarrhée.

Composition de l'urine. — Ce liquide renferme les éléments du sang, moins les globules et les matières albuminoïdes. On y trouve à l'état normal : de l'*urée*, de l'*acide urique*, de l'acide *hippurique*, de la *créatinine*, des sels *minéraux* (chlorure de sodium, urates, sulfates, phosphates).

Dans certains états morbides, dans certaines maladies, la composition de l'urine devient anormale de deux façons :

1° Par la diminution ou l'exagération des éléments qui s'y trouvent à l'état normal (urée, acide urique, sels) ;

2° Par la présence d'éléments anormaux, tels que le *sucre*, l'*albumine*, le *sang*, le *pus*.

En dehors de ce que peut révéler l'*analyse de l'urine* (v. p. 204 et 393), ce liquide peut offrir, suivant l'aspect, l'odeur, la viscosité, la quantité émise par miction ou par 24 heures, des renseignements intéressants.

L'urine peut être plus ou moins trouble ou le devenir plus ou moins rapidement. Au lieu de son odeur caractéristique mais non désagréable lorsqu'elle vient d'être émise, l'urine peut se décomposer plus ou moins rapidement au contact de l'air dont les microbes (bactéries) transforment l'*urée* de l'urine en carbonate d'ammoniaque ; elle dégage alors une odeur ammoniacale.

Les rhumatisants, les goutteux, les nerveux, peuvent émettre des urines qui déposent de la bouillie rouge brique (urates), ou bien des chlorures et des phosphates. Les urines donnent encore bien d'autres renseignements qui sortent du cadre de cet ouvrage.

CHAPITRE VII

FONCTIONS DES SENS

Appareil cutané. — La *peau* est l'organe du toucher, sens par lequel nous sommes en rapport constant avec le milieu extérieur. Elle représente une surface sensible qui reçoit quatre sortes d'impressions : de *contact*, de *chaud*, de *froid*, de *douleur*.

Sensibilité tactile. — La sensation tactile résulte d'une impression mécanique de contact, de pression, etc. Cette sensibilité varie suivant les régions de la peau ; elle est augmentée par la présence des poils ; elle cause des sensations différentes suivant la nature du corps en contact.

Sensibilité thermique. — Les *sensations thermiques* se distinguent en *sensations de chaud* et *sensations de froid*.

La sensibilité thermique se distingue des autres modes de la sensibilité cutanée ; elle varie suivant l'intensité de l'excitation et suivant les diverses régions de la peau.

Sensibilité douloureuse. — C'est une propriété que la peau partage avec d'autres organes : les articulations, les dents, la tête, les oreilles, etc. Il faut admettre cependant un appareil de réception spécial aux sensations douloureuses, bien qu'il soit souvent difficile de localiser les sensations de douleur.

Les sensations de douleur peuvent donner lieu, dans les organes les plus divers, à un grand nombre de réactions. Ce peut être : de la *paralysie*, des *contractions musculaires*, des *troubles respiratoires*, des *troubles de sécrétion* (larmes, sueur, etc.), des *troubles psychiques*.

Appareil de l'ouïe. — Le véritable organe auditif est le *limaçon* (p. 145), lequel est en rapport avec la branche auditive du nerf acoustique.

L'*oreille interne* est l'appareil de réception.

L'*oreille externe* et l'*oreille moyenne* forment un *appareil de transmission surajouté*.

Vibrations sonores. — Des mouvements vibratoires produisent les *sons*, et les propagent dans les corps solides, liquides et gazeux.

En agissant sur le système nerveux qui s'étale dans l'oreille interne, les vibrations sonores donnent lieu aux *sensations auditives*. Celles-ci résultent de l'excitation des terminaisons nerveuses acoustiques ; le *nerf auditif* est insensible à ces excitations.

Les vibrations sonores sont reçues par le *tympan*, qui les transmet à la chaîne des *osselets*, puis aux liquides du *labyrinthe*, par l'intermédiaire de l'*étrier* et de la *fenêtre ovale*. La cavité tympanique est encore agrandie par les *cellules mastoïdiennes*.

Appareil du goût. — La *gustation* ou fonction du goût est l'acte par lequel nous apprécions les propriétés sapides des substances introduites dans la bouche.

Au point de vue alimentaire, le goût est l'auxiliaire de la digestion.

Dans certaines de ses parties, la *langue* est l'organe du goût. Il existe à la pointe, sur les bords, et surtout à la base de la langue, des *papilles fongiformes* et *caliciformes* auxquelles aboutissent, par les *bourgeons gustatifs* (organes microscopiques pourvus eux-mêmes de *cellules gustatives*), de nombreux filets nerveux.

En définitive, ce sont les bourgeons gustatifs qui sont les organes du goût.

Excitants du goût. — Les *saveurs* excitent le goût. On connaît quatre sortes de saveurs : l'*amer*, le doux ou *sucré*, le *salé* et l'*acide*. Les saveurs amères et sucrées sont les plus nettes.

La sensation se produit après un temps plus ou moins long, suivant l'inhibition plus ou moins rapide des papilles linguales, par la substance sapide en solution. Car, pour que la sensation gustative ait lieu, il faut que l'excitant soit *soluble*. Lés *substances insolubles* n'ont pas de saveur.

Si l'on analyse l'action sapide, il est permis d'admettre qu'elle est de nature chimique.

Nerfs du goût. — La transmission des impressions gustatives au cerveau qui les interprète se fait par deux voies : celle du *nerf glosso-pharyngien* et celle du *lingual*, *corde du tympan*.

Appareil de l'odorat. — Le sens de l'odorat permet d'apprécier les qualités et surtout la pureté de l'air respiré. Il joue, comme le sens gustatif, un rôle sur la digestion.

Excitants de l'odorat. — Ce sont les *odeurs* dont le nombre est presque illimité, bien qu'il y ait des corps inodores. Les matières odorantes sont volatiles.

Parmi les excitants de l'odorat, il faut comprendre aussi l'électricité.

Siège de l'odorat. — Ne se trouve que dans la partie supérieure des fosses nasales, dans la zone où se distribue le *nerf olfactif*, au nerf de la sensibilité spéciale, lequel envoie une infinité de rameaux fins qui se terminent dans la *région olfactive*, ou *région jaune*, par des *cellules olfactives* ou véritables *cellules nerveuses* logées dans l'épithélium nasal.

Appareil visuel. — L'œil nous fait connaître les propriétés lumineuses des corps environnants, leur couleur, leur forme, leur position. A cet effet, l'œil présente trois parties essentielles :

1° Une membrane sensible, la *rétine*, sur laquelle se font les impressions lumineuses. La rétine tapisse la face interne de la choroïde. Elle forme un écran qui reçoit l'image de l'objet lumineuse et transmet l'impression au cerveau.

La partie la plus impressionnable de la rétine est une petite dépression appelée *tache jaune*, située à peu près au centre de la rétine, et large de 2 millimètres de diamètre. La rétine est essentiellement formée par l'épanouissement du *nerf optique*, lequel pénètre dans la rétine par la *papille* ou *tache aveugle* (*punctum cæcum*), qui est insensible à l'excitation lumineuse ;

2° Des organes de réfraction (milieux réfringents de l'œil, muscle ciliaire), qui amènent et condensent les rayons lumineux sur la rétine ;

3° D'un organe d'accommodation, l'*iris*, qui sert à régler la quantité de lumière qui arrive au fond de l'œil. L'iris s'élargit ou se rétrécit suivant l'abondance de la lumière[1].

Excitants de l'œil. — La sensation lumineuse est provoquée au fond de l'œil, par des excitants, dont le plus habituel et le plus normal est la lumière.

La lumière est considérée, au point de vue de la vision, comme une forme de mouvement, comme la vibration d'un milieu hypothétique appelé *éther*. Les vibrations de cet « éther » produisent les sensations lumineuses. Si les vibrations sont trop rapides ou insuffisamment rapides, elles ne donnent plus lieu à des sensations lumineuses. C'est ce qui arrive pour les rayons chimiques dits *ultra-violets* et les rayons calorifiques dits *infra-rouges*.

La *lumière blanche* est une lumière composée, qui, en traversant un prisme, se décompose en une série de radiations, lesquelles se suivent toujours dans le même ordre suivant, en allant de la moins à la plus réfrangible : *rouge, orangé, jaune, vert, bleu, indigo, violet*. C'est ce qu'on nomme le *spectre lumineux*.

Vision des couleurs. — La couleur est l'impression que font sur l'œil les rayons de lumière, rayons réfléchis, diffusés ou transmis par les corps.

1. L'accommodation peut être altérée par *myopie*, par *hypermétropie*, par *presbytie*, etc.

Si les objets renvoient les rayons lumineux en égales proportions, ces objets paraissent *blancs ;* s'ils les absorbent tous, ils paraissent *noirs;* s'ils absorbent une partie des rayons, et transmettent les autres, ils ont telle ou telle couleur. Ainsi un corps opaque paraît *rouge*, parce qu'il absorbe moins le rouge que les autres rayons lumineux.

En résumé, l'organe oculaire perçoit la lumière ; il en apprécie les différences d'intensité ; il distingue les unes des autres plusieurs impressions lumineuses simultanées.

Rôle des annexes de l'œil. — Les *sourcils* et les *cils* ont un rôle protecteur évident ; ils préservent l'œil contre la sueur, contre un excès de rayons lumineux, contre les corps étrangers (poussières, insectes, etc.).

Les paupières (v. p. 143) sont tapissées à leur face interne, par la conjonctive, couche muqueuse qui recouvre également la face antérieure de l'œil, à l'exception de la cornée. Mais ce que nous retiendrons surtout, au point de vue physiologique, ce sont les glandes des paupières : les *glandes de Meibomius*, qui s'ouvrent derrière les cils sur la lèvre postérieure du bord libre des paupières, glandes dont la sécrétion cireuse empêche l'écoulement des larmes sur les joues, et dont l'obstruction provoque cette maladie des paupières nommée *chalazion;* les *glandes ciliaires* qui sécrètent une matière nommée *chassie*, matière qui surabonde dans la maladie dite *blépharite ciliaire;* enfin les *glandes de la caroncule lacrymale* qui sont des glandes sébacées annexées à des poils.

Les *larmes*, qui ont une action bactéricide, ont en outre pour rôle de lubréfier la muqueuse conjonctive et de favoriser par là les mouvements de l'œil. Les larmes sont en sécrétion permanente pour accomplir leur rôle physiologique. Elles sont en sécrétion surabondante lorsqu'on pleure; alors les larmes franchissent les bords des paupières et s'écoulent sur les joues.

QUATRIÈME PARTIE

SOINS AUX MALADES [1]

Pour les besoins de la description, nous diviserons cette étude en deux chapitres principaux, empiétant, en réalité, bien souvent l'un sur l'autre : les soins de médecine et les soins de chirurgie.

CHAPITRE I

SOINS DE MÉDECINE

I. — La chambre et le lit du malade

A. **La chambre.** — Une chambre de malade doit être située, autant que possible, en pleine lumière, au midi, plutôt sur une cour ou sur un jardin, que sur la rue.

Cette chambre ne doit être habitée que par le grabataire : tout au plus y laissera-t-on coucher une garde. Elle contiendra, s'il est possible, deux lits, de façon à pouvoir transporter alternativement le malade d'un lit sur l'autre; il est préférable que le second lit soit situé dans une chambre directement contiguë, qu'on pourra aérer pendant vingt-quatre heures avant d'y transporter le grabataire.

1. Cette partie, concernant les soins aux malades de médecine et de chirurgie, a pour auteur M. le Dr Maurice Villaret, professeur agrégé à la Faculté de médecine de Paris.

Théoriquement une chambre de malade ne doit contenir ni tentures, ni tapis. Une chaise longue, un fauteuil, une grande table, une petite table, recouvertes de nappes propres, quelques chaises cannées, une table de nuit facilement lavable, un paravent, tels seront les meubles à conserver. Un verre, une bouteille ou une carafe, deux cuillers, un encrier et du papier, un thermomètre individuel trempant dans une solution antiseptique; tels sont les objets à garder sur ces meubles. Un bassin bien propre sera tenu, non pas exposé à la vue de tous, mais à proximité du malade, dont il faudra, d'autre part, éloigner toute cause de mauvaises odeurs : chaussures, vêtements, vase contenant des excréments.

La *température* de la chambre doit être maintenue entre 18 à 20°, sauf indications spéciales du médecin. Le chauffage au bois devra être préféré.

La *lumière* sera douce ou assez forte, suivant les cas; une veilleuse est utile; l'électricité constituera la source lumineuse de beaucoup préférable. La lumière sera masquée par un écran, de façon à ne pas frapper directement les yeux du malade.

La *ventilation* devra être pratiquée fréquemment, deux fois par jour au moins, pendant vingt minutes, en évitant toutefois l'arrivée directe des courants d'air froid : pour cela on ouvrira les fenêtres d'une pièce contiguë ou bien celles de la chambre protégeant le lit par un paravent. Il est évident que l'emploi des bouches d'air est supérieur aux précédents moyens de ventilation.

Chaque matin le *nettoyage* de la chambre sera fait avec précaution ; autant que possible, pour éviter la poussière, le balayage du parquet sera remplacé par un essuyage avec des linges humides ; pour les mêmes raisons on se gardera du plumeau pour épousseter les meubles de la chambre.

B. **Le lit.** — Le meilleur lit de malade est la couchette en fer utilisée à l'hôpital ; sa largeur sera environ de $1^{m},20$, c'est-à-dire qu'il ne doit être ni trop grand, pour qu'on puisse circuler facilement autour de lui, ni trop petit, pour que la personne alitée puisse s'y mouvoir sans gêne; il convient, de plus, qu'il soit suffisamment élevé pour qu'on puisse nettoyer correctement sous lui; son sommier devra être composé de lames d'acier.

Le lit ne doit pas être situé dans un courant d'air, ni en face de la lumière. Il ne doit pas être collé au mur, mais disposé de façon à ce que l'infirmière puisse passer librement sur ses côtés et en arrière de lui.

Une corde fixée au-dessus du lit ou à son extrémité, et terminée par une poignée, aidera le malade à se lever, à s'asseoir et à se coucher.

Pour *disposer convenablement un lit de malade*, on place sur le sommier un matelas de laine, ni trop dur, ni trop mou, souvent battu et exposé au grand air, qu'on recouvrira d'un drap de dessous. Par-dessus le drap, on étend une *toile cirée*, dite d'hôpital, de $1^{m},20$ de largeur environ, placée sous le siège, fixée ou non avec des épingles, et que l'on garnit d'une *alèse* repliée en quatre; quand celle-ci est souillée, elle doit être changée immédiatement par traction et remplacée par une autre alèse roulée au préalable dans la moitié de sa largeur, glissée sous le siège, puis déroulée, en évitant que le drap de dessous et le matelas soient mouillés.

Les draps doivent être usagés, ne présenter aucun pli, ne pas être remplis de miettes, avoir leur couture disposée du côté opposé au corps, être saupoudrés de poudre de talc, de façon à ce que la peau ne soit pas irritée par diverses causes de frottement. Une peau de chamois souvent lavée et placée bien sèche sous le siège est d'un excellent usage.

On évitera les couvertures et les édredons; le couvre-pied ne dépassera pas les genoux et ne sera pas trop pesant; les draps de dessus remonteront assez haut pour qu'ils puissent facilement recouvrir les épaules et le menton du malade.

Si le malade a des tendances aux *écorchures* ou aux *eschares*, ce dont on s'apercevra à la couleur rouge de la peau au niveau des parties de son corps en contact avec le lit, on pourra se servir de *matelas ou de ronds en caoutchouc* pleins d'air ou d'eau tiède, qu'on remplira grâce à un tuyau facilement obturable, qui devra toujours pendre le long du lit. Les ronds en caoutchouc seront conservés bien à plat, dans un endroit pas trop sec.

La meilleure manière d'éviter les eschares est d'ailleurs de tenir le malade bien propre et bien sec, et de frictionner légèrement les régions délicates avec un tampon trempé dans un mélange d'huile stérilisée et d'alcool.

Une fois constituée, l'eschare sera soignée par des nettoyages répétés, des lavages à l'eau oxygénée et des applications de poudre ou de pâte à l'oxyde de zinc recouvertes d'une épaisse couche de ouate.

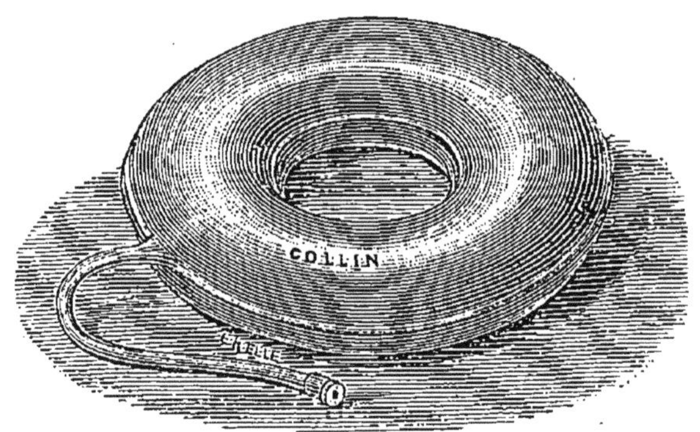

Fig. 41. — Coussin rond à air, en caoutchouc.

Lorsqu'on aura à placer des *boules d'eau chaude*, il faudra bien les entourer d'une enveloppe de laine, et veiller à ce qu'elles ne brûlent pas le malade.

L'arrangement des *oreillers* doit être toujours fait avec soin, de façon à ce que les reins et les épaules soient bien soutenus. Lorsque la position assise est nécessaire, par exemple en cas d'asystolie, on accumulera les oreillers derrière la tête et le dos, ou bien on y placera un pupitre, en remontant souvent le malade, de façon à ce que la gêne soit pour celui-ci aussi minime que possible.

La position de repos dans le lit est le décubitus dorsal,

les jambes étendues. Cependant cette situation doit être souvent changée, de manière à éviter les eschares et la congestion pulmonaire, surtout chez les vieillards. Après les opérations abdominales, quand il est nécessaire d'obtenir le relâchement des muscles de l'abdomen, on glisse un traversin sous les genoux et on attache les jambes l'une à l'autre.

En principe, la tête du lit doit être plus haute que les pieds, sauf lorsque l'on veut faire l'extension des membres inférieurs, auquel cas il faut surélever les pieds du lit avec quelques briques.

Pour les malades délirants, on se trouvera bien de fixer de chaque côté du lit une longue *planche*, autant que possible rembourrée, pour éviter les chutes. De même, les lits

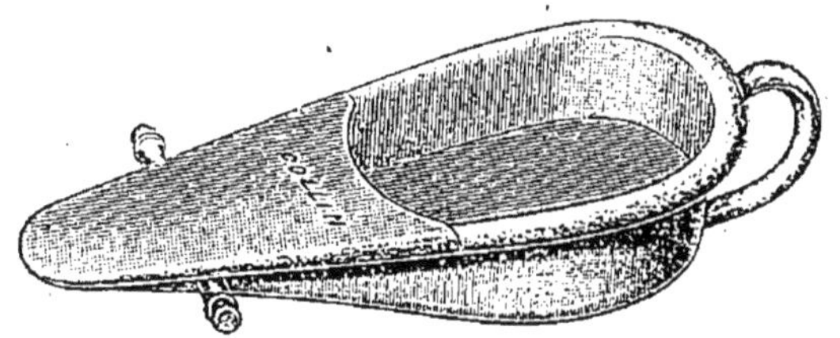

Fig. 42. — Bassin plat, avec tube d'écoulement.

d'enfants seront munis d'une balustrade latérale se rabattant à volonté.

Pour *passer le bassin* à un malade, après avoir versé un peu de solution antiseptique à son intérieur nettoyé, puis réchauffé et, dans certains cas, huilé ses bords, on aidera de la main droite le malade à se soulever, et on glissera sous lui le récipient de la main gauche, en évitant de le mouiller. Si le malade ne peut pas se soulever, il faut toujours réclamer une aide pour placer ou enlever le bassin, de façon à éviter des accidents.

Pour *changer un malade de position ou de lit*, l'infirmière le prendra sous les épaules et sous les jarrets en le priant de se suspendre à son cou. Elle s'arrangera pour ne pas avoir à le retourner dans le transport d'un lit à l'autre; pour cela, il faudra le prendre à sa gauche ou à sa droite suivant les cas. Dans de nombreux cas, on devra se mettre à deux pour le transport du malade, qu'on pourra effectuer dans son drap, roulé sous forme de hamac.

Pour *changer la chemise* d'un malade hémiplégique ou ayant un bras immobilisé par une blessure, on devra commencer par lui retirer le bras de chemise du côté sain puis du côté malade, après avoir passé la chemise au-dessus de sa tête. On lui mettra la nouvelle chemise, préalablement chauffée et déboutonnée, en commençant par le bras malade et finissant par le côté sain. Parfois, et dans les cas très pressés, il sera indiqué de couper les vêtements du malade pour les enlever rapidement et sans douleur.

II. — Rôle de l'infirmière pendant la visite

Nous rappellerons très rapidement, cette question étant traitée dans une autre partie de ce manuel, quels sont les principaux devoirs d'une bonne infirmière : Le calme, la précision, l'attention, la faculté d'observation, la régularité, la rapidité dans l'exécution, le silence, la patience, l'autorité, l'attitude réservée et cependant affectueuse, l'observation stricte du secret médical, telles sont les qualités qu'elle doit développer envers les malades et leur entourage. La propreté, le travail méthodique exempt de surmenage, l'entretien d'une bonne santé par les règles d'hygiène personnelle, tels sont les devoirs qu'elle doit observer envers elle-même.

En ce qui concerne le médecin, l'infirmière *doit être pour lui une aide et non une suppléante*. Elle ne doit pas prescrire les médicaments, mais simplement les administrer. Elle doit observer les malades et rendre strictement compte des symptômes qu'elle aura pu observer. Les ordres du médecin seront exécutés exactement et ponctuellement, sans être discutés devant le malade. C'est exceptionnellement qu'ils pourront être modifiés, lorsque certaines circonstances et l'absence de tout conseil médical exigent une intervention rapide que l'initiative intelligente d'une bonne infirmière sera seulement alors autorisée à commander ; mais le médecin devra être prévenu le plus tôt possible de la modification apportée à son ordonnance et des raisons de ce changement.

Pendant la visite, l'infirmière ne quittera pas le médecin qu'elle suivra à chaque lit et qu'elle écoutera avec attention, de manière à ne pas perdre un conseil ou une prescription parfois rapidement faite.

Avant la visite, on aura disposé au-dessus du lit du malade la *courbe de température* et du débit urinaire quotidien, le

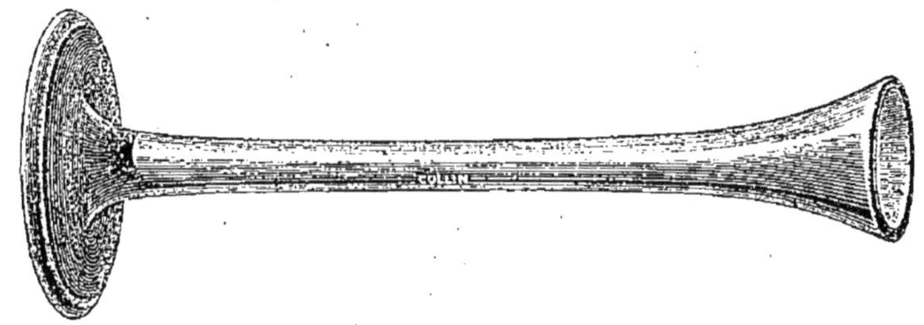

FIG. 43. — Stéthoscope.

crachoir, enfin le *bocal* gradué dans lequel les urines de vingt-quatre heures auront été recueillies de midi à midi, en prenant la précaution de recevoir les mictions avant les garde-robes, surtout chez la femme.

A proximité du lit, sur une table propre, se trouveront, d'une part tout ce qu'il faut pour se laver les mains; d'autre

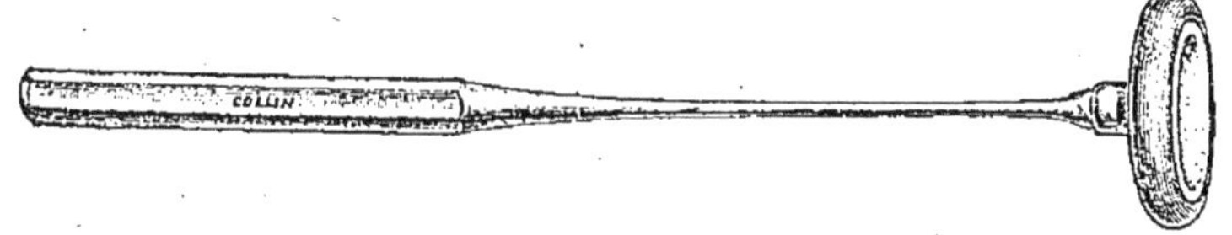

FIG. 44. — Marteau à réflexes.

part, des tubes à essai, des papiers à filtre, un entonnoir en verre, un tube d'Esbach, une lampe à alcool, de l'acide acétique, de l'acide nitrique, du réactif d'Esbach, destinés à rechercher l'albumine et les pigments biliaires dans les urines, et de la liqueur de Fehling, pour y déceler le sucre.

L'infirmière portera toujours sur elle, à la disposition du médecin, un *stéthoscope*, tube étroit en bois, inventé par Laënnec, destiné à ausculter le cœur et les vaisseaux, dont l'une des extrémités, évasée, s'applique sur le point à ausculter, et dont l'autre extrémité, munie d'un plateau rond, s'adapte à l'oreille du clinicien; un *marteau à réflexes* pour percuter les tendons rotulien et achilléen, qui se compose schématiquement d'un manche souple et fin en baleine ou en métal, d'une extrémité métallique entourée de caoutchouc, et dont le modèle le plus pratique est celui de Dejerine; un *excitateur pupillaire* ou un rat de cave; une ou plusieurs *épingles*; quelques *abaisse-langue* en bois, qu'on cassera et qu'on brûlera une fois qu'on s'en sera servi; enfin une *serviette* en toile fine, destinée à l'examen des poumons et du cœur, qui sera présentée toujours du même côté, repéré par un nœud ou une épingle, à l'oreille du médecin, de manière à lui éviter des contacts dangereux. L'infirmière ne quittera pas, d'autre part, le *cahier de visite*, sur lequel seront inscrits chaque jour les nouvelles prescriptions et les régimes.

III. — Notions générales sur le pouls et la température

A. **Observation du pouls.** — Le pouls est la sensation de soulèvement qu'éprouve le doigt déprimant une artère, la paroi de celle-ci se laissant distendre par le choc sanguin à chaque contraction cardiaque (v. p. 114).

Pour que le doigt puisse percevoir le pouls, il faut qu'il s'adresse à une artère superficielle et pouvant être facilement comprimée sur un plan osseux, par exemple à l'artère radiale au niveau de l'extrémité inférieure du radius, c'est-à-dire du poignet. La recherche sera faite sur le malade immobile, de préférence couché; on applique les quatre derniers doigts de la main sur le trajet de l'artère qu'on comprime légèrement, le pouce venant s'appuyer sur la face dorsale du poignet. L'exploration ne doit pas être rapide; elle doit être répétée plusieurs fois et alternativement sur les deux poignets. Tout en comptant les pulsations, on contrôle sur un chronomètre à seconde le temps écoulé, on s'arrête au bout d'un quart de minute et on multiplie le nombre obtenu par 4 pour avoir le pouls d'une minute.

La fréquence du *pouls normal* varie suivant l'âge et le sexe : elle est en moyenne de 134 pulsations par minute à un an, de 70 pulsations à trente ans, de 60 pulsations à quatre-vingts ans. Elle subit cependant l'influence des émotions.

Pathologiquement, le pouls peut être ralenti ou accéléré, fort ou faible, irrégulier, intermittent ou dicrote, c'est-à-dire donnant une sensation de double pulsation.

Le nombre des pulsations devra, dans certains cas, être noté quotidiennement sur la feuille de température en face des chiffres de la colonne du pouls et suivant une courbe qu'il sera bon d'inscrire avec un crayon de couleur, pour la différencier de la courbe thermique.

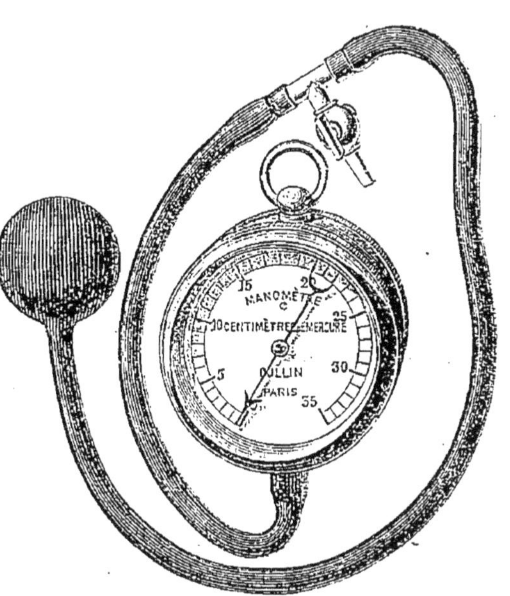

Fig. 45. — Sphygmomanomètre de Potain.

L'augmentation de fréquence du pouls s'observe dans un grand nombre d'états morbides, et son degré est, en général, en rapport avec celui de la température, c'est-à-dire de la fièvre. Parfois, cependant, cette marche parallèle n'existe pas ; il y a dissociation entre le pouls et la température, par exemple dans certaines méningites.

On complétera souvent l'observation du pouls par la recherche de la pression artérielle, qui se fera à l'aide d'instruments spéciaux : les *sphygmomanomètres*, parmi lesquels nous citerons les modèles de Potain et de Pachon. Le sphygmomanomètre de Potain est composé schématiquement d'une poire en caoutchouc dont l'air intérieur est mis sous une certaine pression grâce à un petit appareil à insufflation, et se trouve en communication avec un cadran : en comprimant avec cette poire l'artère radiale jusqu'à ce que les pulsations disparaissent, et en notant sur le cadran le chiffre de la pression donnée à ce moment, on obtient le degré approximatif de la tension artérielle ; la pression artérielle est dite normale lorsque l'appareil marque 17 à 18 ; au-dessus de ces chiffres, il y a hypertension artérielle ; au-dessous, hypotension.

Les oscillations du pouls peuvent enfin être enregistrées à l'aide d'appareils spéciaux appelés *sphygmographes*.

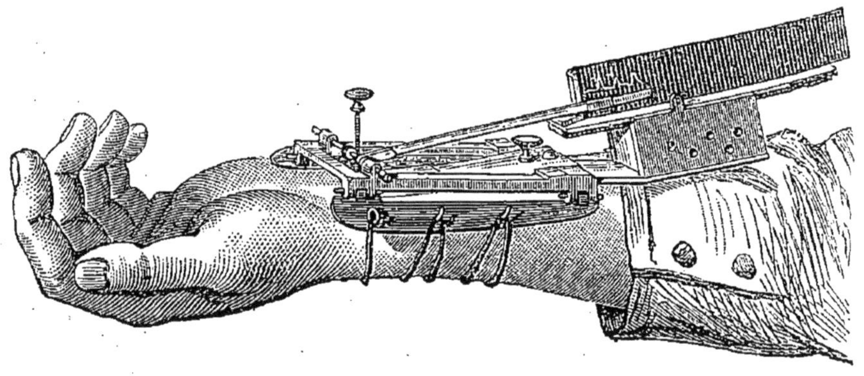

Fig. 46. — Sphygmographe direct de Marey.

B. **Observation de la température.** — La fièvre est un des symptômes les plus importants à connaître pour le médecin. Elle est caractérisée par l'élévation de la température normale du corps ; pour reconnaître celle-ci et en apprécier le degré, il faut se servir d'un thermomètre.

Le *thermomètre* employé ordinairement en clinique est à mercure et à maxima, c'est-à-dire que la portion supérieure de la colonne mercurielle est séparée du reste du mercure par une bulle d'air : cette portion de la colonne détachée, ou index, demeure fixée à la température la plus élevée obtenue. Avant de se servir du thermomètre, il est donc utile de regarder si l'index a été ramené au niveau de la cuvette, et, dans le cas où cette précaution n'a pas été déjà prise, de pratiquer cette petite opération en imprimant à l'appareil de petites secousses brusques de haut en bas ou en frappant, avec le talon de la main qui tient l'appareil, un plan résistant et élastique. Lorsqu'on emploie un thermomètre pour la première fois, il est bon de le vérifier sur un sujet normal ou en le trempant dans une solution tiède, pour voir s'il n'indique pas de fausses températures. Il est bon aussi de faire attention à manier délicatement cet instrument délicat et de ne pas le déposer n'importe où. Dans les services d'hôpitaux où les thermomètres servent parfois à plusieurs malades, l'infirmière doit nettoyer l'instrument soigneusement et le faire séjourner, entre chaque

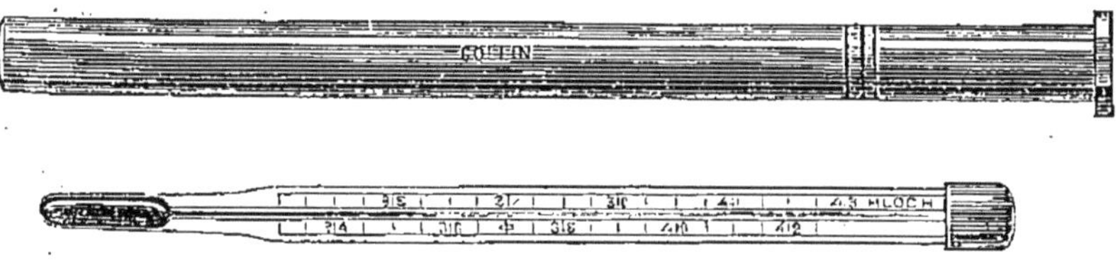

Fig. 47. — Thermomètre.

prise de température, dans un récipient contenant une solution antiseptique.

La température peut être notée dans l'aisselle, la bouche, le rectum ou le vagin. On peut encore rechercher la température urinaire. Il est de beaucoup préférable de ne pas laisser prendre sa température par le malade lui-même, de manière à éviter des erreurs, volontaires ou non.

La *température axillaire* n'est pas celle qu'on doit ordinairement rechercher, sauf dans les cas prescrits par le médecin. Pour la prendre, on essuie d'abord l'aisselle, puis on y place le réservoir de l'instrument, en arrière du relief du grand pectoral; on ramène ensuite l'avant-bras du malade sur la poitrine et, dans certaines circonstances, on maintient le bras ainsi croisé; cette position devra être gardée pendant dix minutes environ.

La *température rectale* est celle qu'on note d'habitude. Pour la prendre, on fait coucher le malade sur un côté, la jambe correspondante allongée sur le lit, l'autre jambe maintenue demi-fléchie. La cuvette du thermomètre, lubréfiée d'un corps gras, est introduite lentement dans l'anus, comme une canule à lavement, et maintenue pendant cinq minutes environ. Chez les agités on fera tenir la fesse par une autre personne et on retirera l'instrument au moindre mouvement trop brusque, de façon à éviter qu'il se brise dans le rectum. Chez les nourrissons on se trouvera bien de coucher le petit malade le ventre sur les genoux, les pieds pendants : on peut de cette façon maintenir facilement le thermomètre en écartant les fesses, et entraver les mouvements de défense violents et dangereux.

La *température vaginale* sera prise en plaçant pendant cinq minutes l'instrument dans le vagin, comme une canule à injection ; il est préférable de ne pas prendre la température vaginale chez les vierges.

La *température buccale* sera prise sous la langue pendant cinq minutes, en recommandant au malade de respirer exclusivement par le nez, les lèvres fermées.

La température doit être recherchée, sauf prescription spéciale, deux fois par jour, à des heures fixes (sept heures du matin et cinq heures du soir par exemple).

Les chiffres recueillis sont chaque fois immédiatement pointés sur la feuille de température.

La *feuille de température* est composée d'un quadrillé divisé en millimètres, avec indication spéciale des centimètres. Les temps, c'est-à-dire les dates (matin et soir), sont marqués sur une ligne horizontale ; les degrés de température (ainsi d'ailleurs que le nombre des pulsations et des mouvements respiratoires) sont notés sur une ligne verticale. Dans une marge située à la partie inférieure de la feuille, seront inscrits au préalable le nom, le prénom, le numéro du lit et la salle du malade, ainsi que la date de son entrée. Dans chaque division horizontale sera ensuite noté le quantième du mois. La feuille étant ainsi préparée, il suffit d'inscrire sous forme d'un gros point, pour chaque jour, matin et soir, la température obtenue, en regard de la division correspondante. On réunit ensuite les points notés par un trait, et on obtient ainsi la *courbe de température*

La *température normale* du corps est de 37°. Elle varie suivant les heures (36°,5 à trois heures du matin, 37°,3 à cinq heures de l'après-midi). Un peu plus élevée que chez l'adulte à la naissance, elle s'abaisse sensiblement dans la

FEUILLE DE TEMPÉRATURE

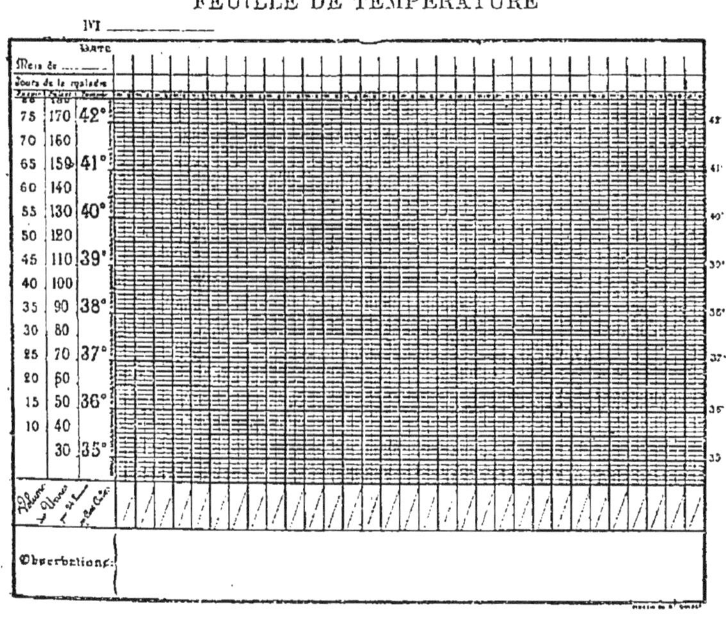

MODÈLE RÉDUIT AU TIERS DE GRANDEUR NATURELLE

Fig. 48. — Feuille de température du Dr Quidet.

demi-heure qui suit, d'où le précepte de réchauffer les nouveau-nés, surtout s'ils sont cachectiques.

La *température pathologique* est, en général, supérieur à la moyenne. La fièvre est dite légère lorsqu'elle ne dépasse pas 38°, modérée lorsqu'elle n'atteint pas 39°, forte de 39° à 40°,5, très forte au-dessus de 40°,5. Elle peut s'élever exceptionnellement jusqu'à 44°, mais est incompatible, dans ces cas, avec une survie même de courte durée ; on l'a vue dépasser de beaucoup ce chiffre après la mort, en particulier au cours de certaines méningites, du rhumatisme cérébral et du tétanos. Elle est plus marquée, toutes proportions gardées, chez les enfants, dont les oscillations thermométriques sous la moindre influence doivent être bien connues.

La température sera surveillée avec une particulière attention, à la suite de toute opération chirurgicale; son élévation marque, en effet, en général, une complication.

En médecine, la fièvre peut affecter le *type continu* lorsqu'elle se maintient longtemps élevée (fièvre typhoïde par exemple), le *type intermittent* lorsqu'elle évolue sous forme d'accès séparés par des intervalles apyrétiques (fièvres palustres par exemple), le *type rémittent* lorsque la courbe présente dans la journée des différences ou oscillations de plus d'un degré (tuberculose pulmonaire avancée, par exemple), le *type isothermique* enfin lorsque la température est égale le matin et le soir (certaines maladies du foie). La fièvre est, d'ordinaire, moins élevée le matin que le soir, mais peut affecter parfois une allure inverse, en particulier dans les affections hépatiques.

IV. — Notions générales sur l'examen des urines

Il est utile parfois qu'une infirmière puisse pratiquer un examen succinct des urines. Celui-ci doit se limiter à la recherche rapide de l'albumine, du sucre et des pigments biliaires. Des explorations plus complètes ne peuvent être confiées qu'au médecin, au pharmacien, ou au chimiste.

A. Pour rechercher l'**albumine** dans les urines, on recueille 20 centimètres cubes de celles-ci dans un verre à pied, et on en filtre une petite quantité, à l'aide d'un entonnoir en verre doublé d'un papier buvard coupé et plié d'une façon spéciale, à l'intérieur d'un tube à essai soutenu par un porte-tube. Lorsque le tube est à moitié plein, on le saisit par son extrémité entre l'index et le pouce ou avec une pince en bois, et on le chauffe sur une lampe à alcool au niveau de la partie superficielle du liquide, en prenant la précaution de ne pas diriger l'orifice du tube vers soi ou son voisin, et de le rouler constamment entre l'extrémité de ses doigts. Lorsque le liquide est arrivé à l'ébullition, il se forme, en cas de présence d'albumine, au niveau de la partie ainsi chauffée, un louche qui parfois est si léger qu'on ne peut l'apercevoir que sur un fond noir : après avoir ajouté une goutte d'acide acétique ou de vinaigre au bout d'une baguette de verre, ce louche ne doit pas disparaître (*Procédé à chaud*).

On peut contrôler cette réaction en versant à l'intérieur du verre contenant le reste de l'urine, par l'intermédiaire d'un entonnoir dont l'extrémité effilée repose au fond de ce verre, une certaine quantité d'acide azotique nitreux : à la limite de séparation des deux liquides se forme un anneau blanchâtre révélateur de l'albumine (*Procédé à froid*).

On peut enfin doser l'albumine à l'aide du *tube d'Esbach:* On verse dans ce tube, maintenu verticalement par un support spécial, de l'urine à examiner jusqu'à la lettre U, puis de la liqueur jaune, le réactif d'Esbach, jusqu'à la lettre R; on agite et on laisse reposer pendant vingt-quatre heures. L'albumine forme alors un dépôt plus ou moins élevé au fond du tube; sa hauteur peut être mesurée à l'aide de divisions graduées qui indiquent approximativement, en grammes, la quantité d'albumine par litre d'urine.

B. Pour rechercher le **sucre**, on verse dans un tube à essai 2 à 3 centimètres cubes d'une liqueur bleue: *la liqueur de Fehling*. On la chauffe de la façon précédemment indiquée pour voir si elle est bonne et ne vire pas ainsi au rouge. On filtre ensuite dessus une quantité égale d'urine. On réchauffe jusqu'à l'ébullition. S'il y a du sucre, il se forme immédiatement, ou au bout de quelques heures, à froid, un précipité rouge franc, couleur d'argile.

C. Pour déceler les **pigments biliaires**, on se sert de l'acide azotique nitreux de la même façon que pour la recherche de l'albumine : si la réaction est positive, il se forme à la limite de l'urine et du réactif une série d'anneaux qui vont du bleu au rouge, en passant par le vert. Il est souvent utile de diluer les urines hypercolorées dans de l'eau avant de tenter sur elles cette réaction.

L'infirmière devra procéder à cette série succincte d'examens des urines chez tout malade entrant, et noter sur la feuille de température la présence ou non d'albumine et de sucre.

V. — Manières d'administrer les médicaments

Il existe de nombreuses manières d'administrer les médicaments. La plupart seront absorbés par la *voie gastro-intestinale*, principalement sous forme de potions, de sirops, de pilules, de cachets, de poudres ou de gouttes. Il importe que l'infirmière sache faire prendre par persuasion les médicaments les plus désagréables, et surveille leur absorption, de manière à éviter la fraude de certains malades ou bien l'ingestion de la potion en une seule fois alors que celle-ci, le plus souvent, doit être répartie en de nombreuses cuillerées dans le courant de la journée.

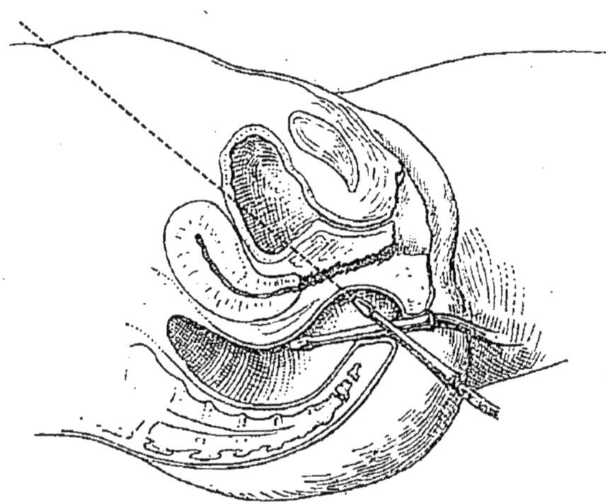

FIG. 49. — Les 2 directions successives que doit suivre la canule lors de son introduction dans le rectum.

Mais, à côté de ce mode d'administration des médicaments, il en est d'autres, sur lesquels nous insisterons beaucoup plus, qui empruntent la voie rectale, la voie respiratoire, la voie hypodermique et la voie cutanée : ce sont les *lavements*, les *inhalations*, les *frictions* et les *injections médicamenteuses*.

A. **Absorption des médicaments par la voie rectale.** — *Lavements*. — Le lavement est l'introduction par l'orifice anal d'une certaine quantité de liquide, véhicule ou non d'un médicament, à l'intérieur de l'ampoule rectale. Il ne faut pas le confondre avec le lavage d'intestin, opération par laquelle on fait remonter une grande quantité de liquide dans tout l'intestin.

Le principal temps du lavement est l'introduction de la canule dans la partie inférieure du rectum qui est dirigée de bas en haut et d'arrière en avant pendant ses 3 à 4 premiers centimètres, puis reprend une nouvelle direction en haut et en arrière. Le malade étant couché horizontalement sur le côté droit, la cuisse droite modérément allongée, la gauche fléchie, et le corps légèrement penché en avant, l'infirmière, placée du côté du dos, dirige de la main droite la canule convenablement huilée à l'intérieur de l'orifice anal, d'abord, pendant 3 centimètres, vers l'ombilic, puis en haut et en arrière. Si le malade est debout, on le prie d'écarter les jambes et de pencher le corps en avant, avant d'introduire la canule.

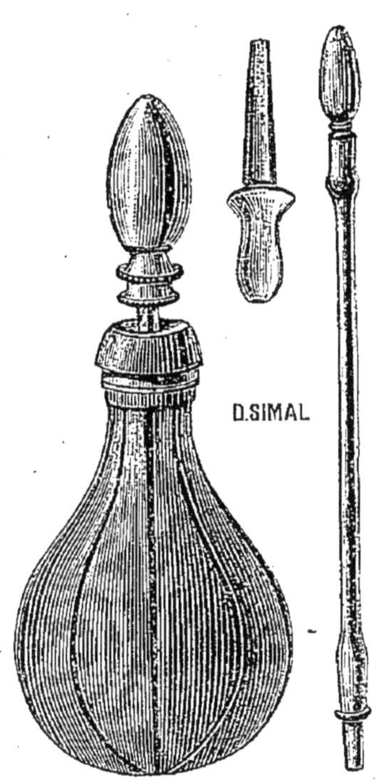

Fig. 50. — Poire en caoutchouc et différentes canules.

Pour les lavements de 125 à 250 grammes (*petits et moyens lavements*), surtout chez les enfants, on adapte habituellement à la canule, ou à la sonde molle qui la remplace souvent, une *poire en caoutchouc*, vidée préalablement, par pression, de l'air qu'elle contenait, puis remplie de liquide par aspiration consécutive. Une fois la canule introduite, il suffit d'expulser lentement le liquide dans le rectum en comprimant la poire.

Pour les *grands lavements* (500 grammes et plus), on ne se sert plus guère de la seringue classique, ni du clystère à pompe, ni même de l'appareil du Dr Eguisier, instrument plus moderne composé grosso modo d'un corps de pompe et d'un piston actionné par un ressort remonté au préalable. Actuellement l'usage du *bock* tend à se généraliser ; on donne la pression voulue en mettant le récipient à une hauteur variable ; c'est là une méthode plus simple, plus commode, plus propre et plus sûre.

Une fois le lavement introduit, on prie, en général, le malade de le garder un quart d'heure, en se tournant sur les différents côtés, dans la position couchée.

Le lavement le plus employé est le *lavement simple évacuateur*, qui se compose d'eau bouillie dans laquelle on peut ajouter 50 à 100 grammes de glycérine anglaise.

Les *lavements médicamenteux* sont extrêmement nombreux. Citons les lavements laxatifs, huileux, purgatifs, (sulfate de soude, 15 grammes; feuilles de sené, 15 grammes; eau, q. s. pour 500 cent. cubes), astringents, laudanisés (X gouttes de laudanum de Sydenham pour 250 grammes de décoction de guimauve), antidiarrhéiques, calmants, antiseptiques, astringents.

Les *lavements alimentaires* sont précieux lorsque, pour des raisons diverses, la voie gastro-intestinale est interdite à l'alimentation. Ils devront être précédés d'un lavement évacuateur. Le lavement le plus employé est celui de Dujardin-Beaumetz, ainsi composé :

Eau tiède....................	100 grammes.
Laudanum de Sydenham....	V gouttes.
Pepsine.....................	2 à 3 cuillerées à soupe.

On peut y ajouter un jaune d'œuf émulsionné dans 150 grammes de lait.

B. **Absorption des médicaments par la voie respiratoire.** — *Inhalations. Pulvérisations. Fumigations. Injections intra-laryngées.* — Les *inhalations* consistent à faire respirer aux malades des vapeurs à la température où elles se produisent, et qui sont constituées par de l'air chargé de principes volatiles (camphre, goudron, eucalyptol, etc.).

Parmi celles-ci il faut consacrer une place à part aux *inhalations d'oxygène*, employées souvent dans les affections des voies respiratoires : l'oxygène, contenu dans des ballons de caoutchouc remplis eux-mêmes à des récipients en fonte renfermant le gaz sous pression, est aspiré par le malade, au fur et à mesure de ses besoins, à l'aide d'un tube de caoutchouc muni d'un embout et d'un robinet; on pourra

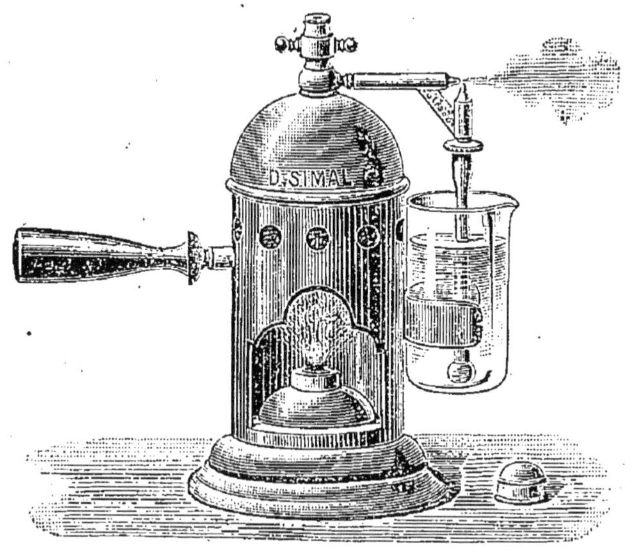

Fig. 51. — Pulvérisateur à vapeur.

le faire barboter, au préalable, dans une solution aqueuse, médicamenteuse ou non.

De l'inhalation il faut rapprocher la *pulvérisation*, qui a pour effet de réduire en gouttelettes très fines des solutions médicamenteuses, projetées sous cette forme dans l'appareil respiratoire à l'aide d'une soufflerie ou d'un pulvérisateur à vapeur. Il existe actuellement des *pulvérisateurs* de poche à soufflerie très pratiques. Citons aussi l'*appareil de Richardson*, d'un usage courant. Le maniement du pulvérisateur à vapeur est très simple ; il consiste à faire bouillir de l'eau dans une marmite spéciale, puis à projeter cette eau et la solution médicamenteuse, aspirées sous pression et réduites en une vapeur impalpable.

Les *fumigations*, qui doivent se ranger parmi les modes d'administration des médicaments par la voie respiratoire, consistent dans l'emploi de vapeurs médicamenteuses dégagées à l'aide de la chaleur et produisant une action locale. — Les *fumigations sèches* s'emploient en faisant brûler des substances comme du papier nitré, du benjoin, de la poudre ou des cigarettes au datura stramonium. — Les *fumigations humides* se préparent en projetant dans l'eau bouillante des huiles dont la vapeur entraîne les principes : menthol, eucalyptol, goudron, etc. Pour subir une fumigation, le malade s'assoit devant une cuvette contenant de l'eau bouillante et la substance médicamenteuse ; il recouvre sa tête d'une serviette et aspire profondément, ou bien respire les vapeurs à l'aide d'un entonnoir spécial.

Les *injections intralaryngées* sont préconisées contre la laryngite tuberculeuse et la tuberculose pulmonaire. Elles consistent à introduire dans l'orifice supérieur du larynx, avec ou sans le contrôle d'un miroir spécial, l'extrémité de la canule d'une seringue, dite *seringue laryngée*, contenant une solution huileuse, soit goménolée, soit eucalyptolée, soit créosotée, en recommandant au malade d'inspirer largement : il faut maintenir en dehors de la bouche la langue des malades, de manière à éviter qu'ils déglutissent la solution destinée à leur larynx.

C. **Absorption des médicaments par la voie cutanée.** — *Frictions.* — L'absorption des médicaments par le revêtement cutané peut être obtenue de différentes façons. C'est ainsi qu'on pourra faire absorber, par exemple, le salicylate de méthyle sous forme d'une pommade ou d'une huile répartie sur une région limitée du corps et recouverte pendant un certain temps de taffetas imperméable et d'ouate.

Mais, pour rendre l'absorption de la peau plus efficace, on a recours en général aux frictions.

Parmi celles-ci, il faut réserver une place à part aux *fric-*

tions mercurielles, qui constituent un mode important de traitement de la syphilis. Voici comment on procède à ces frictions : Les mains étant préalablement lavées et dépourvues de bagues et bracelets en or, métal altéré par le mercure, on prend gros comme une noisette d'onguent napolitain qu'on étend doucement sur la peau, préalablement savonnée et passée à l'alcool, d'une région limitée du corps, de préférence un pli de flexion ; on frictionne lentement et doucement, pendant un quart d'heure ; on recouvre ensuite le tout d'ouate, et on laisse ce pansement en place pendant toute une nuit ; le lendemain matin on nettoie soigneusement la région avec de l'eau chaude, et on attend le soir pour recommencer la friction sur un autre pli de flexion.

D. **Absorption des médicaments par la voie hypodermique.** — *Injections hypodermiques.* — Dans ce chapitre nous décrirons les injections hypodermiques proprement dites et les injections intraveineuses.

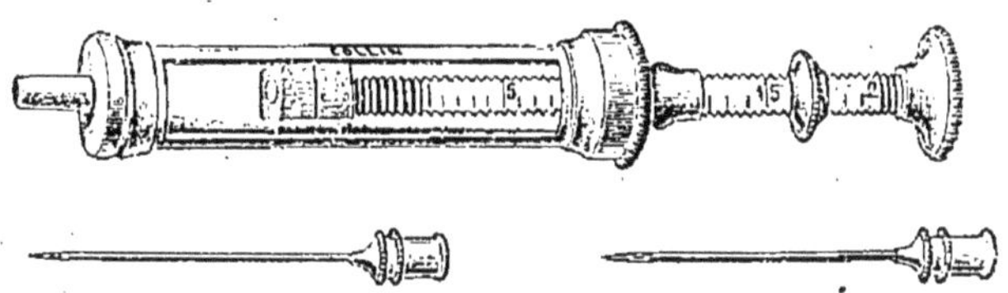

Fig. 52. — Seringue de Pravaz pour injections hypodermiques et aiguilles.

1° *Injections hypodermiques proprement dites.* — Les injections hypodermiques se sont longtemps pratiquées au moyen de la *seringue de Pravaz*. Celle-ci se compose d'un corps de pompe de 1 à 5 centimètres cubes dans lequel glisse à frottement un piston garni de deux rondelles de cuir adossées et rabattues à leur périphérie, le long des parois de la seringue, cette disposition en parachute amenant un contact parfait entre le piston et le corps de pompe. Le corps de pompe est obturé à chacune de ses deux extrémité par un plateau percé d'un orifice central, l'un pour l'ajutage de l'aiguille, l'autre pour la tige du piston. Cette tige est un cylindre aplati dont la longueur est munie d'un pas de vis et dont la face plane porte gravées des divisions; après avoir passé à travers le plateau supérieur, elle est entourée d'un bouton muni d'un pas de vis. Ce bouton, qui peut se déplacer le long de la tige, sert à limiter le mouvement de celle-ci quand on ne veut injecter qu'une faible quantité de liquide; il est construit de telle façon qu'à chaque demi-tour accompli par la tige sur son pas de vis, il s'écoule une goutte de liquide à l'extrémité de la seringue.

La seringue de Pravaz étant difficilement stérilisable, on l'a remplacée avantageusement par la *seringue de Debove*,

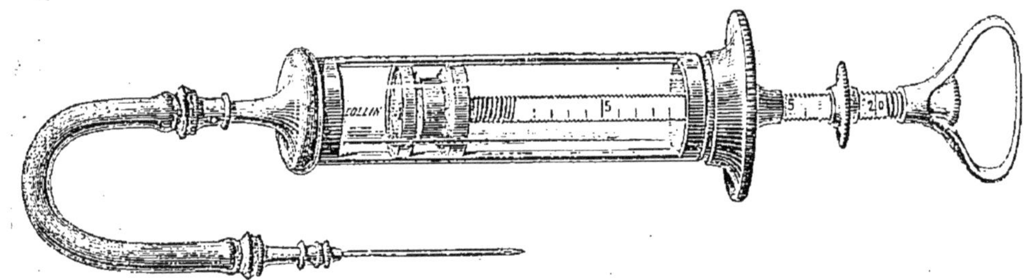

Fig. 53. — Seringue du Dr Roux, pour sérum.

composée d'un tube de cristal gradué, d'un piston d'amiante, et d'une armature métallique mobile tendue par un levier, et surtout par la *seringue de Luer*, entièrement en cristal ou, quelquefois, en métal, et constituée par deux cylindres, l'un creux, et l'autre plein, s'emboîtant exactement l'un dans l'autre. La *seringue de Roux* est un modèle se rapprochant de celui de Debove; elle a en général une capacité de 10 à 20 centimètres cubes.

Le type de seringue de beaucoup préférable est celui de Luer; il n'a qu'un inconvénient, c'est sa fragilité dans des mains inexpertes.

A l'ajutage de la seringue s'adapte à frottement une *aiguille* de 4 à 6 centimètres de longueur, en acier ou, de préférence, en platine iridié, terminée par une extrémité en bec de flûte à bords tranchants. Les aiguilles en acier sont plus rigides, mais cassent facilement et ne peuvent être flambées.

Des embouts mobiles sont souvent nécessaires pour adapter les aiguilles à n'importe quel modèle de seringue. Pour les injections intra-veineuses on leur ajoute parfois un tube de caoutchouc stérilisé.

Les seringues pourront être remplacées avantageusement, dans certains cas, par d'autres systèmes propulseurs tels que les ampoules auto-injectables, les tubes métalliques ou les récipients en rapport avec une poire en caoutchouc.

Pour pratiquer une injection hypodermique, il faut

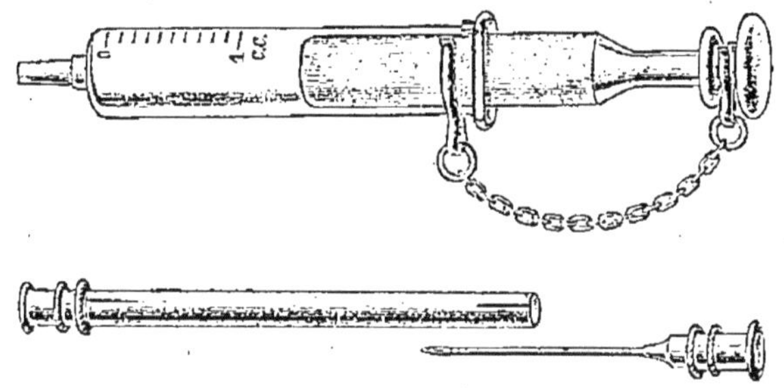

FIG. 54. — Seringue hypodermique de Luer et son aiguille.

d'abord *préparer la seringue*. S'il s'agit d'un modèle de Debove ou de Roux, on veillera d'abord à ce que son piston soit bien au point et ne laisse pas filtrer de liquide au-dessus de lui. En ce qui concerne la seringue de Debove, il suffit pour cela de manœuvrer un bouton placé à la partie supérieure de la tige du piston. Pour ce qui est du modèle de Roux, le piston étant enfoncé jusqu'au contact avec la douille inférieure, on fait tourner sa tige jusqu'à ce que la demi-sphère en caoutchouc rouge qui le constitue entre intimement en contact avec les parois du verre. On est sûr que le piston est bien au point lorsque, après lui avoir fait faire une ascension, il revient à son niveau initial, l'embout étant bouché préalablement par la pulpe du doigt.

On *stérilisera la seringue* de Pravaz en la faisant séjourner quelques heures dans le chloroforme ou l'alcool à 90° et en graissant ensuite le piston avec de l'huile aseptique gaiacolée. S'il s'agit d'un autre modèle, on le démontera et on le placera une dizaine de minutes dans l'eau bouillante. — On fera bouillir en même temps l'aiguille ; on pourra encore la flamber sur une lampe à alcool, s'il s'agit d'une aiguille en platine iridié. On s'assurera au préalable si celle-ci est perméable, en pompant et rejetant avec elle un peu de liquide.

Ces précautions une fois prises, on *puise le liquide* à injecter dans son récipient aseptique ; dans ce but, il est préférable de se servir d'ampoules contenant chaque dose stérilisée au préalable. D'un trait de lime on brise l'extrémité de l'ampoule; par cet orifice on introduit la pointe de l'aiguille montée sur la seringue, on aspire lentement en retournant de temps en temps l'aiguille la pointe en haut de façon à expulser les bulles d'air. Si l'on prépare l'injection extemporanément, il faut flamber au préalable le récipient où la solution doit être faite et se servir d'eau bouillie pour cette opération.

La région où sera pratiquée l'injection doit être soigneusement imbibée de teinture d'iode, qu'on enlèvera ensuite avec de l'alcool à 90°. Après l'injection, il ne faut appliquer sur la piqûre ni collodion, ni taffetas, mais seulement passer dessus de l'alcool à 90° ou un peu de teinture d'iode. Il est inutile de masser ensuite l'endroit de l'injection pour faciliter l'absorption, cette manœuvre étant en général superflue et douloureuse.

Il existe à ce point de vue certaines *zones d'élection*, moins dangereuses et moins sensibles que les autres. Ce sont la masse sacro-lombaire, de chaque côté de la colonne vertébrale, la région postérieure du thorax entre les épaules, la fossette rétro-trochantérienne, la face antérieure de la cuisse et de l'abdomen.

On pratique, en général, *l'injection hypodermique en un seul temps*, c'est-à-dire qu'on fait la piqûre l'aiguille étant ajustée à la seringue, dont il suffit, dans le même temps d'expulser le contenu. L'aiguille sera enfoncée de la main droite, parallèlement aux tissus, à la base d'un pli fait à la peau par la main gauche.

L'injection une fois terminée, on nettoiera soigneusement la seringue, on desserrera le piston, s'il y a lieu, et on fera passer de l'eau dans l'aiguille qu'on vaselinera légèrement et qu'on garnira immédiatement d'un fil de platine, de façon à ce qu'elle ne s'obstrue pas.

Les principales injections hypodermiques, qui, en règle générale, ne dépasseront pas la dose de 2 centimètres cubes de véhicule en une fois, sont celles *de caféine*, *de spartéine*, *d'huile camphrée et d'éther*, en particulier dans les maladies du cœur et les états comateux syncopaux; *d'ergotine*, *d'adrénaline*, contre les hémorragies; de *morphine*, *de codéine*, *de cocaïne et de stovaïne*, dans le cas d'affections douloureuses; de *solutions arsenicales* (cacodylate et méthylarsinate de soude), contre l'adynamie et la dénutrition. Il importe de se rappeler que ces différentes injections ne doivent être pratiquées que d'après les instructions du médecin.

2° *Injections de sérum artificiel.* — Cette méthode consiste à introduire dans l'organisme une quantité donnée de liquide destinée à remplacer une partie du milieu sanguin et à provoquer une sorte de lavage de l'économie.

Le *liquide* dont on se sert habituellement est la solution de Hayem dont la formule est la suivante :

Sulfate de soude	10	grammes.
Chlorure de sodium	5	—
Eau distillée	1000	—

On peut encore employer, dans les cas où la préparation doit être rapidement faite, la solution suivante :

Chlorure de sodium	7 gr. 50
Eau stérilisée, bouillie ou, de préférence, distillée	1000 —

Citons encore l'eau de mer et le sérum sucré, isotonique (glucose, 47 grammes ; eau distillée, 1000 grammes) ou hypertonique, ce dernier employé dans les cas d'anurie.

On peut injecter, par vingt-quatre heures, 250 à 1000 centimètres cubes de sérum, en une ou plusieurs fois.

Quand on veut administrer des quantités modérées de sérum, ne dépassant pas 200 grammes, *la seringue de Roux* de 20 centimètres cubes est suffisante : après avoir enfoncé l'aiguille sous la peau, on pousse le contenu de la seringue, qu'on recharge plusieurs fois sans toucher à l'aiguille.

Dès que l'injection dépasse 200 et atteint 500 centimètres cubes à 1 litre, il faut avoir recours à un *appareil*

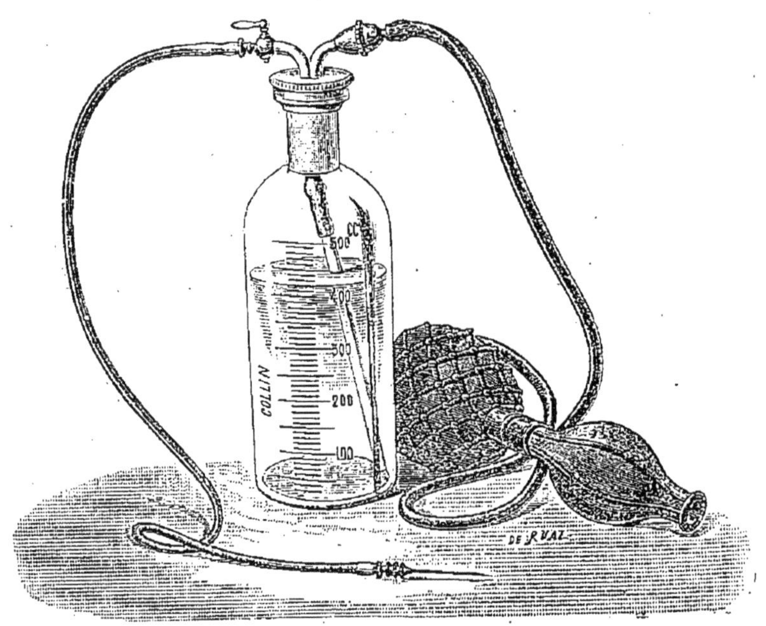

Fig. 55. — Appareil gradué pour injection de sérum artificiel (appareil à compression).

spécial qu'on peut préparer extemporanément avec une bouteille, un bouchon à deux trous et deux tubes de verre coudés — l'un plongeant jusqu'au fond de la bouteille et relié à l'aiguille par un tube de caoutchouc, l'autre, plus court, réuni à une soufflerie de thermocautère munie d'un bouchon d'ouate filtrant l'air. C'est là le principe des *appareils à compression d'air*, dont les principaux modèles sont ceux de Mathieu, de Dumouthier et de Sahli, tous trois facilement stérilisables à haute température.

D'autres appareils assurent la pression du liquide à injecter grâce à l'*élévation du réservoir*. Celui de Hallion se compose d'un récipient cylindrique facilement suspensible à un clou : sa large ouverture supérieure est fermée par un bouchon de caoutchouc percé d'un trou par où passe un tube de verre rempli d'ouate destiné à laisser entrer et filtrer l'air ; son extrémité inférieure, effilée, se continue vers l'aiguille par un tuyau de caoutchouc muni d'une pince à forcipressure. — L'appareil de Briand repose sur le même principe.

Il existe enfin dans le commerce un dispositif comparable qui consiste en une ampoule à deux tubulures scellées à la lampe. L'une des tubulures est recourbée en crochet et permet ainsi de suspendre l'appareil ; elle contient un petit bouchon d'ouate. L'autre, située à l'extrémité opposée, est effilée et sert à adapter le tube en caoutchouc d'écoulement ; sur le trajet de celui-ci est disposé une spirale en verre qui plonge dans l'eau chaude et donne ainsi au liquide la température du corps. Il suffit, au moment de se servir de cet appareil, de couper à la lime l'effilure inférieure à laquelle on adapte le tube en caoutchouc fermé par une pince à forcipressure, puis de briser l'effilure supérieure au delà de la courbure destinée à la suspension, de manière à assurer la pression d'écoulement. — En cas d'urgence, l'infirmière peut improviser cet appareil en se servant d'un bock bouilli ou d'un entonnoir stérilisé muni d'un tube de caoutchouc.

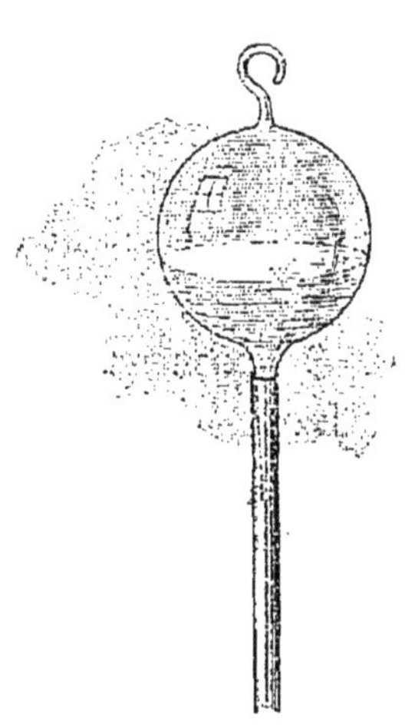

Fig. 56. — Ampoule de sérum (appareil à élévation).

Les *lieux d'élection* pour l'injection de sérum sont : la région des flancs, la zone dorso-lombaire, la fesse, la face externe des cuisses.

La peau sera stérilisée au préalable par savonnage et lavage à l'alcool ou par badigeonnage à la teinture d'iode.

L'*aiguille* à employer sera de petit calibre parce que l'injection doit être lente ; le plus petit trocard des appareils de Potain et de Dieulafoy convient très bien dans ce cas. Après s'être assuré qu'elle est perméable et ne contient pas de bulles d'air, on enfoncera l'aiguille dans un pli de la peau, et même, chez les obèses, assez profondément au-dessous du panicule adipeux. Il se produit une boule d'œdème de plus en plus grosse qu'on recouvre de compresses chaudes.

Les injections de sérum constituent une excellente médication, très utile en cas d'urgence. Elles sont *indiquées* principalement en cas d'hémorragies graves, de chloro-anémie, de brûlures étendues, d'intoxication par l'oxyde de carbone, le gaz d'éclairage, le plomb, dans le choléra et les diarrhées profuses, enfin dans la plupart des infections, lorsqu'elles sont très accusées.

E. **Absorption des médicaments par la voie musculaire.** — *Injections intra-musculaires.* — Les injections intra-musculaires doivent être employées chaque fois que les médicaments ne peuvent être introduits directement sous la peau, du fait, soit de la douleur qu'ils provoquent, soit de leur causticité et du sphacèle possible du revêtement cutané, soit enfin de la lenteur de leur absorption.

C'est surtout dans le traitement de la *syphilis* que ce mode d'injection est employé.

Les *préparations mercurielles* dont on se sert dans ce but sont de deux sortes. — Ou bien il s'agit de *sels solubles* (benzoate, biiodure, bibromure ou bichlorure de mercure), injectés en solution à la dose de 1 ou 2 centigrammes par centimètre cube, par quantités quotidiennes de 1 à 2 centimètres cubes pendant dix à vingt jours. — Ou bien on emploie les *sels insolubles* (calomel, huile grise), plus dangereux et moins assimilables, injectés à dose massive, tous les huit jours environ pendant un mois et demi. Pour l'huile grise, on se sert en général d'une seringue spéciale, la *seringue de Barthélemy*, qui est divisée en quinze divisions et dont chaque division correspond exactement à 1 centigramme de principe actif, dose minima chez l'adulte, lequel peut supporter jusqu'à huit divisions en une fois.

Les injections intra-musculaires doivent être pratiquées avec des *aiguilles* en platine irridié assez fines, de 5 à 7 centimètres de longueur, au niveau de la *région fessière*. Il faut éviter la partie moyenne de la fesse, où passe le nerf sciatique, sa partie inférieure, sur laquelle s'assied le malade, et sa partie supérieure, où se produisent les frottements du corset chez la femme. On choisira de préférence, pour faire l'injection, le point de Barthélemy, situé au tiers extrême d'une ligne allant de l'épine iliaque antérieure et supérieure à l'extrémité supérieure du pli interfessier, ou encore la région rétrotrochantérienne, ou bien le tiers supérieur de la fesse, ou bien enfin la partie moyenne de la région avoisinant le pli interfesssier.

Les précautions aseptiques une fois prises, on enfonce

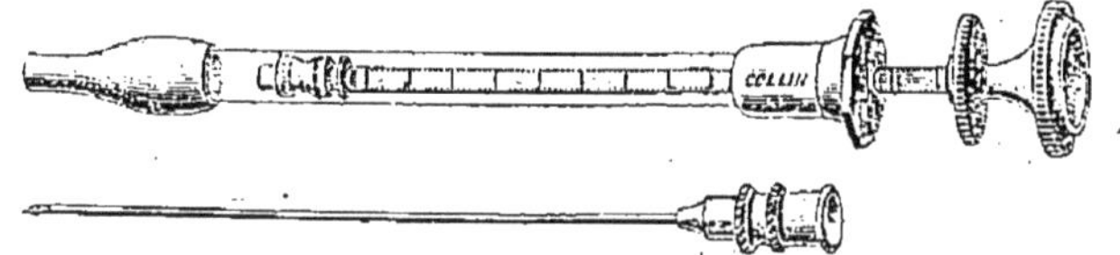

Fig. 57. — Seringue de Barthélemy et aiguille à injection intra-musculaire.

l'aiguille *d'un seul coup brusque*, perpendiculairement, en plein muscle, à une profondeur moyenne de 5 centimètres. S'il ne sort pas de sang, on y adapte, alors seulement, la seringue chargée et on pousse lentement son contenu. Cela fait, on retire l'aiguille, d'abord de 1 centimètre environ, puis rapidement. On mobilise ensuite la peau avec un tampon imbibé d'éther.

Après l'injection, il persiste assez souvent une sensation de lourdeur et quelquefois des nodosités qui mettent un certain temps à disparaître et seront traitées, lorsqu'elles s'enflamment, par les compresses humides et les bains chauds.

La principale complication des injections sous-cutanées et intra-musculaires est l'*abcès*, qu'on évitera par les précautions aseptiques et qu'il faudra soigner par les pansements humides et parfois par l'incision profonde.

F. **Absorption des médicaments par la voie circulatoire.** — *Injections intra-veineuses.* — L'instrumentation employée pour les injections intra-veineuses est la même que celle des injections sous-cutanées.

La solution, les récipients et les aiguilles doivent être soigneusement stérilisés ; le champ opératoire sera largement désinfecté à la teinture d'iode, cinq minutes avant l'intervention.

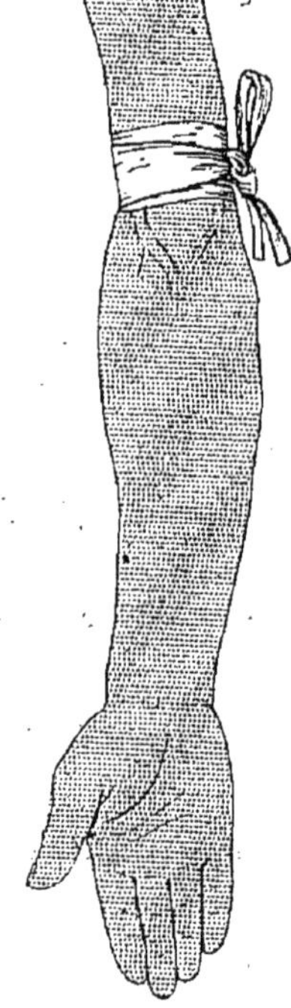

Fig. 58. Circulaire du pli du bras.

On choisit une veine bien apparente, pas tout à fait superficielle et peu mobile, en particulier au niveau du *pli du coude* ou au-devant de la malléole interne du cou-de-pied. On la rend saillante en plaçant à quatre travers de doigt au-dessus d'elle un *lien* de préférence *élastique*, et en faisant quelques frictions ascendantes sur le membre. On la ponctionne directement avec une *aiguille à injection très courte*, très fine et à biseau très effilé, d'abord perpendiculairement, puis parallèlement à elle, *dans la direction ascendante du courant veineux*, le bras étant immobilisé et sa peau bien tirée par la main gauche de l'opérateur. On se rend compte que l'aiguille est introduite dans la lumière du vaisseau par la sensation de vide perçue, et surtout à ce que le sang s'écoule goutte à goutte par son embouchure ou à l'intérieur de la seringue, si on a pratiqué l'injection en un seul temps. On adapte alors à l'embout l'appareil à injection (seringue ou réservoir) et son caoutchouc bien privé d'air, non sans avoir enlevé au préalable le lien élastique, et on injecte le liquide à la vitesse moyenne de 1 litre par quart d'heure. Il ne doit se produire aucun gonflement cutané, sinon l'aiguille peut être considérée comme n'étant pas dans la veine. L'opération terminée, on applique sur la plaie un pansement compressif et aseptique.

Les *indications* de l'injection intraveineuse sont les mêmes que celles de l'injection hypodermique. Elle doit être préférée à cette dernière lorsqu'il faut agir vite et énergiquement ou lorsque les médicaments employés sont trop douloureux sous la peau et dans les muscles. On peut injecter jusqu'à 2 litres par opération.

L'injection intra-veineuse de *sérum artificiel* est la plus employée. Ses indications sont les mêmes que celles précédemment énumérées. Les solutions isotoniques de *bicarbonate de soude* sont recommandées contre le coma diabétique. Enfin divers médicaments, et en particulier certains sels mercuriaux (*cyanure de mercure*), le *Salvarsan et le néo-Salvarsan*, sont aussi communément introduits dans l'organisme par voie intra-veineuse.

VI. — Procédés de révulsion

Les agents de révulsion destinés à entraîner des modifications générales aseptiques ou inflammatoires de l'organisme grâce à une irritation locale, sont surtout la teinture d'iode, le thapsia, les pointes de feu et le vésicatoire. D'autres révulsifs sont encore employés : les frictions, la chaleur, l'essence de térébenthine, le marteau de Mayor, par exemple. Enfin il faut ranger dans ce chapitre certaines méthodes thérapeutiques qui empruntent en partie leurs effets à la révulsion : tels l'application de glace, les abcès de fixation, et les injections modificatrices dans les névralgies.

A. **Teinture d'iode.** — La teinture d'iode consistait, il y a peu de temps encore, en une solution renfermant 1 partie d'iode pour 12 parties d'alcool. Depuis la dernière réforme du Codex, la solution est au 1/10. C'est un liquide brun acajou qui doit être employé frais et être conservé dans des flacons hermétiquement bouchés.

La teinture d'iode sera appliquée sur la peau avec un bourdonnet d'ouate roulé au bout d'un bâtonnet de bois : le bourdonnet doit être bien adhérent au support et dépasser légèrement son extrémité.

Il ne faut pas que l'étendue de la couche d'iode soit par trop considérable. On peut appliquer plusieurs couches successives, mais après avoir tâté par de faibles doses la susceptibilité de la peau, et en laissant sécher la première couche avant de poser la seconde. Quand l'application est terminée, il est indispensable de la recouvrir de ouate si on veut obtenir un effet révulsif sérieux.

La teinture d'iode a de nombreuses *indications thérapeutiques*. Elle s'emploie comme *topique*, d'une part sur les muqueuses, en particulier dans la gingivite, la stomatite et l'amygdalite, en prenant la précaution de tarir au préalable la salivation et de protéger les parties voisines, d'autre part sur la peau, contre les furoncles au début. Comme *révulsif*, elle est d'un usage courant contre les manifestations douloureuses d'affections les plus diverses, contre les arthrites chroniques notamment du genou, au niveau duquel on évitera de badigeonner la région de la rotule, contre les laryngites, les bronchites et enfin les points névralgiques de la tuberculose pulmonaire. — Elle est *contre-indiquée* dans le traitement des affections rénales, dans les cas d'arthrite aiguë et lorsque la peau est d'une susceptibilité spéciale, en particulier chez certains enfants.

La teinture d'iode peut s'employer encore sous forme de coton iodé et de papier iodogène, produits dont l'usage est peu à conseiller. Elle peut encore être remplacée par le révulsif de Bourdin.

B. **Sinapisme.** — On se sert souvent, comme révulsif, des semences de moutarde noire réduite à l'état de poudre rougeâtre appelée *farine de moutarde*.

Celle-ci est le plus souvent employée sous la forme de *sinapismes*. Ce sont des feuilles de papier caoutchouté contenant de la poudre de moutarde ; il suffit de les tremper dans l'eau *froide* une à deux minutes et de les maintenir cinq à quinze minutes sur la peau avec la main ou un pansement pour obtenir un effet révulsif. On tâtera, pour la durée d'application, la susceptibilité du sujet.

On peut se servir aussi du *cataplasme de farine de moutarde*. Pour le préparer, on peut délayer dans une quantité très minime d'eau *froide* 200 grammes de farine de moutarde, jusqu'à formation d'une bouillie épaisse ; on étend celle-ci sur de la gaze qu'on replie sur elle-même ; on arrose le cataplasme de quelques gouttes d'eau chaude et on applique immédiatement sur la peau.

De beaucoup préférable est le *cataplasme sinapisé*, c'est-à-dire le cataplasme de farine de lin tiède, et non très chaude, sur lequel on saupoudre quelques pincées de farine de moutarde, en évitant les grumeaux.

Enfin, dans les cas de broncho-pneumonie consécutive à la rougeole ou à la diphtérie, on obtient de bons effets d'un moyen héroïque et réservé aux cas très graves : l'*enveloppement sinapisé*. Pour ce faire, on entoure l'enfant depuis le cou jusqu'aux pieds d'un drap mouillé avec une eau à peine tiédie, à l'intérieur duquel on a saupoudré de la farine de moutarde. Lorsque la rubéfaction est intense, on retire l'enfant et on le plonge dans un bain chaud, en cherchant à enlever de sa peau tous les grumeaux de moutarde qui peuvent y adhérer.

Les sinapismes sont indiqués dans les affections aiguës des voies respiratoires. Ils sont contre-indiqués chez les personnes dont la peau est trop fine, et chez les gens nerveux.

Il faut en rapprocher deux moyens thérapeutiques d'un emploi actuellement très restreint : l'*emplâtre de thapsia*, qu'il suffit d'humecter avant l'application, et l'*huile de croton tiglium*, qu'on emploie, sous forme de frictions, pure à la dose de V à X gouttes, ou mélangée d'huile d'olives, après avoir recommandé aux malades de ne pas toucher à la région frictionnée et surtout de ne pas porter ensuite la main à leurs yeux.

C. **Pointes de feu.** — Les pointes de feu se font le plus souvent à l'aide d'un instrument appelé *thermo-cautère de Paquelin*. Cet appareil se compose de trois pièces principales reliées entre elles par des tubes de caoutchouc dans l'ordre suivant : une extrémité en platine de forme variable (pointe, couteau, bouton) terminée par un tube creux entouré par un manche en bois ; un flacon renfermant de l'essence minérale ; une soufflerie en caoutchouc formée de deux poires dont l'une aspire l'air pour le refouler sur

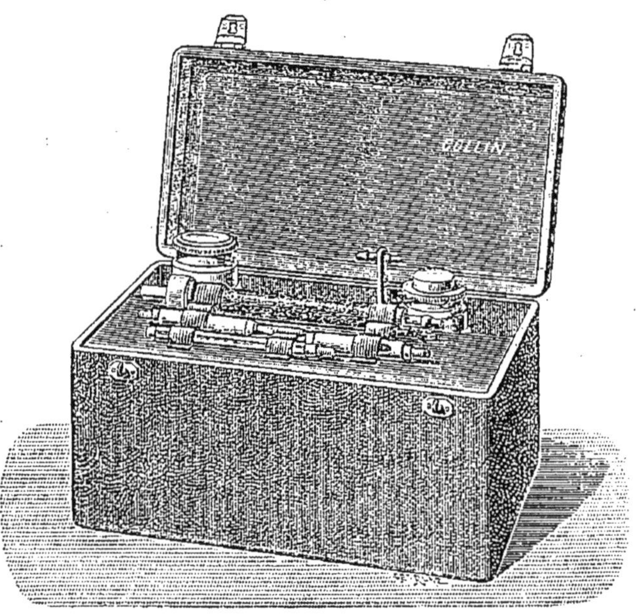

Fig. 59. — Appareil de Paquelin contenant deux cautères avec les accessoires.

la pointe et l'autre forme réservoir et est entourée d'une résille qui limite son gonflement.

Des modèles plus modernes suppriment le flacon et renferment l'essence dans le manche même du cautère. Une simplification plus grande encore consiste dans le capuchon allumeur, qui permet de se passer de la lampe à alcool pour chauffer la pointe, et dans l'aphyso-cautère, modèle sans soufflerie grâce à la présence d'éther dans son manche.

Disons enfin que l'électricité permet d'employer le *gal-*

vano-cautère qui offre l'avantage de pointes infiniment plus fines et d'une chaleur moins rayonnante, et dont l'incandescence subite, spontanée et continue le rend bien supérieur aux dispositifs compliqués précédents. Une pile ou le courant continu, un régulateur d'intensité, car la pointe ne doit pas dépasser le rouge vif, suffisent pour faire fonctionner le galvano-cautère.

Pour *manœuvrer* le *thermo-cautère*, on commence par visser le cautère, d'ordinaire le couteau, sur le manche en bois, et on adapte à l'extrémité renflée de celui-ci un tube en caoutchouc relié au flacon d'essence minérale, le bouchon de celui-ci étant traversé lui-même par un autre tube, qui est celui de la soufflerie.

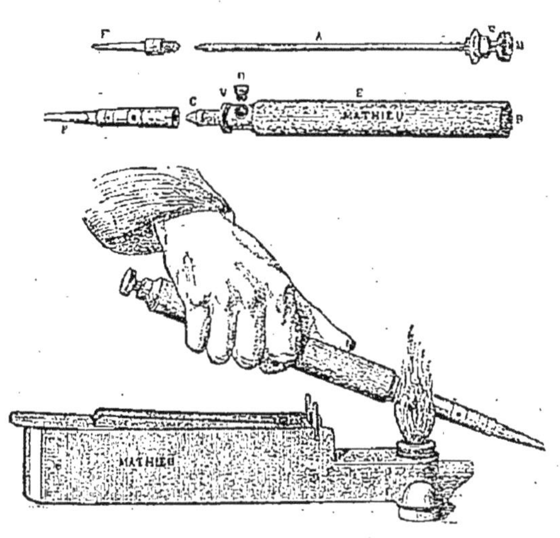

Fig. 60. — Aphyso-cautère.

L'installation une fois faite, on porte le cautère obliquement sur la partie supérieure d'une flamme de lampe à alcool. Au moment seulement où le platine devient rouge sombre, on actionne la soufflerie qui, projetant les vapeurs d'essence sur la pointe, la porte au rouge clair.

Pendant toute l'application, on maintient cette teinte avec la soufflerie. L'opération terminée, on retire brusquement du manche en bois le tube en caoutchouc : l'incandescence de la pointe se prolonge suffisamment longtemps pour brûler les vapeurs qui y sont contenues ; on ne touchera toutefois celle-ci qu'une fois complètement refroidie, de peur de la fausser alors qu'elle est encore chaude et malléable. Il suffit ensuite de démonter l'appareil et de remettre le tout bien en place dans sa boîte.

Pour *pratiquer les pointes de feu*, le récipient à essence étant accroché à la poche de la blouse et la main gauche actionnant le souffleur, la main droite saisit le cautère à la façon d'une plume à écrire, puis procédant à droite du malade s'il s'agit du ventre, à sa gauche s'il s'agit du dos, elle parcourt très rapidement, de touches successives à la fois brusques et légères, espacées de 1 à 2 centimètres sur des lignes régulières et parallèles, la région à cautériser; il est bon parfois, pour augmenter la souplesse et la sûreté de la main opérante, d'appuyer le poignet droit sur le dos de la main gauche.

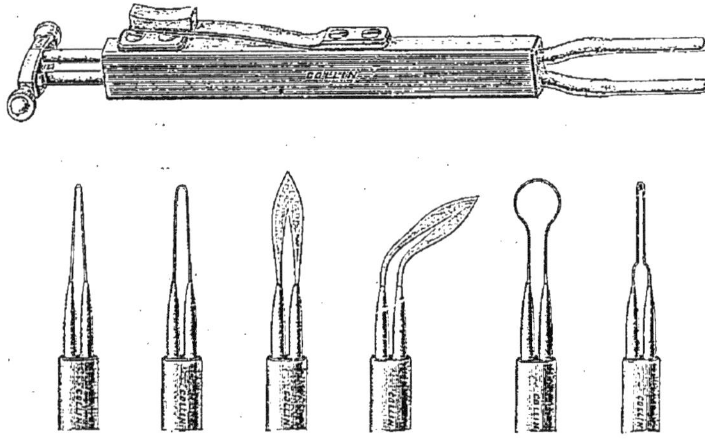

Fig. 61. — Galvano-cautère et ses différentes pointes.

L'application une fois terminée, on saupoudre avec une poudre aseptique les petites croûtes qui se forment.

Les pointes de feu sont *indiquées* contre certaines névralgies, en particulier le long de la face postérieure de la cuisse en cas de sciatique, dans les arthrites chroniques, la pleurésie séro-fibrineuse, la tuberculose pulmonaire, au niveau du sommet du thorax, les myélites, etc.

D. **Vésicatoire.** — La vésication a pour but la production de collections séreuses sous-épidermiques, de bulles se réunissant sous forme d'ampoules, au moyen de l'application de corps vésicants; elle correspond pour ainsi dire au dernier terme de la révulsion.

Lorsqu'elle doit être rapide et énergique, la vésication peut être produite d'une façon très localisée à l'aide d'*ammoniaque* imbibant une étoffe et s'évaporant lentement sous un verre de montre, ou bien d'un marteau trempé dans l'eau chaude ou bouillante et appliqué, après l'avoir essuyé, sur la peau recouverte au préalable d'un morceau de linge (*marteau de Mayor*).

Mais le plus souvent on emploie le *vésicatoire cantharidien*. Il se présente sous la forme de toiles vésicantes ou d'emplâtres composés de diachylon ou de sparadrap à la surface desquels est étendue une couche de pommade cantharidinée, c'est-à-dire à base de cantharides, insectes spéciaux desséchés et réduits en poudre fine. Certains de ces emplâtres, sous la forme d'un taffetas noir de 4 centimètres de diamètre, sont connus sous le nom de *mouches de Milan*. Il existe enfin un vésicatoire liquide à base de cantharide, appelé vésicatoire de Bidet.

Le vésicatoire ne dépassera pas 12 centimètres de côté : il sera découpé dans la toile vésicante sous forme d'une rondelle, et posé sur la partie du corps indiquée par le médecin. Pour l'appliquer, on le chauffe très légèrement et on le maintient appuyé sur la peau pendant quelques minutes. On l'assujettit ensuite avec deux bandelettes de diachylon disposées en croix et adhérant à la peau, et on le laisse environ deux heures chez les enfants au-dessus de cinq ans, quatre heures de cinq à dix ans, douze à vingt-quatre heures chez les adultes; il faut éviter de le maintenir trop longtemps, de peur que se produisent des ulcérations.

En général, on emploie le vésicatoire dit *volant*, c'est-à-dire qu'une fois la vésication obtenue, on enlève doucement l'emplâtre, puis on perce l'épiderme de l'ampoule à sa partie la plus inférieure et on évacue la sérosité, enfin on recouvre le tout d'un pansement composé de gaze aseptique imbibée de vaseline stérilisée.

Parfois, au contraire, on a recours au vésicatoire *perma-*

nent : on laisse le vésicatoire en place pendant deux ou trois heures, on enlève la calotte épidermique à l'aide de ciseaux, on panse la plaie pendant quelques jours, puis on applique sur la surface dénudée de la pommade épipastique qu'on retire lorsqu'on veut faire cesser l'effet du vésicatoire permanent.

Le vésicatoire a pour conséquences des modifications circulatoires et de la formule leucocytaire qui en font un agent thérapeutique anti-inflammatoire précieux, *indiqué* dans certains cas au cours de diverses maladies (pneumonie, pleurésie, tuberculose pulmonaire, péricardite, endocardite, myocardite, affections rénales, névralgies, épilepsie, méningites). On l'emploie peu à notre époque : nous croyons cependant que ce moyen thérapeutique est digne d'être conservé.

Les inconvénients du vésicatoire sont l'agitation, l'insomnie, l'hyperthermie, le sphacèle ou l'infection de la peau, mais surtout *les accidents du côté des voies urinaires :* congestions rénale et vésicale, et même néphrite. Son emploi sera donc *contre-indiqué* chez les diabétiques, les cachectiques, les délirants, les nerveux, les enfants, les femmes et les vieillards, mais surtout chez les malades atteints d'affections rénales.

E. **Autres moyens de révulsion.** — Le *cataplasme* simple s'emploie très souvent contre les différents processus locaux douloureux.

Pour faire un cataplasme, après avoir préparé une cuvette, un plat, une spatule, une planche, un peu d'huile d'olive, de l'eau bouillante, de la farine de lin et de la toile, on ajoute dans un peu d'eau froide de la farine de lin, de manière à produire une bouillie très claire, sans grumeaux; on remue ensuite à petit feu jusqu'à ce que la consistance du mélange soit telle qu'on puisse le couper ; on verse enfin celui-ci et on l'étend avec la spatule à l'intérieur d'une gaze qu'on replie et sur laquelle on ajoute ensuite toujours un peu d'huile d'olive, et, dans certains cas, à XL gouttes de laudanum de Sydenham (*cataplasme laudanisé*). C'est le côté qui n'a pas été replié qu'on applique sur la peau. Le cataplasme doit être très chaud, mais non brûlant, et avoir une épaisseur de 12 millimètres environ. Il doit être enlevé lorsqu'il devient tiède et remplacé par un enveloppement ouaté ou un autre cataplasme préparé d'avance.

Afin de combattre certaines infections générales telles que l'infection puerpérale, la scarlatine grave, on détermine parfois des *abcès de fixation*, en injectant sous la peau de la cuisse, du flanc ou de l'empreinte deltoïdienne 1 à 2 grammes d'essence de térébenthine stérilisée et ayant vieilli.

Les *frictions* sont employées avec succès, pratiquées le matin à jeun ou le soir avant de se coucher, avec un gant de crin ou de flanelle imbibé d'alcool, chez les obèses, les arthritiques, les goutteux, les gastropathes et les nerveux. On les associe souvent aux douches et à la gymnastique suédoise.

La *chaleur*, sous forme de bains de vapeur, de boules et de vessies d'eau chaude ou de sachets de sable chaud de formes diverses adaptées à la région, ou bien encore au moyen d'*air surchauffé* projeté avec des appareils spéciaux, est d'un bon effet contre les processus douloureux, les phlegmasies et les ulcérations locales.

Nous citerons pour mémoire le *séton*, trajet fistuleux à deux ouvertures dont on provoquait autrefois la suppuration avec une mèche à demeure, et le *cautère*, ulcération produite par des composés chimiques (pastilles de poudre de Vienne, etc.) et entretenue artificiellement; ce sont là des méthodes de moins en moins employées.

Enfin certains moyens thérapeutiques peuvent être considérés, dans certains cas, comme des moyens de révulsion.

Telle est la *congélation locale*, qui s'obtient, plus à titre d'anesthésique que de révulsif, en projetant sur une région limitée un jet de vapeurs de *chlorure d'éthyle* contenu dans un petit tube en verre chauffé dans le creux de la main, jusqu'à ce qu'il se produise sur la peau un givre local de glace produit par le froid ainsi obtenu ; on fera attention de ne pas déboucher ce tube en dirigeant le jet dans la figure du malade où de son entourage ; on prendra soin de ne pas pousser trop loin la congélation ; on parachèvera enfin celle-ci en soufflant sur la région givrée.

Tel est, encore le *stypage*, méthode employée surtout contre les névralgies sciatique et intercostale. Du chlorure de méthyle, contenu dans un *réservoir en fonte*, est projeté grâce à une première vis d'ouverture et une seconde vis de réglage, sur la face postérieure de la cuisse ou le thorax, sous forme d'un nuage blanchâtre. On prendra la précaution de faire partir le jet à une certaine distance de la peau, de le promener très rapidement sur la région douloureuse, de telle façon qu'il ne se produise pas un givre trop marqué, ou bien de tamponner celle-ci avec des morceaux de ouate imbibés de chlorure de méthyle, enfin de ne pas prolonger trop longtemps l'opération et de bouchonner ensuite l'endroit stypé avec du coton hydrophile.

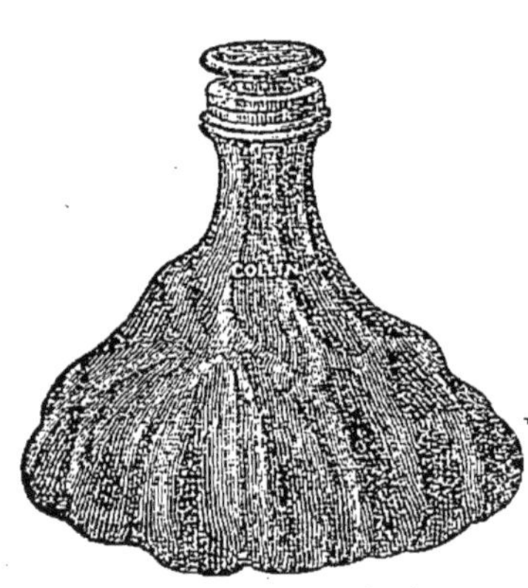

FIG. 62. — Vessie à glace avec bouchon.

Telle est aussi l'*application locale de glace*. Dans ce but on concasse sans bruit de petits morceaux de glace qu'on sépare les uns des autres en enfonçant une épingle dans le bloc primitif, et on les met dans des *vessies spéciales* en caoutchouc, de forme variable suivant les régions, bien bouchées par une rondelle en métal, et dont la première qualité doit être de ne pas laisser transsuder d'eau résiduelle.

Plusieurs précautions importantes sont à observer dans ce cas : *Il faut toujours interposer une flanelle* pliée en plusieurs doubles entre le tégument et la vessie, de façon à éviter la production d'escarres. Il faut remplacer la glace dès qu'elle est fondue, c'est-à-dire environ toutes les trois heures. Il ne faut pas mettre trop de glace pour que la vessie ne soit pas d'une lourdeur insupportable, et cependant n'en pas introduire une trop petite quantité, pour n'avoir pas à la remplacer trop souvent. Il faut soutenir la vessie en la suspendant à un *cerceau* en fer ou en l'immobilisant sous un pansement compressif, de façon à ce que son poids n'augmente pas les douleurs du malade.

La vessie de glace est *employée* surtout sur l'abdomen contre les affections graves de l'estomac et du foie, l'appendicite, la fièvre typhoïde avec menace de perforation, en un mot dans tous les cas où il y a menace ou existence de péritonite. Appliquée sur le thorax, elle lutte avantageusement contre certaines affections cardiaques et contre les hémoptysies. Placée enfin sur diverses parties du crâne, en particulier le front, elle calmera les douleurs et l'agitation en cas de méningite ou dans certaines affections d'origine cérébrale.

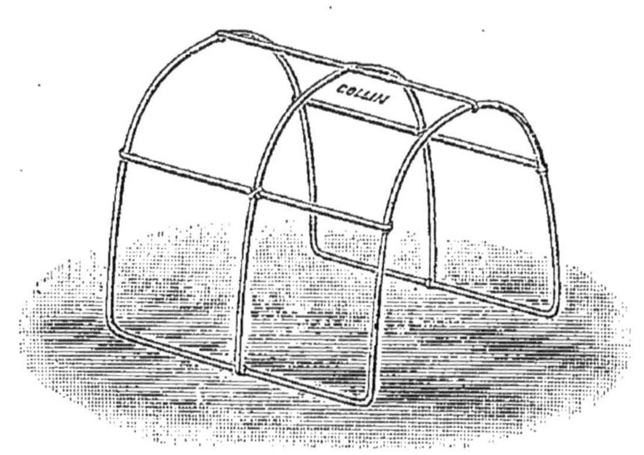

Fig. 63. — Cerceau.

VII. — Procédés de dérivation

Par dérivation on entend une série d'actions thérapeutiques destinées à détourner mécaniquement le sang ou une humeur. Parmi celles-ci, nous passerons en revue la saignée, la scarification, l'application de ventouses et de sangsues.

A. **Saignée.** — La saignée, ou plus exactement la saignée veineuse, est une émission sanguine qu'on détermine par l'ouverture d'une veine. C'est une opération que seul le médecin est autorisé à pratiquer.

Les *objets à préparer* par l'infirmière sont les suivants : Une *lancette*, lame très aiguë et tranchante sur les côtés, en forme de grain d'orge, de grain d'avoine ou de langue de serpent, se repliant entre deux petites écailles de métal quand on ne s'en sert pas; à défaut de lancette, un *bistouri*, qui rend parfaitement le même service; quelques *pinces à forcipressure et un ciseau* (les différents instruments précités étant préalablement stérilisés); une *palette*, vase plat en étain, gradué de 100 en 100 grammes, pouvant contenir 500 grammes de sang environ; une *bande* de toile de $1^{m},50$ de long ou une sonde en caoutchouc; enfin quelques compresses de gaze aseptique, de la ouate, une bande de tarlatane, de l'eau stérilisée et des alèzes destinées à localiser les taches de sang.

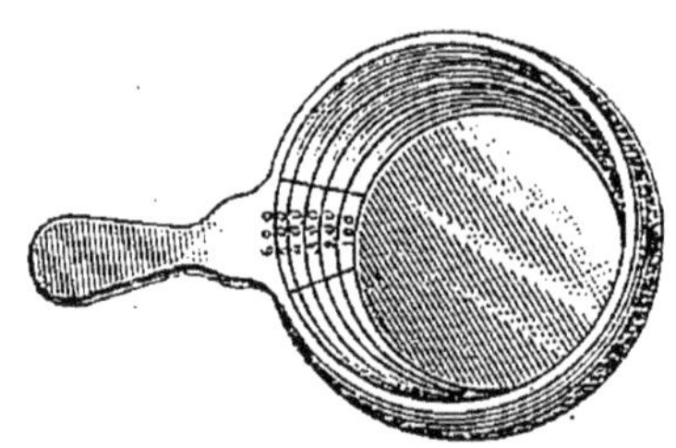

FIG. 64. — Palette à saignée.

Le *choix de la veine* peut varier. Il se fait parfois au niveau du cou-de-pied, mais, en général, le *pli du coude*

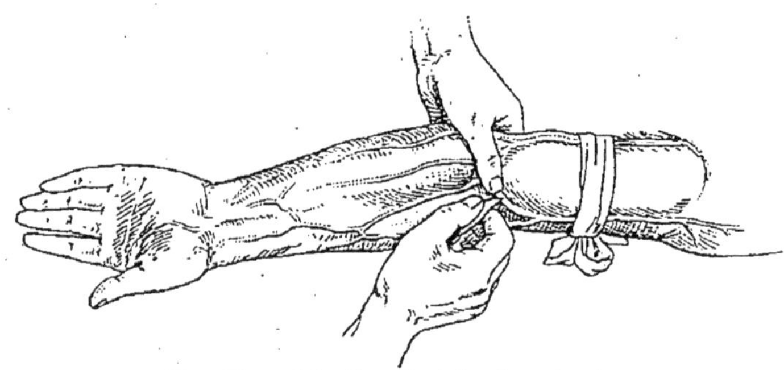

FIG. 65. — Manière de faire la saignée.

(v. *fig.* 1, p. 73), où les veines sont saillantes sous une peau transparente, constitue l'endroit d'élection. Le côté droit sera préféré au côté gauche. On choisit d'habitude la veine médiane céphalique, branche oblique externe de l'M superficiel que dessinent les veines au niveau de cette région.

Des *précautions préliminaires* doivent être prises. Il faut que la digestion soit terminée. Le malade est couché sur le dos. On applique circulairement et à plat, à deux ou trois travers de doigts au-dessus du point à saigner, une bande de toile; on en croise en arrière les deux extrémités, pour les ramener en avant et les arrêter sur le côté externe du membre par un nœud en rosette dont les extrémités, dirigées en bas, permettent à une simple traction de relâcher la bande. Une sonde en caoutchouc mou serrant bien le membre, et dont les deux bouts accolés sont fixés par une pince hémostatique, remplace avantageusement la bande. La striction doit être assez forte pour faire gonfler les veines, mais assez lâche aussi pour que le pouls artériel continue à être perçu au-dessous d'elle.

On pratique ensuite l'asepsie de la région en la badigeonnant d'une couche de teinture d'iode, puis en enlevant celle-ci avec de l'alcool.

Le médecin s'étant soigneusement lavé les mains et ayant frictionné de bas en haut la veine choisie, saisit le membre de la main gauche de façon à tendre la peau et à maintenir à l'aide du pouce le sang dans la veine qui va être saignée.

Il ponctionne alors celle-ci, puis retire la lancette en élevant sa pointe. Il peut encore se servir du bistouri et couper la veine après avoir incisé la peau. Nous conseillons de substituer à la lancette ou au bistouri une aiguille à biseau court et de calibre un peu fort; on fait alors la ponction comme dans une injection intra-veineuse et on laisse couler le sang par l'aiguille, ce qui simplifie la technique et évite les taches de sang.

Le sang doit jaillir en arcade dans la palette disposée à cet effet; lorsque le jet commence à diminuer, on place une bande roulée dans la main du malade, en lui recommandant de la serrer par saccades. Une fois la quantité voulue de sang obtenue, on met sur la plaie une compresse stérilisée, qu'on maintient pendant qu'un aide enlève la bande circulaire, on ajoute une couche d'ouate hydrophile, on plie l'avant-bras sur le bras et on termine par quelques tours de bande suffisamment compressifs.

La *quantité* de sang à enlever peut varier de 60 à 800 grammes suivant les indications du médecin.

Quelques *accidents* peuvent survenir : La syncope sera combattue, suivant son origine, soit par des flagellations froides, une fois l'opération terminée, soit en arrêtant l'hémorragie. — Le peu d'abondance de l'écoulement sera corrigé soit par le reserrement ou le desserrement de la bande, soit par l'agrandissement de la plaie veineuse, soit en enlevant les bourrelets graisseux ou modifiant le glissement de la peau qui bouchent celle-ci. — Il peut se produire de la phlébite ou de la lymphagite qu'évitera facilement l'asepsie de l'opération. — Enfin la blessure artérielle, parfois consécutive à la ponction, sera arrêtée par une pince à forcipressure et une ligature.

La saignée est *indiquée* dans certains cas d'hypertension artérielle, de pléthore, de maladies du cœur parvenues à la période d'asystolie, contre les congestions pulmonaires graves, dans certaines maladies des reins, et en particulier l'urémie, dans l'éclampsie. — D'une façon générale, elle est *contre-indiquée* aux âges extrêmes de la vie, chez les fébricitants chroniques, dans les cas d'anémie et de faiblesse marquées.

B. **Scarifications.** — On entend par scarifications la production d'une série d'incisions superficielles et peu étendues. Pour les pratiquer, on se place à la droite du malade, et, immobilisant la peau de la main gauche, on incise rapidement et superficiellement celle-ci, nettoyée préalablement, à l'aide d'un bistouri ou d'un rasoir stérilisé et tenu à la manière d'un archet. Les incisions doivent être courtes et séparées par un intervalle de 2 à 4 millimètres. On emploie surtout les scarifications contre certaines maladies de peau.

C. **Application de ventouses.** — L'application de ventouses est destinée à déterminer d'une façon transitoire le vide sur une surface plus ou moins circonscrite de la peau. On en distingue trois variétés : l'application de ventouses sèches, l'application de ventouses scarifiées, la méthode de Bier.

1° Les *ventouses sèches* sont de petits récipients en verre, ayant la forme de cloches s'ouvrant par un orifice légèrement rétréci, à bords mousses et épais. Des verres à madère peuvent, en cas d'urgence, jouer le même rôle.

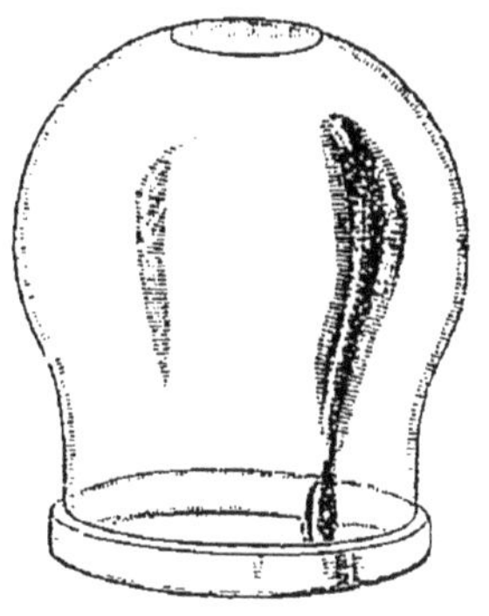

Fig. 66. Ventouse en verre.

Pour *appliquer des ventouses*, on en prépare une certaine quantité sur une table posée à gauche du lit du malade, et sur laquelle seront disposés de plus une lampe à alcool allumée et un certain nombre de morceaux de ouate ou de papier froissé, ou bien un tampon de coton imbibé d'alcool au bout d'une baguette de bois. On découvre alors la région du

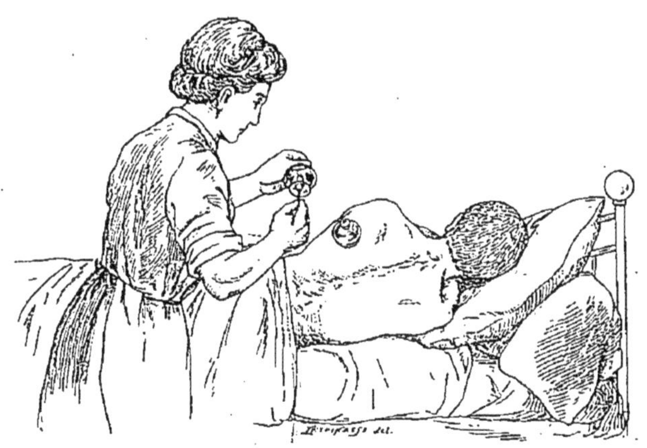

Fig. 67. — Manière d'appliquer les ventouses.

corps à ventouser, le malade étant assis ou couché du côté opposé à l'application. On saisit rapidement de la main droite une ventouse, tandis que de la main gauche on allume le morceau de ouate ou de papier, ou bien le tampon imbibé d'alcool, qu'on introduit et qu'on laisse flamber une seconde dans l'intérieur de la ventouse tenue le goulot en haut. La ventouse est appliquée ainsi sur la peau, l'ouverture regardant toujours en haut et maintenue en place quelques instants jusqu'à ce qu'elle adhère.

Afin d'éviter une brûlure, il importe de placer la ouate enflammée dans le fond de la ventouse et non sur les bords et de ne la laisser flamber qu'un temps très court.

On recommence immédiatement la même manœuvre pour les ventouses suivantes, en ayant soin de laisser entre elles un espace de peau suffisant et de les appliquer par rangées égales.

L'*application terminée*, on recouvre la région d'une couverture légère et on laisse en place les ventouses dix à vingt minutes jusqu'à ce que la peau, qui fait hernie, devienne rouge puis violette.

Pour *retirer les ventouses*, on pèse avec l'index sur la peau le long de leurs bords, pendant que de l'autre main on les fait basculer dans le sens opposé ; l'air, en pénétrant dans l'instrument, produit un bruit particulier, et le détachement s'effectue ; la tuméfaction de la peau s'affaisse mais la teinte congestive et ecchymotique persiste assez longtemps.

L'emploi des ventouses sèches est *indiqué* dans les bronchites aiguë et chronique, la bronchopneumonie, l'emphysème pulmonaire, la pneumonie, la tuberculose pulmonaire, la congestion pulmonaire, la pleurésie, la congestion du foie et du rein, ainsi que contre certaines névralgies.

2° Les *ventouses scarifiées* s'appliquent de la façon suivante. On commence par poser des ventouses sèches, après avoir stérilisé préalablement la région au savon, à l'alcool et au sublimé, ou, plus simplement à la teinture d'iode puis l'alcool. Dès que la tuméfaction et la congestion sont suffisantes, on enlève la ventouse et on scarifie légèrement la région ventousée avec un bistouri ou un rasoir tenus à la manière d'un archet.

Il est plus commode, sinon plus propre et aussi sûr, de se servir à cet effet d'instruments spéciaux appelés *scarifi-*

cateurs (modèles de Bondu, de Gilgenérantz, de Sarlandière, d'Heurteloup, etc.), qu'on a fait préalablement bouillir, lorsque cela est possible ; ils consistent schématiquement en une série de lames contenues dans une boîte nickelée qu'on applique directement sur la peau après les avoir armées ; un ressort commandé par un bouton les déclanche alors, les fait sortir de la boîte par des orifices linéaires, et les enfonce brusquement, pendant une durée très courte, dans la peau, à une profondeur limitée d'avance.

Les scarifications doivent être faites le plus rapidement possible après l'enlèvement de la ventouse sèche. Il est bon parfois de faire deux séries croisées d'incisions parallèles.

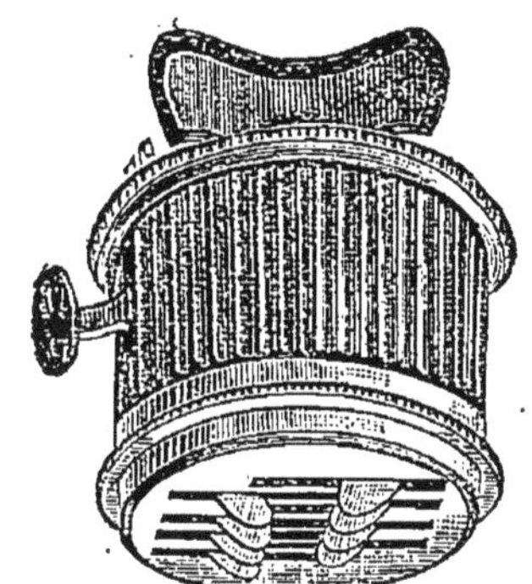
Fig. 68. — Scarificateur à 8 lames.

Une fois que le sang commence à perler, on l'essuie avec un tampon stérile et on applique à son niveau une nouvelle ventouse sèche dans laquelle il coule lentement. Au bout de trois à cinq minutes, le suintement sanguin s'arrête de lui-même. On enlève alors la ventouse remplie d'un caillot plus ou moins abondant, et on applique sur la région un léger pansement aseptique. Une cicatrice persistante fait suite, en général, aux scarifications.

Il est bon, dans de nombreux cas, de *garder les ventouses* remplies de sang, en vue des examens de laboratoire ; dans ce but on les pose sur une table, le goulot en l'air et recouvert d'un couvercle de diachylon sur lequel on inscrit le nom du malade ; il est très important de ne pas remuer les ventouses, de façon que l'exsudation du sérum se produise normalement.

Les ventouses scarifiées sont *indiquées*, sur prescription du médecin, dans certains cas de pneumonie, de congestion pulmonaire, de maladies du cœur, de congestion du foie ou de la rate, de néphrite aiguë ; au nombre de une à dix dans les vingt-quatre heures, elles remplacent la saignée quand celle-ci ne peut être faite.

D. **Application de sangsues.** — Les sangsues sont des vers spéciaux, de la famille des Hirudinées, dont les échantillons employés en médecine sont la sangsue grise, la sangsue verte, la sangsue dragon, la sangsue granuleuse et la sangsue ponctuée de blanc. Elles portent une ventouse antérieure munie de trois mâchoires et une ventouse postérieure. Pour être de bonne qualité elles doivent ne pas laisser couler de sang lorsqu'on les pince de l'extrémité anale vers la bouche, et peser environ 2 grammes. Il faut autant que possible se servir de sangsues vierges, c'est-à-dire n'ayant pas servi, surtout à la thérapeutique de maladies infectieuses.

Avant d'*appliquer des sangsues*, on rasera puis on lavera la peau à l'eau savonneuse tiède; on la rincera ensuite très soigneusement à l'eau pure. On choisit autant que possible, pour cette application, des régions qui ne sont pas visibles, les morsures de sangsues laissant une cicatrice indélébile; on évitera aussi les peaux trop fines et les tissus trop lâches. Il est bon quelquefois, lorsque la sangsue ne veut pas mordre, d'étendre un peu de lait ou d'eau sucrée sur la peau ou de faire quelques scarifications à sa surface; il faudra parfois, chez les hommes et surtout les vieillards, assouplir celle-ci avec des lotions d'eau chaude. Lorsque l'application a lieu au niveau d'un orifice, il est utile de la surveiller tout particulièrement, de peur que le ver ne pénètre dans une cavité organique, ne devienne inaccessible à l'opérateur et ne détermine des hémorragies graves; c'est ainsi qu'on devra oblitérer le col utérin avec un tampon de ouate.

Ces précautions une fois prises, les sangsues sont placées dans un verre à bordeaux, ou, s'il s'agit d'une région limitée (gencives, col utérin, anus), dans un tube à essai, dont on renverse rapidement l'ouverture sur le tégument de l'endroit choisi. Au bout de quelques minutes, la sangsue se colle sur la peau, puis y adhère par une de ses ventouses. Il faut veiller à ce que ce soit la ventouse antérieure qui se fixe; on reconnaîtra cette ventouse à sa lèvre supérieure très allongée, sa lèvre postérieure circulaire, et à sa situation au niveau de l'extrémité rétrécie et déprimée de la sangsue. La morsure s'effectue plus facilement chez les enfants et les femmes. Il faut souvent une grande patience pour arriver à l'obtenir. On la reconnaît à la forme de l'incision produite par les denticules de la sangsue, qui est celle d'une étoile à trois branches.

On s'apercevra que la sangsue prend, c'est-à-dire qu'elle aspire le sang, au mouvement d'ondulation de l'animal ; ce mouvement continue pendant une demi-heure à deux heures, tant que la succion se produit, c'est-à-dire jusqu'à ce que la sangsue soit gorgée. Une fois la succion terminée, l'animal s'immobilise, se détache de lui-même et tombe. Si l'on veut que la succion persiste plus longtemps, on peut couper la sangsue en deux : l'écoulement continue ainsi sans que le ver se remplisse. Si l'animal ne se détache pas, il ne faut pas tirer dessus de peur de laisser les mâchoires dans la plaie; il suffit de jeter sur les sangsues adhérentes ou inactives du sel de cuisine ou de la poudre de tabac qui leur font lâcher prise. Quelquefois le ver semble s'endormir : pour réveiller sa succion, on fera couler sur lui quelques gouttes d'eau froide.

Quand la sangsue est tombée, le sang continue à couler ; cette hémorragie s'arrête, en général, spontanément, laissant une région boursouflée et douloureuse puis ecchymotique qui fait place finalement à une cicatrice blanchâtre et étoilée. Si l'on veut prolonger l'écoulement, il suffit d'appliquer à son niveau des ventouses, des bains locaux chauds, ou un cataplasme sinapisé, moyens qui pourront d'ailleurs précéder l'application des sangsues. Si, au contraire, en raison de la sécrétion anticoagulante de la sangsue, l'hémorragie persiste trop, on la fera cesser à l'aide de tampons de ouate compressifs, trempés dans une solution d'antipyrine ou de perchlorure de fer, d'applications d'amadou stérilisé ou de cautérisations. De toute façon, une fois la saignée locale terminée, on lavera très soigneusement la petite plaie avec de l'alcool à 90°, puis on la recouvrira d'un peu de poudre d'aristol et d'une compresse aseptique, qui sera maintenue par un enveloppement ouaté ; en deux ou trois jours la cicatrisation est complète.

Une sangsue moyenne absorbe en général 15 grammes de sang, mais peut en extraire jusqu'à 100 grammes. En principe, on ne dépassera pas quatre sangues chez l'enfant, tandis qu'on pourra en appliquer jusqu'à quinze chez l'adulte.

Les sangsues ayant une fois servi seront mises à dégorger dans l'eau vinaigrée ou salée, puis conservées au moins six mois avant d'être de nouveau appliquées, dans un bocal de 7 à 8 litres rempli aux 2/3 d'eau courante et dont le fond sera garni de sable.

L'usage des sangsues se restreint de plus en plus mais est encore d'une grande utilité dans certains cas bien déterminés. Les sangsues sont employées localement, surtout dans les régions où les ventouses scarifiées sont difficilement posables. Elles sont *indiquées* contre diverses affections pulmonaires, pleurales, laryngées, cardiaques et testiculaires, dans l'appendicite, la salpingite ; enfin dans certains processus congestifs du cerveau, des méninges et de l'œil, auxquels cas elles sont appliquées derrière les oreilles, sur les apophyses mastoïdes.

Les sangsues sont *contre-indiquées* chez les enfants de moins de trois ans, les vieillards, les hémophyles et les débilités. On doit éviter dans leur application les régions où peuvent être lésés de gros vaisseaux superficiels, telles que le cou et la tempe, celles où le tissu cellulaire risque de s'œdématier facilement, comme les paupières et le scrotum. On épargnera les régions découvertes, surtout chez les femmes, en raison de la cicatrice indélébile qui fait suite à cette application. Enfin, sur les régions traumatisées, surtout chez les diabétiques, les sangsues ne devront être posées qu'avec la plus grande asepsie.

E. **Méthode de Bier.** — Certaines ventouses qui ne sont plus employées maintenant, au lieu de produire une hypérémie locale étaient assez grosses pour contenir tout un membre. Telle était la *ventouse de Junod*, cylindre fermé à une de ses extrémités, et dont l'autre extrémité s'adaptait au membre, une fois introduit à son intérieur, par un manchon caoutchouté. On faisait le vide dans l'appareil au moyen d'une pompe aspirante et d'une façon progressive, pour éviter des ruptures vasculaires.

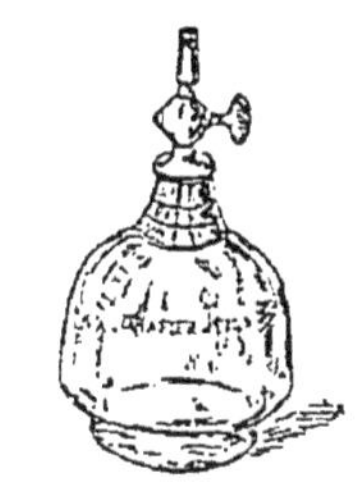

Fig. 69. — Ventouse à pompe aspirante.

La *méthode de Bier*, très employée à l'heure actuelle contre certaines affections chirurgicales locales, en particulier les furoncles, les piqûres septiques, les lymphangites circonscrites, repose sur un principe comparable. La stase veineuse passive s'obtient, soit par l'interposition d'une bande de caoutchouc entre le foyer inflammatoire et le cœur, soit par l'application d'une ventouse appropriée à la forme de

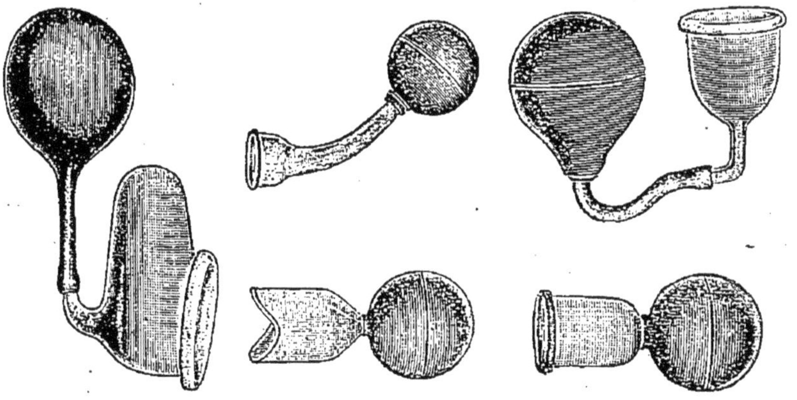

Fig. 70. — Appareils de Bier.

la région et adhérant à la peau grâce à une épaisse couche de vaseline. Dans la ventouse on fait le vide par aspiration, à l'aide, soit de fortes poires de caoutchouc faisant corps avec l'appareil, soit d'une pompe aspirante. Le vide ne doit pas être extrême, mais rester proportionnel à la souplesse des tissus et à l'intensité de l'inflammation; le criterium du degré à obtenir réside dans la couleur de la partie hypérémiée, qui doit devenir rouge bleu et non bleu foncé ni livide. On enlève la ventouse au bout de cinq minutes, on laisse reposer la région trois minutes, on applique de nouveau la ventouse sur elle durant cinq minutes, on la remet au repos trois minutes, et on continue ainsi pendant quarante-cinq à cinquante minutes, une fois par jour.

VIII. — Ponctions

Les ponctions les plus employées sont celles des liquides pleuraux, péritoneaux, péricardiques et céphalorachidiens. On peut en rapprocher les mouchetures.

A. **Ponction de la plèvre.** — La ponction de la plèvre est surtout destinée à évacuer par aspiration le liquide des épanchements pleuraux ; elle peut servir aussi à injecter du gaz sous pression dans le traitement de certaines pleurésies.

1° *Ponction évacuatrice.* — Elle se fait soit à l'aide d'appareils aspirateurs, soit avec le siphon.

a) Le *siphon de Duguet*, qui est d'un emploi très facile et très simple, et qui a, de plus, l'avantage de permettre au liquide de s'écouler lentement, se compose uniquement d'un trocart réuni par un tube en caoutchouc à un entonnoir stérilisé. Une fois la ponction pratiquée, on fait couler dans l'entonnoir surélevé un peu d'eau bouillie, puis on l'abaisse brusquement en renversant son ouverture en bas; l'amorçage a lieu et le liquide pleural s'écoule.

b) Les *appareils aspirateurs* sont celui de Dieulafoy, qui n'est plus guère employé, et surtout celui de *Potain*, que nous décrirons seul. Il se compose d'une pompe, capable de faire le vide ou de refouler de l'air suivant qu'on se sert de l'ajutage A ou F, d'une bouteille intermédiaire fermée par un bouchon en caoutchouc à deux tubulures munies chacune d'un robinet (A et B), enfin de trocarts. Les trois parties sont réunies par deux tubes en caoutchouc ; le premier, recouvert d'un tissu vert, fait communiquer la pompe et l'une des branches de la tige traversant le bouchon de caoutchouc; le second, en caoutchouc rouge, porte un index de verre et réunit l'autre branche de la tige avec le trocart; un troisième tube s'adapte à la partie inférieure de la tige et plonge par son extrémité, portant une boule de verre ou de fonte arrondie et creuse, dans le fond de la bouteille.

Les *trocarts* sont, en général, au nombre de trois, les aiguilles creuses au nombre de deux; trocarts ou aiguilles

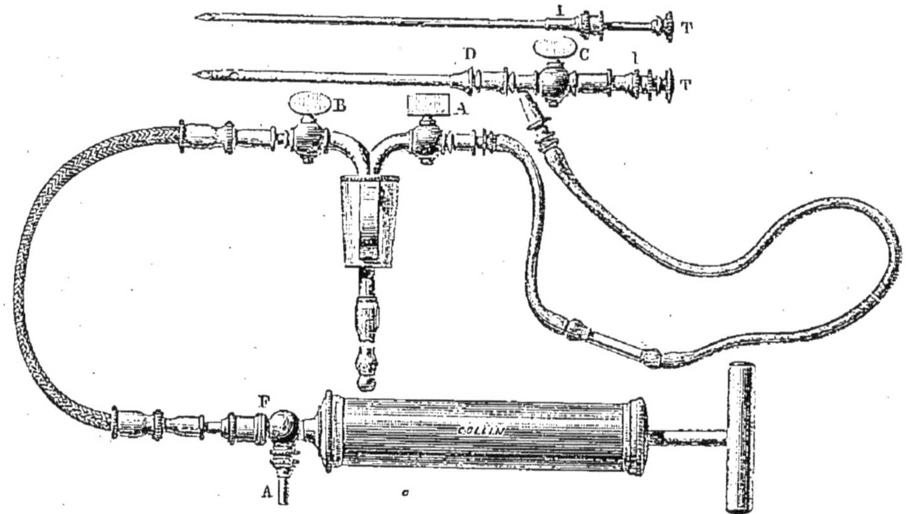

FIG. 71. — Appareil de Potain, disposé pour aspirer et injecter (avec deux trocarts).

s'adaptent au tube de caoutchouc, grâce à un petit embout métallique (C), muni d'un robinet et d'une branche latérale terminée par un ajutage rodé s'adaptant à celui du tube; cette pièce creuse présente à une de ses extrémités un ajutage fileté (D) sur lequel on visse, soit l'aiguille, soit le trocart.

Avant de se servir de l'appareil, il faut toujours l'*essayer* pour voir s'il fonctionne correctement. On enfonce bien à fond, en le fixant par un ressort, le bouchon de caoutchouc dans le goulot d'un litre bien propre, les robinets des tubes étant fermés. On ouvre ensuite le robinet B, correspondant à la pompe, et on le met en communication, par l'intermédiaire du tube, avec l'ajutage A. On pratique alors le vide jusqu'à ce que la résistance soit suffisante et on ferme le robinet ouvert. On vérifie si le vide est suffisant en ouvrant l'autre robinet A, après avoir trempé le tube en caoutchouc correspondant au trocart dans de l'eau bouillie, pour voir si celle-ci est aspirée ; on referme ensuite ce robinet.

L'appareil étant prêt pour l'aspiration, on stérilise puis on ajuste le matériel de ponction proprement dit. On peut choisir une aiguille creuse, qui sera vissée sur la pièce intermédiaire, laquelle est adaptée par sa branche latérale sur le tube de caoutchouc muni de l'index. — Le plus souvent, on emploie le *trocart*. On commence, dans ce cas, par fixer la pièce intermédiaire, robinet fermé, au niveau de sa branche latérale sur le tube en caoutchouc muni de l'index. On choisit ensuite un trocart en métal nickelé, instrument composé d'une canule (D) à extrémité élargie et filetée intérieurement, d'une aiguille effilée (T) dépassant l'extrémité de la canule et terminée de l'autre côté par un bouton, et d'un bouchon métallique (I) pouvant se déplacer le long de l'aiguille et terminé du côté de la pointe par une portion conique et rodée. On visse la canule sur la pièce intermédiaire, dont on ouvre le robinet. On fait enfin pénétrer dans l'intérieur de la pièce intermédiaire et de la canule l'aiguille et le bouchon métallique qui vient se loger dans l'ajutage rodé. L'appareil ainsi paré est prêt à fonctionner. Il suffit alors de préparer dans une cuvette flambée des stylets mousses ou des fils d'argent qu'on trouvera dans la boîte, et destinés, s'il y a lieu, à déboucher la canule ou l'aiguille.

Ces précautions une fois prises, on pratique la *ponction* ou *thoracentèse*. Pour cela l'infirmière fait asseoir ou coucher le malade sur le bord du lit correspondant au côté de son épanchement. L'endroit de la ponction étant désigné par le médecin, en général sur une ligne prolongeant la pointe de l'omoplate au niveau du 6e ou 7e espace intercostal, on passe une bonne couche de teinture d'iode sur la région et on la laisse sécher; on l'enlève ensuite soit avec de l'alcool, soit avec du bisulfite de soude stérilisé. On aura, d'autre part, disposé tout ce qu'il faut pour l'asepsie des mains de l'opérateur.

Une fois la ponction faite par le médecin, une fois le trocart retiré de la canule, on ferme le robinet (C) de la pièce intermédiaire, puis on ouvre celui de communication (A) avec le récipient. Le liquide s'écoule dans celui-ci. Il est nécessaire de fermer de temps en temps le robinet de communication (A), de manière à refaire le vide après avoir ouvert le robinet correspondant à la pompe (B). On peut retirer ainsi de grandes quantités de liquide, à condition que l'écoulement se fasse très lentement.

Plusieurs *accidents* peuvent survenir à la suite de la thoracentèse : piqûre des organes voisins, introduction d'air dans la plèvre, toux fatigante, douleur thoracique, expectoration albumineuse, transformation purulente de l'épanchement, mort subite. La plupart de ces accidents seront évités en évacuant lentement le liquide ou en interrompant immédiatement la ponction.

Parfois le liquide pleural ne peut sortir (*pleurésie bloquée*). Il faut alors injecter de l'air en même temps qu'on pratique l'aspiration. Pour cela on branche sur le tube aspirateur un appareil producteur et injecteur d'air stérilisé. Cet appareil est composé d'un flacon renfermant de l'eau chaude, d'un second flacon gradué rempli d'air, d'une ampoule contenant du coton stérilisé, ces différentes pièces étant réunies par des tubes en caoutchouc qu'on peut obturer avec des pinces. On commence par élever le flacon rempli d'eau au-dessus du flacon plein d'air, de manière à amorcer le siphon. On fait ensuite la ponction aspiratrice et évacuatrice comme nous l'avons indiqué. Dès que l'écoulement du liquide est impossible, on fait écouler l'eau du premier flacon dans le second, dont l'air réchauffé est ainsi chassé à travers l'ampoule stérilisante vers la cavité pleurale. On recommence alors l'aspiration.

2° *Injections gazeuses dans la plèvre.* — Dans certains cas de pleurésies abondantes, purulentes ou chroniques, on peut injecter, avec les précautions habituelles d'asepsie, de l'air, de l'oxigène pur ou de l'azote dans la plèvre. La méthode la plus simple consiste à enfoncer dans l'espace immédiatement supérieur à celui de la ponction évacuatrice une aiguille aboutissant, par l'intermédiaire d'un tube de caoutchouc, à un tube de verre rempli de coton stérilisé ; l'entrée de l'air est réglée par la sortie du liquide. On peut encore recourir au procédé que nous avons indiqué plus haut à propos des pleurésies bloquées.

Les injections gazeuses dans la plèvre sont encore em-

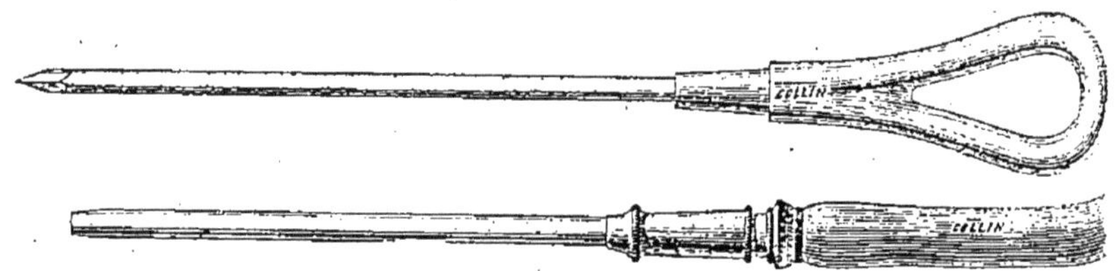

Fig. 72. — Trocart de Nocart.

ployées pour le traitement de la tuberculose pulmonaire (*pneumothorax artificiel, ou méthode de Forlanini*).

B. **Ponction de l'abdomen.** — La paracentèse abdominale s'adresse à une manifestation pathologique commune à différentes affections : l'épanchement de sérosité dans la cavité péritonéale, ou *ascite.*

On se sert, pour évacuer cette sérosité, d'un *trocart* nickelé spécial composé d'une canule plus large que celle de la thoracentèse et d'un poinçon effilé dépassant légèrement l'extrémité de la canule, pour se terminer du côté opposé par un manche large et arrondi. On emploiera aussi avantageusement un trocart de ponction pleurale percé d'un œil latéral. Un tube de caoutchouc s'adaptant sur le trocart sera préparé à l'avance et bouilli ainsi que ce dernier.

L'infirmière priera le malade de se coucher sur le côté,

de préférence le côté gauche, la tête reposant sur sa main, de telle sorte que l'abdomen dilaté dépasse largement le bord du lit. Elle stérilisera avec de la teinture d'iode la région à ponctionner qui lui sera indiquée.

La ponction une fois faite par le médecin, on adapte rapidement au trocart, dont l'aiguille a été enlevée, le tube de caoutchouc qu'on fait tomber dans un grand bocal gradué placé au-dessous du lit.

L'écoulement se fait lentement. On peut retirer ainsi jusqu'à 20 litres de liquide, en prenant toutefois la précaution d'en laisser toujours dans le péritoine une certaine quantité. On changera, à mesure qu'il est rempli, chaque bocal gradué, non sans avoir recouvert son ouverture de diachylon.

Si l'écoulement du liquide s'arrête brusquement, il faut désobstruer la canule avec un mandrin mousse stérilisé.

Une fois la ponction terminée, on fermera la plaie de ponction avec une agrafe Michel, et on la recouvrira d'un pansement aseptique, après quoi on appliquera autour de l'abdomen un bandage de corps très serré.

La ponction d'ascite est *indiquée*, lorsque celle-ci est trop accusée et gênante, au cours de certaines maladies du foie s'accompagnant du syndrome d'hypertension portale et dans diverses affections chroniques du péritoine (tuberculose, cancer). Il est indispensable que l'asepsie la plus stricte soit observée au cours de cette opération, si l'on veut éviter l'infection aiguë ou chronique du péritoine. On surveillera le malade pendant et après la ponction, une syncope pouvant quelquefois se produire.

C. **Ponction du péricarde.** — La ponction du péricarde est une intervention assez rarement pratiquée ; elle a pour but de retirer le liquide qui s'accumule pathologiquement dans la cavité séreuse qui entoure le cœur, notamment au cours des *péricardites*.

Pour le faire, on se sert de l'appareil de Potain et de l'aiguille n° 2 de l'appareil de Dieulafoy, ou bien encore d'une seringue de Luer de 20 centimètres cubes et d'une aiguille assez grosse. Après un nettoyage aseptique minutieux de la région d'élection, située à la face antérieure de la poitrine, à gauche du sternum, on prépare l'appareil aspirateur et les aiguilles stérilisées. Dès que le médecin a commencé à enfoncer l'aiguille, on ouvre le robinet du

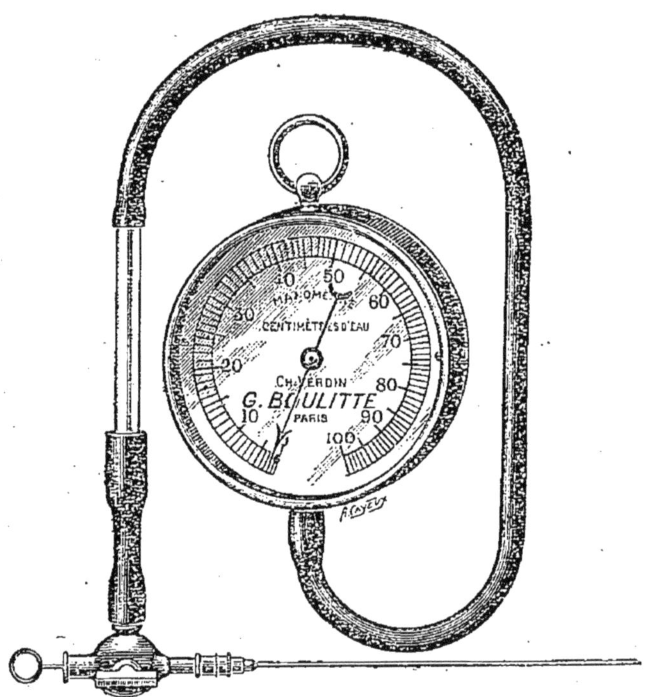

Fig. 73. — Manomètre du Dr Henri Claude.

récipient ainsi préparé, la ponction devant se faire le vide à la main.

D. **Ponctions lombaire et sacrée.** — Opération destinée à évacuer une partie du liquide céphalo-rachidien contenu dans la séreuse qui entoure la moelle (cavité sous-arachnoïdienne), la ponction lombaire consiste dans l'introduction profonde d'une aiguille évacuatrice au niveau d'un espace intervertébral de la colonne lombaire inférieure.

Le rôle de l'infirmière est, dans ce cas, de préparer divers instruments, d'aseptiser le lieu de la ponction et d'installer correctement le malade.

Le *matériel à stériliser* consiste surtout en plusieurs *aiguilles* en platine iridié de 10 centimètres de long, d'un peu moins d'un millimètre de diamètre, se terminant par un biseau court, et munies d'une embouchure large et conique, pourvue ou non d'un robinet, dans laquelle sera introduit un mandrin suffisamment rigide. Chaque aiguille sera contenue à part dans le tube à expérience qui aura servi à la

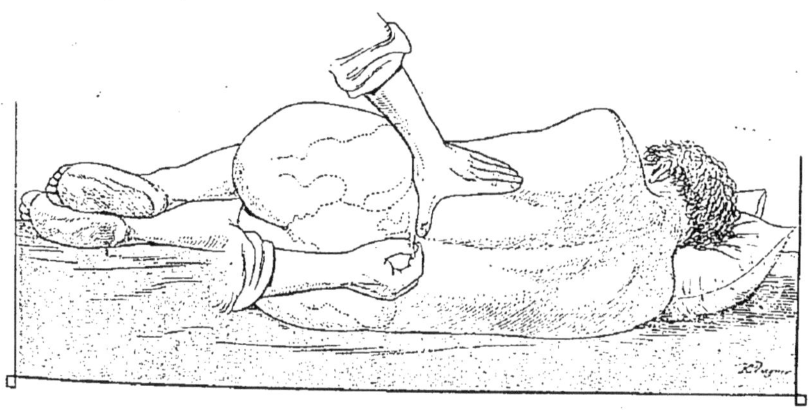

Fig. 74. — Ponction lombaire dans la position couchée.

stérilisation et que l'infirmière débouchera seulement au moment où le médecin la réclamera, pour la faire couler doucement dans la main de celui-ci. — Elle aura préparé, d'autre part, dans une cuvette flambée, deux ou trois tubes en verre à bout légèrement effilé, autant que possible gradués, stérilisés et bouchés avec de l'ouate, dits *tubes à centrifuger*, une seringue de Luer de 10 centimètres cubes et des tampons de ouate aseptique. Il sera bon d'avoir aussi à proximité un *manomètre spécial* (*modèle du D*^r^ *H. Claude*), et un petit tube de chlorure d'éthyle. Enfin tout sera disposé pour l'asepsie des mains de l'opérateur.

L'infirmière badigeonnera ensuite à la teinture d'iode puis à l'alcool la *région de la ponction*, située un peu au-dessus de la partie médiane d'une ligne réunissant, au niveau de la partie inférieure du dos, le sommet des deux crêtes iliaques. Il sera bon, chez les sujets nerveux ou pusillanimes, d'anesthésier cette région avec un jet de chlorure d'éthyle, immédiatement avant l'opération.

On aura, au préalable, *préparé le malade*. Celui-ci, à jeun et depuis vingt-quatre heures alité, est mis en *position*, soit qu'on le fasse coucher en chien de fusil sur le bord du

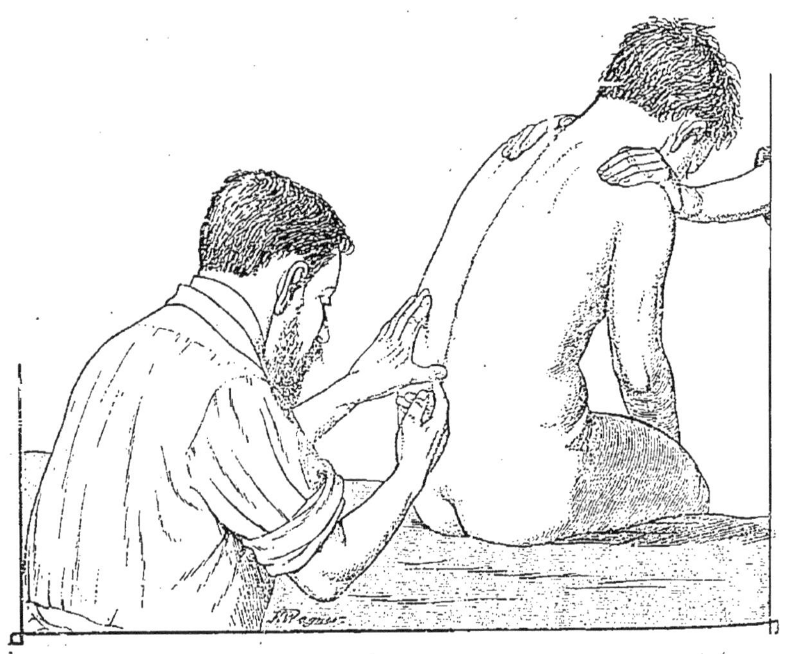

FIG. 75. — Ponction lombaire dans la position assise.

lit, soit qu'il soit assis profondément en travers de celui-ci, le dos fortement courbé en avant, les bras croisés sur la poitrine, la nuque maintenue hyperfléchie par un aide. Il importe surtout que la colonne vertébrale soit bien fixée en position rectiligne pendant l'opération et que le malade, en se défendant, ne change pas la direction de celle-ci.

Dès que le liquide sort, goutte à goutte ou sous pression, l'infirmière doit tendre au médecin, en premier lieu le manomètre de H. Claude, puis, en le débouchant avec précaution et propreté, un tube à centrifuger; il sera bon assez souvent de recueillir le liquide dans plusieurs tubes.

La ponction une fois terminée, on posera un petit tampon d'alcool sur la piqûre, puis on *maintiendra vingt-quatre heures le malade dans le décubitus dorsal absolu*, en lui enlevant ses oreillers et le laissant au régime lacté.

La ponction lombaire est à la fois un *moyen de diagnostic*, grâce à l'examen chimique et microscopique du liquide céphalo-rachidien centrifugé, et un *moyen thérapeutique*, notamment dans l'hydrocéphalie et les méningites tuberculeuses, cérébro-spinales ou autres. Elle constitue de plus le temps le plus important d'une méthode d'anesthésie spéciale, soit chirurgicale, soit médicale, consistant dans l'introduction, à l'intérieur de la cavité rachidienne, de 2 à 5 centigrammes d'une solution stérilisée de cocaïne ou de stovaïne au 1/100 (*rachi-stovaïnisation*).

Dans ce dernier cas, la ponction peut être faite plus bas, 1 à 2 centimètres au-dessus de la rainure interfessière (*ponction sacrée*).

E. **Mouchetures.** — Les mouchetures sont de petites incisions qu'on pratique parfois à la peau dans le cas d'infiltration de celle-ci par le liquide d'*œdème*, surtout lorsque ce dernier est généralisé (*anasarque*).

La toilette de la peau se fait à l'aide du savonnage à l'eau chaude, de l'alcool et de l'éther. Divers instruments doivent, d'autre part, être stérilisés : bistouri, lancette ou trocart. Les mains étant bien propres, on pratique quatre à douze petites incisions peu profondes, en particulier sur la face externe de la cuisse ou du mollet, en évitant les trajets veineux. On peut s'aider parfois de l'aspiration à l'aide de ventouses. On recouvre ensuite d'un pansement stérile.

Les mouchetures sont *indiquées* dans certaines affections du cœur et du rein. Elles exigent une grande asepsie, si l'on veut éviter l'infection de tissus essentiellement prédisposés à celle-ci.

IX. — Lavages des cavités naturelles et cathétérismes

A. **Lavages de la bouche et de la gorge.** — Les lavages de la bouche et de la gorge sont *indiqués* au cours des maladies infectieuses. Ils sont, d'autre part, utiles pour lutter contre les infections buccales proprement dites (stomatites, muguet), les affections des glandes salivaires, les angines; nous sommes convaincus, pour notre part, que, dans les hôpitaux de contagieux, le personnel hospitalier éviterait bien des infections en se gargarisant systématiquement, plusieurs fois par jour, ne serait-ce qu'avec de l'eau bouillie très chaude. Pendant la convalescence, en particulier de la diphtérie, il est utile de pratiquer longtemps les soins de la bouche, les sujets restant porteurs de germes virulents susceptibles de transmettre la maladie. Enfin les lavages buccaux sont indispensables dans les cas de plaies traumatiques ou chirurgicales de la langue, des joues, du palais et des gencives.

Le plus souvent l'eau bouillie suffit pour les soins de la bouche : on peut parfois lui ajouter, en petite quantité, des substances antiseptiques, notamment de l'eau oxygénée à 12 volumes strictement neutre, dont on ne doit cependant pas abuser, car elle est susceptible d'entraîner à la longue diverses lésions irritatives des muqueuses.

Les soins de la bouche consistent tout d'abord en *nettoyages* de la muqueuse des lèvres, des gencives, de la langue ou des amygdales à l'aide de tampons d'ouate, imbibés d'eau de Vichy ou de collutoires divers, et enroulés au bout d'une baguette de bois, ou bien en *gargarismes* très chauds.

Dans d'autres cas, il faut avoir recours aux *grands lavages*. Pour les pratiquer, on doit placer un bock à injection rempli d'eau chaude, mais non brûlante, et muni d'un tube terminé par une canule de verre, à 50 centimètres au-dessus du visage du malade. Celui-ci est maintenu assis la tête légèrement penchée en avant, le cou et la poitrine recouverts d'une alèze. Un bassin en forme de haricot est tenu sous son menton. On l'engage à respirer par le nez et on introduit la canule dans l'angle de sa bouche, en dirigeant le jet du liquide sur le point lésé. L'eau balaie le fond de la gorge et retombe à mesure dans le bassin. Quand 1 ou 2 litres ont passé, on retire la canule et on essuie les lèvres et le menton. Les lavages doivent être renouvelés plusieurs fois dans la journée, surtout après chaque repas.

Chez l'enfant, ces diverses opérations sont assez difficiles du fait de l'indocilité du sujet : L'enfant entouré d'un

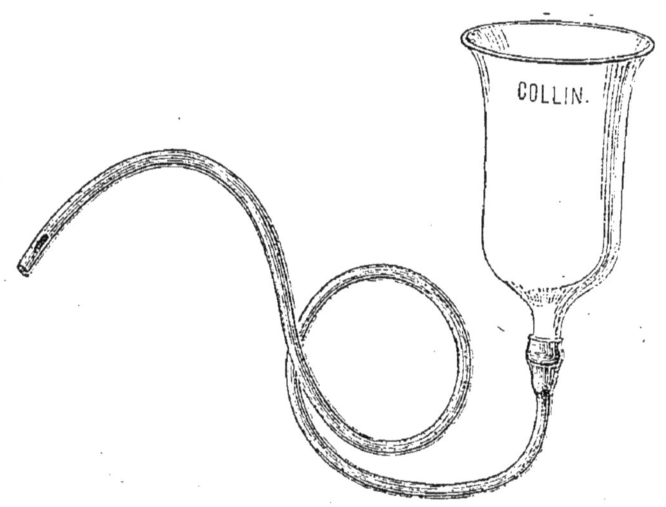

FIG. 76. — Appareil à lavage de l'estomac.

drap qui paralyse ses bras et ses jambes est maintenu la tête baissée en avant sur les genoux d'un aide. La canule est introduite profondément entre les joues et les dents jusqu'à ce que la bouche s'ouvre. Le jet doit être projeté assez fortement pour que le liquide ne soit pas dégluti ; il doit éviter le palais et le voile; il doit être enfin fréquemment interrompu, de façon à permettre à l'enfant de reprendre haleine.

B. **Lavage de l'estomac et cathétérisme de l'œsophage.** — Le lavage stomacal a pour but de débarrasser mécaniquement cet organe des substances nuisibles qu'il contient, ou d'y introduire des principes soit médicamenteux, soit alimentaires.

1° *Sondage et lavage de l'estomac proprement dits.* — Pour pratiquer cette opération, qui se fera de préférence, sauf en cas d'urgence, le matin et à jeun, on préparera, soit une pompe aspirante et foulante de Küssmaul, soit plutôt *un appareil de Faucher*. Celui-ci se compose d'un tube en caoutchouc rouge mesurant $1^m,50$ de longueur et 8, 10 ou 12 millimètres de largeur, suivant les numéros; il est marqué, à 40 centimètres de sa terminaison, d'un index qui doit correspondre aux arcades dentaires lorsque l'introduction est parfaite; son extrémité gastrique se termine par deux orifices, l'un circulaire et perpendiculaire à l'axe du tube, l'autre latéral et allongé parallèlement à cet axe; son extrémité libre, en forme de cupule, est destinée à recevoir un entonnoir de la contenance d'un litre.

Debove a modifié ce tube en rendant rigide sa partie inférieure, sur une étendue de 50 centimètres.

L'infirmière ayant bien nettoyé ces différentes pièces, disposera, d'autre part, à proximité du médecin, de la vaseline, une grande cuvette et un seau. Elle fera asseoir le malade sur une chaise assez basse et mettra en face de lui un autre siège plus haut destiné à l'opérateur. Si le sujet est nerveux, un bouchon de liège sera placé entre ses dents. Ses bras et son torse seront entourés dans une alèse qui le maintiendra et le protégera ; sa tête sera penchée en avant. On lui recommandera enfin d'ouvrir fortement la bouche et de respirer largement, de ne pas serrer les dents et de ne pas déglutir sa salive.

Le tube est présenté, au médecin, son extrémité gastrique enduite de vaseline. Saisi avec la main droite, à la manière d'une plume à écrire, à une dizaine de centimètres de son extrémité, tandis que l'index gauche déprime la base de la langue, il est enfoncé horizontalement dans la bouche jusqu'à ce que son extrémité vienne buter contre la paroi postérieure du pharynx, après quoi il est abaissé vers l'œsophage en relevant la main. A ce moment on priera le malade de faire des mouvements de déglutition. En général, surtout la première fois, le sujet, s'il est tant soit peu émotif, étouffe, se congestionne, se débat et tend à rejeter le tube au milieu d'efforts de vomissements; il est alors indiqué de badigeonner la muqueuse pharyngée avec une solution de chlorhydrate de cocaïne au 1/1000 et d'administrer au préalable une potion au bromure de potassium.

Une fois ébauchée, la déglutition du tube se fait sans encombre, pour peu qu'on demande au malade de continuer d'avaler et que celui-ci soit docile. On arrêtera le tube lorsque les arcades dentaires coïncideront avec la marque.

Dès que l'introduction est terminée, l'infirmière adapte l'entonnoir à l'extrémité libre du tube et l'emplit d'un mélange à parties égales d'eau de Vichy et d'eau bouillie tiède. Elle l'élève ensuite et le laisse se vider jusqu'à l'instant où elle voit que le liquide va disparaître ; à ce moment, elle l'abaisse et le renverse vivement, de telle façon que le siphon s'amorce. Les liquides stomacaux sont alors recueillis dans un récipient, autant que possible fermé. Quelquefois on doit aider à l'écoulement en recommandant au malade de maintenir de profondes inspirations ou de tousser, et en comprimant la région épigastrique.

Il est enfin utile, surtout lorsqu'on veut examiner le suc gastrique après un repas d'épreuve, de se servir d'un aspirateur; certains flacons, munis d'une *poire aspiratrice*, remplissent avantageusement le rôle à la fois d'aspirateur et de récipient fermé.

L'évacuation de l'estomac une fois complète, l'infirmière pratiquera le *lavage* proprement dit, soit avec 500 grammes d'eau de Vichy, de Vals ou de Châtel-Guyon, soit avec une solution de sulfate de soude à 6 0/00; elle pourra compléter cette opération, d'après l'indication du médecin, par une désinfection avec de l'acide salicylique ou par un pansement au lait de bismuth ou à l'eau chloroformée.

Le lavage de l'estomac est *indiqué* dans les cas de dilatation d'estomac, de rétrécissement du pylore, de gastrite, de choléra, à la suite de certaines opérations abdominales, surtout lorsque la chloroformisation fut de longue durée, enfin contre tout *empoisonnement* par ingestion, auquel cas le premier rôle du médecin est d'évacuer par un large courant d'eau le toxique contenu dans la poche gastrique. En cas d'empoisonnement par le mercure, on délayera deux à trois blancs d'œuf dans le liquide du lavage; s'il s'agit d'intoxication par le cuivre, on ajoutera à l'injection une certaine quantité de sucre; contre l'empoisonnement par l'arsenic, on emploiera de l'eau renfermant 10 grammes pour 1000 de magnésie calcinée; si le phosphore est en cause, le sulfate de cuivre à 1 0/0 pourra rendre certains services.

Le lavage de l'estomac est, par contre, formellement *contre-indiqué* en cas d'hémorragie gastrique et chez certains malades trop nerveux, atteints d'affection cardiaque ou porteurs d'artério-sclérose avancée.

2° *Gavage*. — On est obligé parfois d'introduire des substances alimentaires dans l'estomac à l'aide d'une sonde, soit lorsque, notamment chez les aliénés et les hystériques, les malades refusent absolument de manger et menacent de se laisser mourir de faim, soit quand, à la suite d'opérations sur la bouche ou bien de contractures musculaires, volontaires ou involontaires, comme dans le tétanos, l'alimentation buccale devient impossible.

Dans le premier cas, on pratique deux fois par jour le sondage œsophagien comme nous l'avons indiqué, en immobilisant complètement l'*aliéné* dans une camisole de force et maintenant sa tête. On introduit doucement dans l'entonnoir 1 litre de lait, deux jaunes d'œuf et assez souvent du rhum ou du cognac. Il est indispensable, toutefois, de se rendre compte au préalable si la sonde est bien engagée dans l'œsophage et *non dans la trachée*, de peur d'accidents asphyxiques graves ou d'introduction de parcelles alimentaires dans l'arbre respiratoire, avec, comme conséquence, la gangrène pulmonaire; lorsque cet accident survient, on s'en aperçoit à ce que l'air sort par la sonde en produisant assez souvent un bruit caractéristique. Quand les aliments ont été complètement introduits dans l'estomac, il faut avoir bien soin de boucher le pavillon de la sonde avec le pouce, pendant qu'on la retire.

Dans le second cas, le sondage œsophagien est pratiqué à travers les *fosses nasales* qui débouchent en arrière dans le pharynx, immédiatement au-dessus de l'ouverture de l'œsophage. Il peut être tenté avec le tube de Faucher, mais plus souvent on se sert dans ce cas de la *sonde de Baillarger*, moins volumineuse, du calibre de 6 millimètres, longue de 90 centimètres, plus souple et armée de deux mandrins, l'un en fil de fer très flexible, l'autre en baleine, fixé dans un ajutage métallique situé au-dessus du pavillon. Le sujet étant couché, on glisse la sonde, lubrifiée préalablement avec de l'huile aseptique, la concavité dirigée en bas, sur la paroi inférieure d'une des fosses nasales. Dès qu'on parvient à la face postérieure du pharynx, on retire le premier mandrin en fer; le mandrin en baleine se redresse et permet à la sonde, devenue rectiligne, de suivre la paroi postérieure de l'œsophage. On enlève le second mandrin quand on est parvenu dans l'estomac. On peut alors introduire les aliments.

Chez l'enfant, le sondage de l'estomac est parfois indiqué : On se servira, dans ce but, de la sonde de Nélaton n°-14 ou 16, préalablement bouillie et humectée de lait, qu'on enfoncera à une profondeur de 15 centimètres.

3° *Cathétérisme de l'œsophage.* — Il arrive parfois, en cas de *rétrécissement de l'œsophage*, que le médecin soit amené à pratiquer des explorations destinées à déceler ce rétrécissement. Dans ce but, l'infirmière préparera soit des *explorateurs* spéciaux en gomme rigide, terminés par des boules olivaires, de calibres progressivement croissants, qu'on pourra employer successivement dans le but de dilater le rétrécissement, soit certains appareils spéciaux, dits *œsophagoscopes*, permettant, grâce à un dispositif spécial de projection électrique, de regarder dans l'œsophage.

C. **Lavage de l'intestin.** — Le lavage intestinal, ou *entéroclyse*, est une opération par laquelle on se propose d'agir non seulement sur le rectum comme dans le lavement, mais encore sur le reste du gros intestin et même sur l'intestin grêle.

Dans ce but, l'infirmière préparera et nettoiera minutieusement un *bock* de 2 à 4 litres, se continuant par un tube en caoutchouc de 2 mètres muni d'un robinet et terminé par une *canule en caoutchouc* de 25 à 30 centimètres ou par une sonde œsophagienne de Debove. Dans le bock elle introduira, soit de l'eau bouillie, soit un liquide médicamenteux, après les avoir portés à la température de 37° environ.

Le malade sera étendu sur un lit recouvert de toile imperméable, couché sur le dos et un peu à droite, avec un coussin sous la hanche et un autre sous les épaules.

L'infirmière ayant enduit l'orifice anal de vaseline, introduit alors de la main droite la canule graissée dans l'anus et la pousse lentement, d'abord de bas en haut et d'arrière en avant, dans la direction du nombril, puis parallèlement à l'axe du corps, tout en lui imprimant quelques mouvements de rotation, jusqu'à ce qu'elle sente l'extrémité de la canule, à travers la paroi abdominale, au-dessus de l'ombilic. La canule est alors réunie au tube de caoutchouc préalablement vidé d'air, le robinet ouvert, le bock élevé à 25 centimètres au-dessus du malade, sans dépasser jamais 50 centimètres, l'orifice anal bouché avec de la ouate.

Au bout de 2 litres, le liquide passe en général du gros intestin dans l'intestin grêle. Au bout de 4 litres, il arrive à l'estomac et le malade vomit; mais, à part quelques cas exceptionnels, il est inutile d'aller jusque-là, et il vaut mieux se borner à laver le gros intestin et une partie de l'intestin grêle. D'ailleurs il est nécessaire de tâter la susceptibilité du sujet et de ne pas faire de très grands lavages pour commencer.

Il est parfois indiqué, avant de pratiquer un lavage, de vaincre le spasme de l'anus en y introduisant des suppositoires calmants à la cocaïne, de combattre les bourrelets hémorroïdaires par des bains froids, d'évacuer par un lavement le rectum des masses fécales qui l'encombrent, de contourner une tumeur en changeant doucement la direction de la canule, de déboucher enfin la canule obstruée par une boulette stercorale.

Chez l'enfant, le bock renfermera 500 grammes de liquide; une sonde de Nélaton n° 15 à 20 servira de canule. L'enfant sera couché à plat ventre en travers des genoux de l'infirmière, recouverts d'une toile imperméable, le siège surélevé légèrement, la hanche gauche maintenue plus haute que la droite en saisissant de la main gauche les jambes de l'enfant réunies et les inclinant de bas en haut et d'arrière en avant. La sonde ayant laissé écouler quelques gouttes de liquide sera introduite dans l'anus à une profondeur de 15 à 20 centimètres. Le bock sera élevé à 30 centimètres. L'anus sera maintenu fermé par les doigts qui auront introduit la canule. Le bock une fois vide, on laissera sortir le liquide de l'intestin par la sonde laissée en place.

Le lavage de l'intestin est *indiqué*, après avis du médecin, chez l'enfant en cas d'athrepsie, de diarrhée verte; chez l'adulte, dans la constipation chronique, l'entérocolite muco-membraneuse, le choléra, la dysenterie, contre laquelle on emploie parfois les lavages au nitrate d'argent à 1 p. 2.000, la congestion du foie, la colique hépatique, l'ictère catarrhal et les cirrhoses du foie, au cours desquelles le lavage sera pratiqué froid, enfin contre l'obstruction intestinale, mais seulement lorsque celle-ci est de date récente.

Le lavage intestinal est *contre-indiqué* chez les sujets nerveux, en cas d'ulcérations et d'hémorragies intestinales.

D. **Lavage du nez.** — Le lavage nasal peut se pratiquer avec un irrigateur ou un bock peu élevé.

On emploie plus souvent à cet usage le *siphon de Weber*, tube de caoutchouc se recourbant d'une part sur le bord du récipient dans lequel il plonge, muni d'autre part à sa partie moyenne d'une poire qui permet, en la comprimant, d'établir le vide et de faire siphon. — On peut encore avoir recours à la douche d'*Esmarch*, en métal émaillé. — Quel que soit l'instrument employé, il se continue par un tube en caoutchouc, à l'extrémité duquel est adaptée une *olive nasale*, ordinairement en verre ou en métal.

La douche est remplie de la solution prescrite, tiédie à 34° et consistant le plus souvent en de l'eau salée à 7 0/00. Elle est placée à 1 mètre au-dessus du malade, lequel doit s'asseoir et incliner la tête sur une cuvette. L'olive est introduite dans le nez, son côté plat reposant sur la cloison, sa convexité obstruant bien l'orifice. Le patient respire la bouche ouverte. Le liquide doit être injecté doucement et ressortir par la narine opposée, en entraînant toutes les mucosités. On peut encore, à l'aide d'une sonde spéciale, pratiquer l'irrigation rétro-nasale.

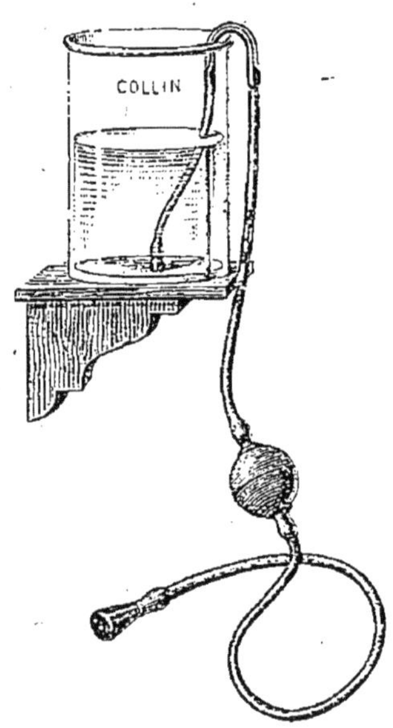

Fig. 77. — Douche nasale.

Le lavage du nez est *indiqué* dans de nombreux cas d'inflammation aiguë ou chronique des fosses nasales.

Il est *contre-indiqué* lorsqu'il est susceptible de refouler du pus dans les sinus de la face.

E. **Lavage du conduit auditif.** — Pour laver une oreille, on peut se servir d'une seringue ordinaire, d'un enéma ou seringue anglaise, d'une poire, ou bien plutôt d'un *bock* à injection dont le tuyau sera muni à son extrémité libre d'une canule en verre.

Le malade est assis. Une serviette passée autour de son cou recouvre son épaule du côté de l'irrigation; de la main correspondante, il maintient un bassin en haricot sous son oreille, en inclinant la tête sur celui-ci. Le récipient ne doit pas être surélevé de plus de 30 centimètres; la canule doit être assez petite pour ne pas obstruer le conduit; l'eau doit être tiède.

D'une main l'infirmière attire le pavillon de l'oreille en haut et en arrière; de l'autre elle introduit délicatement la canule de bas en haut, sans appuyer sur les parois : l'eau s'écoule, lave le conduit et reflue dans le bassin. Le lavage une fois terminé, il faut recommander au malade de bien pencher sa tête sur le récipient, de manière à faire écouler les dernières gouttes d'eau ; on sèche alors l'orifice avec un peu d'ouate hydrophile.

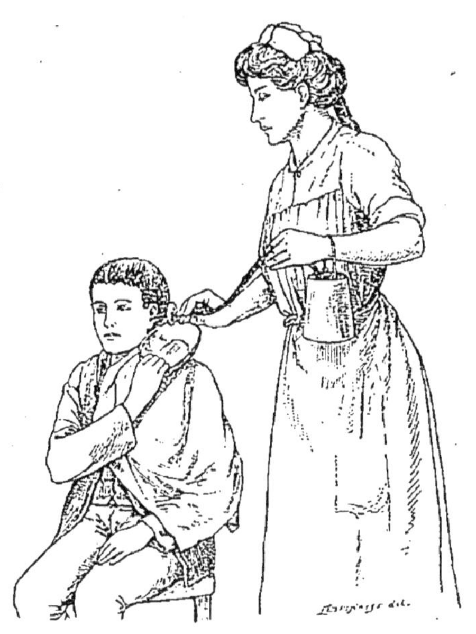

Fig. 78. — Lavage du conduit auditif.

F. **Lavage de l'œil.** — Le lavage oculaire peut se faire par *affusion*: Le malade étant recouvert d'une alèse et renversant la tête en arrière, l'infirmière écartera les deux paupières avec le pouce et l'index de la main gauche, et fera couler entre elles, de la main droite pressant un tampon d'ouate hydrophile imbibé d'eau salée tiède, un mince filet de ce liquide dans l'angle interne de l'œil; l'eau s'écoule, à mesure, le long de l'angle externe, dans un bassin approprié tenu par le patient ou un aide.

Le lavage de l'œil se pratique aussi *par irrigation*, en particulier au cours de l'ophtalmie purulente. Après avoir élevé le bock à plus de 30 centimètres au-dessus de la tête on introduit le laveur, en particulier la canule de Terson, sous les paupières, et on laisse couler entre celles-ci et l'œil 250 à 300 centimètres cubes d'eau ou de sérum physiologique tièdes qui doivent ressortir à mesure par la fente palpébrale.

Lorsqu'il s'agit de substances antiseptiques, il est préférable de les déposer sur la conjonctive sous forme de *gouttes* introduites avec un instillateur à bout mousse; on aura soin, en instillant le *collyre*, de ne point toucher les paupières avec le bout du compte-gouttes, mais de faire tomber la solution d'une certaine hauteur dans la poche formée par la paupière inférieure fortement tirée en avant et en bas, le malade regardant en haut.

On peut encore appliquer sur l'œil des collyres stérilisés contenus dans une *œillère* ou dans un *flacon compte-gouttes de Morax*, stérilisable à l'autoclave.

G. **Lavage du vagin.** — Les injections vaginales sont d'un usage hygiénique courant. Il importe toutefois de savoir que, chez la femme saine, elles sont inutiles et peuvent être nuisibles. Elles doivent donc être surtout employées dans un but thérapeutique, car, par leur action mécanique, elles entraînent les liquides irritants pathologiques, nettoient le vagin, par exemple avant une opération, et, lorsqu'elles sont très chaudes, décongestionnent une muqueuse enflammée.

Pour pratiquer une injection vaginale, l'infirmière préparera et fera bouillir un bock émaillé ou, de préférence, en verre facilement nettoyable, muni d'un tube en caoutchouc de $1^{m},50$, sur lequel est placée une pince ou un robinet permettant d'interrompre le courant, et se terminant par une canule en verre épais et résistant, droite, renflée à ses deux extrémités et d'une longueur de 20 centimètres ; l'extrémité vaginale de la canule est percée d'ouvertures latérales permettant au liquide de faire jet d'arrosoir. On peut encore, surtout dans les cas d'injections très chaudes, se servir d'une canule en métal à double courant.

Dans le bock seront versés 1 à 2 litres d'un liquide porté à 36° ou à 50° suivant les cas et qui sera de l'eau, le plus souvent simplement bouillie, d'autres fois additionnée d'acide borique à 3 0/0, de permanganate de potasse à 1 ou 2 0/00, de tanin ou de bicarbonate de soude. Le bock ainsi rempli sera placé à 50 centimètres ou 1 mètre au-dessus du plan du lit.

L'infirmière priera alors la patiente de se coucher sur le dos, les cuisses légèrement écartées ; cette position est de beaucoup préférable à la station assise et accroupie. Elle glissera sous ses fesses un bassin plat, et sous son dos un coussin. Elle savonnera ensuite la vulve et la face interne des cuisses avec de la ouate hydrophile bouillie dans de l'eau tiède, et fera couler un peu de liquide à injection sur les régions savonnées. Puis, avec les doigts de la main gauche, elle écartera les grandes lèvres et fera pénétrer doucement la canule dans le vagin dont elle suivra la paroi postérieure. A ce moment, elle desserrera la pince, et tournera le robinet obturant le tube en caoutchouc. Pendant que le liquide coule, elle appuiera la canule contre la commissure postérieure de la vulve pour favoriser la sortie du liquide. Dès que le bock sera vide, la canule sera retirée vivement, et l'infirmière priera la femme de tousser pour expulser du vagin les dernières gouttes du liquide. La canule sera immédiatement bouillie et placée dans une éprouvette contenant du sublimé à 1/1000. Chaque malade doit avoir une canule personnelle.

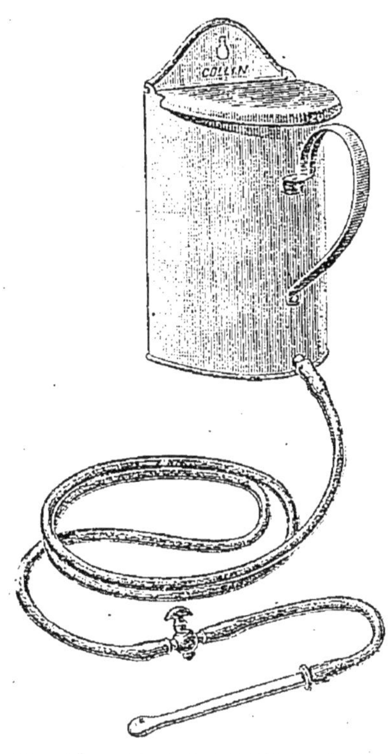

FIG. 79. — Bock et canule vaginale.

Chez les *petites filles* atteintes de vaginite blennhoragique, on remplacera, en raison de la présence de l'hymen, la canule par une sonde de Nélaton de petit calibre, on n'élèvera le bock qu'à une faible hauteur, et on emploiera une solution de permanganate de potasse à 1/2000.

H. **Lavages de la vessie et de l'urètre. — Cathétérisme de l'urètre.** — Le lavage de la vessie étant nécessairement précédé du cathétérisme de l'urètre, nous parlerons d'abord de celui-ci.

1° *Cathétérisme de l'urètre.* — Le cathétérisme de l'urètre consiste dans l'introduction d'une sonde évacuatrice dans *l'urètre*, canal partant de la vessie et destiné à permettre d'une façon intermittente l'écoulement à l'extérieur, de l'urine contenue en réserve dans celle-ci. Beaucoup d'infec-

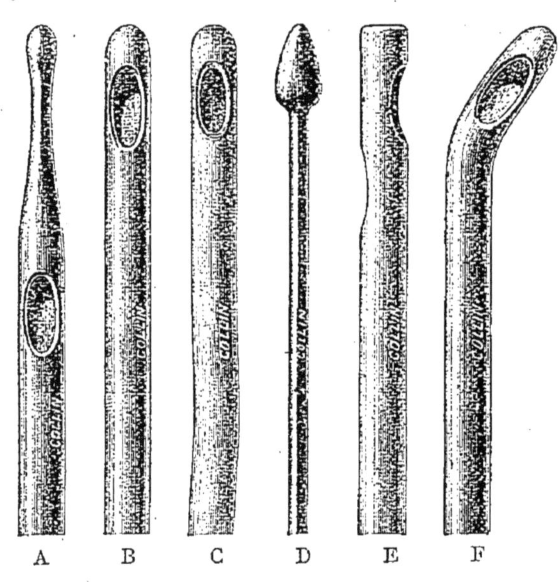

Fig. 80. — Collection de sondes vues par le bout vésical ; grandeur naturelle. — De gauche à droite : sonde olivaire, sonde cylindrique, sonde de Nélaton, en caoutchouc, explorateur à boule du professeur Guyon, sonde à bout carré, sonde béquille.

tions vésicales étant dues à des cathétérismes malpropres, il est indispensable que l'asepsie la plus rigoureuse préside à cette opération.

Les *sondes* employées à cet usage peuvent être en métal, en gomme ou en caoutchouc rouge : elles sont toutes évasées à une de leur extrémité, ou pavillon, au niveau duquel se lit le numéro du calibre, et percées d'un œil à leur autre extrémité, ou bec.

Les *sondes en métal* ne devant être employées que par le

chirurgien et n'étant pas d'un usage courant, n'intéressent pas directement l'infirmière.

Les *sondes en caoutchouc rouge*, dites encore *sondes de Nélaton*, sont souples et facilement stérilisables par l'ébullition.

Les *sondes en gomme*, plus rigides, peuvent se terminer par un *bout olivaire*, *coupé* ou légèrement recourbé (*sondes béquilles*). Pour stériliser les sondes en gomme sans les détériorer, il faut les placer dans des étuves saturées de vapeur de formol ou dans des tubes spéciaux dont le bouchon en caoutchouc creux contient de l'aldéhyde-formique ou plutôt du trioxyméthylène ; il est utile ensuite, avant de s'en servir, de les faire tremper un certain temps dans l'eau bouillie.

Les sondes sont de *calibre* différent, et celui-ci est numéroté de 0 à 25, grâce à un système de mesure consistant en des trous de plus en plus grands, et appelé filière (Charière). D'ailleurs le chiffre correspondant au calibre se trouve d'ordinaire inscrit sur le pavillon de la sonde. Le numéro de l'urètre normal est, en général, 18.

Le sondage du malade doit être précédé parfois de la *dilatation* progressive de l'urètre, anormalement rétréci par un processus pathologique. On se sert, dans ce but, soit de cathéters métalliques appelés *béniqués*, soit d'instruments en gomme de plus en plus gros, numérotés comme les sondes, depuis l'explorateur filiforme jusqu'au n° 30, et appelés *bougies*. Leur forme rappelle celle des cathéters à bout olivaire, mais ils sont pleins au lieu d'être creux. Leur stérilisation est semblable à celle des sondes.

Pour *pratiquer un cathétérisme* de l'urètre, l'infirmière préparera dans une cuvette flambée un jeu de sondes aseptiquées, une grande *seringue de Guyon*, préalablement bouillie, un bassin, des tampons de ouate et de l'eau stérilisée enfin de l'huile d'olive ou de vaseline aseptique, Après quoi elle se lavera soigneusement les mains.

a) *Chez l'homme*, une fois ces précautions préalables prises, il est bon de procéder à la *désinfection du gland et du méat* urétral par un lavage à l'eau chaude et au savon, en évitant l'application douloureuse d'alcool ou d'éther, et en faisant couler dans le méat un mince filet d'eau exprimé d'un tampon de ouate fortement imbibé. A l'aide d'une seringue de Guyon ou d'un bock laveur, on fait ensuite passer une certaine quantité d'eau dans l'urètre antérieur, à canal ouvert, c'est-à-dire en n'obturant pas le méat, de façon que le liquide ressorte à mesure.

Le malade est couché sur le dos, la tête légèrement relevée, la bouche entr'ouverte, les jambes demi-fléchies et écartées, un coussin dur et haut sous le siège, un bassin en porcelaine entre les jambes. Il est parfois utile de lui faire prendre au préalable un bain chaud.

La sonde étant lubrifiée avec de l'huile stérilisée et tenue de la main droite par sa partie moyenne, est alors *introduite* dans le méat, maintenu béant par la main gauche qui soutient le gland et qui tire légèrement sur la verge. Elle pénètre facilement pendant une douzaine de centimètres, puis s'arrête brusquement ; il faut alors maintenir doucement la sonde contre l'obstacle sans le laisser se recourber, ce qu'on constate par des mouvements de va-et-vient, et attendre patiemment que celui-ci cède : l'extrémité de la sonde suit alors la face supérieure de l'urètre membraneux et pénètre dans la vessie. L'urine s'écoule à ce moment ; pendant cet écoulement, on doit maintenir le pavillon de la sonde au-dessous du pubis du malade, pendant qu'on abaisse son siège en déprimant le plan du lit ; si le bassin en porcelaine se remplit trop, on le vide, tandis qu'avec le pouce droit on bouche momentanément l'orifice du cathéter.

Une fois l'évacuation terminée, on *retire* doucement la sonde en obturant son pavillon ou en la comprimant entre les doigts quand il s'agit d'un instrument en caoutchouc. Parfois l'écoulement s'arrête brusquement, lorsque l'œil de l'extrémité vésicale s'obstrue : un mouvement de va-et-vient suffit, en général, à la déboucher. Quand la vessie est trop pleine, il faut prendre la précaution de l'évacuer très lentement et incomplètement, pour éviter une hémorragie possible.

Parfois, en particulier en cas d'hypertrophie de la prostate ou de cystite chronique, il est nécessaire de vider la vessie d'une façon continue ; on peut être aussi amené à empêcher l'urine de passer sur les parois d'un urètre opéré. On introduit alors une *sonde à demeure*, le plus souvent en caoutchouc rouge, qui ne doit pas entrer dans la vessie à plus de 1 à 2 centimètres de profondeur. Pour fixer la sonde à l'urètre, on peut se servir d'une bague élastique entourant d'une part la sonde, d'autre part le gland. Des fils de coton longs de 50 centimètres, se nouant par leur milieu autour de la sonde, au niveau du méat, se réunissant ensuite à la base du gland, pour entourer enfin la verge et s'attacher aux poils du pubis du côté opposé, à la racine de la verge peuvent remplir le même usage. On peut encore employer des agrafes Michel appliquées sur le prépuce et auxquelles on fixe des fils noués sur la sonde. *Malecot* et *de Pezzer* ont imaginé, dans le même but, des sondes en caoutchouc rouge s'arrêtant d'elles-mêmes en arrière du col de la vessie grâce à des ailerons latéraux qui, au moment de l'introduction, sont maintenus effacés par un mandrin rigide qu'on retire une fois l'opération terminée ; pour enlever cette sonde, il suffit de tirer dessus : la sortie est peu douloureuse.

La sonde à demeure étant en place, on laisse retomber son pavillon dans un récipient en verre spécial, à goulot allongé et fond plat, appelé *urinal*, qu'on place entre les jambes du malade et qui doit être tenu très propre. L'urine s'écoule goutte à goutte dans l'urinal. On peut encore obturer la sonde avec un bouchon de bois conique, appelé *fausset*, qu'on enlève chaque fois que le malade a besoin d'uriner.

b) *Chez la femme*, le cathétérisme urétral est rendu beaucoup plus facile du fait de la brièveté du canal. Il doit être encore plus aseptique que chez l'homme.

On se sert encore quelquefois, dans ce cas, d'une sonde de 15 centimètres, *en verre* ou en métal, presque droite, avec extrémité légèrement incurvée et un pavillon muni d'une petite anse destinée à la fixation à demeure. Il est préférable de substituer à ce modèle la *sonde molle* ordinaire, qui ne court pas le risque de se briser.

La femme étant couchée sur le dos, un bassin plat et très propre sous son siège, l'infirmière, placée à sa droite, écarte ses grandes et ses petites lèvres et, au-dessous du clitoris, découvre le méat urinaire qu'elle lave avec un tampon d'ouate imbibée d'eau stérile. A l'aide d'une seringue ou d'un bock laveur, elle nettoie ensuite l'urètre antérieur. Ecartant les petites lèvres du pouce et de l'index gauches, elle engage alors, avec la main droite, la sonde préalablement lubrifiée, sa partie concave tournée en haut, dans le méat : elle pousse légèrement, bouche le pavillon avec le pouce, l'abaisse, puis laisse couler lentement l'urine dans le bassin. Dans le cas où la sonde à demeure est nécessaire, on peut introduire dans la vessie une sonde de Pezzer avec un hysteromètre qu'on retire ensuite doucement.

2° *Lavage de la vessie.* — Qu'ils soient mécaniques ou modificateurs, les lavages de la vessie sont indiqués dans les infections vésicales aiguës ou chroniques, particulièrement chez les prostatiques. Ils seront renouvelés une à sept fois par semaine, suivant l'aspect de l'urine.

Bien que le lavage vésical sous simple pression au niveau du méat-urétral soit possible, il est indiqué le plus souvent d'employer la sonde de Nélaton, et, si celle-ci ne peut pénétrer, la sonde en gomme noire garnie de deux yeux à son extrémité, dont le danger est quelquefois de perforer l'urètre et de déterminer une fausse route, cause d'abcès urineux ou d'infiltration d'urine.

L'injection peut se pratiquer avec une *seringue de Guyon* de la capacité de 200 à 300 grammes, en verre et en métal, munie d'un piston en cuir bouilli et de trois anneaux destinés à placer les doigts qui poussent ; elle est facilement démontable et stérilisable à l'autoclave ; on l'emploie surtout pour les lavages au nitrate d'argent à 1 0/00.

On pourra encore se servir *d'un bock* en verre gradué, placé à 50 centimètres de hauteur, et dont le tube en caoutchouc, muni d'un robinet, se terminera par une petite canule en verre à bout pointu quoique mousse, entourée d'une cupule destinée à éviter le reflux des liquides dans la main de l'opérateur, et appelée *canule urétrale*. Le bock est indiqué pour les grands lavages antiseptiques. Seringue, bock et canule doivent être préalablement stérilisés.

L'infirmière fera coucher la malade sur le dos, un coussin résistant sous son siège, une toile imperméable sur ses draps, un bassin plat entre ses jambes qui pourront être recouvertes de jambières en molleton.

L'opérateur étant placé à la droite du patient et s'étant soigneusement lavé les mains, évalue la perméabilité du canal et son calibre, qu'il est parfois utile de dilater au

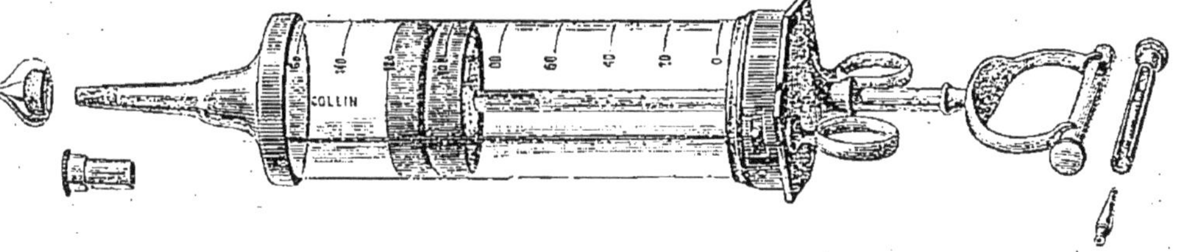

Fig. 81. — Seringue de Guyon.

préalable. Il choisit ensuite le jeu de sonde correspondant au canal malade.

S'il s'agit d'un *lavage avec le bock*, celui-ci est rempli d'un litre ou deux d'eau bouillie tiède, et placé à 1 mètre au-dessus du malade. Le gland et l'urètre sont lavés comme nous l'avons indiqué, la sonde introduite et la vessie vidée suivant les règles déjà énoncées. La sonde ne sera pas trop enfoncée et ne doit guère dépasser le col vésical. Puis l'ajutage en verre du tube en caoutchouc relié au bock est adapté à la sonde, et le liquide s'écoule dans la vessie ; on l'évacue bientôt en abaissant la sonde, dès que la malade commence à souffrir ou à ressentir le besoin d'uriner (à partir de 50 grammes de liquide injecté ou plus, suivant la tolérance de la vessie), et on recommence huit à quinze fois l'injection jusqu'à ce qu'il ne s'écoule plus de mucosités. On termine l'opération en retirant la sonde et en laissant dans la cavité vésicale quelques grammes de liquide.

S'il s'agit d'un *lavage avec la seringue*, on pousse doucement la solution aspirée par elle dans le pavillon de la sonde. Quand le besoin d'uriner se fait sentir, on retire la seringue, on laisse écouler le liquide et, avant que la vessie soit vidée, on fait une seconde injection avec le même instrument, rempli de nouveau, dans l'intervalle, par un aide. On fait ainsi passer 300 grammes à 1 litre de la solution (nitrate d'argent surtout), et on termine en la laissant s'écouler complètement puis en la remplaçant par de l'eau stérilisée. On retire alors la sonde en l'oblitérant avec le pouce, ou bien plutôt en continuant à pousser à son intérieur l'eau contenue dans la seringue. Le nitrate d'argent laissant sur le linge des taches indélébiles, il importe de faire attention à ne pas souiller les alèses avec le liquide d'injection.

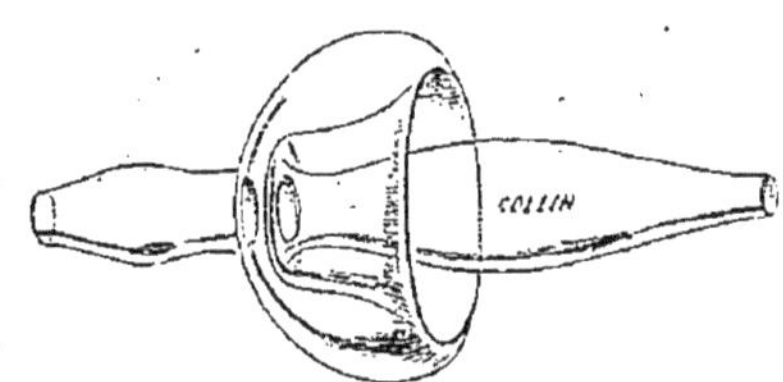

Fig. 82. — Canule urétrale.

Quelquefois la solution injectée ne sort pas ; il faut, en ce cas, imprimer à la sonde un léger mouvement de bascule, ou pousser assez brusquement un peu de liquide dans sa lumière, vraisemblablement bouchée.

Le lavage de vessie est *contre-indiqué* lorsqu'il détermine des hémorragies ou un mouvement fébrile.

3° *Lavage de l'urètre.* — Le lavage de l'urètre est le traitement classique de la *blennorhagie* urétrale. Cette affection se manifeste surtout par un écoulement douloureux de pus verdâtre par le méat urinaire. Après avoir laissé couler celui-ci quelques jours en traitant le malade par l'ingestion de santal, de copahu, d'urotropine, de tisane d'uva-ursi ou de queues de cerise et d'autres antiseptiques urinaires, on a recours aux grands lavages de l'urètre, quotidiens ou biquotidiens, pendant vingt jours à un mois, avec 1 litre ou 2 de permanganate de potasse en solution aqueuse à 1/4000, en prenant la précaution de ne pas tacher le linge avec ce liquide violet ou de le nettoyer immédiatement avec un peu de bisulfite de soude dissous dans de l'eau.

Le patient étant couché les jambes écartées sur un bassin, comme nous l'avons indiqué, le bock et la canule urétrale étant préparés et disposés suivant les instructions que nous avons données, on commence par faire uriner le malade dans trois verres successifs.

Si le premier verre seul contient des filaments, on pratique seulement le lavage de l'urètre antérieur, c'est-à-dire qu'on place le bout de la canule dans le méat urinaire de telle façon que celui-ci ne soit pas complètement obstrué et laisse sortir le liquide à mesure qu'il pénètre.

Si les deux autres verres contiennent des filaments et du pus, après avoir lavé copieusement l'urètre antérieur, on continue à faire le lavage, mais sous pression, en obstruant le méat avec la canule : le sphincter urétral est bientôt forcé et le liquide pénètre dans l'urètre postérieur et la vessie. On prie alors le malade d'uriner et la solution de permanganate ressort dans le bassin.

La plupart des manœuvres se rapportant au sondage et au lavage de l'urètre et de la vessie devant être exécutées uniquement par le médecin, nous ne donnons ces quelques renseignements rapides sur leur technique qu'à titre d'indication, afin que l'infirmière puisse être pour l'opérateur une aide intelligente et avertie.

X. — Hémostase médicale

L'hémostase médicale s'adresse surtout aux hémorragies des muqueuses et des organes inaccessibles à l'intervention chirurgicale, ou au niveau desquels celle-ci ne doit être tentée que si l'hémorragie est trop abondante ou incoercible par les procédés ordinaires. Elle comprend des moyens chimiques et des traitements locaux, parmi lesquels nous décrirons surtout celui du saignement de nez, ou épistaxis.

A. **Traitement général des hémorragies.** — Celui-ci repose sur l'emploi de médicaments faisant contracter les petits vaisseaux qui saignent, ou *médicaments vaso-constricteurs* (parmi ceux-ci citons l'application locale d'une solution stérilisée d'antipyrine à 1/5 ou d'adrénaline à 1 pour 2000), ou bien de *coagulants locaux* (solution de perchlorure de fer du Codex ou mélange de gélatine, de chlorure de calcium et de sublimé). Ces divers agents thérapeutiques pourront être appliqués sous forme de pansements aseptiques sur les plaies, ou bien employés, en injections très chaudes ou très froides, à l'intérieur du rectum, de la bouche ou du vagin, contre les hémorragies rectales, vaginales ou buccales.

Dans certains cas où l'hémorragie est centrale, soit pulmonaire (hémoptysie), soit gastrique (hématémèse), soit intestinale (melæna), soit utérine (métrorragie), il faudra pratiquer des injections sons-cutanées d'ergotine (sauf pour les affections obstétricales), ou d'adrénaline; on pourra encore faire respirer du nitrite d'amyle, donner par la bouche 3 à 4 grammes de chlorure de calcium et 10 à 20 centigrammes d'extrait hépatique; on devra enfin appliquer de la glace sur la région correspondant à l'organe qui saigne. De toute façon, si l'hémorragie a été abondante, on luttera contre l'anémie par des injections de sérum artificiel.

B. **Traitement de l'épistaxis.** — On a proposé de nombreux moyens thérapeutiques contre le saignement de nez ou épistaxis. Nous passerons sous silence les techniques inutiles, telles que l'élévation des bras, ou dangereuses, comme le tamponnement postérieur des fosses nasales, pratiqué avec une sonde molle ou une sonde de Belloc, comme encore l'introduction profonde d'un tampon imbibé de perchlorure de fer.

Il suffit parfois, pour arrêter l'épistaxis congestif, de faire coucher tout de son long le patient dans une pièce fraîche, en le dégrafant et en lui plaçant une compresse d'eau froide sur le front, ou de lui presser un certain temps les ailes du nez contre la cloison, sa tête étant penchée en arrière, ou bien encore de maintenir à l'entrée de sa narine un petit tampon d'ouate imbibé d'une solution d'antipyrine à 1/10 ou des filaments de penghavar.

Le *tamponnement antérieur* des fosses nasales se pratique en plaçant un petit spéculum, ou *spéculum nasi*, dans la narine, et en tassant à son intérieur, à l'aide d'une pince à mors minces, des bandelettes de gaze stérilisée ; on enlèvera doucement ce pansement, deux à trois jours après. On peut encore introduire dans la fosse nasale un petit ballon vide en forme de poire, ou *ballon de Laurens*, qu'on insuffle ensuite ; on le dégonfle au bout d'un certain temps.

Il y a certains épistaxis qu'il faut respecter lorsqu'ils ne sont pas trop abondants, en particulier ceux qui surviennent dans les maladies chroniques du rein et du cœur, chez les artério-scléreux et chez les femmes dont les règles sont subitement supprimées.

IX. — Balnéothérapie

La balnéothérapie, ou médication par les bains, varie suivant qu'il s'agit de bains généraux, d'enveloppements humides ou de bains locaux.

A. **Bains généraux.** — Le bain général consiste dans l'immersion plus ou moins longue du corps dans un milieu qui peut être un gaz, de la vapeur d'eau, de la boue, moyens thérapeutiques que nous ne pouvons envisager ici, mais qui le plus souvent est de l'eau froide (entre 0° et 25° C.), tiède (entre 25° et 36° C.) ou chaude (au-dessus de 37° C., c'est-à dire de la température du corps).

1° *Bain froid*. — Le *bain froid* et, en particulier, le *bain progressivement refroidi* (méthode de Bouchard) est surtout employé dans le traitement de la *fièvre typhoïde :* aussi prendrons-nous le traitement de cette affection comme type de notre description.

Lorsque le traitement balnéothérapique aura été décidé dans un cas de fièvre typhoïde, l'infirmière devra prendre certaines précautions. Elle préparera une *baignoire* assez grande, pour que le malade puisse y être immergé à l'aise jusqu'au cou, assez légère et montée sur des roulettes, pour qu'elle soit facilement déplacée ; cette baignoire doit être extrêmement propre et dépourvue d'aspérités ; elle sera placée à 60 centimètres du lit du malade, et la tête au pied du lit, de préférence perpendiculairement à celui-ci ; elle doit être séparée du lit par un paravent ; il vaut mieux qu'elle soit dépourvue de fond de bain ; enfin son eau peut servir vingt-quatre heures, à moins qu'elle ne soit souillée par les excréments du malade, auquel cas on la changera aussitôt.

Le bain sera porté chaque fois à 34° ou plutôt à 5° au-dessous de la température rectale du malade ; la température doit être soigneusement contrôlée, grâce à un *thermomètre à bain.*

Avant le bain, l'infirmière recouvrira de vaseline les excoriations du patient ; s'il présente un peu de faiblesse du pouls, elle lui fera une injection sous-cutanée de 5 centigrammes de caféine ; elle le fera uriner ; enfin elle essuiera sa sueur et lui passera, au préalable, une éponge imbibée d'eau tiède sur tout le corps.

Ces conditions une fois remplies, l'infirmière *procédera au bain* proprement dit. Aidée ou non, elle déshabillera le malade, le prendra à sa droite sous les épaules et sous les jambes pendant qu'il se suspendra à son cou, et, faisant demi-tour, le plongera dans l'eau suivant le sens opposé à celui où elle l'avait pris, sans brusquerie et cependant assez vivement (v. p. 554). Dès ce moment, elle doit ne plus le quitter des yeux et lui tâter le pouls très souvent, prête à intervenir à la moindre syncope. Elle aura placé autour de la tête du patient une compresse imbibée d'eau froide, sur laquelle il lui faut faire des affusions fréquentes au moyen d'un bol ; en même temps elle pratiquera des massages de la poitrine et des membres. Elle *abaissera progressivement*, en un quart d'heure environ, la température du bain à 20°, par addition d'eau froide. En même temps, elle préparera sur le lit une couverture de laine et des boules d'eau chaude.

Dès que le sujet est dans l'eau, il ressent un *frisson d'entrée* et une légère agitation, qui se calment rapidement. Deux minutes après le début de son bain, l'infirmière doit lui faire absorber un verre d'eau chaude contenant une cuillerée de rhum ou de cognac, ou bien encore une certaine quantité de champagne ou de potion de Todd.

Au bout de dix à vingt-cinq minutes, le malade ressent un nouveau frisson et claque des dents. Après l'avoir laissé grelotter une à deux minutes, on le sort du bain et on le porte sur son lit, où on l'entoure de la couverture sans le sécher, et où on le couche en l'entourant de boules d'eau chaude. On lui fait prendre enfin une tasse d'infusion chaude.

La réaction ne tarde pas à se produire sous forme d'une transpiration abondante ; il faut empêcher à ce moment le malade de se découvrir, et ne lui enlever sa couverture qu'au bout de quelque temps.

En général, cette thérapeutique fait descendre la fièvre de 1 à 2°. Il est donc bon de *prendre la température* rectale avant et après le bain ; l'infirmière la notera sur une feuille divisée spécialement, pour une journée, en autant de parties égales qu'il doit y avoir de bains par vingt-quatre heures, et sur lesquelles les températures immédiatement antérieure et postérieure au bain seront marquées avec un crayon d'une couleur différente.

En principe, le bain doit être donné toutes les trois heures et parfois toutes les deux heures, *chaque fois que la fièvre dépasse 39°* et surtout lorsqu'il y a du délire et de l'agitation.

Le bain froid est inutile dans les fièvres typhoïdes légères et chez les enfants. Il est *contre-indiqué* chez les vieillards typhiques, chez les femmes enceintes et les nourrices, chez les sujets nerveux, comateux, atteints de complications cardiaques, d'hémorragie intestinale, de péritonite par perforation, de complications respiratoires ou nerveuses.

Nous préférons cette méthode au *bain froid à 18° d'emblée* et surtout au *demi-bain froid*, dans lequel seule la partie inférieure du corps est trempée dans l'eau.

En dehors de la fièvre typhoïde, le bain froid est *indiqué* dans diverses névroses, dans certains cas de rougeole, de variole ou de scarlatine malignes, dans la pneumonie et l'érysipèle grave, dans le traumatisme cérébral, la fièvre puerpérale et le delirium tremens.

2° *Bain chaud.* — C'est surtout au cours de la bronchopneumonie, en particulier chez les enfants atteints de rougeole, que le *bain chaud* est indiqué lorsque la température est trop élevée. Le malade est plongé systématiquement toutes les trois heures, pendant dix minutes, jour et nuit, dans un bain à 35°; puis, à mesure que la résolution apparaît, le nombre des bains est diminué.

On peut encore employer dans ce dernier cas, lorsque le médecin le juge utile, le *bain sinapisé*. Pour préparer celui-ci, on délaye dans de l'eau froide 250 grammes de farine de moutarde, puis on verse ce mélange dans une petite baignoire contenant 50 litres d'eau à 35°; l'enfant est plongé complètement dans le bain, pendant qu'on le soutient sous les bras, jusqu'à ce qu'une rubéfaction suffisante de la peau apparaisse; on l'entoure ensuite d'une couverture de laine, non sans avoir enlevé de sa peau les grumeaux de farine qui y adhèrent, et on le remet dans son lit. En général, on donne un bain sinapisé et cinq bains chauds simples par vingt-quatre heures.

Le bain *très chaud*, à 40°, peut encore être employé chez l'adulte, dans la bronchopneumonie et la pneumonie : il ne faut pas laisser plus de dix minutes le malade dans l'eau et lui recouvrir la tête d'une compresse très froide.

Le bain chaud est encore *indiqué* dans la fièvre typhoïde, lorsque le bain froid ne peut être donné, et dans la méningite cérébro-spinale. On l'emploie enfin, sous forme de *bain salé*, chez les neurasthéniques et les débilités, sous forme de *bain d'amidon* (l'amidon solide étant dissous au préalable dans de l'eau froide, puis versé dans le bain), dans de nombreuses affections cutanées, sous forme de *bain sulfureux* ou *de Barèges*, contre le rhumatisme chronique (on se sert dans ce but de baignoires spéciales, notamment en bois), sous forme enfin de *bain carbonaté* (*alcalin*) ou *bicarbonaté* (*de Vichy*), dans les affections gastro-intestinales.

B. **Bains locaux.** — Les bains locaux les plus employés sont ceux de mains, de pieds et de siège.

1° *Bain de mains.* — Le manuluve à l'eau simple se prend dans une *cuvette* renfermant de l'eau bouillie chaude ou froide. Lorsque le bras doit participer au bain, une *poissonnière* est indiquée pour cet usage. L'eau doit, en général, être maintenue chaude pendant toute la durée du bain. On peut lui ajouter certaines substances médicamenteuses entrant dans la composition des manuluves émollient, calmant, alcalin, sulfureux, arsenical, antiseptique, sinapisé : dans ce dernier cas, on recouvrira le récipient d'une couverture, afin d'éviter l'action irritante des vapeurs d'essence de moutarde sur les muqueuses de la face.

Les bains de mains sont *indiqués* en cas de brûlure, d'entorse, d'engelures, de lymphangite, d'abcès, de phlegmon, de panaris. Froids, il sont *contre-indiqués* chez les femmes pendant la période menstruelle, dans les affections aiguës des voies respiratoires et le rhumatisme articulaire aigu.

2° *Bain de pieds.* — Les considérations que nous venons de développer s'adressent de même au pédiluve.

Le *pédiluve sinapisé*, le plus employé après le pédiluve simple, se prépare avec 100 à 150 grammes de farine de moutarde que l'on délaye dans un peu d'eau froide versée ensuite dans l'eau tiède du bain. Le bain de pied doit être pris à jeun, le matin de préférence. On se servira, dans ce but, d'un récipient, dit « *bain de pied* », en porcelaine ou en tôle émaillée. Lorsque le bain doit être chaud, il faut d'abord remplir le récipient d'eau tiède, y plonger les pieds du sujet, puis faire couler peu à peu le long des parois du récipient un menu filet d'eau très chaude; on peut ainsi faire supporter au malade une température de 45° à 50°, qu'on entretient ensuite.

Le pédiluve *froid* est *indiqué* après la fatigue consécutive aux longues marches, dans l'entorse du pied, contre les hémorragies à distance, chez certains névropathes. *Chaud*, on l'emploie contre la migraine congestive, les congestions cérébrale et pulmonaire. — Les *contre-indications* sont celles du manuluve.

3° *Bain de siège*. — On se sert en général, pour cette variété de bain, d'une *baignoire spéciale*, arrondie et munie d'une sorte de dossier; le patient restera assis dans cet appareil rempli d'eau pendant dix minutes à une heure.

Le sédiluve *froid* est *indiqué* dans la congestion chronique des organes du petit bassin, chez les jeunes chlorotiques dont la menstruation est imparfaite. *Tiède*, on l'emploie contre les fluxions hémorroïdaires, les inflammations des organes génitaux externes. *Chaud*, il peut servir à rappeler le flux cataménial, quand l'aménorrhée doit être combattue.

XII. — Physiothérapie

Nous ne saurions entrer ici dans de longues considérations concernant les différentes méthodes physiothérapiques, c'est-à-dire ayant à leur base les agents physiques. Nous nous contenterons d'envisager rapidement les notions élémentaires que doit posséder une infirmière sur l'hydrothérapie, l'électrothérapie, le massage et la kinésithérapie.

A. **Hydrothérapie.** — L'hydrothérapie est la pratique des procédés capables de modifier l'état de l'organisme, en utilisant l'eau comme intermédiaire direct. La balnéothérapie, qu'en raison de son importance nous avons décrite à part, entre dans la pratique de l'Hydrothérapie.

L'hydrothérapie peut être utilisée en applications générales ou locales ; enfin certains moyens physiques peuvent lui être associés.

Le début du traitement doit être particulièrement surveillé chez les malades nerveux et impressionnables, qu'il faudra habituer lentement et progressivement. Le matin sera la meilleure période pour la douche, l'été la saison la plus favorable. L'application du traitement durera quinze jours; elle sera suivie d'une période de repos, puis reprise par périodes de même durée. Une angine simple et légère, ne devra pas faire interrompre l'hydrothérapie, mais la faire mitiger simplement.

1° *Hydrothérapie générale.* — L'hydrothérapie générale

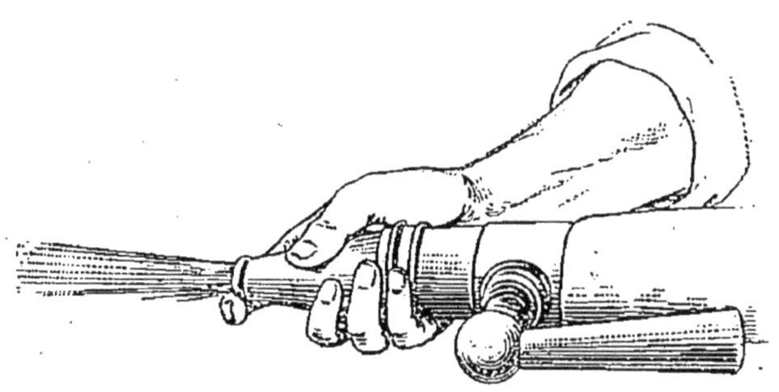

FIG. 83. — Douche en jet non brisé.

comprend les douches, les bains de piscine, les affusions et les enveloppements.

a) La *douche générale* peut être administrée en pluie, en cercle, ou en jet.

La *douche en jet*, la plus employée, est donnée avec un tuyau en forte toile caoutchoutée terminé par un conduit muni d'un robinet, et dont l'orifice d'ouverture varie de 8 à 18 millimètres de diamètre. — Le jet peut être *direct;* on doit cependant le plus souvent le *briser* soit avec l'index placé devant l'orifice de sortie, soit avec une pomme d'arrosoir, soit avec une palette mobile de haut en bas sur un ressort. Il faudra enfin doser suivant les cas, d'une part la force du jet en diminuant ou augmentant sa pression avec le robinet, d'autre part sa surface d'application en le brisant plus ou moins. — Pour obtenir le degré de température voulu, on a recours à des *appareils mélangeurs* de types divers qui combinent l'eau chaude avec l'eau froide ; un bon appareil mélangeur doit opérer le mélange en trois ou quatre secondes et maintenir indéfiniment la température obtenue. — Le jet doit être assez fort pour conserver sa pleine force à la distance de 3 à 5 mètres.

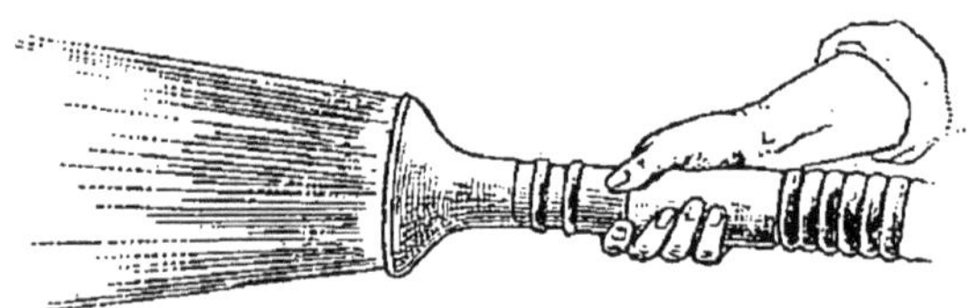

FIG. 84. — Douche en jet, en pomme d'arrosoir.

La *salle de douche* doit être claire, maintenue à la température de 18°, et bien aérée, mais par le haut seulement, pour éviter les courants d'air.

Certaines précautions concernant le patient devront être prises. Le malade ne devra pas se refroidir *avant la douche : la sudation, l'exercice* ou *le massage* peuvent être employés dans ce but. — *Après la douche*, il sera recouvert d'un peignoir sec et immédiatement frictionné, d'abord au niveau

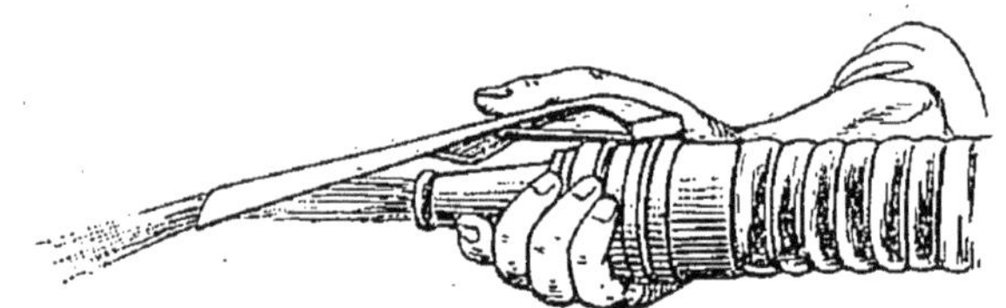

FIG. 85. — Douche en jet brisé (palette).

de la poitrine et du dos, puis le long des membres. La *friction* sera vigoureuse, faite avec le plat de la main, le long des groupes musculaires, et aidée quelquefois de claquement. Elle sera pratiquée avantageusement avec le gant de crin imbibé d'alcoolat de lavande ou d'eau de Cologne.

La *douche froide* sera courte (dix à quarante secondes) et appliquée assez vivement pour envelopper le malade d'un coup. On commencera à promener le jet rapidement de haut en bas sur le dos; on passera ensuite à la face antérieure du corps; on douchera enfin les côtés, les bras du patient étant élevés, et on terminera par les pieds. On s'arrêtera au moment où la *réaction* se produit, c'est-à-dire quand on observera une couleur rose de la peau, plus ou moins crue suivant les sujets, lorsque les mouvements respiratoires seront plus amples et plus rapides, lorsque le malade éprouvera une sensation de bien-être. Pour éviter la douleur frontale immédiatement consécutive, on fera précéder la douche véritable par une attaque insensible du jet très brisé, en débutant par les membres inférieurs. Enfin on évitera la région des testicules chez l'homme, celle des seins et des ovaires chez la femme. — La douche froide est *indiquée* chez les neurasthéniques, les hystériques, les déprimés, les convalescents, les entéroptosiques.

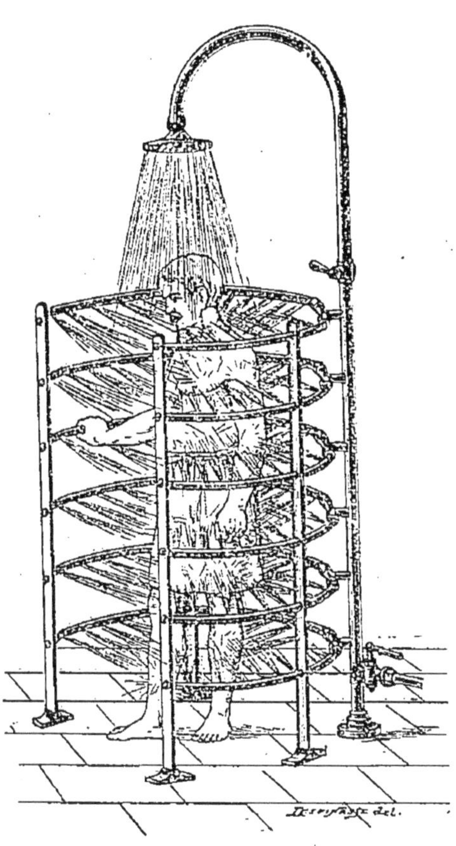

Fig. 86. — Douche en pluie et en cercle.

La *douche chaude* durera une à deux minutes. *Très chaude*, elle ne sera pas plus longue que la froide. — La douche chaude ou très chaude est employée contre les phénomènes douloureux.

La *douche progressive* commence à 35, 38° pendant trente-cinq secondes; on diminue ensuite progressivement la température jusqu'à l'eau tiède, puis froide. — Elle est surtout *indiquée* contre les troubles cardio-vasculaires. Parfois l'entraînement à l'eau froide doit être obtenu, chez les sujets susceptibles, par une série de douches progressives.

La *douche écossaise* consiste dans l'application d'abord d'une douche générale chaude, puis, sans transition, d'une douche générale froide ; chacune de ces périodes sera très courte. — Elle est *indiquée* chez les nerveux, les diabétiques atteints de douleurs rhumatismales.

La *douche alternative* est une douche écossaise plusieurs fois répétée.

b) Le *bain de piscine* se donne en général à 10 ou 12°. Il peut être à eau stagnante ou courante. Le malade s'y plongera le plus vivement possible et y restera quelques minutes à peine, en remuant ; il fera ensuite sa réaction en marchant ou en se frictionnant au gant de crin.

c) L'*affusion générale* se donne dans un *tub*, large bassin peu profond au centre duquel le malade se tient debout ou accroupi.

Le tub est pris de préférence le matin, au lever. La meilleure manière de le donner est, à notre avis, la suivante : On préparera un broc d'eau chaude et un broc d'eau dégourdie à la température de la chambre, et on versera un peu d'eau chaude dans le tub. Le malade s'y placera alors. On lui fera rapidement couler sur les épaules, d'abord l'eau chaude puis l'eau froide, de façon que l'opération entière ne dépasse pas une demi-minute. On le séchera immédiatement sans le frotter, en le tamponnant simplement, et il se couchera dans un lit bien chaud pendant une demi-heure. Il se lèvera ensuite et on lui fera une friction au gant de crin.

d) Les *lotions générales* se donnent de la même façon, mais avec une éponge ou un linge mouillés.

e) Les *enveloppements* humides se font avec un *drap mouillé*.

Le *drap mouillé simple tonique* se pratique à l'aide d'une alèse de 2 à 3 mètres de longueur sur $1^m,70$ de largeur, trempée dans l'eau froide et exprimée légèrement, qui se place directement sur le malade nu et debout. Pour ce faire, on lui fait lever les bras, on applique un coin du drap sous son aisselle gauche, on le prie d'abaisser le bras gauche, on entoure le drap sur sa poitrine puis son aisselle droite, on lui fait baisser le bras droit, puis on applique le drap sur son dos et on finit en remontant ce dernier en avant sur son épaule gauche puis son épaule droite. Ceci fait, on frictionne vigoureusement le sujet verticalement avec la main à plat, à la fois en avant et en arrière. L'opération doit être pratiquée dans une pièce chauffée à 18°. Pour éviter la céphalée, on appliquera une compresse d'eau froide sur la tête du patient.

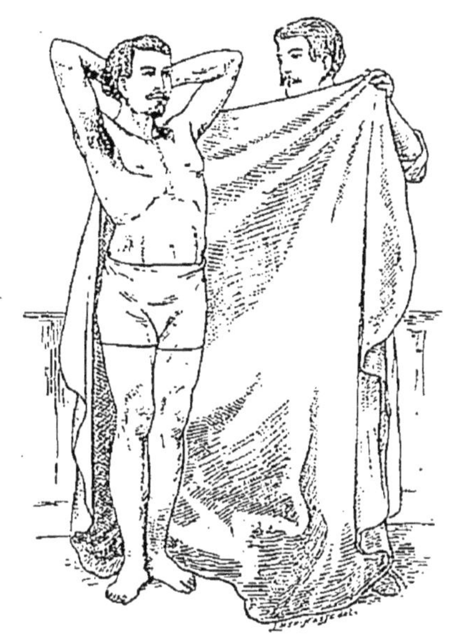

Fig. 87. — Drap mouillé : 1er temps.

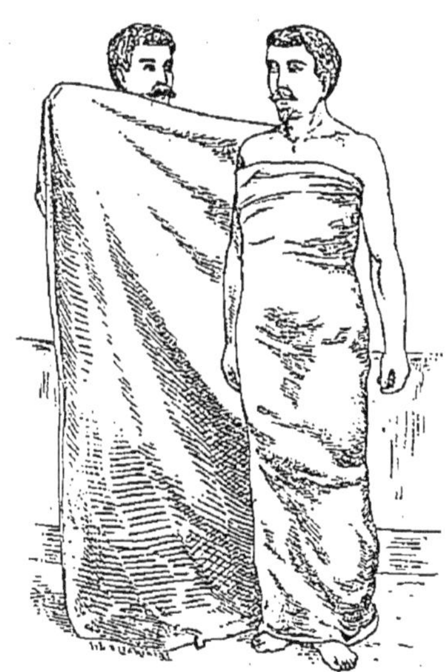

Fig. 88. — Drap mouillé : 2e temps.

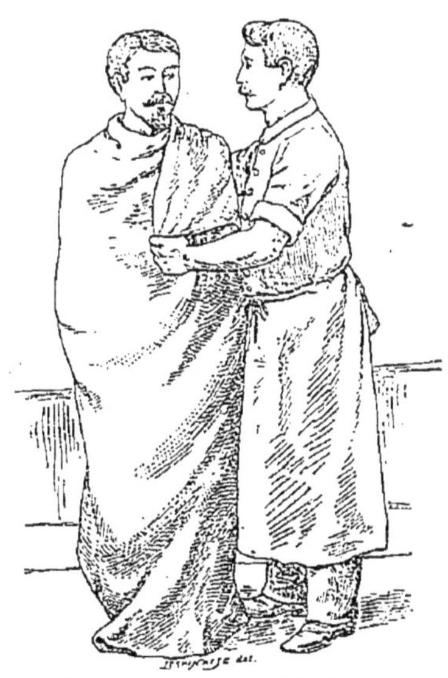

Fig. 89. — Drap mouillé : 3e temps.

Pour l'entraîner, on emploiera un drap mouillé d'abord

avec de l'eau tiède, puis progressivement avec de l'eau de plus en plus froide, très tordu pour commencer, de moins en moins exprimé ensuite, d'abord autour de la moitié inférieure du corps, puis en abordant sa partie supérieure.

Le *drap mouillé refroidissant et sédatif* est employé contre les affections fébriles. Il se donne de la façon suivante. Sur un lit, on étend une couverture de laine, et, sur cette couverture, un drap trempé dans de l'eau froide et légèrement exprimé. Le malade se couche et on l'enveloppe d'abord dans le drap mouillé, ensuite dans la couverture; quand le drap est réchauffé, il faut le changer et le remplacer quatre à cinq fois de suite, toutes les cinq minutes, par un autre drap, qui pourra être préparé, dans l'intervalle, sur un second lit. On entourera le cou très hermétiquement avec une compresse froide. — Le drap mouillé peut rester localisé au tronc. — Quatre enveloppements successifs équivalent à un bain complet de 25° et de dix minutes. Ils présentent les mêmes *indications* que celui-ci et sont employés lorsqu'il ne peut être donné.

Le *drap mouillé thermogène* est destiné à élever la température du corps jusqu'à la sudation. Il est nécessaire, dans ce cas, de réaliser un enveloppement hermétique. On recouvre le malade comme pour l'enveloppement sédatif mais avec un drap mouillé chaud et d'une façon plus exacte. Il convient d'arrêter l'opération lorsque le pouls s'accélère et lorsque survient la congestion de la face. On peut terminer la séance par une friction à l'alcool. Les malades doivent vider leur vessie et leur rectum avant l'opération. — Le drap mouillé thermogène est *indiqué* contre l'insomnie et le névrosisme.

2° *Hydrothérapie locale*.— L'hydrothérapie peut s'adresser à tel ou tel organe, suivant indications précises du médecin.

a) La *douche locale* s'emploie presque toujours chaude; on la pratique avec un jet extrêmement brisé et promené constamment de haut en bas, allant progressivement de 34° à 45°, jusqu'au maximum possible de rougeur de la peau.

Sous forme de jet thoracique, dorsal, sacro-lombaire,

précordial, hépatique, splénique, abdominal, épigastrique, on emploie la douche locale contre les gastralgies, les crises hépatiques subaiguës, la congestion du foie et de la rate, l'entérocolite muco-membraneuse, le lumbago, les névralgies, etc.

Qu'il s'agisse de bain de siège à jet périnéal antérieur ou postérieur, ou, à cercle percutant, la douche locale est bien indiquée contre les différentes congestions du petit bassin.

Enfin on peut encore employer la douche locale sous-marine, la douche plantaire, le bain de pied à eau courante.

b) La *douche baveuse* se donne avec le jet mobile en large lame envoyé à 50 centimètres de distance, sans force et à la température de 45°, contre les affections de la peau.

c) Le *demi-bain*, ne mouillant que la partie inférieure du corps, est indiqué contre les délires et l'excitation nerveuse.

d) Les *lotions partielles* comportent les mêmes indications que les lotions générales.

e) Les *compresses mouillées, froides ou chaudes*, sont appliquées, recouvertes d'un imperméable et de ouate, principalement au niveau du tronc et de la poitrine (il existe des camisoles spéciales et des bandages de corps à cet usage).

3° *Adjuvants de l'hydrothérapie*. — Les adjuvants de l'hydrothérapie sont les frictions, l'exercice, le massage et la mécanothérapie.

a) Les *frictions* se font immédiatement après l'hydrothérapie, pendant quelques minutes, par-dessus le peignoir, avec les mains à plat, en commençant par le dos et la poitrine et en finissant par les membres, le malade s'asseyant à ce moment. Le plus souvent on doit les continuer avec le gant de crin.

b) L'*exercice* physique se pratiquera, avant la douche sous forme de sports divers, et jusqu'à transpiration, mais sans aboutir à l'essoufflement ni aux palpitations. Il est important, après l'application hydrothérapique, de faire marcher le malade, recouvert de vêtements chauds, pendant une demi-heure.

c) Le *massage*, général ou abdominal, préparera très

souvent la douche; nous en parlerons plus loin. Signalons cependant ici le massage sous l'eau, qui donne d'excellents résultats (*doubles-massage*).

d) La *mécanothérapie*, combinée à l'hydrothérapie, est aussi à recommander.

B. **Thermothérapie.** — La thermothérapie est la science des moyens de traitement des maladies par la chaleur. Parmi ces moyens, citons les *bains de lumière* Dowsing, se composant de lampes électriques avec réflecteurs contenues dans une boîte où l'on place le malade en entier ou en partie, et capable d'atteindre 150° C. pour les bains complets, 200° C. pour les bains locaux; les *bains d'air chaud* et sec; les *douches d'air chaud*, pouvant porter les téguments jusqu'à 200° et employées surtout contre les ulcérations gangreneuses; les *bains de vapeur;* les *bains de boue;* les *bains de sable*.

C. **Massage et kinésithérapie.** — Le massage comprend toutes les manipulations qu'on exécute avec la main, enduite de poudre de talc, de vaseline ou de mousse de savon, sur une région du corps préalablement épilée et nettoyée, afin de modifier l'état de ses tissus ou les rapports de ses diverses parties. Sa technique peut se ramener à sept manœuvres fondamentales; la pression, l'effleurage, les frictions, le pétrissage, la percussion, le massage vibratoire, les mouvements passifs.

Ces différentes manœuvres doivent être provoquées à l'état de relâchement absolu, et ne produire aucune fatigue. Pour l'avant-bras et le poignet, le coude sera demi-fléchi sur la cuisse du masseur. En ce qui concerne le coude et l'épaule, le bras pendant reposera de même sur cette cuisse, l'avant-bras étant maintenu par la main gauche de l'opérateur. Pour le membre inférieur, le patient sera couché, le tendon d'Achille et le creux poplité reposant sur les genoux du masseur. Dans le massage du ventre, le malade sera couché, le buste relevé et les genoux fléchis, les bras pendant de chaque côté du tronc.

La *pression* peut se résumer ainsi : avec toute la main ou une partie de la main, prendre contact avec les téguments et les déprimer graduellement. Lorsqu'il s'agit d'une région douloureuse (foyer de fracture par exemple), l'attouchement suffit : quand la partie malade s'abrite, au contraire, sous des masses musculaires, une pression énergique s'impose. La pression peut être brève et fréquemment répétée, ou longue et séparée par des intervalles.

L'*effleurage* consiste à faire glisser la main ou les doigts à la surface d'une région, en épousant exactement le modelé du corps. Il doit être souple, et le poignet doit rester libre. Il doit se faire dans le sens du courant veineux. Il doit commencer en aval de la lésion et se poursuivre en amont d'elle. Enfin il ne doit pas faire souffrir le malade.

La *friction* est la prise de contact intime de la main avec les téguments qu'elle déplace. Elle doit être assez énergique; la pulpe du pouce agira principalement dans cette manœuvre.

Le *pétrissage* consiste à saisir fermement une masse musculaire longue entre le pouce et les autres doigts, à l'éloigner de l'axe du membre en la comprimant, et à la tordre en travers, tout en l'élongeant.

La *percussion* se pratique avec le poing demi-fermé ou le bord cubital du cinquième doigt, agité d'une manière souple et rapide, avec une ou deux mains.

Le *massage vibratoire* comporte une série de mênus ébranlements transmis par la main et se succédant rapidement; c'est une manœuvre fatigante qu'on produit assez souvent artificiellement à l'aide d'appareils spéciaux.

Les *mouvements passifs* s'obtiennent en imprimant aux membres complètement relâchés des mouvements de plus en plus étendus, sans dépasser la limite physiologique de l'articulation et en s'arrêtant lorsque le malade souffre trop. Ces mouvements sont provoqués aussi par des appareils de modèles les plus divers variant avec chaque membre et chaque mouvement (*mécanothérapie*).

Les *mouvements actifs* sont obtenus en faisant contracter

progressivement leurs muscles aux malades. Ces mouvements varient avec chaque groupe musculaire. Ils peuvent être localisés ou généralisés. Dans ce dernier cas, il s'agit de *gymnastique suédoise*, c'est-à-dire d'une série de mouvements à exécuter progressivement, en une ou plusieurs séances, et qui mettent en jeu les différents muscles du corps.

Le massage est *indiqué* surtout dans les soins consécutifs à la consolidation des fractures, des entorses et des luxations ; ses différentes manœuvres varieront suivant chaque cas et ne seront pratiquées que d'après les prescriptions du médecin.

D. **Electrothérapie.** — L'électrothérapie est une véritable science dont nous ne pouvons ici que résumer les principes, car elle n'est guère du domaine de l'infirmière, qui se contentera, dans la plupart des circonstances, de préparer le matériel nécessaire. Son usage est indiqué dans tous les cas où les muscles sont atrophiés ou fonctionnent mal, contre la plupart des paralysies et dans nombre de maladies nerveuses, où le traitement variera suivant les indications du médecin et ne sera pas impunément confié à des mains inexpertes.

L'électricité peut être appliquée sous forme de *courant faradique* (consistant en des secousses alternatives provenant d'une bobine) ou *galvanique* (consistant en une excitation continue provenant de piles). On peut employer encore l'électricité statique, les effluves et différents modes d'électrisation sur lesquels nous ne saurions insister.

De l'électricité il faut rapprocher l'usage des *rayons X*. La *radiographie*, la *radioscopie*, permettent, en montrant les détails osseux et la forme de différents viscères, d'étayer divers diagnostics hésitants. — La *radiothérapie*, employée à doses modérées, fait merveille dans le traitement de diverses affections, en particulier du revêtement cutané et du sang. — La pratique des rayons Roentgen est malheureusement dangereuse (radiodermites), et on ne saurait s'y exposer impunément pendant longtemps, sans prendre certaines précautions, et, notamment, sans mettre des gants en caoutchouc plombifère et des tabliers à base de plomb.

Le *radium* est aussi d'un usage thérapeutique précieux, mais délicat, dans certains cas bien limités.

XIII. — Applications des notions précédentes à la thérapeutique des principales maladies

A. **Maladies de l'appareil respiratoire.** — 1° *Maladies du nez.* — La muqueuse du nez, première partie de l'appareil respiratoire, peut s'enflammer, donnant lieu au *coryza* ou rhume de cerveau; celui-ci présente surtout de gros inconvénients chez le nouveau-né, en gênant la succion du sein et compromettant ainsi gravement l'alimentation. — Il peut exister aussi des *rhinites chroniques*, qui entraînent quelquefois des accidents graves. — Le *traitement* de ces diverses affections comporte surtout le lavage du nez, dont nous avons donné la technique (v. p. 259).

L'*épistaxis*, ou saignement de nez, peut survenir à la suite de rhinites, de traumatismes et d'infections ou intoxications générales (fièvre typhoïde; maladies du foie; hypertension artérielle). — Son *traitement* consiste à soigner sa cause, et en diverses interventions locales déjà signalées (v. p. 272).

2° *Maladies du larynx.* — Le *larynx* peut être le siège de *laryngites aiguës simples*, se manifestant surtout par l'enrouement. — On les *traitera* par des applications humides autour du cou, à l'aide d'une cravate composée de seize doubles de gaze trempés dans de l'eau froide, exprimés et recouverts d'un imperméable; sont indiquées aussi, dans ces cas, les inhalations à l'aide du flacon laveur, les pulvérisations à l'aide des appareils à soufflerie ou à vapeur, les fumigations sèches, qu'on obtient en faisant brûler du papier nitré ou fumer des cigarettes médicamenteuses, enfin les fumigations humides, produites en faisant respirer le malade sur des appareils spéciaux ou, la tête recouverte d'une serviette, sur une cuvette contenant de l'eau chaude et la substance médicamenteuse (v. p. 209).

La *laryngite striduleuse, ou faux croup*, apparaît chez les enfants de deux à cinq ans, débute brusquement en pleine santé, la nuit, par un accès de suffocation accompagné d'une toux aboyante spéciale; son pronostic est bénin; sa guérison rapide. — Son *traitement* consiste principalement en applications humides très chaudes et souvent renouvelées autour du cou, en inhalations et en fumigations (v. p. 209).

La *laryngite diphtérique*, ou *croup*, survient surtout chez les enfants et succède le plus souvent à l'angine diphtérique. Ses principaux *symptômes* sont la présence de fausses membranes dans l'arbre respiratoire, la voix enrouée, puis rauque et éteinte, la toux voilée, la marche progressive des accidents, les accès de suffocation, augmentant peu à peu et survenant le jour comme la nuit, enfin l'asphyxie rapide, quand la guérison ne se fait pas. Sa principale complication est la broncho-pneumonie.

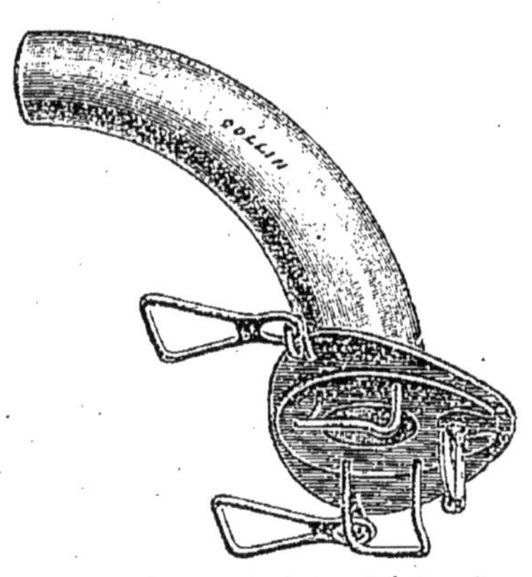

Fig. 90. — Canule à trachéotomie.

Le *traitement du croup* consiste tout d'abord dans l'*injection de sérum antidiphtérique*, livré dans le commerce par petites bouteilles de 10 centimètres cubes. Chez un nourrisson de moins de deux ans, on injecte en général 10 centimètres cubes; pour un enfant de deux à quatre ans, on emploie la dose de 20 centimètres cubes; au-dessus de quatre à cinq ans on en administre 30 à 40 centimètres cubes. Si au bout de vingt-quatre heures les phénomènes persistent, on renouvelle l'injection. On doit faire l'injection dès qu'on soupçonne la diphtérie, même avant l'examen bactériologique, qui doit être cependant immédiatement pratiqué. Le point d'élection pour la piqûre est le tissu cellulaire de la paroi abdominale, un peu au-dessous des fausses côtes, tantôt d'un côté, tantôt de l'autre. Une seringue stérilisée de 10 centimètres cubes, quelques aiguilles aseptiques et les accessoires de toute injection hypodermique doivent être préparés. L'injection se fait comme nous l'avons indiqué (voir injections hypodermiques, p. 211). Assez souvent quelques accidents surviennent à sa suite (hyperthermie, urticaire, albuminurie, éruptions tardives) ; ils sont en général peu graves.

La *trachéotomie* est indiquée quand l'enfant étouffe. Elle consiste succinctement en une incision longitudinale portant sur le larynx, dans laquelle on introduit une *canule* métallique. Celle-ci est composée d'un tube externe, assujetti au moyen d'un lais faisant le tour du cou, qui ne doit être touché que par le médecin, et d'un tube interne, qui sera retiré toutes les deux heures, nettoyé dans l'eau salée, débarrassé des débris de membranes qui doivent être brûlés immédiatement, remis ensuite en place et recouvert chaque fois d'une cravate de gaze stérilisée et humide. Le cou doit être maintenu très propre. L'enfant restera dans une atmosphère humide et chaude. Enfin on veillera à ce que la canule externe ne soit pas rejetée par un soudain accès de toux au moment où on change les rubans qui la maintiennent.

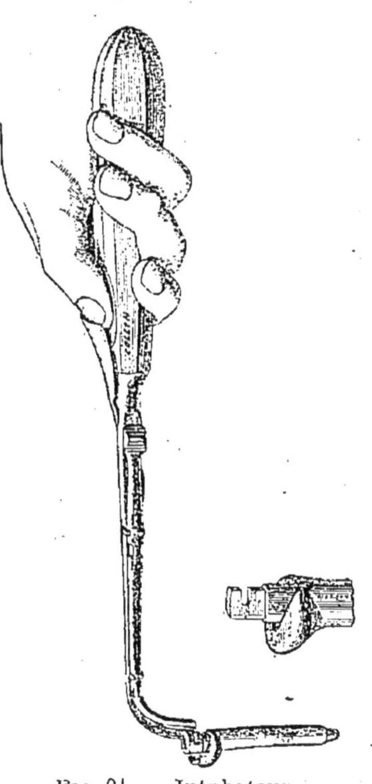

Fig. 91. — Intubateur.

Le *tubage* est d'ordinaire, à l'heure actuelle, préféré à la trachéotomie. Il consiste en l'introduction, par la bouche et le pharynx, d'un tube métallique spécial, l'intubateur, à l'intérieur de l'ouverture supérieure du larynx, ou glotte ; lorsque le malade expulse son tube en toussant ou respire péniblement, l'infirmière doit en avertir immédiatement le médecin.

Le *traitement général* du croup sera celui de toute grave infection générale.

3° *Maladies des bronches et des poumons.* — Les bronches et les poumons manifestent leur altération pathologique par les principaux *symptômes* suivants :

La *toux* peut être répétée, continue ou survenir par quintes; elle sera traitée par l'absorption de sirops à base de tolu, de codéine, d'héroïne, de morphine, d'aconit, etc.

L'*expectoration*, qui sera toujours conservée, pour être montrée au médecin, dans un crachoir stérilisé, ou tout au moins propre et contenant une solution antiseptique, est dite séreuse, lorsqu'elle est claire; muqueuse, quand elle adhère au vase; spumeuse, si elle s'accompagne de bulles d'air; purulente, lorsqu'elle contient du pus; sanguinolente, quand elle renferme du sang.

Dans ce dernier cas, il s'agit d'une *hémoptysie*. Celle-ci s'accompagne souvent d'une saveur salée dans la bouche, d'un sentiment d'oppression dans la poitrine ; elle se manifeste simplement par la présence de filets rouges dans les crachats, ou survient brusquement sous forme de l'expulsion dramatique et violente d'une grande quantité de sang vermeil, écumeux et spumeux. — Le *traitement de l'hémoptysie* consiste dans le repos moral et physique absolu, en position strictement allongée, le haut du corps seul étant légèrement relevé, dans l'usage de boissons glacées acidulées, dans l'ingestion de petits morceaux de glace, que le malade ne laissera pas fondre dans la bouche, mais avalera tels quels, dans l'application de glace sur le bas-ventre, dans l'inhalation d'ampoules de nitrite d'amyle, dans l'absorption de chlorure de calcium et d'extrait hépatique, dans l'injection sous-cutanée d'ergotine ou de sérum de cheval.

La *dyspnée* est aussi un symptôme des infections broncho-pulmonaires; l'application de ventouses, l'inhalation d'oxygène sont indiqués contre elle. L'*asthme* est une dyspnée spéciale survenant sous forme de crises, en général dans les premières heures de la nuit ; la respiration est pénible, sifflante, poussive; le malade étouffe, se précipite à la croisée, se plie en deux, asphyxie ; au bout d'une heure ou deux tout disparaît. — Le *traitement de l'asthme* consiste à desserrer les vêtements, à aérer la pièce, à appliquer des sinapismes sur la poitrine, à faire des inhalations et des fumigations.

Le *hoquet* est un trouble respiratoire résultant d'une contraction saccadée du diaphragme. On le fera disparaître souvent en faisant absorber du sucre en poudre ou un morceau de sucre imbibé de vinaigre.

Ces différents symptômes s'associent dans les principales affections suivantes.

La *bronchite aiguë* se manifeste par la fièvre, la toux sèche et quinteuse, l'expectoration séreuse et grisâtre puis grasse et épaisse. — Son *traitement* est celui des symptômes que nous avons indiqués plus haut.

La *coqueluche* est une maladie très contagieuse des voies respiratoires, survenant surtout chez les enfants. Elle est caractérisée par une toux pénible, spéciale, survenant par quintes terminées par une aspiration pathognomonique, appelée reprise, et rappelant le chant du coq; après la crise, l'enfant expectore une mucosité filante et vomit souvent. — Dès que l'enfant est pris d'une quinte, il faut l'asseoir en lui soulevant la tête, enlever les mucosités de sa bouche avec un tampon de ouate hydrophile, desserrer ses vêtements. Pour éloigner ses crises, on évitera chez lui toute émotion ou colère. Pour espacer les vomissements et la dénutrition qui en résulte, on multipliera les repas qu'on donnera surtout pendant les périodes de la journée les plus exemptes de quintes, ou immédiatement après ces dernières. L'enfant sera chaudement vêtu, sa chambre largement aérée. Il sera isolé pendant deux mois au moins, la contagion de l'affection étant des plus virulentes et en même temps des plus rapides.

La *pneumonie* est l'infection du poumon par le pneumocoque. Les principaux signes de cette infection sont : son début brusque par un frisson et un point de côté, son évolution en huit à neuf jours, sa terminaison brusque, la fièvre élevée, l'herpès labial, la toux, les crachats d'abord ambrés, ensuite rouillés, aérés, visqueux, adhérents au vase, puis rouge brique. — Le pneumonique sera couché le buste relevé, dans une chambre bien aérée. On désinfectera bien les objets qui l'entourent. Lorsqu'il s'agit d'un alcoolique, on lui donnera une potion de Todd. Enfin on lui fera de la révulsion (v. p. 221) et on le ventousera, suivant indication du médecin.

La *bronchopneumonie* survient surtout chez les enfants, à la suite du croup, de la coqueluche ou de la rougeole, et chez les vieillards cachectiques. Elle se manifeste par la toux, les crachats, qui manquent au-dessous de cinq ans, mais surtout par l'élévation de la température et l'augmentation du nombre des mouvements respiratoires. — L'application de révulsifs ou de ventouses (v. p. 234), les bains et les enveloppements tièdes, sinapisés ou non (v. p. 273), sont indiqués dans le traitement de cette grave infection.

La *pleurésie*, ou inflammation de la plèvre, peut s'accompagner ou non d'épanchement liquide dans la séreuse. Elle se manifeste par la toux sèche, le point de côté et la fièvre. — Dans le premier cas les ventouses (v. p. 234), dans le second cas la paracentèse (v. p. 244) sont indiquées.

B. **Maladies de l'appareil circulatoire.** — Celles-ci peuvent atteindre le cœur, les artères ou les veines.

1° *Maladies du cœur.* — Les principaux *symptômes* des affections cardiaques sont les *palpitations*, ou battements de cœur fréquents et douloureux, qu'on traitera surtout par le repos, l'hygiène alimentaire et certains médicaments cardiaques ; la *cyanose*, ou coloration bleuâtre de la peau et des lèvres, s'accompagnant de sensibilité au froid, qu'il faudra combattre par des frictions aromatiques ; les *hydropysies*, consistant dans l'accumulation de sérosité au niveau, soit du tissu cellulaire sous-cutané des extrémités (*œdème*), de la face, des cordes vocales ou de tout l'organisme (*anasarque*), soit des séreuses [*hydrothorax* ou épanchement de la plèvre, *ascite* ou épanchement du péritoine, dont nous connaissons déjà le traitement (v. p. 246)]; l'œdème des extrémités s'accompagne souvent de gangrène, qu'on soignera par des pansements aseptiques.

La *syncope* est un accident fréquent des maladies du cœur mais peut survenir aussi à la suite d'une hémorragie grave, d'une grande émotion, d'une maladie longue ou douloureuse. Elle consiste en la perte de connaissance complète, suivie ou précédée par une sensation de nuage devant les yeux, un tintement d'oreille. Le visage pâlit, les lèvres se décolorent, le cœur se ralentit et cesse de battre, le pouls disparaît, le corps se refroidit et se couvre de sueur, la respiration s'arrête, le malade tombe brusquement et se blesse souvent.

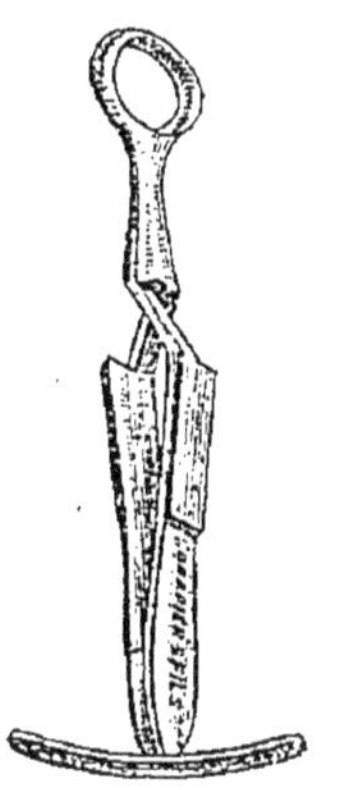
FIG. 92. — Pince de Laborde pour tractions de la langue.

Pour combattre la syncope, il faut placer brusquement le malade à l'air frais, dans le décubitus dorsal absolu, la tête plus basse que le corps, les membres inférieurs relevés légèrement. La poitrine et le cou seront débarrassés du corset, de la ceinture, du col et de la cravate. Le patient sera soumis à des frictions au vinaigre, à l'eau de Cologne, à l'alcool camphré, surtout au niveau de la paume des mains et de la plante des pieds, à des lavements salés, à des inhalations d'éther et d'oxygène, à des injections de caféine, d'huile camphrée, d'éther, à des aspersions d'eau froide sur la face, les tempes, la région épigastrique.

Si la syncope persiste, on pratique les *tractions rythmées de la langue* : Pour ce faire, après avoir desserré les dents avec un bouchon ou un écarte-dents, on saisit le tiers antérieur de la langue soit avec les doigts munis d'une compresse, soit avec un fil de grosse soie plate passé dans l'insertion antérieure de l'organe, soit plutôt avec une pince à langue (pince de P. Berger ou de Laborde). On exerce alors sur la langue, quinze à vingt fois par minute, de fortes tractions réitérées et successives, suivies de relâchement, en rythmant les mouvements de la respiration. Lorsqu'on commence à sentir une certaine résistance, suivie le plus souvent d'un réflexe de déglutition et d'un hoquet

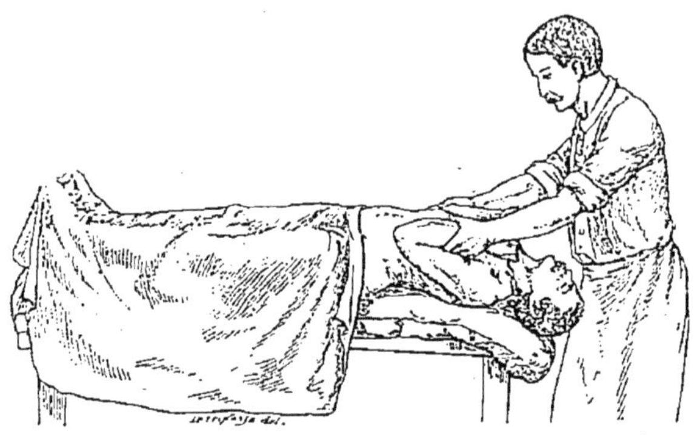

Fig. 93. — Respiration artificielle : 1er temps.

inspiratoire, c'est que la vie commence à se rétablir. Il faut continuer les tractions sans se décourager pendant un temps quelquefois très long.

Aux tractions rythmées de la langue on combinera la

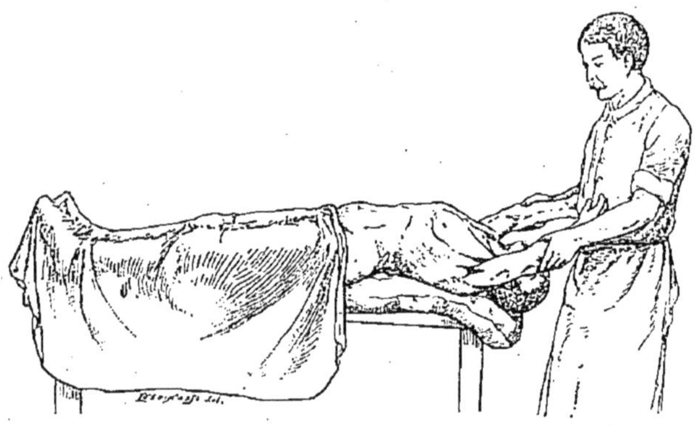

Fig. 94. — Respiration artificielle : 2e temps.

respiration artificielle. Pour pratiquer celle-ci, on place sans affolement le patient la tête basse sur une table, on extrait la langue hors de la bouche, et, placé derrière la tête, on saisit les bras du malade au niveau du coude ou de l'avant-bras. On ramène alors les bras le long du thorax qu'on presse avec force, puis, sans précipitation, avec vigueur et avec ampleur, on les élève lentement en arrière; on les replace au bout de deux secondes contre la poitrine, et on recommence le même mouvement vingt fois environ par minute; il est bon qu'un aide presse en même temps sur les côtés du thorax. Cette manœuvre très fatigante, sera, s'il le faut, continuée pendant une heure, sans perdre patience, en remplaçant l'opérateur à intervalles réguliers.

Si la syncope est le résultat d'une hémorragie, la ligature des membres, l'application de la *bande d'Esmarch* (v. *fig.* 152) sont indiqués. Quand le malade revient à lui, on le laisse couché un certain temps, de peur qu'une nouvelle syncope ne survienne.

L'*asystolie* est l'accident terminal de beaucoup de maladies de cœur. Elle se manifeste par la dyspnée, obligeant le malade à rester constamment assis, les œdèmes, la cyanose, les migraines, le gros foie douloureux, l'albuminurie, le syndrome d'hypertension portale, la congestion du poumon. — On la combattra en faisant une saignée (v. p. 232), en purgeant le malade à l'eau-de-vie allemande et en lui administrant de la digitale suivant indication du médecin; des injections d'éther, de spartéine, d'huile camphrée, de caféine, seront pratiquées s'il y a lieu, avec des soins d'asepsie particulièrement minutieux.

2° *Maladies des artères.* — L'*artério-sclérose* est la cause de beaucoup de troubles, surtout chez les vieillards. Elle se manifeste par l'hypertension artérielle, la dureté et la sinuosité des artères. — Son *traitement* repose sur l'usage des régimes lacté, lacto-végétarien ou déchloruré, sur la suppression de l'alcool et du tabac, et sur l'administration des iodures.

A la suite de l'artério-sclérose se produisent, d'une part des lésions diverses au niveau de la plupart des organes, consistant en troubles de nutrition et scléroses, et, d'autre part, au niveau des grosses artères, des anévrysmes. Citons en particulier l'*aortite* et l'*anévrysme de l'aorte*, dont l'évolution est des plus graves, aboutit presque toujours à des ruptures mortelles et ne comporte malheureusement qu'une thérapeutique symptomatique.

L'*angine de poitrine* est souvent la conséquence de ces altérations, lorsqu'elles frappent les artères nourricières du cœur; elle se manifeste par une douleur précordiale des plus angoissante, survenant subitement, empêchant le malade de remuer et de respirer et pouvant aboutir à une syncope mortelle. — Le *traitement de l'angine de poitrine* consiste dans le repos, l'application de glace sur le cœur, et notamment l'inhalation de nitrite d'amyle contenu dans des ampoules qu'on casse sur un mouchoir au fur et à mesure des besoins.

La *gangrène*, en particulier des extrémités, est d'ordinaire le résultat des lésions artérielles précédentes et, par suite, de la mauvaise irrigation des tissus. Elle peut être *sèche*, auquel cas le membre ou une partie de celui-ci se momifie peu à peu, en même temps que les pulsations artérielles disparaissent et que des troubles sensitifs divers apparaissent, ou bien *humide*, et alors aux troubles précédents se surajoute une transsudation de sérosité fétide et une élimination progressive des tissus sphacélés. — Le *traitement de la gangrène* consiste en un embaumement aseptique du membre sphacélé, et en des irrigations fréquentes à l'eau oxygénée diluée. L'amputation est souvent indiquée.

3° *Maladies des veines.* — On donne le nom de *varices* à la dilatation permanente des veines, en particulier des membres inférieurs, entraînant assez souvent la production d'*ulcères variqueux* (v. p. 114). — Le malade atteint de varices devra éviter toute fatigue ou marche exagérée, ne pas rester longtemps debout; il devra supprimer les ceintures, les jarretières. Les membres atteints seront tenus très proprement et souvent lotionnés à l'eau froide. Enfin on fera porter au patient un *bas élastique*, de forme et de dimensions variables suivant les cas; le bas élastique sera appliqué avant que le malade se lève et retiré alors qu'il sera déjà couché; il devra être tenu avec la plus grande propreté. On peut le remplacer par un large crêpe Velpeau enroulé régulièrement de bas en haut sur le membre. Les ulcères variqueux seront soignés par des pansements aseptiques et l'application d'emplâtre de Vigo, sous forme de bandelettes entrecroisées symétriquement.

La *phlébite* est une inflammation des veines, en particulier des membres inférieurs, survenant à la suite de différentes infections, notamment l'infection puerpérale, suite de couches. Ses principaux symptômes sont l'hyperthermie légère, la douleur du mollet, l'œdème blanc ou rouge de la jambe et de la cuisse, le cordon veineux apparent. — Le *traitement de la phlébite* consiste en une immobilisation absolue du patient dans une gouttière appropriée, légèrement surélevée à son extrémité, qu'on aura soin de garnir

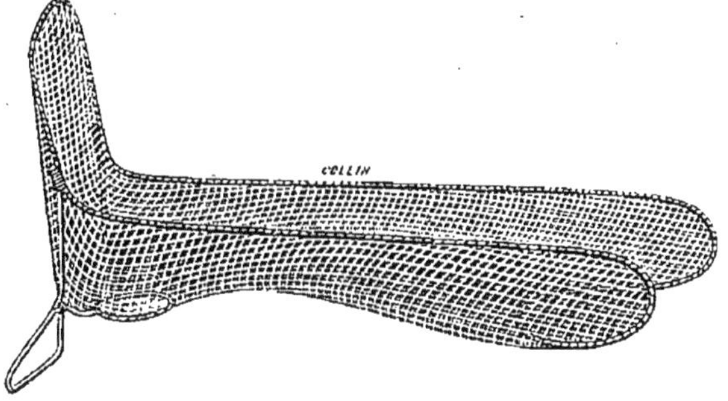

Fig. 95. — Gouttière.

largement d'ouate, surtout au niveau du talon qui autrement pourrait s'ulcérer; un tampon placé au dessous du tendon d'Achille supprimera les contacts directs de cette région sensible avec l'appareil. Il faudra éviter de faire asseoir le malade avant un mois au moins, car il pourrait se produire des embolies pulmonaires ou autres, parfois mortelles. On se sert à cet effet de *lits spéciaux* permettant de soulever le patient sans le remuer. Le massage et la mobilisation sont des compléments indiqués pendant la convalescence de cette affection.

C. **Maladies de l'appareil urinaire.** — Les maladies de l'appareil urinaire déterminent des symptômes particuliers. Ce sont la *polyurie*, lorsque la quantité normale des urines, qui est environ de 1.500 centimètres cubes, est augmentée ; l'*oligurie*, si celle-ci est diminuée ; l'*anurie* lorsqu'il n'y a pas de sécrétion urinaire ou que la vessie est vide. Il y a *dysurie* lorsque l'émission des urines est douloureuse, *hématurie* quand celles-ci contiennent du sang, *pyurie* quand elles renferment du pus. — Le traitement général des maladies de l'appareil urinaire est le régime lacté ou déchloruré. Contre l'hématurie on emploiera les médicaments hémostatiques, contre la pyurie les lavages de vessie, la tisane d'uva-ursi ou de queues de cerise, l'urotropine et les autres antiseptiques urinaires. L'infirmière devra, pour toutes les affections urinaires, recueillir les urines dans des bocaux gradués, de midi à midi, et inscrire exactement leur quantité. Il sera bon aussi de peser les malades une fois la semaine à la même heure et dans les mêmes conditions.

La *néphrite* est l'inflammation du rein. Elle est surtout caractérisée par la présence d'albumine dans les urines. Elle peut être *aiguë*, à la suite de différentes infections, et se caractérise alors par les douleurs lombaires, l'oligurie trouble, l'hématurie, l'albuminurie massive et l'anasarque. Elle peut être *chronique* (*mal de Bright*), et se décèle par la polyurie claire, mousseuse et peu albumineuse, l'hypertension artérielle, l'œdème léger et différents troubles portant en particulier sur le cœur. Les néphrites se terminent souvent par l'*urémie*, qui peut présenter divers aspects cliniques parmi lesquels le plus grave est le *coma urémique*, caractérisé par l'hypothermie, l'oligurie, l'odeur d'urée, le rétrécissement des pupilles ou myosis, une respiration spéciale constituée par des pauses d'apnée plus ou moins grandes et des mouvements respiratoires d'intensité successivement ascendante et descendante (respiration de Cheynes-Stokes). — Le *traitement des néphrites* consiste dans le régime lacté, végétarien ou déchloruré, dans l'absorption de lactose, de théobromine, et, pour quelques cas bien caractérisés, en une saignée locale ou générale (v. p. 232), indiquée surtout en cas d'urémie.

La *colique néphrétique* se manifeste par de vives douleurs lombaires irradiées vers le périnée, et souvent par des hématuries, occasionnées par le passage de calculs dans les canaux conduisant du rein à la vessie, appelés uretères. — En attendant l'arrivée du médecin, on placera le malade dans un bain tiède. Une injection de morphine sera souvent indispensable.

La *cystite* aiguë ou chronique, se caractérise par la pyurie, la dysurie, l'hématurie.. — Les lavages de vessie (v. p. 264), et les antiseptiques urinaires sont indiqués dans la plupart des cas.

L'*incontinence d'urine* est l'émission involontaire plus ou moins continue de celle-ci par les voies naturelles. Elle peut tenir à des causes multiples (fièvres graves, maladies nerveuses, affections urinaires). — Son *traitement* consistera d'abord à soigner la cause de l'incontinence : les lavages de vessie, la sonde à demeure (v. p. 266), seront utiles dans beaucoup de cas.

La *rétention d'urine* est l'impossibilité d'émettre par les moyens naturels la totalité ou une partie des urines contenues dans la vessie. C'est surtout au cours des affections urinaires (cystite, hypertrophie de la protate, rétrécissement de l'urètre) que la rétention d'urine survient ; elle peut encore se produire à la suite de diverses affections nerveuses. — On la *traitera*, dans le premier cas, par des sondages et des lavages de vessie aseptiques, par la dilatation progressive de l'urètre (v. p. 265), le massage de la prostate avec un doigt introduit dans l'anus et recouvert d'un doigtier en caoutchouc spécial, mais surtout par la sonde à demeure. Dans le second cas on soignera principalement l'affection causale et on évitera avec soin l'infection vésicale.

D. **Maladies de l'appareil digestif.** — 1° *Maladies de la bouche.* — Du côté de la bouche l'appareil digestif manifeste sa souffrance par les divers symptômes suivants, dont nous exposerons la thérapeutique succincte :

Les *lèvres*, lorsqu'elles sont desséchées, gercées, noirâtres, excoriées, particulièrement au cours des maladies fébriles, seront humectées fréquemment avec de l'eau de Vals, ou de Vichy, et lubrifiées avec du beurre de cacao ou de la glycérine; d'autres fois elles présentent des boutons d'herpès ou de fièvre auxquels on s'abstiendra, autant que possible, de toucher. — La *bouche*, les *dents* et la *langue* sont souvent sèches et enduites d'une couche blanchâtre, saburrale : elles seront lavées alors plusieurs fois par jour, surtout après les repas, avec un tampon de ouate et une brosse à dents dure, enduits d'une solution alcaline ou de savon de Marseille.

Les inflammations de la bouche s'appellent *stomatites*. Signalons, parmi celles-ci, la *stomatite mercurielle*, survenant chez certains malades traités par le mercure, débutant en général au niveau de la dernière molaire de la mâchoire inférieure et des dents cassées, et se manifestant par la douleur, la salivation abondante et la fétidité de l'haleine. — L'infirmière devra surveiller son apparition et la prévenir en faisant laver souvent la bouche aux malades soumis au traitement mercuriel et en les obligeant à se brosser les dents plusieurs fois par jour, en dehors et en dedans et de haut en bas.

Une autre variété de stomatites est le *muguet*, enduit crémeux dû à un champignon spécial se développant sur la langue et les joues des enfants et des vieillards cachectiques. — On le combattra en le détachant avec un linge stérilisé un peu dur, et en imbibant plusieurs fois par jour les parties malades avec un collutoire composé à parties égales de glycérine et de borate de soude.

2° *Maladies de la gorge.* — Les inflammations de la gorge ou *angines*, peuvent être chroniques ou surtout aiguës. Parmi ces dernières, il faut accorder une place spéciale à l'*angine diphtérique* (v. p. 313). Les angines se manifestent par l'hypertrophie des amygdales, la douleur à la déglutition, l'augmentation des ganglions du cou, la fièvre. — On les *traitera* par des gargarismes très chauds ou très froids, par des badigeonnages de la gorge, non pas au pinceau, mais avec des tampons d'ouate qu'on brûlera une fois qu'on s'en sera servi, par des pulvérisations, enfin et surtout par de grands lavages de gorge, les instruments devant être bouillis avant et après chaque examen. En cas de diphtérie, on aura recours à la sérothérapie ainsi que nous l'avons indiqué (v. p. 290).

3° *Maladies de l'œsophage et de l'estomac.* — Certains symptômes appartiennent en propre à la pathologie de l'œsophage et de l'estomac. Ce sont les *crampes douloureuses;* les *régurgitations*, dans lesquelles certaines substances gazeuses, liquides et quelquefois solides remontent sans effort, par gorgées dans la bouche; les *nausées*, ou envies de vomir; le *vomissement*, ou rejet par la bouche, accompagné d'efforts, du contenu stomacal survenant au cours, soit des affections de l'estomac, soit des maladies du péritoine et du foie (vomissement bilieux ou poracé), soit de la phtisie pulmonaire (toux émétisante), soit de certaines affections nerveuses (vomissement méningitique, sans efforts); l'*hématémèse*, ou vomissement de sang venu de l'estomac, rouge si l'hémorragie est récente, noir et digéré si elle est ancienne; le *melæna*, ou issue de sang dans les selles, qu'il soit noir comme le marc de café ou la suie délayée, ou bien rutilant s'il provient de la partie inférieure de l'intestin. — Les matières vomies et les selles anormales devront être gardées pour être examinées par le médecin. Contre le vomissement on emploiera les boissons glacées, l'ingestion sans mastication de petits fragments de glace, les solutions et eaux gazeuses telles que la potion de Rivière, les applications glacées sur l'épigastre, le lavage d'estomac (v. p. 253). Dans le cas d'hématémèses, on emploiera de plus les injections d'ergotine ou d'adrénaline, les applications de sinapismes aux extrémités; enfin on reposera l'estomac en supprimant toute alimentation et en donnant des lavements alimentaires. Contre les crampes douloureuses, on aura recours aux cataplasmes chauds laudanisés, à la vessie de glace, aux compresses d'alcool bien recouvertes d'un imperméable, à l'ingestion de bismuth à haute dose le matin à jeun.

Parmi les maladies d'estomac, il faut citer en premier lieu l'*ulcère de l'estomac*, survenant chez les sujets jeunes, en particulier les femmes, se manifestant notamment par des douleurs en broche au niveau du dos et des vomissements à sang rouge, et se terminant parfois par la perforation de l'organe et la péritonite.

Le *cancer de l'estomac* frappe surtout les gens âgés, et se caractérise principalement par la dilatation et quelquefois la tumeur de la région épigastrique, les vomissements contenant des aliments absorbés depuis longtemps (sténose du pylore), les douleurs stomacales, les hématémèses à sang noir, le melœna, l'amaigrissement rapide, la teinte jaune paille de la peau.

La *péritonite généralisée*, complication souvent consécutive à ces deux affections, a pour symptômes cardinaux: le gonflement du ventre, la douleur généralisée de l'abdomen, les vomissements verdâtres, le pouls petit, rapide et irrégulier, la température basse, le refroidissement et les sueurs des extrémités. — *Le traitement de la péritonite* consiste tout d'abord dans le repos absolu, la diète hydrique, l'application de glace sur le ventre. Une intervention chirurgicale, consistant dans l'ouverture du ventre ou *laparotomie*, sauvera souvent la malade, à condition d'être instituée d'une façon suffisamment précoce.

4° *Maladies de l'intestin.* — L'état pathologique de l'intestin, en particulier au cours des entérites aiguës ou chroniques, se reconnaît surtout aux *modifications des fèces* que l'infirmière devra savoir interpréter.

Les *scybales* sont des matières dures et fragmentées, caractéristiques de la constipation. Les selles *lientériques* contiennent des aliments non digérés : on les constate dans certaines diarrhées, notamment au cours de l'entérite tuberculeuse. Les selles *séreuses*, c'est-à-dire dont les matières paraissent délayées dans de l'eau, sont une manifestation des entérites aiguës. Les *fausses membranes* et les *glaires* caractérisent l'entéro-colite muco-membraneuse. Les selles *cholériques* se présentent sous l'aspect d'un liquide incolore contenant des flocons blanchâtres semblables à du riz; elles sont extrêmement répétées, entraînant une soif ardente et l'hypothermie du malade. Les selles *dysentériques* se composent de matières fécales glaireuses mêlées à du sang pur et à des lambeaux de muqueuse ulcérée semblables à de la raclure de chair. Les selles du *choléra infantile* sont séreuses et contiennent des débris verdâtres fétides, simulant une mousse verte. Les selles sont *noirâtres* lorsqu'il y a du melœna, et aussi chez les malades qui ont absorbé du fer ou du sous-nitrate de bismuth; elles sont *vertes* quand on a pris du calomel; elles sont *blanches* et semblables à de l'argile lorsque la bile ne s'écoule pas dans l'intestin. Les selles sont effilées ou rubannées dans le cas de rétrécissement ou de cancer du rectum. Enfin on peut y trouver des calculs biliaires ou des vers intestinaux. — Pour rechercher dans les déjections les *calculs biliaires*, on jettera celles-ci sur un tamis et on les lavera longuement sous un filet d'eau courante; les calculs apparaîtront comme de petites masses dures, le plus souvent jaunes ou vertes. — On reconnaîtra les *vers intestinaux* à ce qu'ils se présentent sous la forme de fragments carrés et blancs, réunis en longs rubans (*tœnias*), de vers rosés cylindriques, de 15 à 20 centimètres de longueur (*lombrics*), ou de vermicules blanchâtres de 5 à 10 millimètres de longueur (*oxyures*).

Pour *lutter contre la constipation*, on administrera des lavements, purgatifs ou non, des lavages intestinaux, ou une purgation, le malade, dans ce dernier cas, devant rester à jeun, et ne prendre que du bouillon d'herbes pendant une grande partie de la journée.— Pour *guérir la diarrhée*, on donnera du bismuth, de l'élixir parégorique, du laudanum, et on mettra les malades à un régime approprié. — Le *traitement du tœnia* consistera en l'absorption, après vingt-quatre heures de régime lacté absolu, de douze à quinze capsules d'extrait éthéré de fougère mâle, contenant chacune 5 centigrammes de calomel, prises toutes les trois minutes, puis, si l'effet purgatif n'est pas suffisant, de 10 à 15 grammes d'eau-de-vie allemande; le malade rendra son tœnia sur un vase rempli d'eau tiédie à 37°; il sera indispensable de ne pas casser le ruban et de l'enrouler autour d'un bâton jusqu'à ce qu'on trouve la tête du ver; faute de cette précaution on ne pourrait exactement savoir si le tœnia est complètement expulsé.

Les *entérites* s'accompagnent, en plus des symptômes précédents, de manifestations douloureuses. La colique intestinale se traduit par une douleur vive, irradiée d'une façon diffuse, une sensation de constriction, de déchirure ou d'expulsion. — On luttera contre celle-ci par une thérapeutique semblable à celle des crampes d'estomac.

Parmi les maladies d'intestin, une place à part doit être réservée à l'*appendicite*. Cette affection se reconnaît à l'apparition d'une douleur vive dans la partie inférieure et droite de l'abdomen, à égale distance du nombril et de l'épine iliaque antérieure et supérieure, accompagnée de nausées et de vomissements. La pâleur du visage, les traits tirés (facies péritonéal), le ventre gonflé, sensible et dur au niveau de la fosse iliaque droite, l'hyperthermie, le pouls fréquent caractérisent le début de la crise appendiculaire, qui peut aboutir rapidement à la *péritonite par perforation*. — Les *soins généraux* de l'affection, en attendant l'intervention chirurgicale qui s'impose, consistent dans le repos dorsal absolu, la diète rigoureuse et complète, une cuillerée à café d'eau d'Evian glacée toutes les heures étant seule permise au début, enfin en l'application de glace sur l'abdomen (v. p. 229).

5° *Maladies du foie et des voies biliaires.* — Les symptômes des maladies du foie et des voies biliaires ressortissent à trois syndromes principaux :

Le syndrome *ictère* se décèle par la teinte plus ou moins jaune de la peau et des muqueuses, s'accompagnant de démangeaisons, de taches brunes de la peau, d'apparition d'urobiline et plus tard de pigments biliaires dans les urines. — Le syndrome *insuffisance hépatique* se manifeste par l'hypothermie, la diminution de l'urée dans les urines, les hémorragies diverses, le délire ou le coma. — Le syndrome d'*hypertension portale*, sur l'importance duquel nous avons eu l'occasion d'attirer l'attention, se caractérise surtout par l'ascite, ou apparition de liquide dans l'abdomen, les circulations collatérales de la paroi abdominale, les hémorroïdes douloureuses souvent saignant, pendant les selles, les hématémèses, le mœlena, le retard d'élimination des urines, ou opsiurie.

Le syndrome ictère, accompagné de décoloration des matières fécales et de douleurs extrêmement violentes dans le côté droit de l'abdomen, au niveau du rebord costal, se retrouve surtout dans la *lithiase biliaire* (*colique hépatique*). — On *soignera celle-ci* par le repos, les applications locales de glace, le calomel à petites doses répétées, en prenant la précaution de ne pas faire ingérer de sel aux malades quelques heures après cette absorption, enfin les grands lavements froids et la diète hydrique.

Le syndrome d'insuffisance hépatique se retrouve à fin de nombreuses maladies du foie (*cancer*, *tuberculose*, *cirrhoses biliaires*). — On le traitera notamment par l'absorption d'extraits hépatiques (Gilbert et Carnot).

Le syndrome d'hypertension portale caractérise surtout les *cirrhoses ou scléroses du foie, d'origine, en général, alcoolique*. — On combattra l'ascite par la paracentèse abdominale (v. p. 246), les hématémèses par les moyens hémostatiques généraux, les hémorroïdes par les bains froids et les suppositoires adrénalinés.

E. **Maladies du système nerveux.** — Les affections du système nerveux, qu'elles siègent au niveau de l'encéphale, de la moelle, des nerfs périphériques ou des méninges, donnent lieu aux symptômes communs suivants.

La *paralysie* peut siéger au niveau d'un membre (*monoplégie*), des deux membres inférieurs (*paraplégie*), de la moitié du corps (*hémiplégie*); elle peut être flasque ou spasmodique, suivant que le membre retombe sur le plan du lit à l'état flasque ou qu'il présente de la contracture plus ou moins invincible, en flexion ou en extension : le traitement de la paralysie est celui de sa cause. — Les *convulsions* surviennent surtout chez l'enfant où elles sont souvent provoquées, soit par un état méningé, soit par des vers intestinaux, soit par d'autres processus morbides : on évitera autour du petit malade le bruit et la lumière et on combattra la cause du symptôme. — Les *troubles sensitifs* peuvent consister en douleurs spontanées ou provoquées, ou bien en anesthésie ou hyperestésie à la piqûre, à la chaleur, ou au tact. — Les *réflexes rotuliens*, qu'on recherchera en percutant le tendon rotulien ou achilléen avec le marteau à réflexes, peuvent être supprimés ou exagérés. — Enfin il existe, dans nombre d'affections nerveuses, des *troubles sphinctériens* (incontinence ou rétention des urines et des matières fécales), et des *troubles trophiques* (éruptions diverses, ulcérations, modification des poils, fragilité des os, atrophie musculaire).

L'*hémiplégie* est un des syndromes nerveux les plus fréquents. Elle consiste dans la paralysie de la moitié du corps. Elle est consécutive soit à l'hémorragie d'un petit vaisseau du cerveau, soit à son obturation, et au ramollissement de l'encéphale qui lui fait suite. Elle survient surtout chez les vieillards artério-scléreux ; chez les adultes, on la constate, en général, à la suite de la syphilis ou d'embolies d'origine cardiaque. Elle débute brusquement par le *coma apoplectique*, que caractérise la respiration bruyante, la déviation conjuguée de la tête et des yeux. Si le malade sort du coma, il entre dans une *première période, de paralysie flasque*. qui porte sur les membres et sur la face (déviation des traits, effacement des rides). Puis survient une *période de contracture*, pendant laquelle les réflexes tendineux sont exagérés, tandis que le membre supérieur, le plus souvent fléchi, le membre inférieur, d'ordinaire en extension, s'immobilisent de façon progressivement croissante dans cette position. Finalement se produisent des *escarres*, ou ulcérations atones, au niveau des fesses, du sacrum et du coccyx (decubitus acutus), des talons ou du dos; des troubles trophiques divers; de l'incontinence des matières fécales et des urines. La mort arrive plus ou moins rapidement par cachexie ou complications pulmonaires.

Le traitement de l'hémiplégie consiste à surveiller les escarres, qu'on évitera en poudrant souvent le malade (poudre de talc ou de Lucas-Championnière stérilisées), en le tenant bien sec, en lui faisant des lotions et frictions stimulantes, enfin en le couchant sur des draps usagés et disposés la couture à l'envers, un rond de caoutchouc gonflé d'eau ou d'air, ou une peau de chamois. On assurera les évacuations en donnant de grands lavements, ou en sondant aseptiquement le malade, au besoin en lui plaçant entre les cuisses un urinal et une sonde à demeure. On luttera contre les contractures en provoquant la mobilisation des membres et en les maintenant en extension. On changera souvent le paralytique de position, de manière à éviter les complications pulmonaires. Contre le coma du début, on évitera la caféine et la spartéine, qui augmenteraient l'hémorragie, l'application, tout au moins prolongée, de sinapismes du côté paralysé, susceptible de déterminer des troubles trophiques, et on donnera des lavements froids lorsque le malade ne pourra pas boire. L'électricité galvanique pourra être tentée contre la paralysie. Enfin la *rééducation* patiente du malade est capable, dans certains cas, de lui rendre une grande partie de ses mouvements, en lui réapprenant peu à peu, comme à un enfant, l'usage de ses membres.

L'*aphasie*, ou perte de la faculté d'exprimer sa pensée, doit être différenciée de la mutité, qui provient le plus souvent de la surdité du malade et de l'impossibilité où il s'est trouvé d'apprendre à parler, et, d'autre part, des troubles de la parole tenant à une paralysie des muscles de la langue. Elle peut consister en l'impossibilité de traduire ses idées par la parole ou l'écriture (aphasie motrice) ou au contraire de comprendre ce que l'on dit ou l'on écrit (aphasie sensorielle). Elle coïncide souvent avec l'hémiplégie droite. — Elle est améliorable par une rééducation bien conduite.

Le *tabes*, ou ataxie locomotrice, est une affection nerveuse, le plus souvent d'origine syphilitique, qui se caractérise au début par des douleurs fulgurantes survenant au niveau du tronc, des membres, de la face, de l'estomac, des reins, et s'accompagnant parfois de vomissements, de troubles urinaires ou de la défécation (crises viscérales). Si l'on fait tenir le malade debout, les talons joints et les yeux fermés, il vacille. Si l'on percute ses tendons rotuliens ou achilléens, on constate que ses réflexes sont abolis. Si l'on approche une source lumineuse de ses pupilles, elles ne se rétrécissent pas, tandis qu'elles continuent à se contracter sous l'influence de l'accommodation. Plus tard survient une démarche particulière (le malade lance sa jambe en avant et la laisse retomber sur le talon), une maladresse spéciale des mouvements. Enfin l'affection progresse peu à peu pour se terminer par une période de troubles trophiques portant sur la peau (maux perforants), les muscles (atrophie), les os (fractures spontanées), les articulations (malformations indolores). Le malade se cachectise et meurt à la suite de complications diverses, en particulièr intestinales et pulmonaires. La ponction lombaire (v. p. 248) suivie de l'examen du liquide céphalo-rachidien, est le plus souvent indiquée pour confirmer le diagnostic. — Le *traitement du tabes* sera surtout palliatif et consistera en piqûres de morphine contre les crises douloureuses, en massage, rééducation et électricité contre les troubles moteurs.

Les *méningites* se caractérisent schématiquement par le trépied symptomatique suivant : céphalée violente, s'accompagnant de raideur de la nuque et de flexion des jambes lorsqu'on fait asseoir le malade, vomissements survenant sans efforts, constipation opiniâtre.

La *tuberculose* est souvent à l'origine des méningites, surtout chez les enfants, et dans ce cas la mort survient fatalement ; la ponction lombaire soulagera toutefois le malade.

La *méningite cérébro-spinale épidémique* peut au contraire guérir. — *On la traitera* par l'injection intra-rachidienne précoce de sérum anti-méningococcique. Dans ce but, l'infirmière préparera tout ce qu'il faut pour une ponction lombaire, et, en plus, une seringue de Roux ainsi qu'une capsule de porcelaine stérilisées, enfin plusieurs flacons de sérum. Vingt à trente centimètres cubes sont la dose nécessaire pour l'enfant; elle pourra monter à 35 et 45 centimètres cubes chez l'adulte. Plusieurs injections successives sont le plus souvent utiles.

Les *névralgies* siègent surtout à la face postérieure de la cuisse (névralgie sciatique), au niveau du thorax (névralgie intercostale) et sur la face (névralgie faciale); elles peuvent s'accompagner parfois d'éruptions vésiculeuses (zona). — On les *traitera* par le siphonage à l'aide de chlorure de méthyle (v. p. 229), ou bien par des injections d'air ou d'alcool dans le trajet du nerf.

Les *névrites*, d'origine surtout alcoolique, saturnine, diabétique ou diphtérique, entraînent des paralysies avec atrophie musculaire, des troubles sensitifs divers. — On les *traitera* surtout en combattant leur cause.

L'infirmière qui sera chargée d'un service de maladies nerveuses devra observer très exactement ses malades : elle notera leurs crises et les différents symptômes qui pourront survenir chez eux, de façon à les relater au médecin. Elle devra conserver une grande autorité sur les sujets qui lui sont confiés et observer la plus grande patience dans ses soins. Elle devra veiller à bien alimenter les paralytiques en leur soulevant la tête, en se servant au besoin d'un récipient spécial appelé canard ou en les nourrissant à la cuiller : elle évitera ainsi la pénétration des aliments dans les voies aériennes, source de pneumonie ou de gangrène pulmonaire. Enfin, dans de nombreux cas, elle devra recourir aux différents moyens physiothérapiques que nous avons passés en revue (massage, mécanothérapie, hydrothérapie, électricité, etc.).

F. **Maladies infectieuses.** — Dans toute maladie infectieuse, l'infirmière doit observer certaines règles d'hygiène, de prophylaxie et de propreté au sujet desquelles nous renvoyons à un autre chapitre de cet ouvrage.

En dehors de ces notions générales, certains soins spéciaux s'adressent à différentes affections contagieuses.

1° *Fièvre typhoïde.* — La fièvre typhoïde débute lentement, après une période prodromique d'une semaine, par des douleurs de tête, des épistaxis et de la fièvre, qui monte progressivement pour atteindre 40° en une semaine. Elle dure en général vingt et un jours et se manifeste par les principaux symptômes suivants : diarrhée ocre et fétide, état typhoïde (insomnie, délire et stupeur), gargouillements de la fosse iliaque droite, taches rosées lenticulaires sur l'abdomen. Ses complications les plus graves sont l'*hémorragie intestinale*, qu'on devra soupçonner chaque fois que la température tombe brusquement de plusieurs degrés, la *perforation intestinale*, qui survient vers le vingt-cinquième jour de l'affection et se trahit par des symptômes de péritonite déjà décrits, enfin les *troubles cardiaques*, qui peuvent aboutir à la syncope.

La fièvre typhoïde exige la surveillance minutieuse et les soins les plus dévoués de l'infirmière. Le malade doit garder le repos absolu au lit et éviter tout effort. Il doit être, autant que possible, isolé. Sa température sera prise avec le plus grand soin, et l'infirmière devra avertir le médecin dès qu'elle constatera dans sa courbe une modification anormale. Sa bouche, sa langue et ses dents seront lavés tous les jours. *Ses matières et les linges souillés par lui seront sérieusement désinfectés ;* l'infirmière devra toujours les examiner avant de les jeter. Pour éviter les escarres de la région sacrée, on lavera celle-ci à l'eau bouillie et on la poudrera avec de la poudre de quinquina et de bismuth.

L'alimentation restera exclusivement liquide, et l'on devra surveiller de près toute infraction à cette règle alimentaire, pour éviter la perforation intestinale. Comme le typhique doit beaucoup uriner, on lui fera absorber 4 ou 5 litres de liquide par vingt-quatre heures (lait écrémé, bouillon de légumes, eau pure, limonade vineuse, etc.).

Enfin le traitement par excellence de la fièvre typhoïde

est la *balnéothérapie*, sur laquelle nous avons suffisamment insisté (v. p. 273).

En cas d'hémorragie ou de perforation intestinale, on prescrira l'immobilité absolue, on supprimera toute absorption d'aliments ou de liquide, et on mettra de la glace sur le ventre, en attendant l'intervention chirurgicale, si celle-ci est indiquée.

2° *Diphtérie.* — Maladie essentiellement contagieuse, la diphtérie, en dehors du larynx (voir croup, p. 289), frappe surtout le pharynx. L'*angine diphtérique* se caractérise par la présence de fausses membranes au niveau des amygdales; celles-ci doivent être prélevées le plus tôt possible avec une spatule stérilisée, pour être données à l'examen du laboratoire. L'affection débute par une fièvre légère, de la pâleur, puis des signes d'angine (v. p. 302). S'il s'agit d'une forme toxique, souvent mortelle, il se produit dans la région sous-maxillaire une adénopathie considérable, pendant que le malade rejette des mucosités sanguinolentes par le nez, que la fièvre augmente, que l'albumine apparaît et que le cœur devient irrégulier. — Souvent, à la suite de la diphtérie surviennent des *paralysies* qui peuvent être très graves lorsqu'elles frappent les muscles indispensables à l'existence, et qui siègent le plus souvent sur le voile du palais.

Pour soigner l'angine diphtérique, l'atmosphère de la chambre sera saturée de vapeur d'eau en faisant bouillir constamment des solutions diluées d'eucalyptol ou de benjoin. On pratiquera des lavages de gorge et des pulvérisations. L'alimentation sera liquide et très réconfortante. L'isolement sera absolu, et tous les objets entourant le malade seront désinfectés. L'infirmière se gargarisera avant et après avoir quitté son malade. Enfin on pratiquera la sérothérapie antidiphtérique comme nous l'avons indiqué plus haut (voir Croup, p. 290).

3° *Tétanos.* — Le tétanos est une affection qui survient le plus souvent à la suite de plaies anfractueuses souillées par de la terre ou du crottin de cheval. Après une incubation souvent très longue surviennent des contractures qui frappent surtout les muscles de la mâchoire (trismus), puis ceux de la face (rire sardonique), de la nuque et du tronc (attitudes spéciales). En même temps la température s'élève et peut dépasser 41°; le malade a des crises de convulsions, surtout lorsqu'une lumière crue ou un bruit anormal frappent ses sens hypérestésiés. La mort survient le plus souvent, soit par syncope, soit par asphyxie.

Le *traitement du tétanos* consiste en un repos absolu à l'abri de tout bruit et de toute sensation vive. Le chloral à haute dose et surtout l'injection sous la peau du ventre de *sérum antitétanique* en grande quantité sont les deux méthodes thérapeutiques à employer. Malheureusement le sérum n'est le plus souvent efficace qu'à titre préventif: d'où la prescription de faire une injection de sérum antitétanique chaque fois qu'on a affaire à une plaie anfractueuse et souillée de terre.

4° *Oreillons.* — Les oreillons sont caractérisés par une tuméfaction douloureuse des glandes parotides, situées derrière les mâchoires inférieures. Ils surviennent surtout chez les jeunes gens, sous forme de petites épidémies dans les pensionnats et les casernes. Une complication fréquente des oreillons est l'*orchite*, ou inflammation des testicules, qui peut entraîner l'infécondité.

La contagion des oreillons est grande.

Comme *traitement*, on isolera le malade pendant trois ou quatre semaines, et on lui fera porter un suspensoir bourré d'ouate, pour éviter la production d'orchites.

5° *Rougeole.* — La rougeole est une fièvre éruptive frappant surtout les enfants. Après une période d'incubation de huit à dix jours, elle débute par de la fièvre et un catarrhe lacrymo-nasal (larmoiement, toux, coryza). Puis survient, au bout de quatre à cinq jours, une éruption de petits boutons rougeâtres, groupés sous forme de lunules, laissant entre eux des intervalles de peau saine, et apparaissant au niveau de la face, pour gagner ensuite les autres parties du corps. Cinq jours après, la rougeole se termine par une desquamation légère, qui se produit sous forme d'une poudre très fine. La principale complication de la rougeole est la *broncho-pneumonie*, qu'on soupçonnera lorsque le petit malade présente une hyperthermie subite et une dyspnée, ou respiration essoufflée, sans cause.

La contagiosité de la rougeole est surtout marquée au moment de la période du catarrhe lacrymo nasal.

En fait de *traitement*, on isolera le petit malade. On le tiendra bien au chaud pour éviter la broncho-pneumonie, sans cependant le couvrir d'une façon exagérée. Enfin on pratiquera des lavages du nez et de la gorge. La broncho-pneumonie sera traitée par les moyens déjà indiqués. Dix à quinze jours après la période d'éruption, on peut lever le malade et lui rendre bientôt la liberté, non sans lui avoir fait prendre au préalable, un ou deux bains chauds.

6° *Scarlatine.* — Affection éminemment contagieuse, surtout à sa période de desquamation, la scarlatine débute, après une période d'incubation de cinq jours environ, par une fièvre très marquée, des maux de tête violents, des vomissements et surtout une angine rouge très douloureuse. Au bout de vingt-quatre heures survient une éruption caractérisée par de grands placards rouges parsemés d'un pointillé lie de vin, débutant par le tronc, l'abdomen et les plis de flexion, gagnant ensuite la face. En quelques jours se produit une desquamation, qui se fait en larges lames cornées, et, au niveau des extrémités, sous forme de doigts de gant. Les principales complications de la scarlatine, sont le rhumatisme, les abcès et surtout l'*albuminurie*, qui peut donner lieu à des *néphrites* récentes ou tardives ; d'où la prescription d'examiner quotidiennement les urines du malade, même après sa guérison.

Comme *traitement*, on placera le scarlatineux dans une chambre spacieuse, bien aérée et isolée. On soignera son angine par les moyens ordinaires. Son alimentation sera exclusivement lactée jusqu'à ce que le médecin juge bon de l'interrompre. A la période de desquamation, des bains légèrement antiseptiques lui seront donnés avec le plus grand soin, et des onctions fréquentes avec des corps gras empêcheront ses squames de disséminer son affection. La première sortie ne doit pas avoir lieu avant quarante jours.

7° *Variole.* — *Vaccination.* — Des plus contagieuses aussi, la variole est une fièvre éruptive qui débute, après une période d'incubation de douze jours, par une température d'abord élevée, puis modérée, s'élevant de nouveau vers la fin de l'éruption. La période pré-éruptive est caractérisée par des douleurs lombaires violentes, de la constipation, des vomissements et des éruptions spéciales, ou rash, simulant la rougeole ou la scarlatine. Puis surviennent des taches, qui deviennent bientôt des boutons, puis des vésicules, enfin des pustules (boutons remplis de pus) ombiliquées, c'est-à-dire déprimées à leur centre. L'éruption débute par la face et gagne ensuite le reste du corps. Elle laisse souvent après elle des cicatrices indélébiles. Il s'agit là d'une affection très grave, souvent mortelle, dont la principale complication est la *variole noire*, se manifestant par des hémorragies diverses qui pardonnent rarement. On ne confondra pas la variole avec la *varicelle*, affection essentiellement bénigne, dont l'éruption est plus superficielle et pus polymorphe.

Le *traitement* de la variole, en dehors des mesures de désinfection et de propreté, consiste surtout dans une manœuvre prophylactique appelée *vaccination.* La vaccination, découverte par Jenner, est l'inoculation à l'homme d'une maladie bénigne, connue chez les bovidés sous le nom de cow-pox, et qui préserve de la variole. Elle est obligatoire. On doit vacciner les enfants à l'âge de deux mois, et, en cas d'épidémie de variole, dès les premiers jours de la naissance, sauf si le nouveau-né est en état d'hypotrophie ou présente des éruptions eczémateuses.

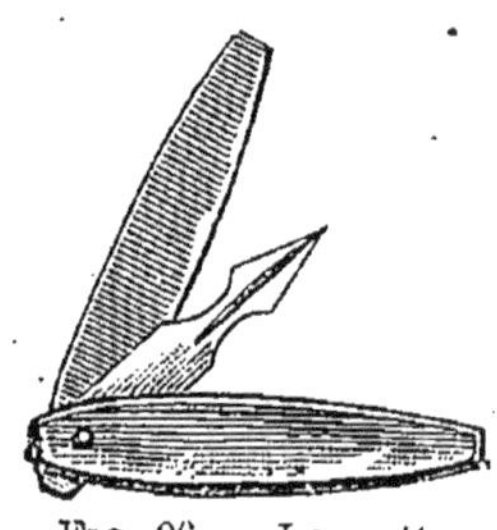

FIG. 96. — Lancette à vacciner.

Le vaccin s'obtient en le recueillant sur les pustules vaccinales d'une génisse inoculée ; on peut le prélever directement sur celles-ci, ou bien le placer provisoirement dans des tubes, à l'état de vaccin de conserve, de vaccin sec ou de pulpe glycérinée.

Au moment de pratiquer la vaccination, l'infirmière devra disposer sur une table de l'eau bouillie, de l'ouate hydrophile stérilisée, un peu d'alcool, un verre de montre aseptisé, enfin, après les avoir fait préalablement bouillir, des lancettes ou des plumes à vacciner (vaccinostyles). On prend alors un tube à vaccin, on brise ses deux extrémités, et on chasse son contenu en chauffant très légèrement une de ses extrémités à la flamme d'une lampe à alcool; le vaccin est recueilli dans le verre de montre.

On vaccine soit au bras, à la partie externe de son tiers supérieur, soit sur la face extérieure de la cuisse, au-dessus du genou; dans ce dernier cas on devra veiller ensuite minutieusement à la propreté de la région. On lave

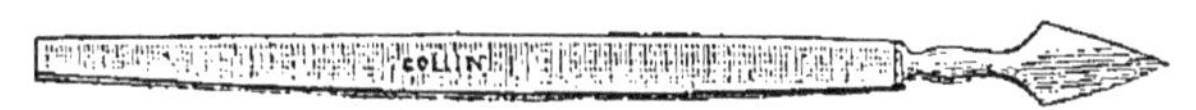

Fig. 97. — Aiguille de Chambon, à manche de métal.

le tégument du sujet simplement avec de l'eau et du savon, on le sèche bien, puis, avec un vaccinostyle refroidi, on charge une gouttelette de vaccin et on pratique sur la peau, sans la faire saigner, trois séries de petites scarifications légères ou trois piqûres. On prie ensuite le patient de rester quelques minutes sans remettre ses vêtements. On recouvre enfin la région d'un petit pansement sec ou de poudre de talc stérilisée.

Pendant les trois jours qui suivent l'inoculation rien n'apparaît sur la peau, sinon un petit cercle rose. Le quatrième jour, se produit une papule rougeâtre puis un bouton saillant. Enfin, le cinquième ou le sixième jour, l'élément devient une vésicule aplatie à centre déprimé, à périphérie bleuâtre. Le huitième jour, l'élément est mûr et douloureux. Le dixième jour, le bourrelet inflammatoire diminue et le onzième jour il se dessèche sous forme d'une croûte brune qui tombe vers le vingt-cinquième jour, et laisse après elle une cicatrice déprimée. On ne confondra pas cette vraie vaccine avec la fausse vaccine, qui survient chez des individus déjà vaccinés.

En général, la vaccination poursuit son effet préservateur pendant sept à huit ans. Après cette période il est nécessaire de revacciner les sujets tous les ans, pour éviter la variole, en particulier en temps d'épidémie.

Certains accidents peuvent survenir à la suite de la vaccination (fièvre, lymphangite, éruptions diverses, syphilis inoculée dans la vaccination de bras à bras) ; on les évitera pour la plupart par des mesures de propreté.

8° *Erysipèle de la face.* — L'érysipèle de la face survient surtout chez la femme et se transmet assez difficilement, par les doigts et les linges souillés. Après une période d'incubation de dix jours, ses symptômes principaux sont : un ganglion douloureux derrière l'angle de la mâchoire, puis une plaque rouge et douloureuse, qui débute au coin du nez et s'étend, sous forme d'une tache d'huile, à toute la face, avec un bourrelet périphérique surélevé. Cette éruption guérit en six à dix jours, mais devient grave lorsqu'elle s'étend aux muqueuses, et en particulier, à l'appareil respiratoire.

On *traitera l'érysipèle de la face* par des compresses émollientes à l'eau de guimauve ou de fleurs de sureau, par des fumigations et des pulvérisations et par des potions calmantes.

9° *Tuberculose.* — Maladie des plus contagieuses, la tuberculose peut atteindre tous les organes et toutes les parties du corps, mais elle frappe surtout le *poumon*, au niveau duquel elle se manifeste tout d'abord par des signes de bronchite, par une toux sèche pouvant entraîner des vomissements, puis par des hémoptysies, des crachats purulents, des sueurs nocturnes, de l'amaigrissement, de la perte d'appétit, de l'enrouement (laryngite tuberculeuse), de la diarrhée (entérite tuberculeuse). La tuberculose pulmonaire, qu'elle affecte une marche aiguë ou chronique, est une grande source de mortalité, principalement dans les villes.

Elle est provoquée surtout par la cohabitation malpropre, la misère et l'alcoolisme.

En dehors des règles de prophylaxie, résumées dans un autre chapitre de ce manuel, le tuberculeux pulmonaire doit être soumis à un *traitement* des plus sérieux, car, *à la première période de l'affection, il peut et doit guérir*. Ce traitement consiste essentiellement en un séjour prolongé au grand air sur une chaise longue pendant toute la journée, à l'abri de l'humidité, du soleil vif, de la poussière et des courants d'air (pendant la nuit les fenêtres resteront ouvertes), dans une suralimentation rationnelle, sans toutefois surmener l'estomac, dans l'absorption de *viande crue* de cheval râpée et prise, à la dose initiale quotidienne de 25 grammes montant ensuite progressivement jusqu'à 200 grammes, dans du bouillon chaud avant les repas, dans les injections sous-cutanées de cacodylate ou de méthylarsinate de soude, qui ne doivent être pratiquées que lorsqu'il n'y a pas de fièvre. Le malade devra être séparé autant que possible de ses enfants et expectorer dans des crachoirs spéciaux, sans avaler ses crachats. On lui fera tous les jours des frictions sèches ou humides au moment du lever. Sa barbe et sa moustache seront désinfectées avec beaucoup de soin. Enfin on nettoiera souvent sa cavité buccale, et on le tiendra chaudement, sans toutefois le surcharger de vêtements.

10° *Syphilis*. — Maladie contagieuse, soit par contact direct, surtout génital, soit moins souvent par contact indirect, la syphilis se manifeste par un accident primitif appelé chancre et survenant vingt-cinq jours environ après le contact infectieux, au niveau où a eu lieu ce contact. Le *chancre syphilitique* ou induré est dur à sa base, saillant, unique, indolore, régulier, peu ulcéré, couleur de chair musculaire, accompagné de ganglions voisins durs et bien isolés. Il se différencie ainsi du *chancre mou* ou phagédénique, non syphilitique, qui n'est pas induré, souvent multiple, douloureux, très ulcéré, irrégulier, blanc jaunâtre, accompagné d'une adénopathie voisine ayant tendance à suppurer (bubon). Le chancre syphilitique est des plus virulents. L'apparition du chancre coïncide avec des maux de tête surtout nocturnes, et avec la chute des cheveux, qui se fait par plaques (alopécie en clairière). Plus tard surviennent des *accidents secondaires* (plaques muqueuses contagieuses au niveau des différentes cavités, roséole, ou éruption sur la peau de petites taches rosées sans démangeaisons). Beaucoup plus tardivement encore, la *période tertiaire* de la syphilis est caractérisée par des tumeurs appelées gommes, et par de la sclérose survenant au niveau des artères et des différents organes, en particulier le système nerveux; c'est pourquoi certains accidents nerveux très graves sont appelés *para-syphilitiques* (tabès, paralysie générale). Enfin l'affection retentit souvent sur les enfants des syphilitiques : la *syphilis héréditaire* se manifeste, en particulier, par certaines irrégularités dentaires, par des lésions oculaires et nasales et par des écoulements d'oreille.

Le *traitement de la syphilis* consiste essentiellement dans l'usage exclusivement personnel des objets intimes, et en l'administration d'*iodure de potassium* et surtout de *mercure*. Ce dernier peut être donné par la bouche (pilules de Dupuytren, de Ricord, sirop de Gibert, liqueur de van Swieten), par la peau [frictions mercurielles (v. p. 210)] ou par voie intra-musculaire [injections quotidiennes de sels solubles (benzoate ou biiodure de mercure), par série de vingt piqûres de 1 centigramme; injections hebdomadaires de sels insolubles (calomel, huile grise), à la dose de 4 à 5 divisions de la seringue de Barthélemy, par séries de huit à dix piqûres (v. p. 218)]. On surveillera, pendant tout le traitement, les urines (albuminurie, anurie) et surtout les dents du malade, qu'on fera nettoyer plusieurs fois par jour en dehors et en dedans avec une brosse dure imbibée d'une poudre au chlorate de potasse, pour éviter la stomatite mercurielle. Enfin, dans quelques cas bien déterminés, on pourra recourir aux injections intra-veineuses d'hectine, de cyanure de mercure, de salvarsan ou de néo-salvarsan (v. p. 220).

11° *Blennorragie.* — La blennorragie est une affection

très contagieuse par contact direct, d'origine en général génitale, mais qui peut aussi se propager par les mains (ophtalmie des nouveau-nés, vaginite des petites filles), d'où la recommandation de ne jamais porter aux yeux et sur les muqueuses les doigts souillés d'un pus suspect. Elle se manifeste principalement par un écoulement douloureux de pus verdâtre hors de l'urètre, débutant quatre à cinq jours après le contact infectieux, et s'accompagnant de douleurs pendant les mictions. Cet écoulement tend à devenir chronique et à se compliquer plus tard, chez l'homme, de cystite, de néphrite, d'orchite et de rétrécissement de l'urètre; chez la femme, de métrite, de salpyngite et d'affections génitales diverses, justiciables souvent de la chirurgie; enfin, chez l'homme aussi bien que chez la femme, de rhumatisme blennorragique, qu'on différenciera du *rhumatisme articulaire aigu* à ce que ce dernier seul, en général, survient dans l'adolescence, se généralise à de nombreuses articulations, s'accompagne de complications cardiaques et s'améliore par l'usage du salicylate de soude à haute dose.

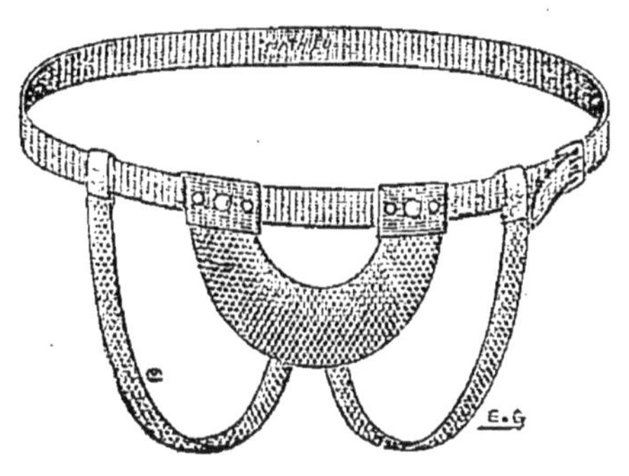

Fig. 98. — Suspensoir.

Le *traitement de la blennorragie* consistera essentiellement en des *lavages* au permanganate de potasse (en solution à 1/4000), soit de la vessie, soit de l'urètre, soit du vagin (v. pp. 262 et 263), et, plus tard, s'il y a lieu, contre les rétrécissements de l'urètre et l'hypertrophie de la prostate, en des instillations de nitrate d'argent, des sondages et la dilatation de l'urètre, tels que nous les avons décrits dans un précédent chapitre. L'usage des boissons diurétiques, des antiseptiques urinaires (santal, copahu, urotropine), l'emploi d'un suspensoir pour éviter l'orchite, doivent souvent aider ce traitement local.

G. **Intoxications.** — Les poisons, sources d'intoxication, peuvent provenir de l'organisme ou du dehors. Dans la première catégorie nous décrirons le diabète, dans la seconde l'alcoolisme, le saturnisme et les intoxications aiguës (asphyxie, empoisonnements).

1° *Diabète.* — Le diabète se caractérise surtout par la présence du sucre dans les urines. Survenant d'habitude chez des sujets d'un certain âge, mais pouvant se produire chez l'enfant, auquel cas il est particulièrement grave, le diabète a pour principaux symptômes l'augmentation de la faim (polyphagie), de la soif (polydypsie), de la quantité des urines (polyurie et pollakyurie). Chez les diabétiques il faut signaler aussi la facilité des suppurations et de la gangrène, qui exige dans toute intervention chirurgicale sur eux des soins d'asepsie tout à fait particuliers, la fréquence des furoncles, de la carie dentaire, de la cataracte, des éruptions cutanées, de la tuberculose pulmonaire. Le diabétique peut vivre longtemps. Souvent sa mort survient dans le *coma diabétique*, qu'on différenciera des autres comas par les caractères de l'haleine (odeur d'acétone ou de pommes reinettes), le rythme de la respiration, d'une ampleur anormale, la dilatation fréquente des pupilles, et la présence de sucre et d'acétone dans les urines.

Le *traitement du diabète* consiste principalement dans un *régime alimentaire* abondant, mais dépourvu de sucre et de féculents. Contre le coma diabétique, le *bicarbonate de soude* à hautes doses, en particulier en injections intraveineuses, est indiqué.

2° *Alcoolisme.* — *L'alcoolisme aigu* se manifeste souvent par le coma alcoolique ou le *delirium tremens*, qu'on reconnaîtra à l'agitation du malade et à l'odeur d'alcool qui s'en dégage. — Dans un cas de delirium tremens on ne doit pas supprimer brusquement l'alcool au malade : on lui donnera de la potion de Todd et de la limonade vineuse ; on le couchera entre deux planches, et on le surveillera très attentivement pour éviter un suicide ou un accident.

L'alcoolisme chronique se décèle par le tremblement des

extrémités du malade, par son agitation particulière, par ses pituites matinales, par ses cauchemars et ses crampes dans les mollets. Souvent l'alcoolisme entraîne des *paralysies* flasques particulières, surtout des extrémités inférieures. Enfin bien des organes peuvent être touchés par l'alcoolisme en donnant lieu à plusieurs des affections ci-dessus mentionnées, et dont le traitement principal sera la suppression de l'alcool sous toutes ses formes.

3° *Saturnisme.* — Le saturnisme, ou intoxication par le plomb, survient surtout chez les peintres en bâtiment. On le reconnaît notamment à un liséré bleu siégeant au niveau des gencives.

Les principaux accidents du saturnisme sont d'une part la *colique de plomb*, qu'on traitera par le miel soufré et les lavements laudanisés, d'autre part la *paralysie saturnine*, en particulier des avant-bras, qui est justiciable de l'électrothérapie.

4° *Asphyxie.* — L'asphyxie peut être l'aboutissant de maladies du cœur, des poumons ou des centres nerveux; elle sera combattue, dans ces cas, surtout par le traitement de l'affection causale. D'autres fois l'asphyxie survient primitivement (asphyxie par submersion, par pendaison, par strangulation, ou bien à la suite d'intoxications par l'oxyde de carbone, l'acide carbonique, l'hydrogène sulfuré, etc.).

La *thérapeutique de ces accidents* doit être très rapide, et il appartient à l'infirmière d'apporter contre eux les premiers secours. Ceux-ci consisteront tout d'abord à placer l'asphyxié à l'air pur, en le débarrassant de ses vêtements, et à l'étendre le buste un peu relevé. On desserrera ses dents avec une cuiller enveloppée d'un linge, et on les maintiendra écartées avec un bouchon. On pratiquera des tractions rythmées de la langue et la respiration artificielle (voir syncope p. 295). On injectera de l'éther et de la caféine. On fera sur la peau des frictions énergiques; on y appliquera des linges chauds, des sinapismes, et divers autres moyens de révulsion. On flagellera enfin le visage et la poitrine avec de l'eau froide, et on débarrassera l'arrière-gorge de ce qui peut l'obstruer, en excitant la paroi postérieure du pharynx. Il importe de continuer longtemps ces différentes manœuvres, sans se décourager ; il faut souvent plusieurs heures avant d'obtenir un résultat.

S'il s'agit d'un *noyé*, on couchera, de plus, le sujet sur le côté droit, la tête légèrement inclinée, les mâchoires écartées, de manière à laisser écouler l'eau des bronches.

5° *Coup de froid. Coup de chaleur.* — *Le coup de froid* est une perte de connaissance qui survient en hiver chez les miséreux, les ivrognes, les artério-scléreux, les cardiaques. — Il faudra réchauffer le malade sans connaissance, peu à peu et par degré. Il serait souvent bon, au préalable, de les tremper dans l'eau glacée ou de les frictionner avec de la neige. L'usage progressif de boissons chaudes, d'alcool, puis les injections d'éther et de spartéine sont ensuite indiqués.

Le coup de chaleur survient surtout à la suite d'insolations, et peut entraîner la syncope et la mort. — Il sera combattu par les aspersions d'eau fraîche et, si cela est utile, par la saignée.

6° *Empoisonnements divers.* — Contre tout empoisonnement, en attendant que l'antidote soit prescrit par le médecin, les premières *manœuvres à tenter* sont le lavage de l'estomac (v. p. 253), l'administration d'un lavement purgatif et d'un vomitif.

Si le poison est *un acide* (acide sulfurique, nitrique, etc.), on fera absorber de grandes quantités d'eau et de lait additionnés de magnésie calcinée, de bicarbonate de soude, de savon, ou bien encore une solution albumineuse.

Si le poison est *un alcali* (potasse, soude, ammoniaque), on administrera de l'eau vinaigrée au tiers, une solution d'acide citrique ou d'acide tartrique.

Si le poison est un *opiacé* (laudanum, morphine, etc.), on donnera du café fort, on placera le malade debout et on le maintiendra éveillé grâce à des flagellations avec un linge mouillé.

L'empoisonnement par le *sublimé* sera combattu par l'eau albumineuse.

L'empoisonnement par le *gaz d'éclairage* sera traité par la saignée et les inhalations d'oxygène.

Enfin les *piqûres de serpent* sont justiciables de l'injection de certains sérums antivenimeux, et, en attendant, de la ligature du membre atteint ou de la cautérisation de la plaie.

II. **Aliénation mentale et enfants arriérés.** — La thérapeutique employée dans les asiles d'aliénés comprend des soins généraux, communs à toutes les affections nerveuses, et des soins spéciaux applicables à certains types principaux de délire.

1° *Conduite de l'infirmière dans un hôpital d'aliénés.* — Dans un hôpital d'aliénés, l'infirmière devra exagérer, s'il est possible, ses qualités professionnelles et morales. Non seulement elle exécutera avec minutie les ordres du médecin, mais elle devra développer une grande initiative personnelle en ce qui concerne la surveillance des malades placés sous ses ordres et l'observation intelligente de leurs moindres actes, qui devront être rapportés fidèlement, s'il y a lieu, au chef de service. Elle s'efforcera de garder un ascendant considérable sur ses administrés, par sa tenue sévère et cependant bienveillante, par la confiance qu'elle saura inspirer. Il lui faudra prendre de nombreuses et fréquentes précautions contre les tentatives de suicide et d'évasion qu'elle devra savoir déjouer par une attention de tous les instants. Elle luttera contre les refus fréquents de manger, soit par la persuasion, soit par l'exemple, soit enfin, si ces moyens échouent, par le gavage (v. p. 256), suivant indication du médecin.

L'infirmière surveillera spécialement *les agités* qui seront isolés et, au besoin, enfermés dans des cellules capitonnées, et auxquels on enlèvera tout objet susceptible de constituer une arme contre eux ou contre leur entourage. Elle les fera coucher entre des planches capitonnées, et surveiller par un aide spécialement attaché à leur personne. Elle ne devra leur appliquer la *camisole de force*, totale ou partielle, que sur l'ordre formel du médecin et avec le plus de douceur possible, car cette application, maladroitement faite, peut entraîner des troubles très graves. Elle devra parler sans rudesse aux *persécutés* ou aux silencieux, chercher à leur inspirer confiance, ne pas tenir compte de leurs injures, ne jamais s'impatienter et, bien entendu, ne jamais se livrer sur eux à la moindre brutalité.

En cas de *crise* (épilepsie, par exemple), l'infirmière éloignera du malade tout objet capable de le blesser; préventivement, elle placera un bourrelet autour de sa tête, l'isolera dans une cellule capitonnée, et évitera de le laisser longtemps seul, surtout dans les cabinets d'aisances.

Il faudra veiller à la *propreté* générale des aliénés, les laver plusieurs fois par jour, et leur administrer régulièrement une douche ou un bain.

Au réveil, l'infirmière tiendra la main à ce que la literie soit bien propre, à ce que les draps et les matelas soient mis à l'air, à ce que les fenêtres soient longtemps ouvertes, à ce que chaque malade se lave non seulement la figure et les mains, mais l'anus et les organes génitaux.

Pendant la visite médicale, elle s'efforcera à ce que le silence le plus complet et l'ordre règnent dans la salle.

Au bain, elle surveillera elle-même la température de l'eau, beaucoup d'aliénés se laissant ébouillanter sans rien dire ou ressentir; elle ne quittera pas son malade une seconde, celui-ci pouvant se noyer ou se suicider en très peu de temps; elle profitera de ce moment pour fouiller ses poches et voir s'il ne dissimule aucun objet dangereux, et aussi pour lui visiter et nettoyer la tête.

Au réfectoire, l'infirmière s'efforcera de faire manger ceux qui refusent les aliments, et d'empêcher, par contre, certains aliénés de manger trop vite.

Dans les préaux et salles de réunion, elle s'opposera à tout groupement et tout conciliabule secret, à tous jeux brutaux et aux disputes.

A la promenade, elle surveillera et comptera souvent ses administrés, pour prévenir toute fuite.

Pendant le coucher et durant la nuit, elle s'opposera enfin à ce que les aliénés sortent de leur lit sans prétexte plausible et s'approchent du lit de leurs voisins.

Lorsqu'une infirmière sera chargée *d'aller chercher un aliéné à domicile ou de le recevoir à l'asile*, elle devra mettre dans sa tâche la plus grande discrétion et dissimuler autant que possible au malade le but de sa présence, en adaptant le prétexte du transport à la folie spéciale du sujet. Devant la famille elle fera l'inventaire de l'argent et des effets qu'emporte l'aliéné.

2° *Epilepsie.* — L'épilepsie, parvenue à un certain degré de son évolution, est une des principales affections traitées dans les asiles spéciaux. Elle peut se manifester sous l'aspect du grand mal ou du petit mal.

Le *grand mal* est caractérisé par l'attaque d'épilepsie. Celle-ci survient plus ou moins brusquement et débute, en général, par une *aura*, qui consiste en une douleur, un vomissement, une constriction de la gorge, une hallucination auditive ou visuelle, une perversion psychique, une rougeur ou une pâleur de la face, etc., symptômes variables suivant le sujet, mais toujours semblables chez le même individu. Puis le malade pousse un *cri*, perd connaissance, devient livide et tombe brusquement, en se blessant le plus souvent et même quelquefois en se brûlant sur un poêle ou s'étouffant dans ses draps. Dans un second temps, surviennent des *convulsions toniques*, consistant en de la raideur de la face, des yeux, des membres, auxquelles succèdent, au bout de vingt à trente secondes, des *convulsions cloniques*, pendant lesquelles le malade s'agite, se mord la langue, écume et saigne par la bouche, puis émet involontairement et goutte à goutte ses urines. Enfin l'épileptique reprend connaissance, ne se souvenant de rien, et reste courbaturé pendant quelques heures. Ces crises peuvent se répéter plus ou moins souvent et doivent être notées sur un cahier spécial par l'infirmière ; lorsqu'elles sont très nombreuses, le malade est dit en *état de mal*, et la gravité de son affection devient très grande.

Le *petit mal* se manifeste simplement par des vertiges, des absences dans la conversation, du délire passager, des fugues, durant lesquelles le malade part devant lui pendant plusieurs jours et se réveille tout à coup loin des siens, sans se souvenir de rien, des impulsions involontaires et inconscientes, qui peuvent être criminelles (*équivalents épileptiques*).

Le *traitement de l'épilepsie* consiste surtout dans l'administration de *bromure de potassium* à haute dose, sous forme, le plus souvent, de sirop polybromuré. La douche, le massage, l'électricité, sont parfois indiqués. Il faudra surveiller de très près l'apparition des crises, pour éviter des chutes qui pourraient être mortelles. Enfin, pendant l'attaque, on étendra le malade et on le maintiendra, de façon à ce qu'il ne se blesse pas, et on glissera entre ses dents un morceau d'étoffe, de manière à l'empêcher de se mordre la langue.

3° *Hystérie.* — La crise de grande hystérie peut simuler celle d'épilepsie, dont elle se distinguera surtout par ce fait que la chute, se produisant d'une façon subconsciente, n'entraîne que rarement des blessures. Elle s'accompagne de plus, le plus souvent, d'attitudes passionnelles, d'hallucinations, de mouvements désordonnés, de rires ou de larmes, de léthargie prolongée, de paralysies ou de contracture, survenant à la suite d'une émotion et disparaissant par la persuasion.

L'hystérie est surtout justiciable de *l'isolement complet* et de l'hydrothérapie.

4° *Paralysie générale.* — La paralysie générale est un état démentiel, le plus souvent d'origine syphilitique, et évoluant, en général, rapidement vers la mort. Elle débute par la perte de la mémoire des faits, des lettres et des chiffres, par des actes inconsidérés, un état mélancolique ou coléreux, une activité dévorante ou une dépression mentale exagérée, des dépenses ridicules, des marques diverses de perversion; un vol, une affaire de mœurs caractérisent souvent les débuts de la paralysie générale. Le malade a du tremblement de la parole, de la langue et des lèvres. Ses pupilles sont inégales et ne réagissent plus à la lumière. Son délire augmente rapidement (délire des grandeurs, ou, au contraire, hypocondrie et idées de persécution dangereuses pour l'entourage). Des crises de manie aiguë, des paralysies diverses peuvent survenir. Enfin, en un an à six ans, le malade aboutit au gâtisme et à la mort.

Le *traitement de la paralysie générale* est simplement palliatif; il consistera à protéger le malade contre lui-même et à l'empêcher de nuire à autrui.

5° *Morphinomanie.* — L'infirmière aura parfois à surveiller un morphinomane qu'on désintoxique.

Cette *désintoxication* se pratique, en général, lentement et en remplaçant progressivement la morphine par des doses décroissantes d'héroïne, de cocaïne, et finalement de sérum. Il s'agit de sujets que leur passion rend menteurs, dissimulés, sales et apathiques. L'infirmière devra leur apprendre à faire leurs piqûres avec la plus grande propreté. Il lui faudra résister à leurs sollicitations, ayant toutes pour objet leur besoin irraisonné de morphine. Elle devra aussi les garder de très près, car les morphinomanes parviennent souvent à déjouer toute surveillance pour se procurer la morphine et les seringues et les cacher ensuite dans les endroits les plus inattendus. Enfin elle aura soin de ne jamais leur dire à quelle dose de morphine est parvenue leur cure de désintoxication.

6° *Enfants arriérés.* — Il n'est pas de service où l'infirmière doive déployer autant de patience et de dévouement que ceux où sont hospitalisés les enfants arriérés. On devra tout d'abord les habituer à être *propres* en les astreignant à séjourner sur leur vase à certaines heures de la journée, jusqu'à ce qu'ils aient fait leurs besoins; en leur faisant porter, au fur et à mesure de leurs progrès dans ce sens, une robe, un pantalon percé, puis une culotte ordinaire, lorsqu'ils ne se salissent plus; en les obligeant à se laver plusieurs fois dans la journée; en les douchant enfin systématiquement tous les matins, sauf contre-indication du médecin.

On leur apprendra ensuite à *marcher*, en leur faisant décomposer les pas le long d'une échelle de corde, puis à monter les marches d'un escalier.

On leur enseignera patiemment, avec des instruments spéciaux fort ingénieux, la manière de *boutonner* une veste, de *lacer* une chaussure. On leur inculquera ensuite la *notion des différentes formes*, des *différentes couleurs*, des différents goûts, des différentes odeurs, du poids, de la longueur, grâce à des séances nombreuses et progressivement plus importantes dans lesquelles interviendra le maniement de divers objets allant des plus élémentaires aux plus compliqués.

Plus tard, s'il y a lieu, l'enfant apprendra, dans une école professionnelle, un *métier* simple, convenant à ses aptitudes et à ses goûts (menuisier, serrurier, imprimeur, jardinier, vannier, tailleur, etc.); il pourra même s'instruire plus sérieusement dans des classes où lui seront enseignées la lecture et l'écriture, et même des notions d'instruction plus avancée.

Cettte méthode de perfectionnement progressif, qui, entre les mains de Bourneville, a donné d'excellents résultats, devra être complétée par une éducation morale dans laquelle l'infirmière pourra avantageusement employer et développer ses qualités de patience et de dévouement.

I. **Signes de la mort.** — Il importe souvent que l'infirmière puisse reconnaître si un malade est exactement décédé. Les signes de la mort sont l'insensibilité générale et complète, l'absence de réaction aux excitants divers, l'affaissement et l'aspect vitreux des globes oculaires, l'abolition des réflexes cornéen et pupillaire, le relâchement des muscles, se manifestant en particulier par la chute de la mâchoire inférieure, le refroidissement du corps, l'absence de respiration, qu'on pourra constater avec un miroir placé devant la bouche du sujet, la cessation de la circulation, qu'on mettra en évidence en liant le doigt du mort et observant la pâleur de celui-ci au lieu de l'aspect violacé qui est, en général, la conséquence de cette manœuvre chez les vivants.

Plus tard la rigidité cadavérique, le ballonnement du ventre, les taches de la peau, l'absence de coloration jaune de la peau par l'injection de fluorescéine sont des signes évidents de mort.

Pour les formalités à remplir par l'infirmière en cas de décès, nous renvoyons à un autre chapitre de ce manuel.

CHAPITRE II

SOINS DE CHIRURGIE

I. — Matériel de petite chirurgie pratique

En cas d'accident banal et simple, l'infirmière doit faire stériliser, avant l'arrivée du médecin, les *instruments* suivants : un *bistouri*, une *paire de ciseaux* à pointes mousses, trois *pinces à forcipressure*, deux *pinces à disséquer*, dont une à dents de souris, une *sonde canelée* solide et longue, un *stylet*, une *aiguille de Doyen* ou *de Reverdin*, une pince

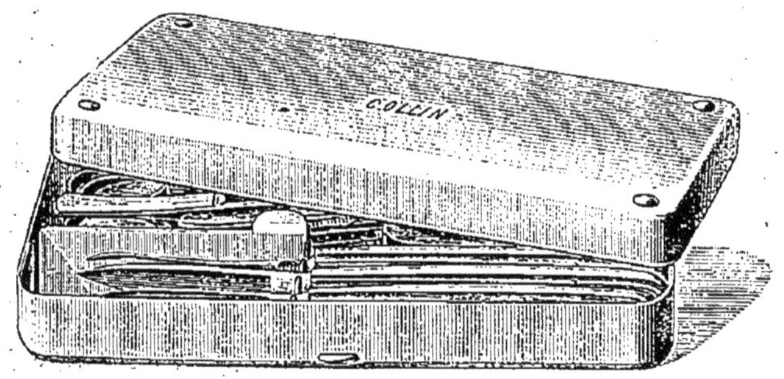

Fig. 99. — Trousse d'urgence.

à *agrafe* et des *agrafes Michel.* Enfin elle préparera un *rasoir*. Tous ces instruments doivent être en métal nickelé et être transportés dans des boîtes métalliques, constituées par deux petits bassins plats s'emboîtant exactement ; ils y seront installés entre une couche de gaze et une couche de ouate stérilisées. On leur adjoindra plusieurs tubes contenant des *fils de soie*, des *crins de Florence et du catgut* (boyaux de chat résorbables, destinés aux sutures profondes).

Pour recevoir les instruments et contenir les liquides ou

les compresses, on emploie des *plateaux* et des *bassins* facilement stérilisables et servant chacun à un usage déterminé.

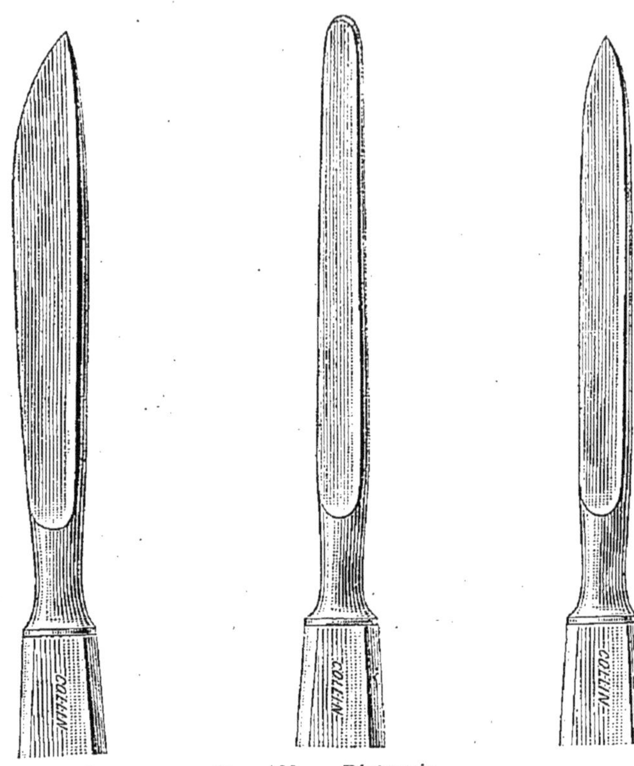

FIG. 100. — Bistouris.

Les plateaux reçoivent d'habitude les instruments ; les cuvettes rondes ou ovales sont en général destinées à l'eau

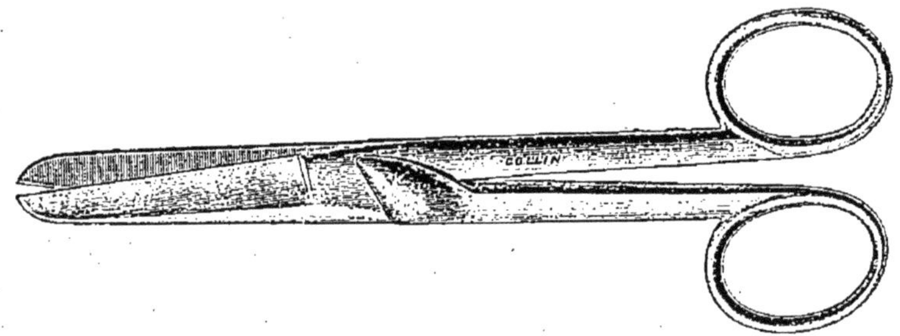

FIG. 101. — Ciseaux de 14 centimètres.

stérilisée, aux compresses, aux tampons ; les bassins en forme de rein ou de triangle servent à recueillir les liquides de lavage.

Les *matériaux de pansement* les plus employés sont la *gaze* et la *ouate hydrophile*.

Les *drains*, destinés à évacuer les produits pathologiques d'une plaie, sont, en général, en caoutchouc rouge vulcanisé, à parois assez épaisses et rigides criblées d'ouvertures latérales suivant une ligne en spirale ; pour les introduire

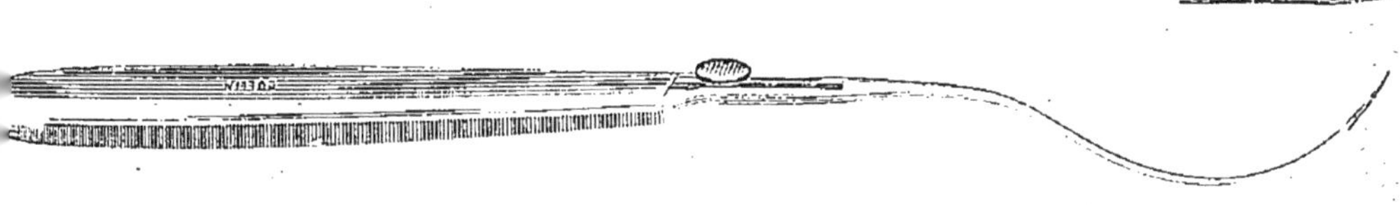

Fig. 102. — Aiguille de Reverdin.

dans la plaie, on les entoure souvent d'une compresse de gaze.

Les *bandes* sont employées à maintenir les pansements. On les fait soit en toile forte, qui sert surtout à appliquer un appareil ouaté, soit en tarlatane, en gaze simple, en crêpe Velpeau, en flanelle. En cas de pansements du tronc et des membres, elles auront 10 à 12 centimètres de large, en cas de pansements de la tête et du cou, 4 à 5 centimètres ; leur longueur ne dépassera pas 10 à 12 mètres. — Pour enrouler une bande, on replie une de ses extrémités sur une longueur d'un demi-centimètre, puis, avec le pouce de chaque main, on roule ce pli sous forme d'un petit cylindre très dur ; on place celui-ci entre le pouce et l'index de la main droite ; pendant que le reste de la bande passe entre le pouce et l'index de la main gauche, la main droite fait tourner le cylindre sur son axe et la main gauche étend la bande à mesure qu'elle

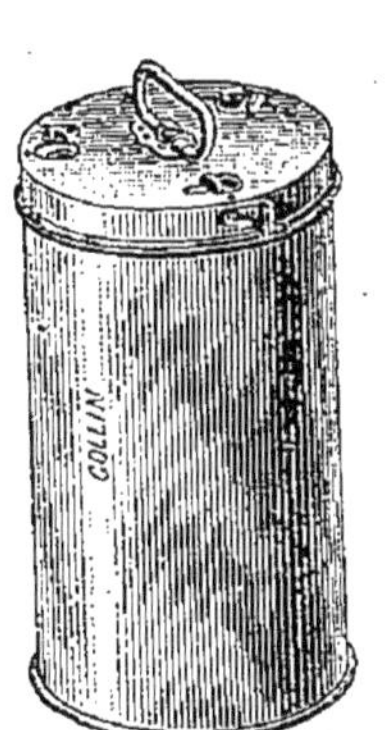

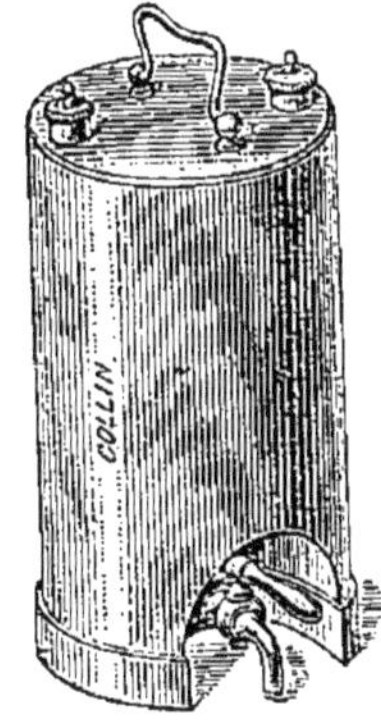

Fig. 103 et 104. — Boites à pansements et compresses.

s'enroule; quand on est arrivé à son extrémité, on fixe son chef terminal avec une épingle.

Le *Mackintosh* est une étoffe rose et souple recouverte d'un enduit imperméable, dont on se sert pour protéger les régions souillées par des liquides; on peut en rapprocher le *taffetas gommé et le taffetas chiffon.*

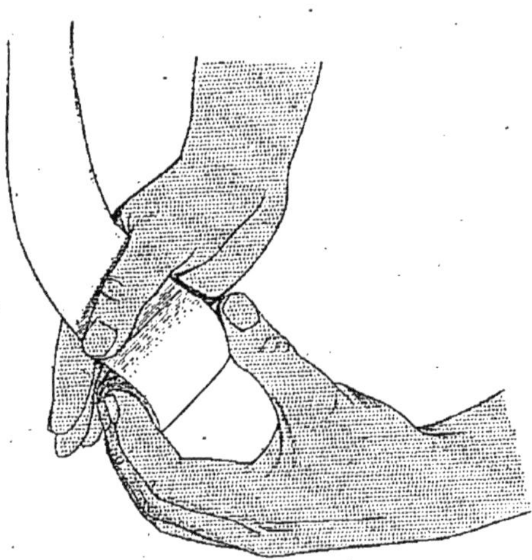

Fig. 105. — Manière de rouler une bande.

L'*écharpe* s'emploie pour soutenir le bras et l'avant-bras, dans les cas de contusion, de plaie ou de fracture. C'est une pièce de toile triangulaire dont on entoure la base autour du thorax, le plus haut possible, en laissant pendre la pointe au-devant de l'abdomen; on relève ensuite celle-ci au-devant de l'avant-bras placé à angle droit, et on la fait passer par-dessus l'épaule du côté malade, pour la fixer avec une épingle de nourrice à la partie postérieure du bandage.

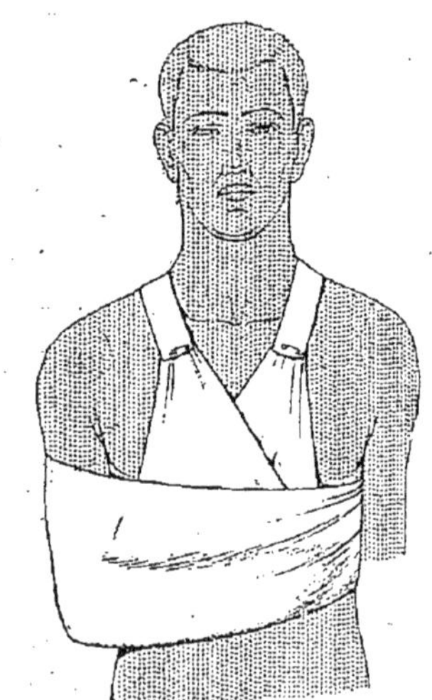

Fig. 106. — Echarpe de Mayor.

Instruments, matériaux de pansement, fils à suture, eau, doivent être rigoureusement aseptiques, c'est-à-dire préalablement stérilisés.

La *stérilisation* se fait à *l'autoclave* ou au *four Pasteur*, appareils décrits par ailleurs. — Dans un cas pressé, on peut placer les instruments dans une cuvette, et les faire *flamber* avec de l'alcool, procédé très imparfait. — L'*ébullition* pendant un quart d'heure est, au contraire, un excellent procédé de stérilisation des instruments, surtout si on emploie une solution de carbonate de soude à 1 ou 2 0/0.

En ce qui concerne les compresses et la ouate, elles doivent être contenues dans des *boîtes* à stérilisation strictement fermées, et qui ne doivent être ouvertes que par le chirurgien ou ses aides, de façon que leur asepsie se maintienne longtemps. Leur mode de stérilisation doit être tel

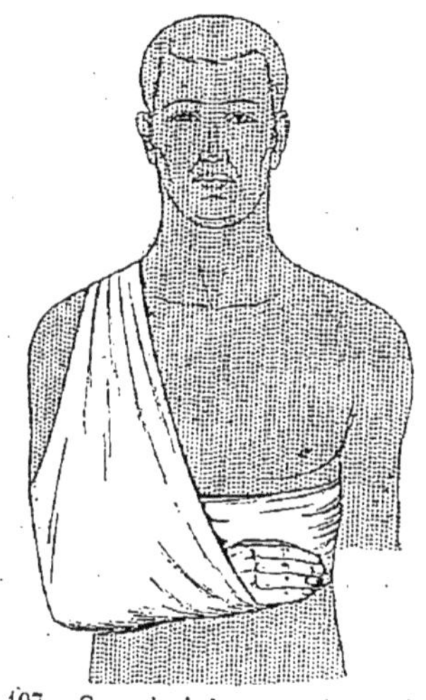

Fig. 107.—Grande écharpe triangulaire ou grand plein triangulaire du bras et de la poitrine.

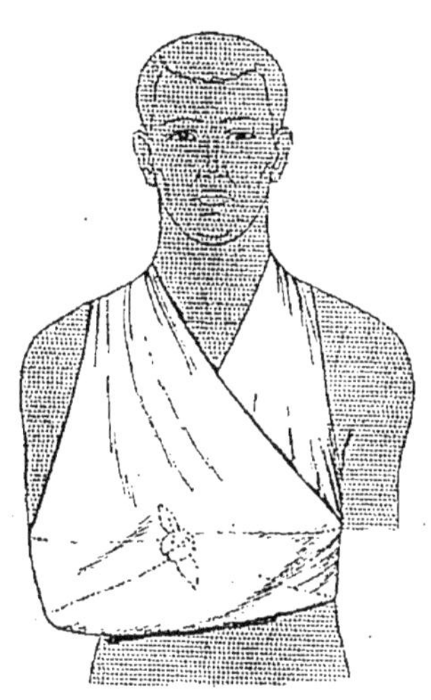

Fig. 108.— Echarpe de Jean-Louis Petit.

qu'elles n'en conservent pas une humidité trop grande. Certains appareils ont été inventés dans ce but; ils sont étudiés dans une autre partie de cet ouvrage (voir Hygiène).

II. — Soins préopératoires. — Asepsie du chirurgien, de ses aides et du champ opératoire

Au cours de toute opération de quelque importance, le chirurgien et ses aides seront revêtus de *blouses* de toile à manches coupées, préalablement stérilisées, les manches de la chemise étant retroussées avant de les revêtir, souvent aussi de bottes, de calottes et d'un masque recouvrant la bouche, en toile également aseptique.

La *désinfection des mains* constitue un des temps préparatoires les plus importants de l'opération. Elle se pratique avec de l'eau bouillie plusieurs fois, du sublimé à 1 0/00, du permanganate à 1 0/00, qu'on enlèvera ensuite avec du bisulfite de soude, de l'alcool à 90°, enfin et surtout à l'aide d'un savonnage très long avec du savon de Marseille, un cure-ongle et une brosse en chiendent rectangulaire stérilisés. Ces différentes opérations peuvent se faire dans des cuvettes flambées. A l'hôpital, le savonnage se pratique dans des lavabos dont les robinets sont mus par des pédales. On commence par un long savonnage des mains, auquel fait suite un nettoyage minutieux des ongles, avec le cure-ongle trempé dans du savon mou, puis un brossage savonneux, pendant six à huit minutes, de toutes les parties de la main et de l'avant-bras, enfin un lavage de deux à trois minutes au permanganate de potasse, à l'alcool et au sublimé.

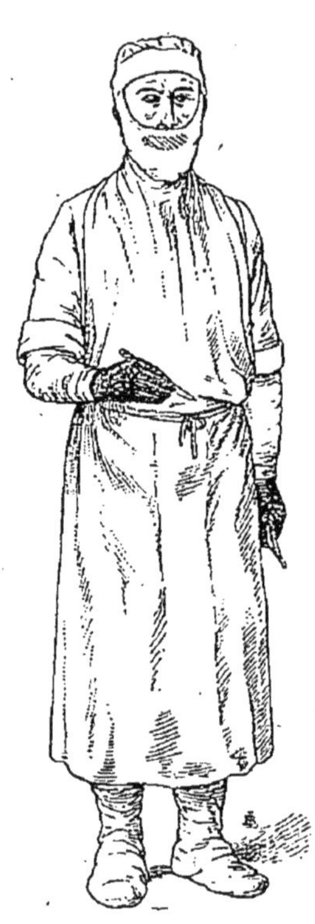

Fig. 109. — Tenue du chirurgien au moment de l'opération.

Actuellement un grand nombre de chirurgiens emploient des *gants de caoutchouc* dans toutes les opérations, surtout lorsqu'elles sont septiques. Il existe deux principaux modèles de gant : le gant Chaput, plus grossier et plus résistant, convenant à la chirurgie septique, et le gant américain, plus souple, destiné aux grandes opérations aseptiques. Pour préparer les gants, on y introduit une pincée de poudre de talc et on les place à l'autoclave plutôt que de les faire bouillir.

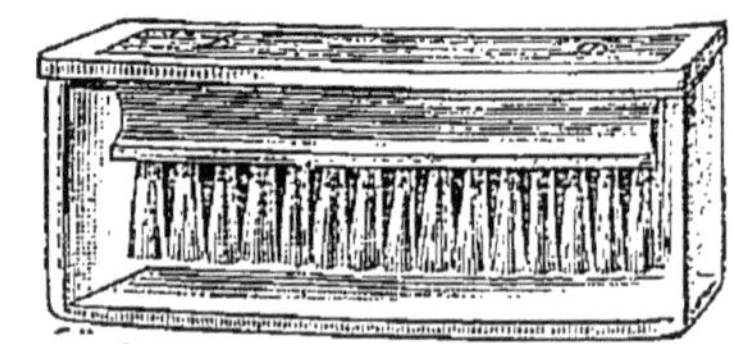

Fig. 110. — Brosse à ongles.

Avant d'enfiler un gant chirurgical, on se lavera soigneusement les mains, puis on les séchera bien avec un linge stérilisé.

La *désinfection des téguments* du malade se pratique de la façon suivante. L'avant-veille, le patient aura été purgé avec une dose modérée de magnésie. La veille de l'opération, l'infirmière, après un bain préparatoire, rase localement la peau sur une surface qui doit dépasser largement le champ de l'incision ; puis elle la savonne, la brosse, la lave à l'alcool, au sublimé et à l'eau stérilisée, pour y appliquer finalement un pansement antiseptique qui restera en place jusqu'au moment de l'intervention. Sur la table d'opération, on recommence les mêmes opérations, et, s'il s'agit de l'abdomen, on saisit et on déplisse le fond de la cavité ombilicale avec une pince pour la mieux nettoyer. Il faut toujours faire débuter la désinfection de la région par son centre pour finir par sa périphérie.

Actuellement on tend à remplacer cette méthode de nettoyage compliquée par la simple *application de teinture d'iode*, les régions à peau fine et les muqueuses restant seules justiciables de la désinfection classique. Après le bain, le savonnage et le rasage de la veille, on badigeonne au moment même la région opératoire avec un tampon imbibé de teinture d'iode ordinaire, aussi fraîche que possible, en repassant une couche de celle-ci sur la ligne d'incision. On a soin de promener ensuite une compresse imbibée d'alcool sur la région badigeonnée, pour prévenir l'irritation trop grande de la peau.

Dans les cas où l'intervention doit se faire sur une cavité, on dilate celle-ci et on la savonne avec des compresses stériles, après quoi l'on pratique à son intérieur des lavages antiseptiques.

Une fois la région bien stérilisée, on la recouvre de grandes compresses aseptiques, fendues par le milieu et limitant strictement le champ opératoire. Le chirurgien peut alors commencer son intervention.

III. — Anesthésie

L'anesthésie consiste à faire pénétrer dans le sang un poison qui agit électivement sur les éléments nerveux en annihilant temporairement certaines de leurs fonctions. L'anesthésie peut être générale ou locale. Bien qu'en règle générale elle doive être confiée à un médecin, il peut arriver qu'en cas d'urgence, l'infirmière soit appelée à la pratiquer. Celle-ci devra, dans ce cas, suivre bien exactement les règles suivantes.

A. **Anesthésie générale.** — Le chloroforme, l'éther et le chlorure d'éthyle sont les trois principaux anesthésiques généraux.

1° *Éther*. — Pour anesthésier à l'aide de l'éther, on fait coucher le malade, revêtu simplement d'une chemise lâche, sur un lit dur, et on place sur ses yeux une compresse de toile destinée à protéger ceux-ci contre les vapeurs irritantes de l'anesthésique.

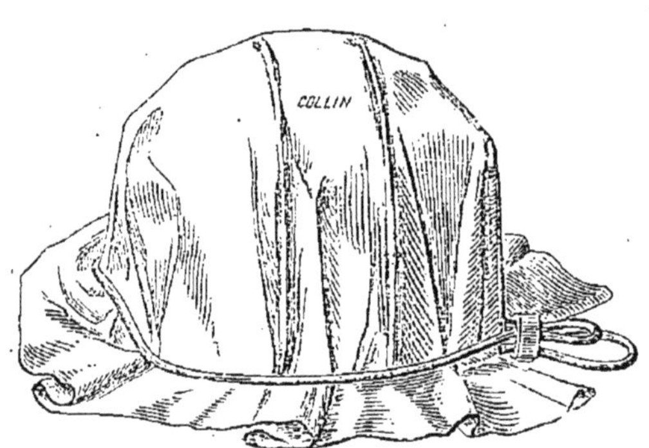

Fig. 111. — Masque pour l'éther.

On a préparé un *masque* composé d'un bâti de fil de fer recouvert d'un imperméable, et au fond duquel ont été déposées plusieurs rondelles de flanelle superposées, ou bien encore un appareil automatique dosant l'arrivée de l'anesthésique et de l'air. Au fond du masque on verse 15 à 20 grammes d'éther sulfurique, et on l'approche doucement et lentement du visage du patient. Quand celui-ci commence à s'habituer à l'odeur et à ne plus se défendre, on ajoute 30 à 40 grammes d'éther dans le masque et on l'applique exactement sur la figure, en le maintenant jusqu'à la fin de l'opération. Le malade présente bientôt une respiration bruyante ; il s'agite ; sa face se congestionne ; puis, au bout de deux minutes environ, il s'endort en ronflant. Il n'y aura presque pas à rajouter d'anesthésique : 100 grammes d'éther suffisent pour une opération ordinaire.

Pendant l'anesthésie, l'infirmière enlèvera le masque chaque fois que la face devient trop violette. De temps à autre, à l'aide d'un tampon ouaté enfoncé dans le pharynx ou d'un linge fin passé sur la face interne des joues, elle enlèvera les mucosités bronchiques sécrétées, en général, en abondance par le patient. Il ne faudra pas trop s'inquiéter des nombreuses quintes de toux qui sont habituelles dans ce genre d'anesthésie.

L'éther s'enflammant, d'une part, facilement, déterminant, d'autre part, une vive congestion de la face et une hypersécrétion salivaire et bronchique parfois considérable, étant enfin souvent suivi d'accidents pulmonaires graves, sera *contre-indiqué* dans les opérations sur le crâne, la face et le cou, dans celles où l'on doit employer le thermocautère ou le galvanocautère, enfin chez les malades atteints d'affections chroniques de l'appareil respiratoire.

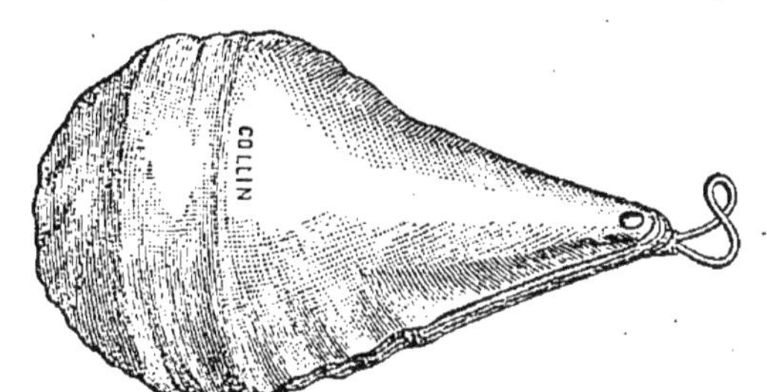

FIG. 112. — Masque à chloroforme.

Par contre, l'éther déprimant moins le muscle cardiaque exposant moins au shock post-opératoire, entraînant moins de vomissements, étant d'un emploi plus facile, et déterminant moins la syncope blanche du début, est plus *indiqué* chez les malades ayant un cœur suspect.

L'éther est moins dangereux que le chloroforme, et la mortalité est moins grande à la suite de son anesthésie.

2° *Chloroforme*, — Pour une anesthésie au chloroforme, l'infirmière devra préparer les objets suivants :

1° *Deux ou trois flacons ou ampoules de chloroforme,*

de 40 à 50 grammes chacun. Le chloroforme doit être de date récente, conservé, autant que possible, dans des ampoules de verre jaune scellées à l'abri de la lumière. On ne devra jamais se servir de chloroforme qui sera resté exposé à l'air. Le flacon doit être débouché au moment de s'en servir, puis obturé avec un stiligoutte ou un bouchon sur le côté duquel on aura pratiqué une encoche ;

2° *Un petit masque de fer recouvert de flanelle*, ou une compresse de toile fine stérilisée, pliée de façon à recouvrir exactement le nez et la bouche ;

3° *Une pince à langue*. Le modèle de Berger est le plus courant ; c'est une pince à forcipressure longue, présentant sur un de ses mors deux pointes fines, et sur l'autre mors

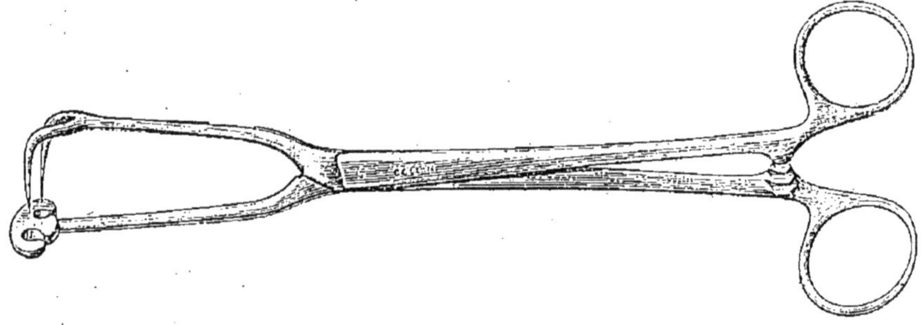

Fig. 113. — Pince tire-langue de Berger.

deux trous destinés à loger ces pointes. On ne devra s'en servir que lorsque le malade avale sa langue malgré la propulsion en avant imprimée au menton ;

4° *Un ouvre-bouche*, dont les mors pourront être introduits facilement entre les dents serrées et s'écarteront ensuite sans violence ;

5° *De la vaseline*, dont on enduira le nez, le menton et les lèvres du patient, pour éviter les brûlures causées par les vapeurs du chloroforme ;

6° *Six tampons de gaze montés sur des pinces longues*, destinés à déterger la gorge des mucosités qui pourraient l'encombrer ;

7° *Des serviettes*, servant à protéger le malade contre ses vomissements ;

8° *Une machine électrique*, pour faradiser les nerfs phréniques, un *ballon d'oxygène*, une *seringue à injection*, des ampoules d'éther et de caféine, enfin *des canules à trachéotomie*, tous instruments destinés à lutter contre l'asphyxie ou la syncope possible.

Avant l'anesthésie, le chloroformisateur vérifiera l'intégrité des poumons, du cœur et des artères du patient. Il s'assurera si celui-ci n'a pas gardé de dentier dans sa bouche, et, chez la femme, si ses cheveux ne peuvent être souillés par les vomissements. Le sujet sera à jeun de la veille. On le débarrassera de tout ce qui pourrait gêner sa respiration et sa circulation. Il sera préservé contre le froid simplement par une couverture, des bottes de flanelle ou de longs bas. On éteindra les flammes libres de la pièce. Celle-ci, dite salle d'anesthésie, sera voisine de la salle d'opération, où le malade ne doit être transporté qu'endormi. Enfin un aide se tiendra à côté du chloroformisateur ; il surveillera le pouls du patient, et sera prêt à maintenir ce dernier quand il se débat, et à lui porter secours en cas de syncope.

Le chloroformisateur commence alors l'anesthésie qui, d'habitude, se fait *à la compresse*. Le malade est couché sur un lit roulant, dans la position strictement horizontale, les bras n'étant ni serrés ni tirés, pour éviter les paralysies consécutives à une mauvaise position, la tête un peu plus basse que le tronc et les jambes. Le chloroformisateur se place derrière lui et maintient sa tête de la main gauche, les doigts sur l'angle de la mâchoire, pendant que de la main droite il approche doucement de sa face la compresse imbibée de trois ou quatre gouttes de chloroforme. Il rassure, à ce moment, le patient, l'avertit de ce qu'il va ressentir et lui recommande de rester immobile et de respirer bien franchement et naturellement. Dès que celui-ci commence à s'habituer à l'odeur, la compresse est appliquée franchement sur sa figure, sous forme d'un dôme dont le sommet correspond au nez, la base au pourtour de la bouche.

A partir de ce moment le chloroformisateur doit garder un silence absolu, sauf en cas d'alerte, et ne plus s'occuper que de son malade, sans faire attention à l'opération. Sa main droite maintient strictement la compresse sur le pourtour de la bouche, tandis que sa main gauche propulse en avant le maxillaire inférieur. Les premières minutes de l'inhalation doivent être surveillées très attentivement parce que c'est le moment où peut se produire la syncope la plus dangereuse.

Au bout d'un quart de minute environ, il faut verser sur le sommet de la compresse quatre à cinq nouvelles gouttes de chloroforme, la retourner vivement, et la replacer sur la bouche en sens inverse. Une demi-minute après, on refait la même manœuvre, et on continue ainsi pendant quatre minutes, sans tenir compte des protestations, de l'excitation et des mouvements de défense du patient, qui sera maintenu doucement et, autant que possible, sans lutte. Au moment où l'anesthésie devient complète, il se produit assez souvent des régurgitations, qui seront combattues en appliquant plus strictement la compresse et en renouvelant la dose fractionnée d'anesthésique.

L'*anesthésie est complète* au bout de huit à dix minutes; on le reconnaît à ce que le bras levé retombe en résolution musculaire absolue, à ce que la respiration devient moins bruyante et plus régulière, enfin à ce que, lorsqu'on chatouille légèrement avec l'index la conjonctive et la cornée, la paupière ne présente plus de mouvement de défense (réflexe cornéen). On transporte alors le patient sur la table d'opération.

L'*anesthésie obtenue*, il suffit en général d'ajouter trois à quatre gouttes de chloroforme sur la compresse et de la retourner, en continuant de l'appliquer sur la bouche, pour maintenir le malade endormi, ce que l'on surveille de temps à autre à l'aide de l'examen du réflexe cornéen.

L'*opération finie*, on cesse l'administration du chloroforme, et le malade, transporté dans son lit, y est placé la tête basse, sans oreiller, en attendant son réveil qui survient en dix à vingt minutes. Si le visage est pâle, on hâte ce réveil en flagellant la face du patient avec des compresses imbibées d'eau froide et en l'interpellant à haute voix. On dispose autour de lui des compresses, et une infirmière surveille l'apparition possible des vomissements, en inclinant la tête du patient sur le côté.

Durant les vingt-quatre heures qui suivent l'anesthésie, l'opéré ne doit prendre ni boissons ni aliments : on lavera simplement sa bouche avec de l'eau de Vichy, et, si son estomac continue à mal fonctionner, on lui fera un lavage de l'estomac, sur indication du médecin.

Pendant l'anesthésie, le chloroformisateur ne doit cesser, avec l'œil et avec l'oreille, de *surveiller la respiration* du malade. Un arrêt respiratoire de quelques secondes indique, en général, un réveil prématuré, et disparaît lorsqu'on force l'anesthésie. Mais s'il persiste et s'accompagne de pâleur de la face, de cyanose des lèvres, il faut cesser le chloroforme, propulser le maxillaire inférieur en avant et, au besoin, pratiquer les tractions rythmées de la langue et la respiration artificielle.

L'*état de la face* sera également surveillé attentivement. Au début de l'anesthésie, lorsque le visage devient blême, la pupille se dilate, le pouls s'arrête, c'est que se produit une *syncope blanche*, accident terrible sur lequel nous reviendrons et contre lequel il faut immédiatement lutter. Plus tard, la face peut devenir violacée : c'est l'*asphyxie*, accident moins grave, mais qu'il faut cependant s'empresser de faire disparaître.

L'*état du pouls* doit être observé aussi avec grand soin. Devient-il irrégulier, rapide? c'est qu'il y a menace d'asphyxie. S'arrête-il ? c'est la syncope blanche.

L'*état de l'œil* fournit enfin d'utiles renseignements. L'*insensibilité de la cornée*, la *contraction de la pupille* prouvent, en général, que le malade dort bien. La *dilatation brusque de la pupille*, associée à l'absence du réflexe cornéen et à l'émission involontaire d'urines, doit faire craindre une syncope grave.

Divers *incidents* peuvent survenir pendant la chloroformisation : La *toux*, qui cesse, en général, lorsque l'anesthésie est complète ; le *hoquet* et les mouvements convulsifs de l'abdomen, suivis souvent de vomissements, qui disparaissent en ajoutant du chloroforme ; la respiration gargouillante, qui sera combattue par le nettoyage de l'arrière-gorge ; la respiration bruyante, qui sera supprimée en attirant la langue que le malade avale.

Les *accidents chloroformiques* exigent de la part du chloroformisateur du sang-froid, du calme et de la présence d'esprit. — *Si la respiration s'arrête, la face se congestionne, pendant que le pouls reste bon*, il faut enlever le masque, projeter le maxillaire inférieur en haut et en avant, maintenir les dents écartées avec l'ouvre-bouche et attirer doucement en dehors la langue avec la pince. — *Si la respiration cesse, la face se congestionne et le pouls devient filiforme*, on doit retirer la compresse et pratiquer les tractions rythmées de la langue et la respiration artificielle. — *Si la respiration est arrêtée, la face livide, le pouls absent, c'est la syncope blanche*, souvent mortelle, survenant le plus souvent dès les premières bouffées d'anesthésique : Il faut placer immédiatement le patient la tête en bas ; pratiquer les tractions rythmées de la langue, la respiration artificielle (voir plus haut, p. 296), les inhalations d'oxygène, les frictions sèches ; ouvrir les fenêtres ; injecter de l'éther et de la caféine sous la peau ; électriser le nerf phrénique et les muscles pectoraux avec les électrodes de l'appareil Chardin, imbibées d'eau salée et placées sur le côté gauche du cou, ou, alternativement, sur les deux côtés de la poitrine ; enfin, au besoin, pratiquer la trachéotomie et le massage du cœur après incision thoracique. — Moins grave est la *syncope tertiaire*, survenant à la fin de l'opération, et qu'on devra combattre par la position basse de la tête.

Pour éviter les accidents chloroformiques, on tend de plus en plus à remplacer l'anesthésie à la compresse par *des appareils spéciaux* dosant exactement l'arrivée du chloroforme et son mélange avec l'air. Parmi ces appareils, le plus commode est celui de *Ricard*, dans lequel le mélange se produit à l'intérieur d'un récipient où l'arrivée du chloroforme est strictement mesurée, grâce à un système de trous adducteurs, et aboutit à un masque en caoutchouc qu'on applique sur la bouche du patient.

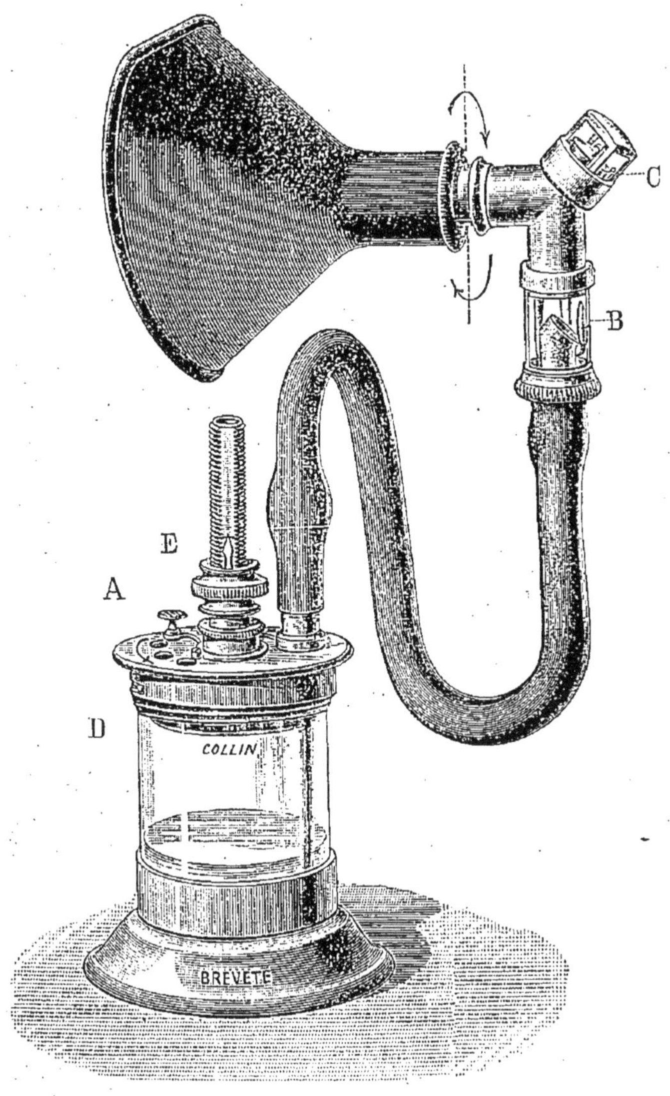

Fig. 114. — Chloroformisateur du Dr Ricard.

3° *Bromure et chlorure d'éthyle.* — Dans les opérations de très courte durée, portant, chez les enfants en particulier, sur les dents, le nez ou la gorge, ou bien encore pour la rapide incision d'un panaris ou d'un abcès, on peut employer l'anesthésie au bromure et surtout au chlorure d'éthyle, ce dernier préférable au bromure.

L'administration du chlorure d'éthyle se fait soit avec une compresse appliquée avec le creux de la main, soit, d'habitude, avec le *masque de Camus*, cornet en caoutchouc gonflé d'air, strictement adaptable sur la bouche, et abou-

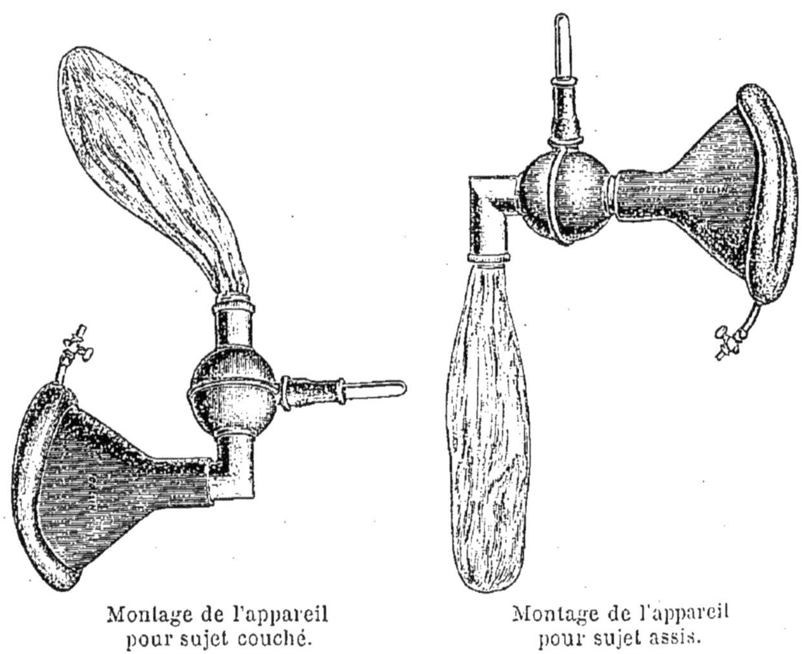

Montage de l'appareil pour sujet couché.

Montage de l'appareil pour sujet assis.

Fig. 115. — Appareil de Camus pour anesthésie générale au chlorure d'éthyle.

tissant à un sac en baudruche dans lequel se fait le mélange à chaque inspiration du patient.

Le malade étant couché dans le décubitus horizontal, on projette le jet de deux tubes de chlorure d'éthyle dans la compresse disposée en cornet, ou bien on les brise dans la chambre d'évaporation du masque qu'on applique sur le nez et la bouche du patient, en l'invitant à faire de grandes inspirations et en l'empêchant absolument de respirer de l'air. On surveille les mouvements respiratoires grâce à l'ampliation rythmique de la vessie du masque. Lorsque le malade se refuse à respirer, on lui enlève sa compresse ou son masque, et on profite du moment où il cherche à respirer pour le lui appliquer de nouveau.

En dix à vingt secondes la narcose est complète, comme le montre la résolution musculaire, la respiration régulière, la sensation d'évaporation froide que perçoit la main recouvrant la compresse. On peut renouveler trois ou quatre fois, toutes les cinq minutes, la dose de chlorure d'éthyle (2 grammes environ).

La narcose au chlorure d'éthyle est très souvent employée comme premier temps de l'anesthésie à l'éther.

4° L'*anesthésie par action combinée de la morphine, de l'atropine et du chloroforme,* ou bien encore l'emploi *de la scopolamine*, injectée sous la peau, à la dose de 1 centimètre cube, une heure avant l'anesthésie chloroformique, sont aussi préconisés par divers chirurgiens.

5° Signalons enfin les nouvelles méthodes d'anesthésie à l'*éther administré par la voie rectale, intraveineuse ou intramusculaire.*

B. **Anesthésie locale.** — L'anesthésie locale a pour but de rendre insensible une partie limitée du corps analgésié, soit dans un but opératoire, soit dans un but thérapeutique, contre certaines affections douloureuses. On peut l'obtenir par la compression avec un lien élastique, par l'application d'un mélange de glace et de sel marin, ou par l'évaporation d'éther contenu dans un appareil à soufflerie.

On emploie plus souvent dans ce but la projection de vapeurs de *chlorure d'éthyle ou de méthyle* (voir stypage, p. 230), et surtout l'administration locale de *chlorhydrate de cocaïne*, en solution à 1 0/0 contenue dans des ampoules stérilisées. La cocaïne est contre-indiquée chez les cardiaques, les albuminuriques, les cachectiques, les enfants, et en application locale sur le nez et les gencives. On s'en sert sous forme d'instillations dans le cul-de-sac conjonctival (sept à huit gouttes de la solution à 3 0/0), de badigeonnages sur les muqueuses pharyngée, laryngée ou anale (solution à 1/50), d'injections interstitielles (5 centigrammes chez l'adulte, 1 centigramme chez l'enfant) au niveau du derme (Reclus). L'adjonction d'adrénaline à la cocaïne rend l'analgésie plus rapide et plus parfaite.

Pour éviter les accidents de la cocaïne, qui peuvent aboutir à la syncope mortelle, on la remplace actuellement par la *novocaïne et par la stovaïne*, en particulier lorsqu'il s'agit *d'anesthésie par la voie intra-rachidienne* ou *rachistovaïnisation* (voir ponction lombaire, p. 248).

IV. — Soins post-opératoires

L'opération étant terminée (nous supposons qu'il s'agissait d'une incision abdominale de laparotomie), l'infirmière dispose sur une table à proximité du lit du malade, bien enfermées dans leurs boîtes aseptiques, des compresses de différentes tailles, de la ouate hydrophile, des mèches de gaze, des drains, et, de plus, des bandages de corps, sous-cuisses et bretelles en flanelle, des épingles de nourrice, du coton à pansement, des ampoules de morphine, de caféine et de sérum, une seringue stérilisée, une blouse et un tablier, deux cuvettes flambées, de l'alcool, du sublimé, de l'eau bouillie, de la teinture d'iode, une sonde urétrale, un thermomètre et une feuille de température.

La plaie chirurgicale étant suturée, complètement ou incomplètement dans le cas de drainage, un pansement aseptique a été appliqué sur elle, à savoir successivement une série de compresses de gaze stérilisée, une couche d'ouate hydrophile et un bandage compressif. L'opéré est alors placé lentement et avec douceur sur un brancard, la tête déclive, et transporté rapidement, mais sans brusquerie ni bruit, accompagné par son anesthésieur, dans son lit. Ce dernier aura été préalablement garni de boules d'eau chaude entourées de flanelle et placées en dehors des couvertures. Le malade y sera placé horizontalement, les jambes fléchies, la tête basse jusqu'au moment où il aura bien repris connaissance.

L'infirmière, par la suite, saura remonter l'opéré en le rassurant par de bonnes paroles, lui adoucir les premières heures, pénibles en général, en lui faisant rincer souvent la bouche, en lui rafraîchissant la figure, en le lavant et frictionnant sans brusquerie. Les trois premiers jours, elle ne lui donnera que de l'eau d'Evian glacée. Elle luttera contre les gaz intestinaux et les nausées en introduisant de temps à autre dans l'anus une sonde rectale n° 30 bouillie et vaselinée, et, au besoin, en plaçant de la glace sur l'abdomen. Contre les vomissements incoercibles, elle emploiera les boissons glacées et le lavage d'estomac. Le troisième ou quatrième jour, elle administrera un lavement glycériné, puis elle donnera un purgatif dont elle aidera l'expulsion avec une sonde rectale se déversant dans un urinal. Dès qu'elle aura obtenu une bonne selle, elle commencera l'alimentation d'une façon très prudente et suivant les indications du médecin.

Le chirurgien enlève, en général, le drain trois à quatre jours, et les fils ou les agrafes des sutures huit à dix jours après l'opération. Les jours suivants, l'infirmière pratique des frictions sur tout le corps du malade et lui imprime des mouvements passifs. Plus tard l'opéré pourra s'asseoir dans son lit. Certains laparotomisés sont capables de se lever dès le huitième jour. Chez les affaiblis, on prolongera le séjour au lit.

Parfois, après une anesthésie longue et une opération laborieuse, l'opéré reprend mal ses sens ; ses pupilles sont dilatées, ses extrémités glacées, sa respiration irrégulière, son pouls petit, sa température au-dessous de la normale, sa parole éteinte : cette apathie s'appelle l'*état de shock*. Il faut alors réchauffer l'opéré (bouillottes, enveloppements ouatés, bottes de flanelle, etc.), lui faire des injections sous-cutanées de spartéine, d'huile camphrée, d'éther, de sérum artificiel, des inhalations d'oxygène, des flagellations. Si l'état de shock se maintient, s'il s'accompagne d'une douleur brusque, c'est probablement qu'il y a une *hémorragie interne* ; il faut, dans ce cas, prévenir rapidement le chirurgien qui fera sauter les points de suture et recherchera la cause des accidents.

Quelquefois enfin le malade souffre les premiers jours, soit de douleurs et d'insomnie, qu'on pourra combattre par une injection de morphine, mais seulement sur l'ordre du médecin, soit de rétention d'urine, contre laquelle l'infirmier emploiera les cathétérismes aseptiques de l'urètre, soit enfin de complications pulmonaires, qu'on soignera par les ventouses et le changement fréquent de position.

Pendant la période post-opératoire, la température, le pouls et la quantité des urines seront inscrits matin et soir sur la feuille de température.

V. — Pansements

Toute plaie tend à cicatriser si ne s'y opposent pas les germes virulents provenant du milieu extérieur. Le pansement est destiné à entraver l'infection de la plaie, en premier lieu en empêchant les microbes d'y pénétrer, en second lieu en tuant ceux qui s'y trouvent déjà.

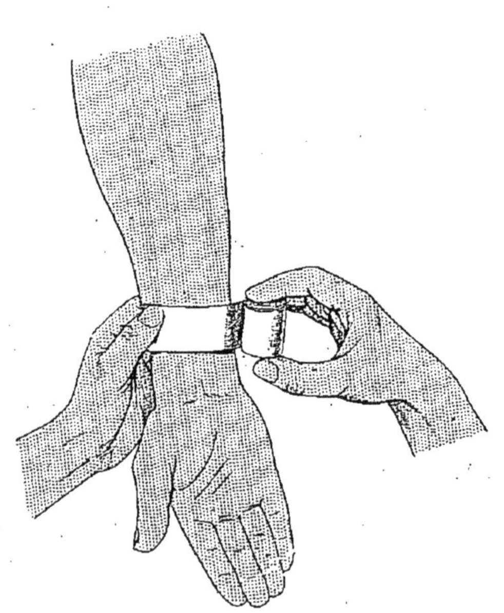

Fig. 116. — Application d'une bande pour former une circulaire.

A. **Notions générales sur l'art de faire un pansement.** — Un pansement doit être formé d'une couche de gaze absorbante aseptique, en contact immédiat avec la plaie, d'une certaine épaisseur de ouate, protégeant contre les chocs, d'une bande maintenant le tout. Si la plaie est aseptique, *la gaze sera sèche.* Si la plaie est infectée, *la gaze sera humide* et mollement chiffonnée sur la surface malade. On a abandonné actuellement l'usage de l'imperméable dans les pansements humides. Il est inutile de dépenser une grande quantité de matériaux pour obtenir un bon pansement.

Pour faire un pansement, l'infirmière posera sur une table de l'eau bouillie, des instruments flambés, des compresses dans leurs récipients stérilisées de la ouate et des bandes. Elle disposera sous la partie lésée une alèse propre.

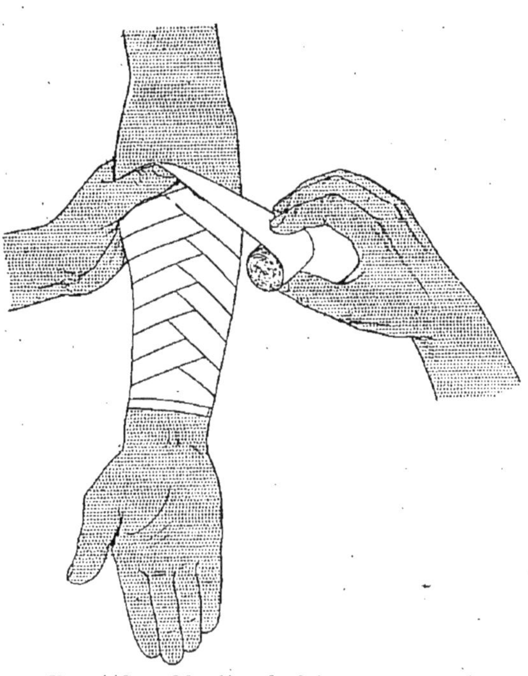

Fig. 117. — Manière de faire un renversé.

Elle se *désinfectera ensuite soigneusement les mains* en les savonnant pendant cinq minutes au moins, en ne les séchant pas ensuite, et en ne touchant plus désormais à aucun objet septique.

Avec sûreté et rapidité, mais sans brusquerie et en s'efforçant d'avoir la main douce et de ne pas faire souffrir le malade, elle *nettoiera la plaie*, puis sa périphérie avec des compresses stériles humectées légèrement d'eau bouillie chaude, en détergeant les croûtes et les poils agglutinés. Il sera utile, lorsqu'il s'agit d'une région souillée par des huiles ou du charbon, de la savonner au préalable, puis de la passer à l'alcool et à l'éther, ou de la badigeonner à la teinture d'iode. Les tampons et pansements salis seront jetés dans un récipient spécial, puis brûlés. Il ne faut jamais enlever brusquement un pansement adhérent à la peau, mais le saturer peu à peu d'un mince filet d'eau bouillie tiède, jusqu'à ce qu'il se détache spontanément.

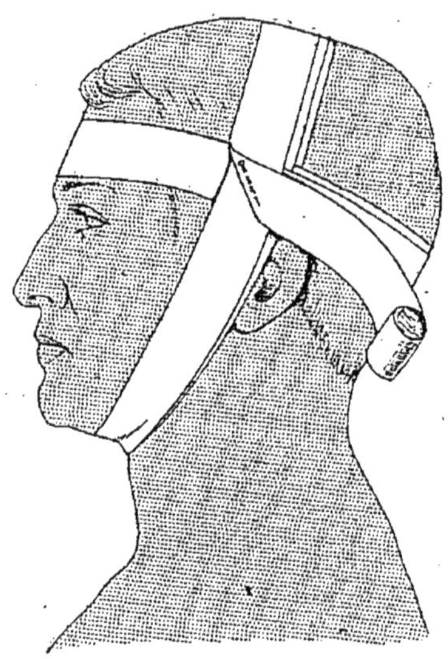

Fig. 118. — Croisé de la tête.

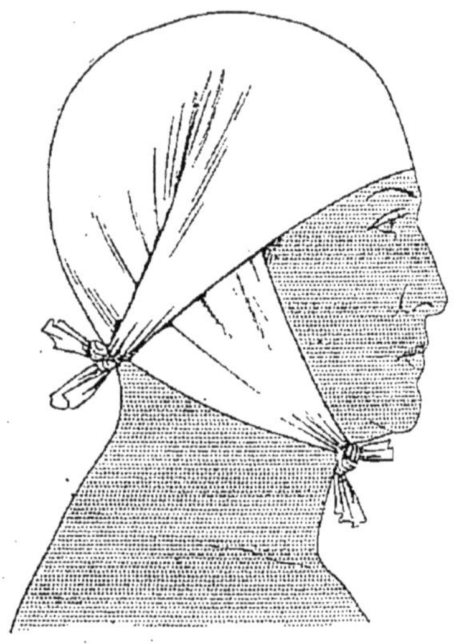

Fig. 119. — Bonnet de la tête.

La plaie suturée ou asséchée est ensuite recouverte de plusieurs couches de *gaze stérilisée*, puis par de la ouate

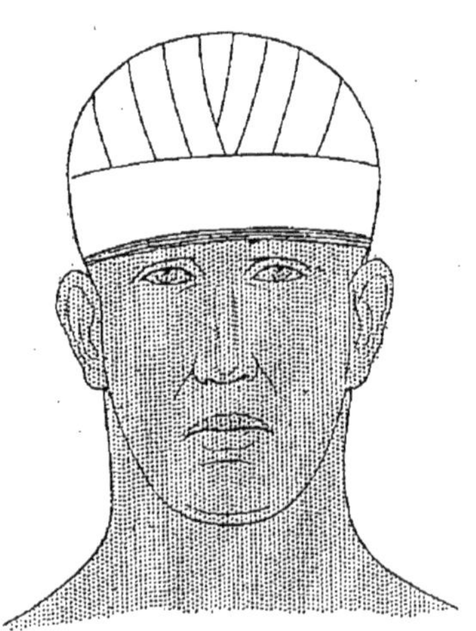

Fig. 120. — Capeline.

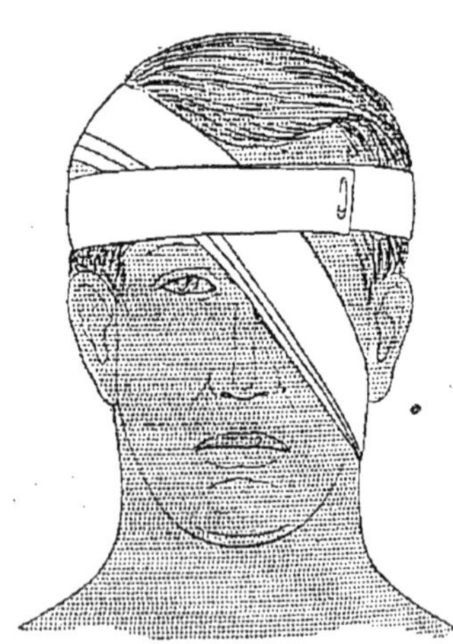

Fig. 121. — Monocle.

hydrophile sur une épaisseur de quelques centimètres seulement. Une *bande* est roulée et serrée modérément par-dessus, dans le sens du courant veineux; il est bon souvent, pour que le pansement tienne solidement et présente un bon aspect, de faire des *renversés*, c'est-à-dire de fixer avec une main la bande enroulée, pendant que de l'autre on tourne le chef libre sur lui-même, comme pour en croiser les deux bords, puis de continuer à la rouler; on continue cette manœuvre à chaque tour de bande qui l'exige. Les renversés ne doivent jamais être faits sur un os proéminent et direc-

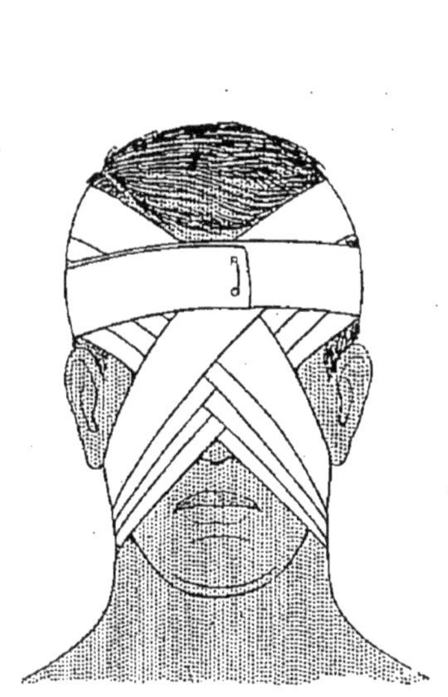

Fig. 122. — Binocle.

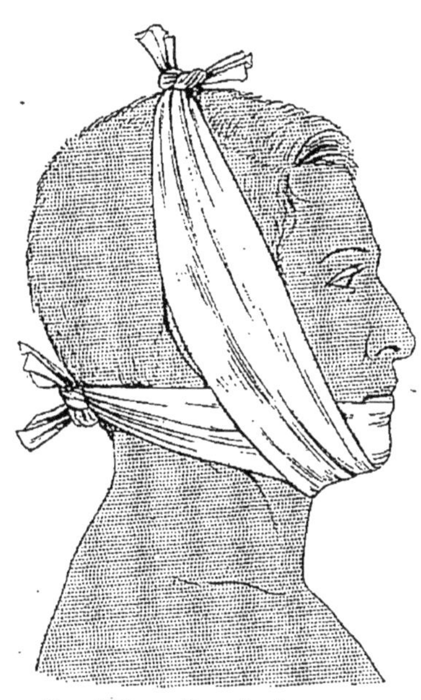

Fig. 123. — Fronde du menton.

tement sur la blessure. Tous les renversés doivent être faits l'un au-dessus de l'autre, autant que possible sur la partie externe du membre. En dehors du renversé, la bande peut être encore enroulée en *spirale* ou en *forme de* 8.

B. **Pansements des principales régions**[1]. — 1° *Pansements de la tête et du cou.* — Un pansement portant sur

1. J'ai pensé qu'il serait un peu fastidieux de décrire en détail la manière de rouler une bande autour de telle ou telle région. Ce sont là des notions qu'on trouvera relatées en détail dans des manuels spéciaux. (M. V.)

cette région sera léger et peu épais. On le pratiquera avec des bandes Velpeau de 4 à 6 centimètres de largeur. Celles-

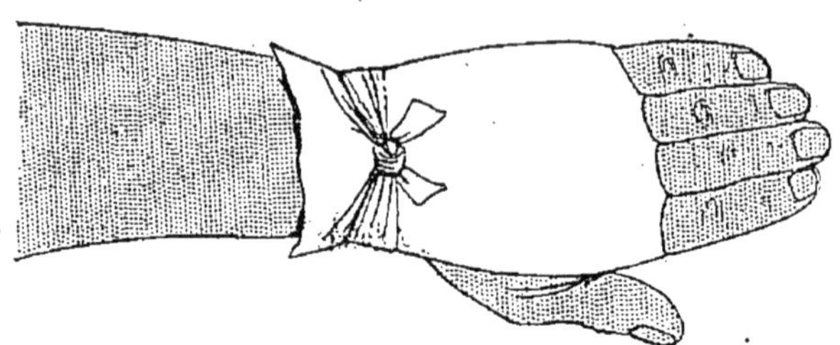

Fig. 124. — T ou carré perforé de la main.

ci prendront appui sur le maxillaire inférieur, la partie moyenne du sommet du crâne, le front et l'occiput, en alter-

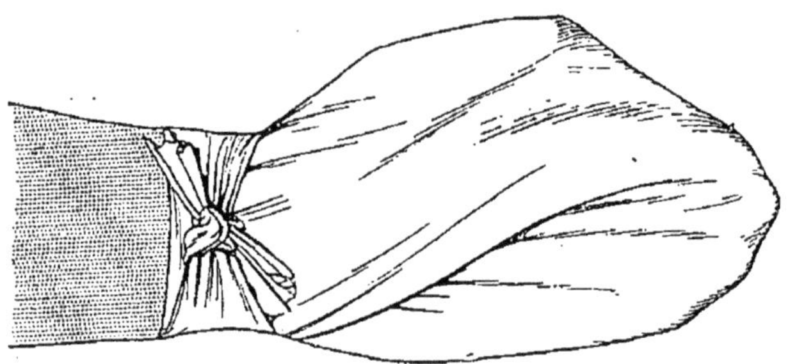

Fig. 125. — Bonnet de la main.

nant, suivant les cas, les circulaires autour du cou ou du front avec l'enroulement vertical de la tête. Si la plaie affecte

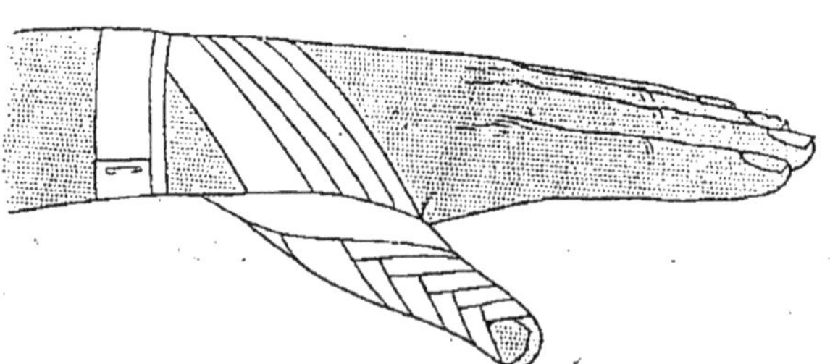

Fig. 126. — Spica du pouce.

la partie inférieure du cou, le circulaire de cette région devra être complété par des jets de bande passant sous les aisselles. On peut enfin, dans les plaies du cuir chevelu, user de croisés spéciaux entourant le sommet du crâne et contenus par plusieurs circulaires du front (capeline). Citons encore le monoculus et le binoculus, pour les plaies de l'œil; la fronde du nez, employée dans les pansements du nez; la fronde du menton, en usage dans les pansements du menton. L'ingéniosité et l'habileté de l'infirmière sauront, mieux que toute description, lui inspirer les meilleures manières, suivant chaque cas, de faire tenir les bandes solidement et élégamemnt.

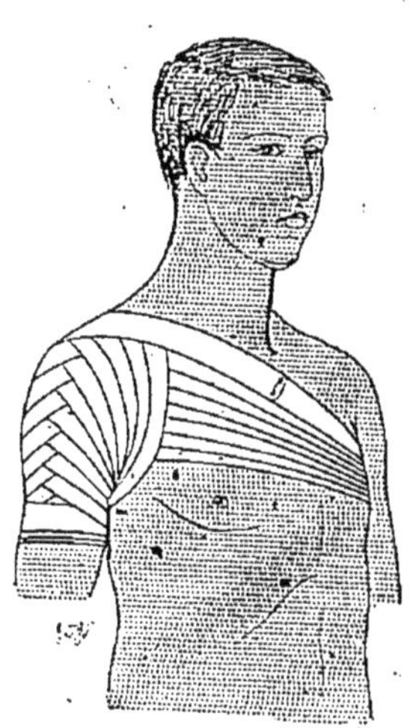

Fig. 127. Spica de l'épaule.

2° *Pansement des doigts et de la main.* — De même, nous citerons, pour les plaies de la main, le spiral du doigt, le gantelet de la main, le doigt de gant, le huit antérieur et postérieur de la main, le T perforé.

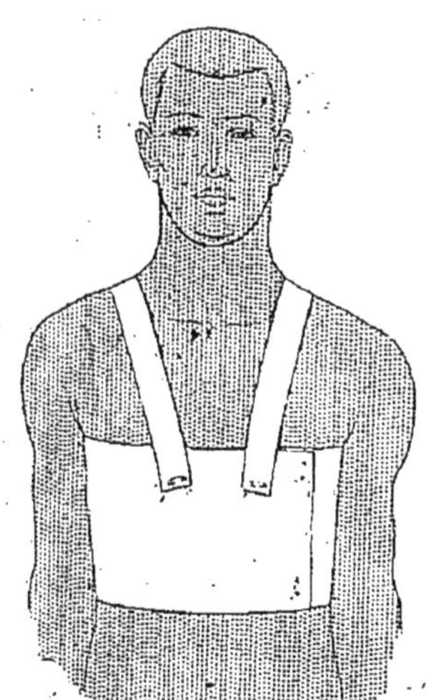

Fig. 128. — Bandage de corps.

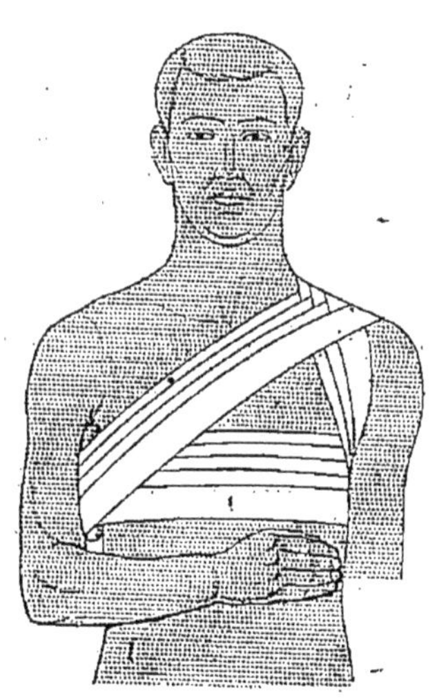

Fig. 129. — Bandage de Dessault pour la fracture de la clavicule.

3° *Pansement des seins.* — Les seins seront pansés avec

l'écharpe triangulaire de Mayor, et surtout avec des tours de bande passant alternativement autour de la taille, obliquement sous les aisselles, devant le sein et dans le dos.

4° *Pansement du thorax.* — Une plaie du thorax doit être protégée, en général, par un *bandage de corps*, pièce de toile ou de flanelle rectangulaire ayant 85 centimètres de long sur 50 de large, qui sera très serrée autour du tronc

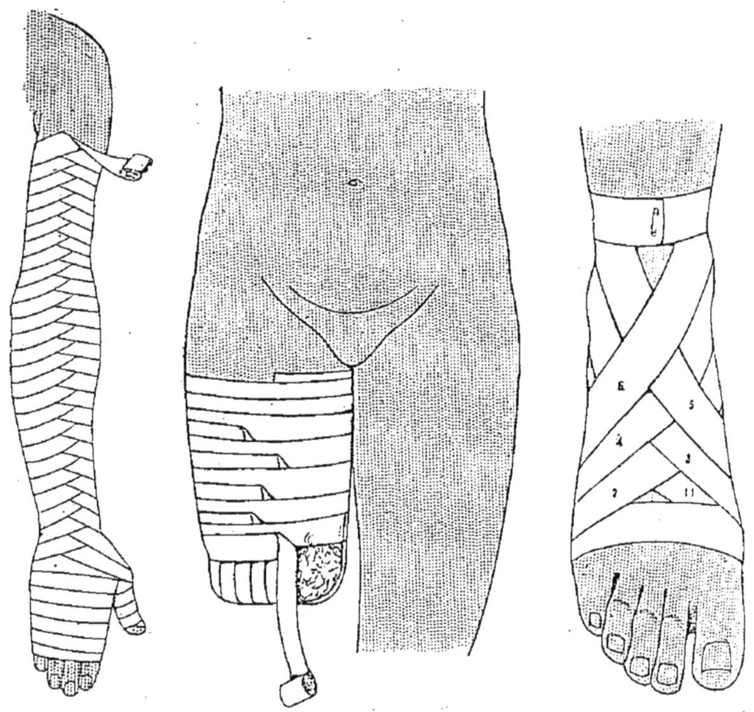

Fig. 130. — Spiral du bras. Fig. 131 — Capeline des moignons. Fig. 132. — Croisé du dos du pied.

et maintenue avec des épingles de nourrice. — En cas de fracture de côte, la pièce de toile est souvent remplacée par une *bande de diachylon*, non sans avoir préalablement vaseliné la peau ainsi entourée. Pour faire disparaître plus tard les traces de diachylon, il faut employer un peu d'huile, plutôt que de la térébenthine ou du chloroforme. Un bon moyen pour enlever le pansement de diachylon consiste à presser la peau du malade à mesure qu'on tire la bande.

5° *Pansement de l'abdomen.* — Une incision de laparotomie, par exemple, doit être maintenue par un bandage de

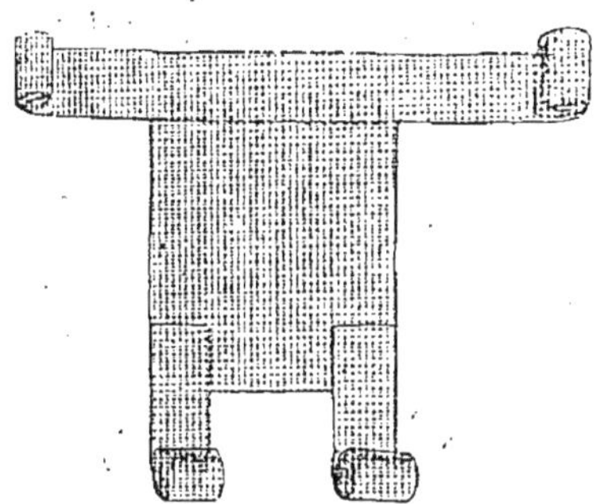

Fig. 133. — Bandage carré.

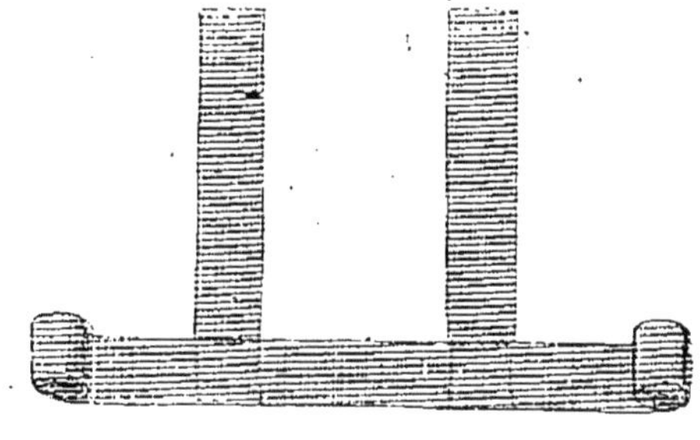

Fig. 134. — Bandage en T double.

corps en flanelle, que doublera une épaisse couche de ouate et qu'on serrera le plus fortement possible, en le maintenant en bas par des sous-cuisses fixés avec des épingles de nourrice, qu'il faudra éviter de laisser rouiller.

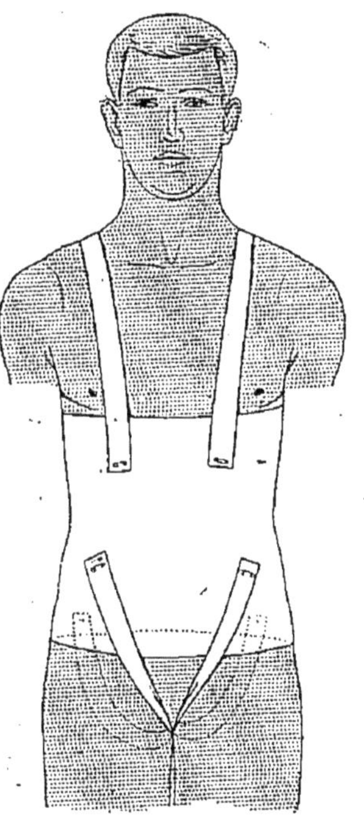

Fig. 135. — Bandage de l'abdomen

6° *Pansements du périnée et du scrotum.* — Pour maintenir un pansement périnéal, on se sert d'un bandage en T; on entoure une bande autour de la taille, et de sa partie postérieure on fait partir une deuxième bande qui se dédouble en avant et se fixe à la partie antérieure de la bande circulaire, à droite et à gauche de l'ombilic. On peut encore employer l'écharpe pelvienne (triangle pelvien supérieur). Le pansement du scrotum est assujetti, en général, à l'aide d'un suspensoir.

7° *Pansement de l'aine.* — Les pansements de l'aine sont maintenus avec un spica, simple ou double suivant les cas; la bande entoure successivement la partie inférieure du ventre, puis la partie externe, postérieure et interne de la cuisse, enfin l'abdomen, et ainsi de suite. Le malade soulève son sacrum en se soutenant sur les épaules et les pieds. Si cette position doit être maintenue longtemps, on glisse sous ses fesses un *pelvi-support*.

C. **Renouvellement du pansement.** — Il est inutile de renouveler fréquemment le pansement aseptique moderne.

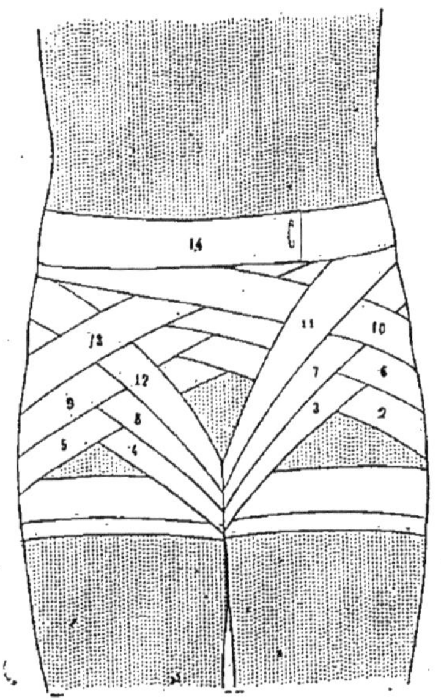

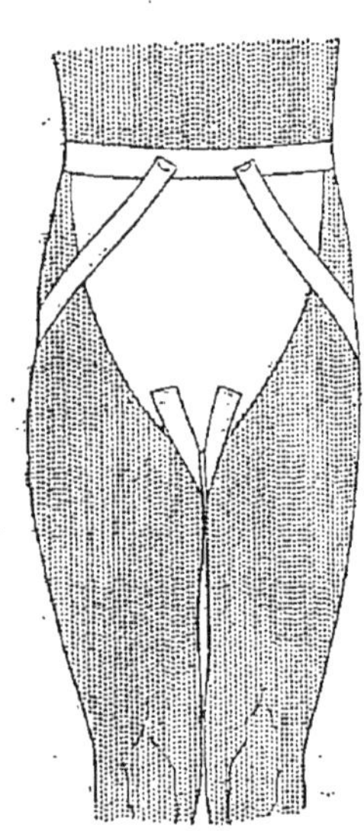

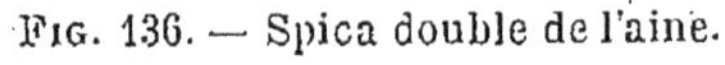

Fig. 136. — Spica double de l'aine.

Fig. 137. — T double des deux aines ou triangle de l'abdomen.

Quelquefois on ne le change pas jusqu'à la cicatrisation. On ne doit y toucher que lorsqu'il est souillé de pus, lorsque le malade a de la température ou souffre. Pour enlever sans douleur le pansement, on coupe les bandes, on écarte doucement les couches d'ouate, on détache la gaze en l'humectant légèrement, si elle adhère, avec un filet d'eau issu d'un tampon de ouate imbibé d'une solution stérile; quand la plaie présente un mauvais aspect, on la touche à la teinture d'iode; s'il existe des bourgeons charnus exubérants, on les cautérise au nitrate d'argent. On refait ensuite le pansement.

D. **Pansements spéciaux.** — Le *pansement à l'alcool*, employé contre les lymphangites et les panaris au début, est d'une technique fort simple. On imbibe légèrement des compresses de gaze avec de l'alcool à 90°, et on en recouvre la région malade, de façon à la dépasser de tous les côtés; par-dessus on place une couche d'ouate hydrophile épaisse de 4 centimètres, et on entoure d'une bande. Le pansement doit être renouvelé toutes les douze ou vingt-quatre heures.

Le *pansement à l'eau oxygénée* à 60 volumes diluée est employé contre les plaies anfractueuses ou gangreneuses.

Le *pansement des brûlures superficielles* doit être précédé d'un décapage complet et minutieux avec des compresses stérilisées imbibées de savon et d'eau chaude, de la ponction des bulles avec une aiguille flambée, et d'un nettoyage à l'alcool et l'éther ou à la teinture d'iode, surtout si la région est recouverte d'enduits graisseux. On fait ensuite un pansement sec aseptique. L'emploi de l'acide picrique est actuellement de plus en plus délaissé, ainsi que celui du liniment oléocalcaire.

Le *bandage ouaté compressif* est employé contre l'œdème variqueux, l'hydartrose du genou, etc. On commence par fixer l'ouate par des spirales allongées allant des orteils à la racine de la cuisse, puis on pratique l'enroulement des bandes de bas en haut, en serrant doucement et progressivement, et en faisant des huit de chiffre autour du cou-de-pied et du genou.

VII. — Bandages[1].

A. **Les bandages herniaires** sont employés contre les *hernies*, ou issues de l'intestin à travers la paroi abdominale localement affaiblie, en particulier dans les régions crurale, inguinale et ombilicale, pouvant aboutir, si on ne les réduit pas, à un accident très grave : l'*étranglement herniaire*. Ils se composent d'un ressort en acier embrassant la demi-circonférence du bassin répondant à la hernie (bandage

1. Voir aussi p. 49.

français) ou opposée à celle-ci (bandage anglais), et se terminant d'un côté par une pelote que son élasticité maintient appliquée sur l'orifice herniaire, de l'autre par une courroie qui, contournant le côté opposé du corps, vient se fixer à la pelote. Il existe des bandages pour hernie inguinale, crurale, ombilicale, double ou simple.

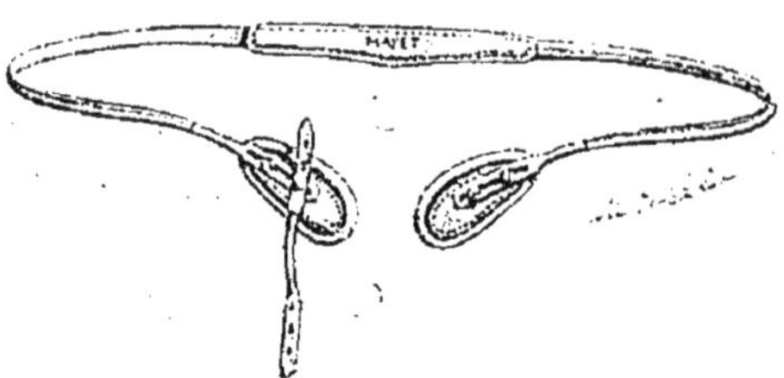

Fig. 138. — Bandage double.

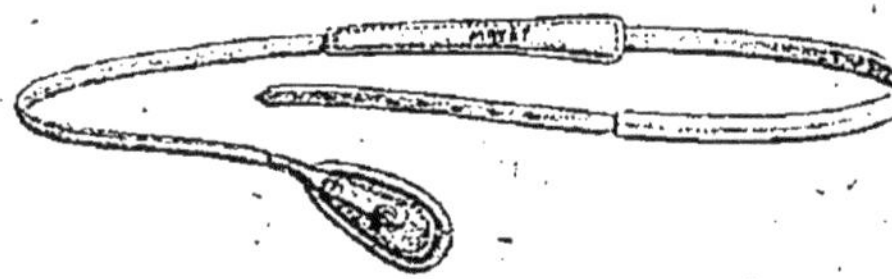

Fig. 139. — Bandage inguinal droit français.

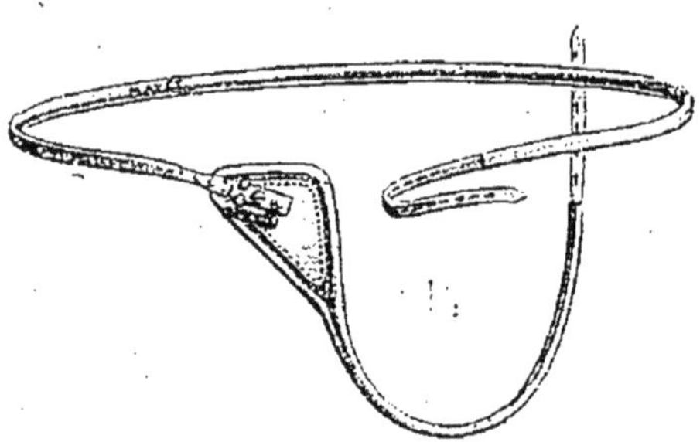

Fig. 140. — Bandage à coulisse avec pelote à sous-cuisse pour hernie scrotale.

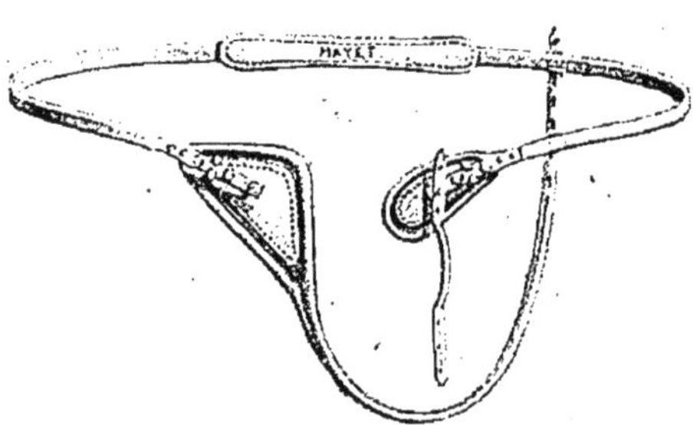

Fig. 141. — Bandage inguinal double avec pelote à sous-cuisse pour hernie scrotale.

Pour *appliquer un bandage, le malade étant préalablement couché*, la hernie est d'abord réduite, c'est-à-dire qu'on fait rentrer dans l'abdomen son contenu. Un doigt oblitère alors son anneau de sortie, pendant que l'on place la partie postérieure du bandage; on applique ensuite la pelote sur l'anneau; on fixe enfin la courroie et les sous-cuisses. On fait alors marcher et tousser le malade, et on s'assure que la hernie est bien maintenue. Le bandage doit être mis et retiré dans la position couchée; il doit être tenu très propre.

B. **Les ceintures abdominales**, destinées à prévenir la

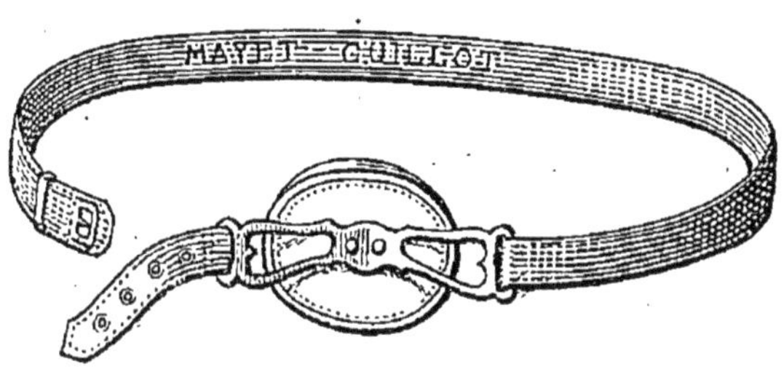

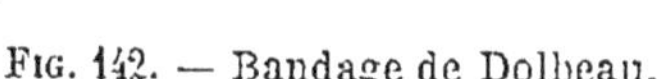
Fig. 142. — Bandage de Dolbeau.

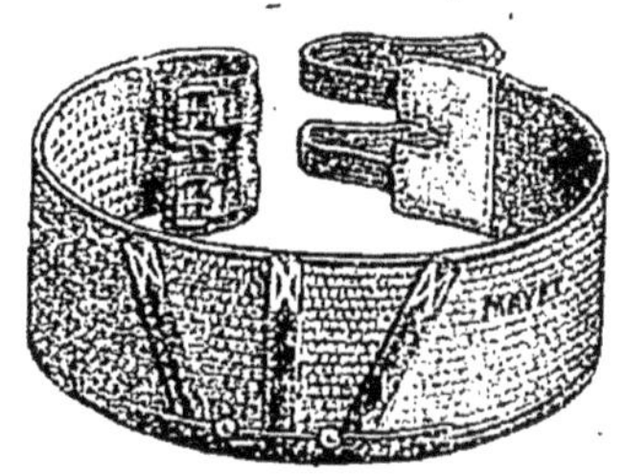

Fig. 143. — Ceinture abdominale

chute des organes abdominaux, doivent être en tissu élastique et, autant que possible, d'une seule pièce, sans baleines ni lacets.

C. **Les bas élastiques**, fabriqués avec un mélange de

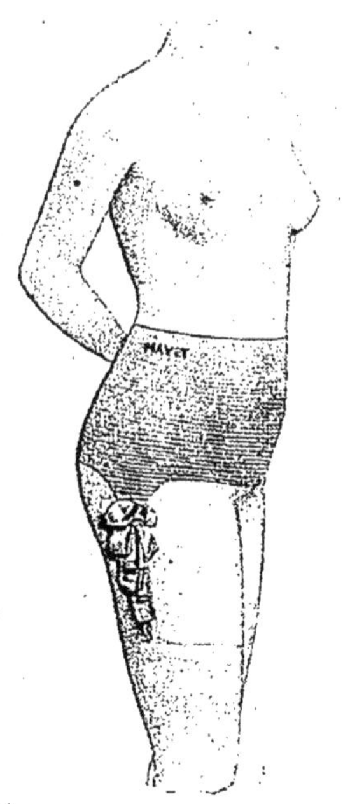

Fig. 144. — Ceinture maillot.

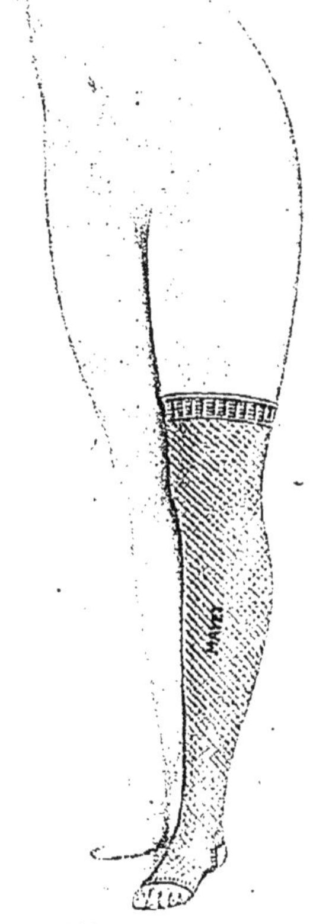

Fig. 145. — Bas à varices.

caoutchouc et de coton, sont employés surtout en cas de

varices. Ils peuvent contenir la jambe, le genou ou tout le membre inférieur, auquel cas ils sont maintenus avec des jarretelles. Ils doivent être retirés la nuit, le malade étant déjà couché, et replacés avant qu'il se lève. Il est indispensable qu'ils soient tenus très propres.

D. **Les pessaires** sont de petits instruments qui, placés à demeure dans le vagin, ont pour but de lutter contre les

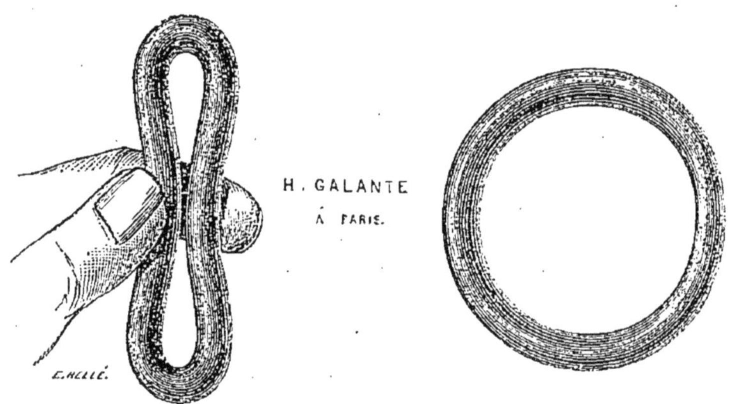

FIG. 146. — Pessaire.

déplacements de l'utérus. Le modèle le plus employé est celui de Dumontpallier, anneau de caoutchouc doté d'une armature intérieure métallique. Ils doivent être très propres, de manière à éviter les ulcérations du col.

VIII. — Notions de petite chirurgie pratique[1]

A. **Soins à donner en cas d'hémorragie.** — L'hémorragie est l'écoulement de sang en dehors d'un vaisseau sanguin. L'*hémorragie artérielle* se caractérise par un jet de sang rouge, par saccades, s'arrêtant par la compression

1. Je ne décrirai pas, dans la partie de cet ouvrage dont la rédaction m'a été confiée, les différents moyens de transport des malades et surtout des blessés : on trouvera les notions afférentes à ce sujet dans un autre chapitre de ce traité et surtout dans les divers manuels du brancardier. (M. V.)

du vaisseau entre la plaie et le cœur. L'*hémorragie veineuse* se manifeste par un écoulement en nappe de sang noir, augmentant sous l'influence d'un effort et cessant sous l'influence d'une pression vasculaire entre la plaie et les

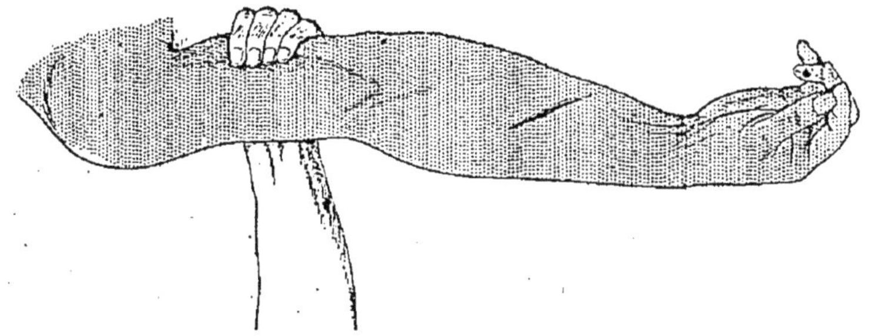

FIG. 147. — Compression digitale de l'artère humérale.

capillaires. L'*hémorragie capillaire* se reconnaît à son écoulement peu abondant de sang rouge, en nappe.

Les hémorragies artérielles ne s'arrêtent pas spontanément et peuvent entraîner la mort foudroyante du malade. Elles peuvent se produire tout de suite après le trauma-

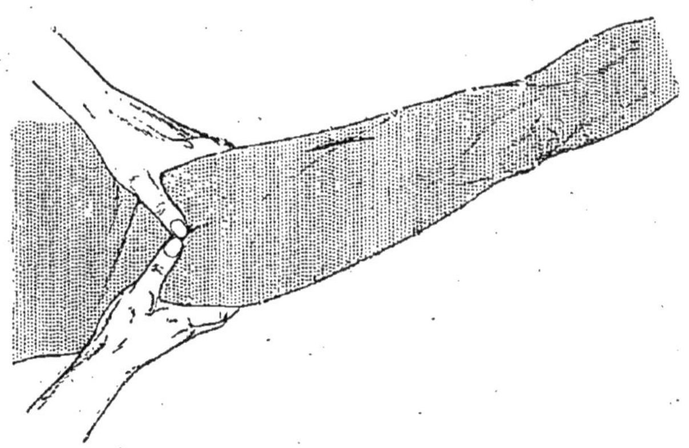

FIG. 148. — Compression digitale de l'artère fémorale.

tisme ou secondairement, quelque temps après l'accident. Elles entraînent assez souvent la syncope et, quand elles se renouvellent, l'anémie du malade.

En cas de *grande hémorragie*, le premier soin de l'infirmière, en attendant le médecin, sera de faire avec énergie la compression directe de la plaie à l'aide de compresses, ou, à défaut, avec un linge de lessive propre.

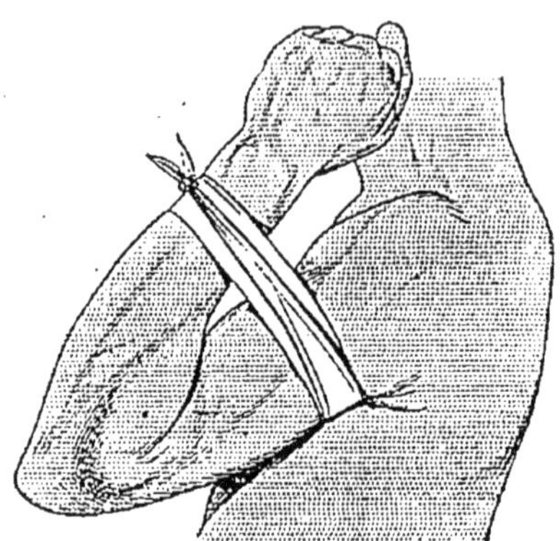

Fig. 149. — Compression de l'artère humérale par flexion du membre supérieur.

En même temps elle saisira la racine du membre et la comprimera de toutes ses forces avec un lien circulaire quelconque, une pelote à lac, une *bande de Nicaise* ou une *bande d'Esmarch* (v. *fig.* 152).

Elle devra aussi presser directement sur l'artère avec un ou plusieurs doigts, lorsque celle-ci est assez superficielle et repose sur un plan osseux, en se plaçant de manière à se fatiguer le moins possible : C'est ainsi que la carotide sera comprimée devant les apophyses transverses des vertèbres cervicales sur le côté du larynx ; la sous-clavière, sur la première côte, dans le creux sous-claviculaire ; l'axillaire, dans le creux de l'aisselle, à l'aide d'un tampon ; l'humérale, sur la partie supérieure de la face interne de l'humérus ; l'aorte abdominale, avec le poing appuyé au-dessus du nombril, sur la colonne vertébrale ; la fémorale, sur le pubis, dans le pli de l'aine.

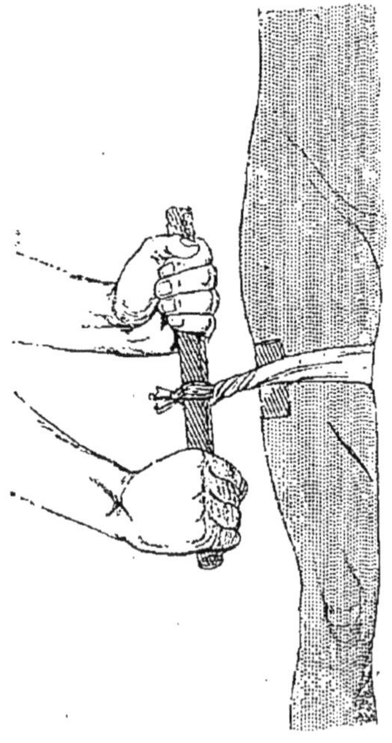

Fig. 150. — Garrot.

Pendant la compression, on fait préparer un *garrot*, avec une bande de toile dont on entoure le membre, et un morceau de bois qu'on glisse sous la bande et qu'on tourne progressivement. On peut encore arrêter l'hémorragie en maintenant les deux segments du membre en hyperflexion.

S'il s'agit d'une hémorragie siégeant dans une cavité (vaginale par exemple), il faut, en attendant, bourrer celle-ci le plus possible avec des tampons aseptiques bien tassés.

Lorsque le chirurgien sera arrivé, il pratiquera l'hémostase définitive avec des pinces à forcipressure stérilisées, puis en glissant sous les deux bouts de l'artère un fil aseptique avec lequel il fera un double nœud. L'hémostase peut être obtenue encore en tordant le bout du vaisseau, en écrasant les tissus (angiotripsie), ou en pratiquant l'électro-hémostase.

Fig. 151. Bande d'Esmarch appliquée.

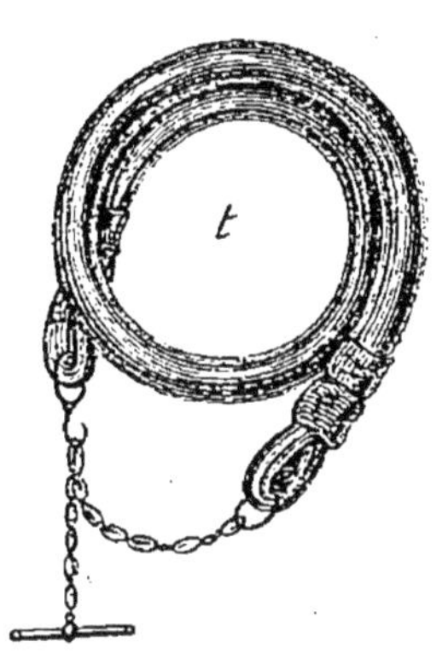

Fig. 152. Bande d'Esmarch.

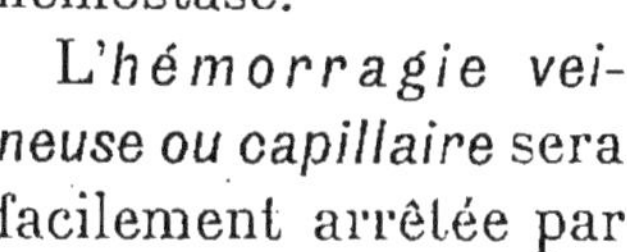

L'*hémorragie veineuse ou capillaire* sera facilement arrêtée par la compression, la cautérisation ou le tamponnement avec une solution d'antipyrine au 1/5, d'adrénaline à 1 0/00, ou de perchlorure de fer.

On luttera contre les effets de l'hémorragie par des injections intra-veineuses ou sous-cutanées de sérum, d'éther ou d'huile camphrée.

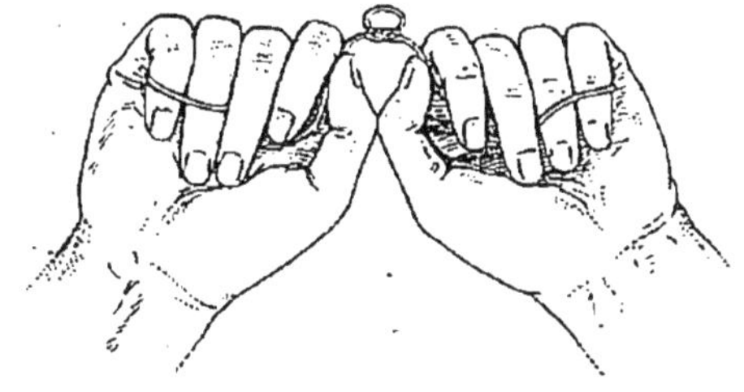

Fig. 153. — Manière de faire un nœud.

B. Soins à donner en cas de plaie ouverte. — Le plus souvent une plaie ouverte devra être suturée.

Les objets qui sont à préparer par l'infirmière en vue

d'une *suture* sont une série de flacons stériles contenant des

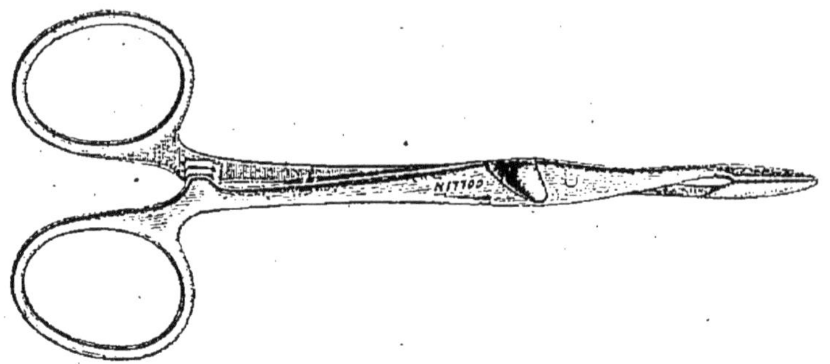

FIG. 154. — Pince à forcipressure.

fils de soie, de lin, de catgut, de crin de Florence ou métal-

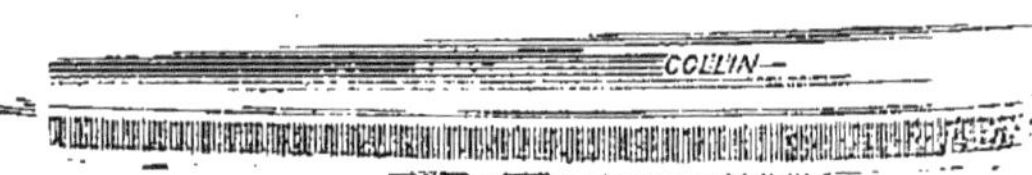

FIG. 155. — Aiguille de Reverdin.

liques (fils d'argent), et une *aiguille* : Les principales aiguilles sont celles de Reverdin, à manche fin et à chas mobile, l'aiguille de Deschamps et celle de Doyen, plus robustes et plus simples.

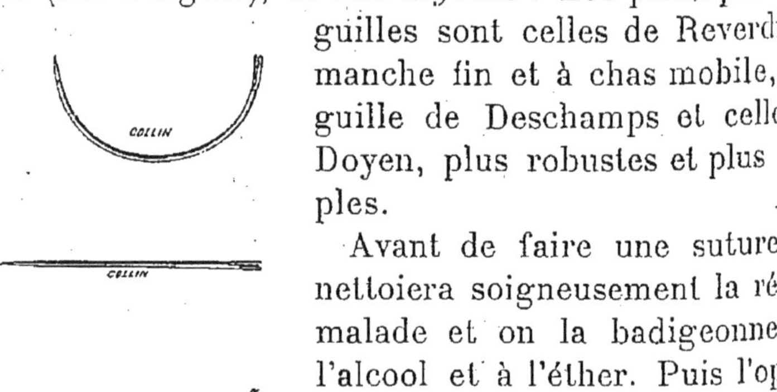

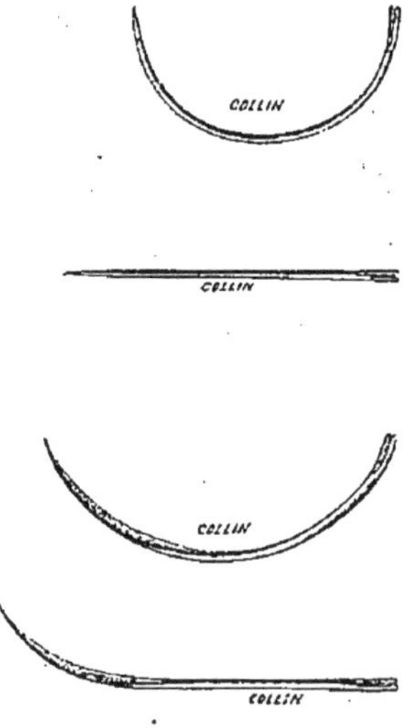

FIG. 156. — Aiguilles à suture.

Avant de faire une suture, on nettoiera soigneusement la région malade et on la badigeonnera à l'alcool et à l'éther. Puis l'opérateur, s'étant soigneusement aseptisé les mains, se place à la droite du malade, fixe la lèvre droite de la plaie avec une pince à disséquer, enfonce de dehors en dedans l'aiguille de Reverdin fermée à 1 centimètre de la berge de l'extrémité de la plaie, et, après avoir transpercé cette lèvre, fait de même pour la lèvre gauche, mais de dedans en dehors. A ce moment il tire à lui le bouton de l'aiguille, ouvre ainsi le chas, tandis que l'aide y engage l'extrémité d'un fil, et, ceci fait, imprime à l'aiguille le même trajet en sens inverse. L'aiguille étant sortie, l'opérateur, ou son aide, saisit entre le pouce et l'index les deux extrémités du fil, les noue, en affrontant les deux lèvres de la plaie avec une pince, et coupe au ciseau ses deux chefs. Il recommence alors de la même façon un second point de suture, à 1 centimètre du premier, et place ainsi une série de fils perpendiculairement à la ligne d'affrontement. Il peut nouer ceux-ci en une seule fois, à la fin de l'opération, en maintenant provisoirement les chefs affrontés avec des pinces à forcipressure. Parfois la suture se fait en forme de surjet.

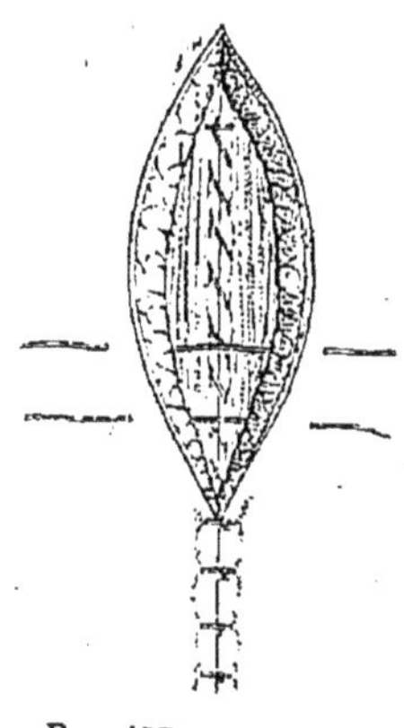

Fig. 157. — Suture du plan cellulo-cutané.

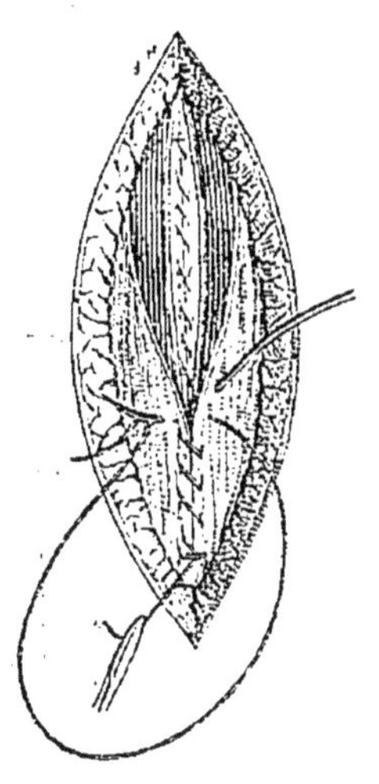

Fig. 158. — Suture du plan musculo-aponévrotique.

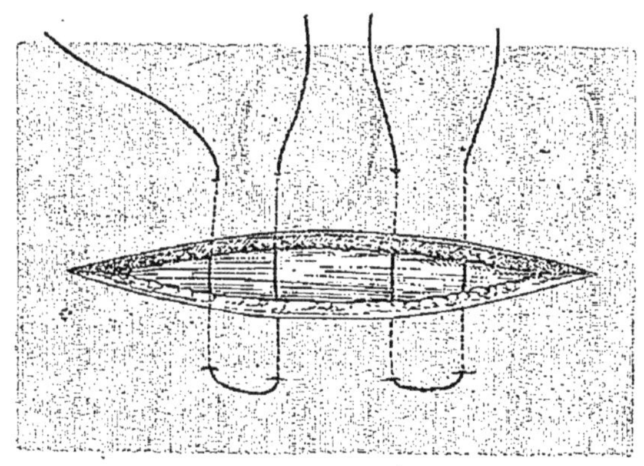

Fig. 159. — Suture en U.

Les fils sont enlevés aseptiquement, au bout d'un temps assez court, en les soulevant un à un avec une pince aseptique et les coupant avec un ciseau au ras de la peau, au-dessous du nœud.

On tend à remplacer de plus en plus ce mode de suture par les *agrafes Michel*. Le chirurgien place les agrafes sur les lèvres de la plaie (bien ajustées, de la même manière que pour les points de suture) avec une pince à disséquer spéciale qui porte sur elle-même le magasin des agrafes.

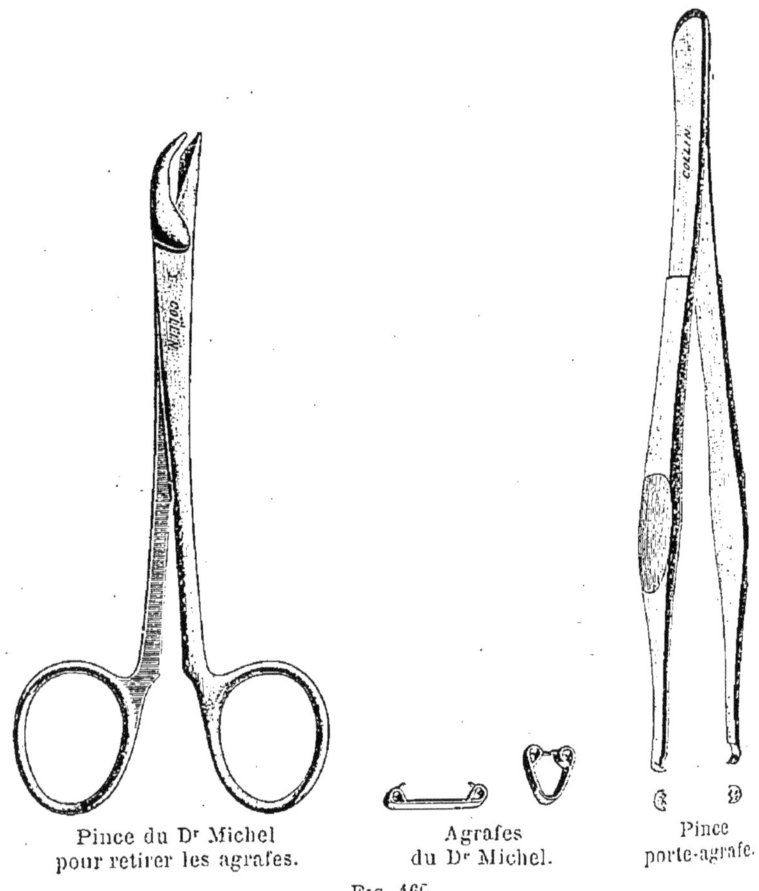

Pince du Dr Michel pour retirer les agrafes. — Agrafes du Dr Michel. — Pince porte-agrafe.

Fig. 166.

L'ablation des agrafes se fait avec une autre pince qui redresse l'agrafe et la fait sauter.

C. **Soins à donner en cas de furoncle.** — Les *furoncles* sont de petites collections cutanées et sous-cutanées, d'abord saillantes, dures, chaudes et douloureuses, puis s'ouvrant et laissant sortir un bourbillon. Plusieurs furoncles peuvent se juxtaposer, donnant lieu à un *anthrax*. Ils siègent surtout aux endroits de frottement (cou, fesses, etc.).

Le *traitement des furoncles* comporte la cautérisation ignée, l'application de teinture d'iode, les pulvérisations d'eau phéniquée à 2 0/0, les bains locaux prolongés, les compresses bouillies chaudes. Quand ces moyens sont insuffisants, il faut ouvrir largement le furoncle avec le thermocautère ou le galvano-cautère. L'absorption de levure de bière fraîche et le régime lacto-végétarien compléteront le traitement chirurgical.

D. **Soins à donner en cas d'abcès chaud.** — L'*abcès chaud* est une collection purulente dont la formation s'accompagne de chaleur, de rougeur et de tumeur, et qui doit être *traitée par l'ouverture du foyer*.

Dans ce but, l'infirmière préparera aseptiquement deux bistouris, une sonde cannelée, plusieurs pinces à forcipressure, des gants stérilisés, quelques drains, de la gaze stérilisée, de la ouate hydrophile, de la teinture d'iode, une solution antiseptique, un bassin pour recueillir le pus. Elle rasera et nettoiera la région, puis, immédiatement avant l'incision, pulvérisera sur elle du chlorure d'éthyle jusqu'à ce que la peau blanchisse, non sans avoir au préalable immobilisé le malade dans une alèze, surtout s'il s'agit d'un enfant.

L'incision étant faite, l'infirmière recueillera le pus dans un bassin, présentera au chirurgien, s'il y a lieu, un drain et des mèches, puis tout ce qu'il faut pour un pansement sec. Elle changera plus tard le pansement, chaque fois qu'il sera souillé, puis retirera drains et mèches dès que l'écoulement devient minime, en touchant la plaie avec un petit tampon monté, trempé dans de la teinture d'iode ou du nitrate d'argent si la cicatrisation se fait mal.

E. **Soins à donner en cas de fracture.** — *Appareils plâtrés. — Notions d'orthopédie.* — *Immédiatement après une chute*, lorsqu'on soupçonne une fracture, il faut relever le malade en soutenant son membre traumatisé, et, s'il s'agit du membre inférieur, transporter le patient sur un brancard ou, à défaut, sur une planche, un volet, une échelle. On consolide le membre, sans le déshabiller, au moyen d'attelles de fortune (canne, parapluie, planchette) mainte-

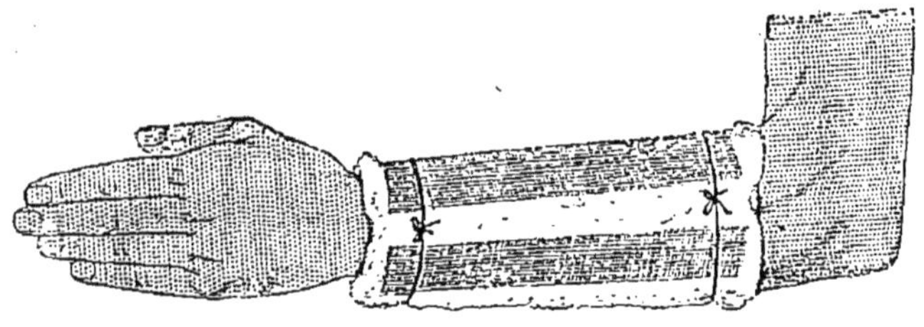

Fig. 161. — Appareil formé par les attelles conjuguées.

nues sur chacun de ses côtés à l'aide de serviettes ou de ficelles, après les avoir doublées de ouate ou de linges. Il est bon de fixer la jambe malade contre la jambe saine, qui constitue une sorte d'attelle naturelle. On soulève ensuite

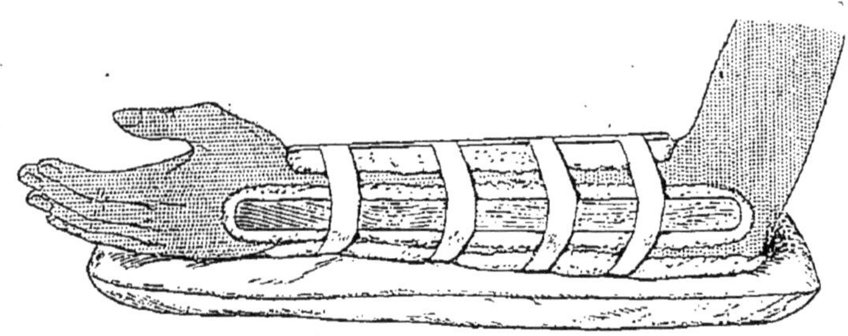

Fig. 162. — Appareil à attelles pour fractures de l'avant-bras.

le blessé, un aide tenant à pleine main les deux fragments, de manière qu'ils ne se déplacent pas.

Le blessé étant dans son lit, on le déshabille en coupant au besoin ses vêtements. S'il s'agit, par exemple, d'une fracture de jambe, on défait l'appareil improvisé et on place doucement, en soutenant simultanément les deux fragments et le corps du malade, le membre dans une *gouttière en fil de fer* garnie de plusieurs couches de ouate; on dispose au-dessous du tendon d'Achille un épais tampon de ouate, de manière que le talon ne porte pas sur la gouttière et ne s'ulcère pas. Une fois le membre lésé bien placé, un aide soulevant la gouttière, on enroule tout autour de celle-ci une bande de tarlatane ou de toile; on surélève ensuite l'extrémité de l'appareil avec un coussin, de préférence un *sac de sable* en toile à matelas entouré d'une enveloppe lavable, de manière que le pied soit plus haut que le reste du corps. Il est habituellement nécessaire de protéger le membre avec un cerceau de fil de fer, pour éviter le poids douloureux des couvertures.

Certaines gouttières, destinées aux fractures du col du

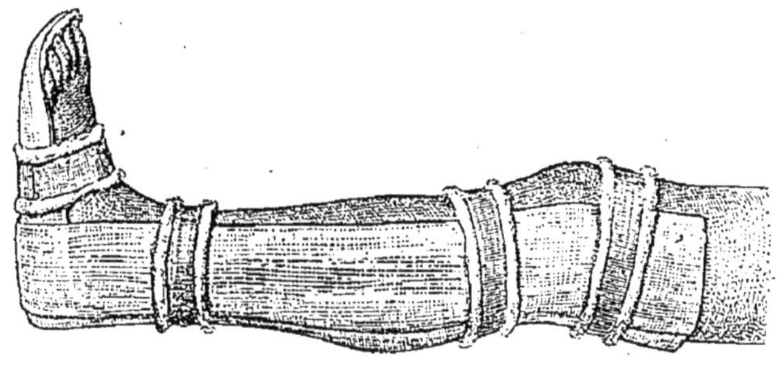

Fig. 163. — Appareil plâtré à deux attelles.

fémur ou du bassin, sont construites de façon à prendre la partie inférieure du tronc et les deux cuisses, et sont alors échancrées au niveau de l'anus (*gouttière de Bonnet*).

D'autres gouttières doivent être construites de telle façon que les fragments soient automatiquement écartés, de manière à ne pas se chevaucher. Dans ce cas, en particulier pour les fractures de cuisse, on pratique l'*extension continue*, grâce à une poulie et un poids pendant au pied du lit.

Une fois la fracture réduite et la région moins enflammée, on applique *un appareil plâtré*. Les objets à préparer sont une assez grande quantité de plâtre de modeleur frais; de la tarlatane pliée en douze à quinze épaisseurs, taillée suivant la forme du membre à recouvrir, d'après un patron modelé sur le membre sain et en tenant compte de la rétraction du plâtre, cousue ensuite à gros points; enfin quatre bandes de toile de 10 mètres et des attelles, ou lames de bois assez fortes.

L'infirmière aura, au préalable, disposé sur le sol, autour du lit et sur le lit, de nombreuses alèzes. Elle aura lavé, enduit de vaseline, puis entouré d'une bande de crépon le membre lésé. Enfin, au dernier moment, elle doit mélanger dans une grande cuve du plâtre à de l'eau légèrement salée et tiède, jusqu'à ce qu'il se forme une bouillie crémeuse.

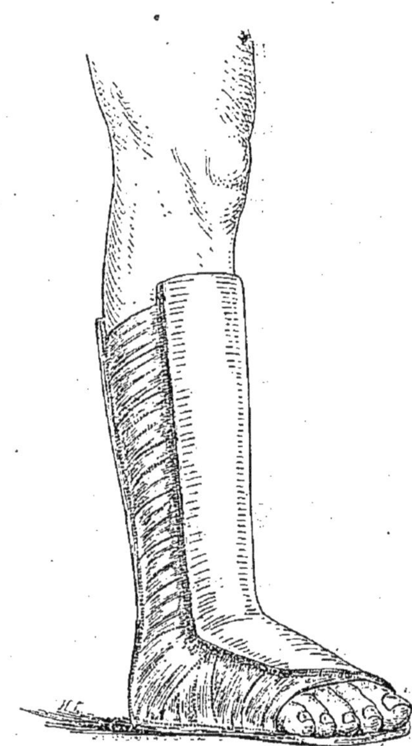

Fig. 164. — Appareil plâtré pour fracture de jambe.

Le chirurgien plonge dans la cuvette le patron de tarlatane, le malaxe et l'imprègne bien, l'exprime entre les mains, le lisse sur une table avec le plat de la main, ajoute dessus un peu de plâtre en poudre, et l'applique sur la région atteinte, pendant que l'infirmière lui tend une bande qu'il entoure immédiatement autour de l'appareil, puis des attelles en bois dont il renforce le membre et qu'il double de nouveaux tours de bande. Le membre est alors placé sur un coussin, et on attend un quart d'heure que le plâtre ait pris, pour enlever bandes et attelles en bois. Avec des ciseaux, on arrondit alors les angles douloureux, et on place des tours de bandes aux endroits fragiles.

L'infirmière surveillera soigneusement le malade, les jours consécutifs à la pose d'un appareil plâtré, pour voir s'il ne survient pas de sphacèle par compression, d'œdème du membre, ou si la douleur n'est pas insupportable en certains points.

Les appareils plâtrés sont employés beaucoup, en dehors du traitement des fractures, en *orthopédie*, surtout *infantile*, contre certaines maladies ou malformations osseuses ou articulaires (coxalgie, ou tuberculose de la hanche, mal de Pott, ou tuberculose de la colonne vertébrale, luxation congénitale de la hanche, pied bot, etc.). Le principe de la méthode consiste à rectifier la position vicieuse, à immobiliser ensuite le sujet et à enrouler autour de la région malade, entourée d'un maillot fin, des bandes de tarlatane saupoudrées de plâtre fin, trempées dans de l'eau et exprimées (Ducroquet). L'appareil contre le mal de Pott prend le thorax, le cou, la partie postérieure de la tête et le tronc : on l'appelle *minerve* et *appareil de Seyre*. On taille en général des *fenêtres* dans les appareils à demi consolidés, de manière à permettre le jeu des fonctions indispensables à la vie et à la surveillance des lésions.

F. **Soins à donner dans une affection gynécologique.** — Les maladies des organes génitaux de la femme sont surtout la *métrite*, ou inflammation de l'utérus, se manifestant par des écoulements d'aspects divers et de la douleur du bas-ventre, la *salpyngite*, ou inflammation des ovaires, s'accompagnant de douleurs plus ou moins vives au niveau des parties latérales de l'abdomen et de signes de réaction péritonéale, enfin le *cancer de l'utérus*, qu'on reconnaîtra à l'apparition d'hémorragies par la vulve, ou ménorragies, chez des femmes ayant dépassé l'âge de la ménopause, à la fétidité de l'écoulement vaginal, aux douleurs extrêmement vives du bas ventre.

La gynécologie est l'ensemble des soins qui s'adressent aux affections génitales de la femme. Elle repose, en dehors des interventions chirurgicales, sur la pratique du toucher vaginal et du spéculum.

Pour préparer un *toucher vaginal*, l'infirmière priera la

malade de s'enfoncer dans son lit, d'écarter les jambes et de mettre ses poings sous son siège. Elle tiendra à la disposition du médecin une compresse aseptique contenant de la vaseline stérilisée, plusieurs doigtiers en caoutchouc, dont le meilleur modèle est celui à deux doigts et à capuchon protégeant la main, des compresses pour qu'il s'essuie après l'exploration. Elle pratiquera enfin à la patiente une injection vaginale chaude, avant et après le toucher.

Pour préparer un *examen au speculum*, après un lavage vaginal minutieux, on fera placer la malade sur une table spéciale, dite table ou fauteuil à speculum, dont les nom-

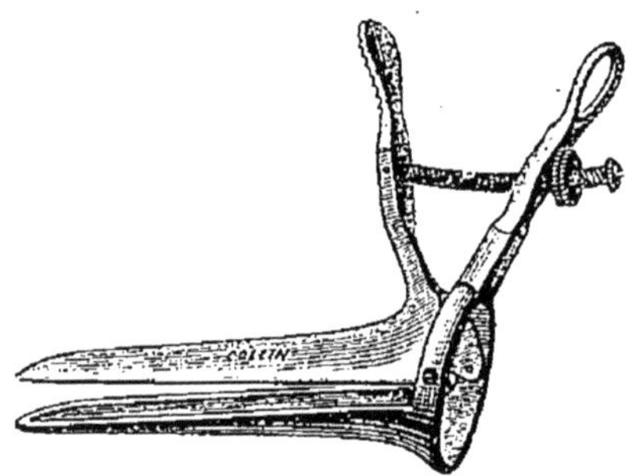

Fig. 165. — Speculum.

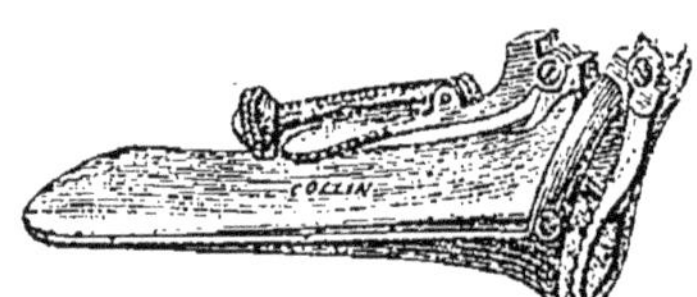

Fig. 166. — Speculum.

breux modèles consistent tous à maintenir sans fatigue les jambes en l'air et écartées, grâce à des béquilles, et le siège débordant le bord échancré de l'appareil, de façon à pouvoir glisser facilement sous celui-ci un bassin. L'infirmière tiendra à la disposition du médecin une cuvette émaillée bien propre en forme de triangle ; des tampons stériles ; un *spéculum* préalablement bouilli et vaseliné, instrument formé de deux valves qu'on introduit rapprochées dans le vagin et qu'on écarte ensuite de manière à maintenir ce dernier béant (le modèle de Cusco, en bec de canard, est le plus courant) ; un *hystéromètre*, tige métallique graduée, destinée à être introduite dans le col utérin ; enfin des *pinces à mors* très longs, les unes à érignes servant à attirer le col utérin, les autres plus mousses, destinées à porter sur celui-ci un tampon, une *laminaire*, tige dilatable par l'humidité qu'on introduit dans la cavité du col, un crayon antiseptique ou toute autre substance.

G. **Soins à donner en cas de corps étrangers.** — Ces soins varieront suivant la nature et le siège du corps étranger.

1° *S'il s'agit*, par exemple, *d'un fragment d'aiguille implanté dans le doigt*, l'infirmière préparera tout ce qu'il faut pour faire l'asepsie de la peau, un lien en caoutchouc, qu'on serrera à la base du doigt pour assurer l'ischémie, une seringue de Pravaz, pour pratiquer l'anesthésie locale à la

Davier avec articulation.

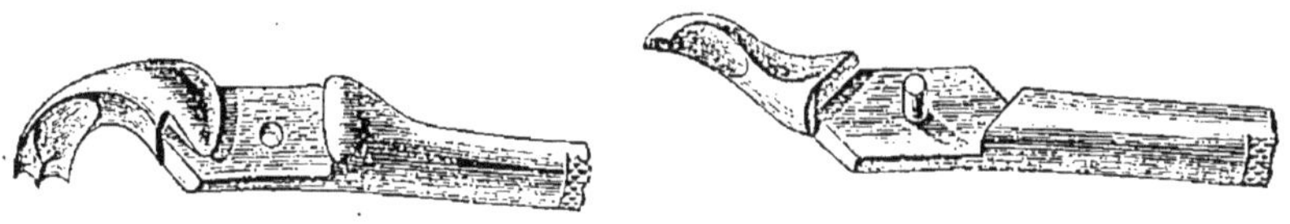

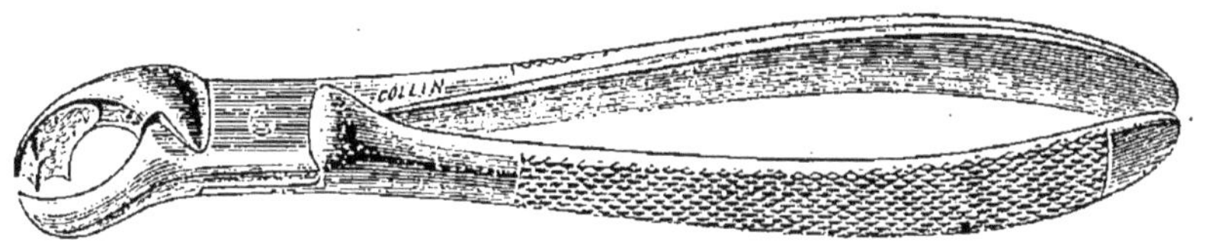

Fig. 167. — Davier pour molaires inférieures droites et gauches.

cocaïne, un bistouri, pour inciser la peau au niveau du corps étranger, deux pinces à forcipressure, pour assurer l'hémostase, une pince à disséquer, pour cueillir l'aiguille, une aiguille et du fil, pour suturer la peau, enfin de quoi faire un pansement sec et aseptique.

2° *S'il s'agit d'un corps étranger superficiel de l'œil*, on recourra au retournement de la paupière supérieure, en faisant basculer celle-ci sur l'index qui la tire par les cils tout en priant le malade de regarder fortement en bas, et on préparera une pince et des aiguilles fines avec lesquelles le chirurgien extraira les corps étrangers de la conjonctive ou de la cornée. Il sera bien souvent utile de pratiquer au préalable une instillation sous-conjonctivale de cocaïne à 1/20. Si le corps étranger est métallique, on peut parfois s'aider d'un aimant.

H. **Soins à donner en cas de carie dentaire.** — Avant d'aborder tout traitement dentaire, il faut pratiquer le *nettoyage de la bouche*, c'est-à-dire enlever le tartre dentaire et soigner les gencives hypertrophiées ou congestionnées. On se sert pour cela d'un miroir spécial, de curettes, de brosses-pinceaux, de cupules et de divers instruments mus d'ordinaire par un tour électrique. Les lavages fréquents de la bouche doivent toujours précéder et suivre le nettoyage des dents.

L'*extraction dentaire* se pratique à l'aide de *daviers* stérilisés, de modèles divers suivant les dents ; elle sera précédée souvent d'anesthésie locale à la cocaïne, grâce à une seringue spéciale, dite seringue de dentiste.

CINQUIÈME PARTIE

LE ROLE DE L'INFIRMIÈRE

PENDANT LA GROSSESSE, L'ACCOUCHEMENT ET LES SUITES DE COUCHES, SOINS A DONNER AU NOUVEAU-NÉ [1].

Pendant longtemps, le rôle de l'infirmière en obstétrique se bornait aux soins de la période du travail et des suites de couches. Les puériculteurs élargirent beaucoup son domaine en lui confiant la surveillance du nourrisson jusqu'au sevrage. Aujourd'hui, nous devons encore agrandir le cadre. Le rôle de l'infirmière commence, en effet, beaucoup plus tôt, dès le début de la grossesse, dont elle doit savoir diriger l'hygiène, et prévenir certains accidents. C'est en somme préparer par des soins intelligents, un accouchement naturel et normal. Mais c'est encore plus : c'est faire de la puériculture *in utero*, c'est préparer la naissance d'un être robuste et bien constitué, ce qui facilitera ultérieurement la tâche du puériculteur. Comme le dit le vieil adage : « Mieux vaut prévenir que guérir. » Par des soins attentifs, l'infirmière pourra, pendant la grossesse, collaborer utilement avec le médecin. Nous ne saurions négliger cette partie si importante du chapitre qui nous a été confié, aussi diviserons-nous notre étude en trois parties :

1° La grossesse ;

2° L'accouchement et les suites de couches ;

3° Le nourrisson.

1. Cette partie, concernant le rôle de l'infirmière pendant la grossesse, l'accouchement et les suites de couches, les soins à donner au nourrisson, a pour auteur M. le Dr J. Lemeland, ancien interne des hôpitaux de Paris, chef de clinique d'accouchements à la Faculté.

CHAPITRE I

LA GROSSESSE

La grossesse est un état physiologique, l'accomplissement normal d'une fonction, et comme telle ne devrait s'accompagner d'aucun accident. Cela peut se rencontrer dans un certain nombre de cas, mais assez souvent cependant l'évolution de la grossesse donne lieu à la production de certains troubles, dont la fréquence même est telle qu'on a pu les considérer comme habituels : tels sont, par exemple, les vomissements qui, pour nombre de femmes, constituent le premier signe certain de la grossesse. En dehors de ces phénomènes d'ordre banal, il peut survenir au cours de la gravidité des troubles plus graves, pouvant amener la production de véritables accidents et dont on doit connaître les premières manifestations pour permettre au médecin, par une intervention rapide, d'en atténuer les effets.

Nous pouvons donc considérer dans l'étude des soins à donner à la femme enceinte trois paragraphes :

1° Les soins à donner à toute femme enceinte bien portante, et ne présentant d'autre particularité que le développement de la grossesse ;

2° Les soins à donner au cours des accidents d'ordre banal

3° Les précautions à prendre lorsque surviennent des troubles graves.

I. — Hygiène de la grossesse normale

Développement de l'utérus. — Si nous supposons la femme normale, ne présentant aucun trouble, le seul phénomène qui marquera la grossesse est le développement de l'utérus.

Ce développement se fait progressivement; peu à peu l'utérus quitte sa situation pelvienne et s'élève dans l'abdomen. Mais ce n'est guère qu'à partir de cinq mois que l'abdomen commence à faire saillie. Puis lentement le ventre grossit jusqu'à terme.

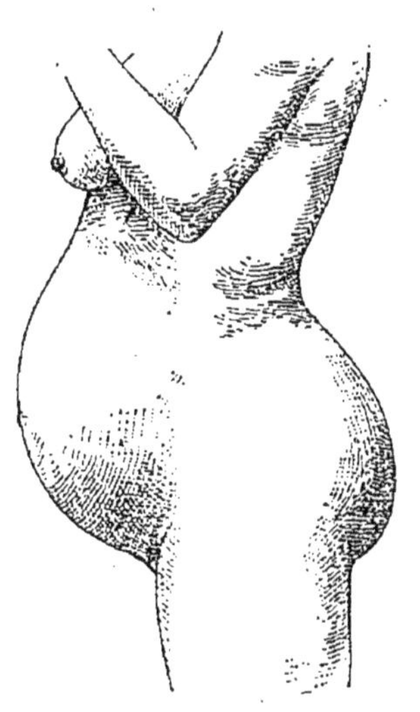

Fig. 168. — Ventre de femme enceinte normale.

Deux cas peuvent se présenter : ou bien la femme a une bonne paroi abdominale, c'est ce qui se passe le plus souvent chez les primipares; ou bien la paroi abdominale est mauvaise et ne résiste pas.

Dans le premier cas, l'abdomen se développe normalement, prend une forme régulièrement arrondie. La femme porte aisément sa grossesse, elle n'en est pas fatiguée.

Dans le deuxième cas, au contraire, l'utérus en se développant retombe en avant, au-devant des cuisses, c'est le ventre en besace, la femme est très fatiguée, elle peut à peine marcher. Souvent, dans ces cas, dans les plis inguinaux, la transpiration, le frottement amènent la production d'intertrigo, de rougeur, de suintements, etc... Il y a là une indication formelle à intervenir pour soulager la femme.

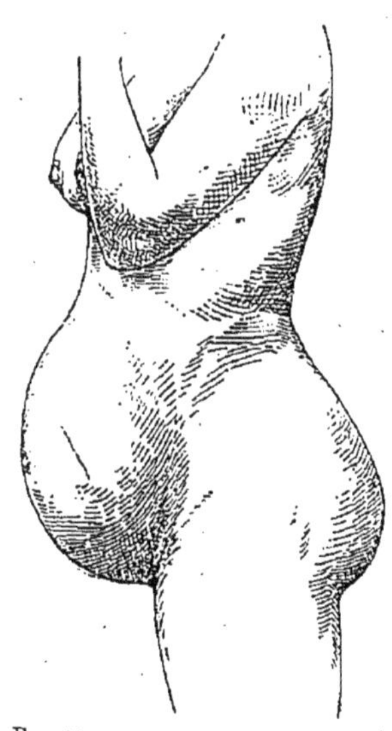

Fig. 169. — Ventre en besace.

Que doit-on faire pour soutenir l'abdomen? On a préconisé dans ce but le corset et la ceinture.

Le corset. La ceinture. — La femme enceinte doit-elle conserver son corset? Pendant les deux premiers mois de la grossesse, cela n'a guère d'importance dans la plupart des cas. Mais, dès le troisième mois, il faut conseiller à la femme de le supprimer, ou tout au moins de le transformer.

Si la femme en effet n'a pas d'éventration, si elle porte bien sa grossesse, elle peut porter un corset spécial. Ces corsets présentent les particularités suivantes : ils ne sont pas baleinés ou à peine ; ils présentent à leur partie inférieure une forme arrondie légèrement pincée en avant pour venir s'appliquer sur le pubis. En avant, de chaque côté de la ligne médiane, on a ménagé deux pièces triangulaires, élastiques, portant chacune des œillets où passe un lacet que l'on peut à volonté serrer ou desserrer. A mesure que le ventre s'accroît, la femme élargit d'elle-même son corset.

A noter que celui-ci ne doit jamais être serré à la taille.

Mais le mieux est encore de faire porter à la femme enceinte une ceinture qui épouse bien la forme du ventre, et le soutienne effectivement.

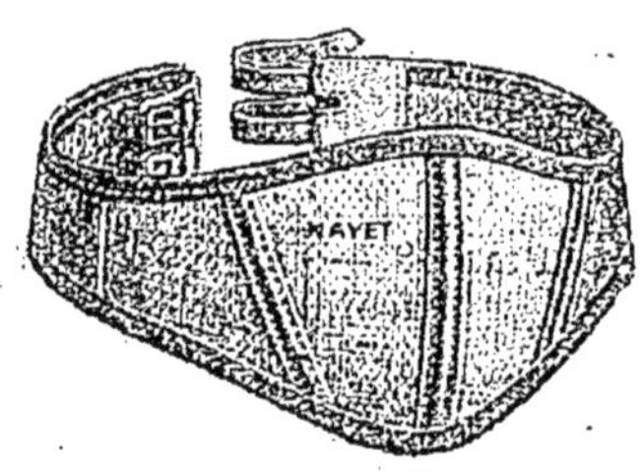

Fig. 170. — Ceinture abdominale.

Si la femme appartient à la classe aisée, elle peut se faire faire une ceinture spéciale qu'il faudra changer plusieurs fois au cours de la grossesse à mesure que le ventre augmentera de volume.

Si au contraire ses moyens sont limités, l'infirmière peut faire elle-même la ceinture en se servant soit d'une bande de flanelle, soit d'une bande de coutil.

Elle enroulera la ceinture de flanelle autour des reins et du ventre, en ayant soin de bien lui faire épouser la saillie de l'abdomen : elle obtiendra ainsi une sustentation le plus souvent suffisante.

Pour éviter que la ceinture ne remonte lorsque la femme se livre à ses occupations journalières, on fixera les jarretelles des bas au bord inférieur du bandage qui se trouvera ainsi maintenu en bonne position.

Dans le cas d'un abdomen pendulum, du ventre en besace dont nous parlions plus haut, un pareil moyen de sustentation devient complètement illusoire.

Dans ce cas, si la femme ne peut se payer un appareil orthopédique spécial, l'infirmière pourra lui rendre le plus grand service en lui plaçant une ceinture faite d'une bande de coutil qui appuiera bien par sa circonférence inférieure sur le rebord du bassin et qui enveloppera comme d'un bonnet la saillie de l'abdomen. Pour maintenir cette ceinture et soutenir l'abdomen, on mettra deux bretelles sur les épaules, qui viendront s'attacher à la circonférence supérieure de la ceinture.

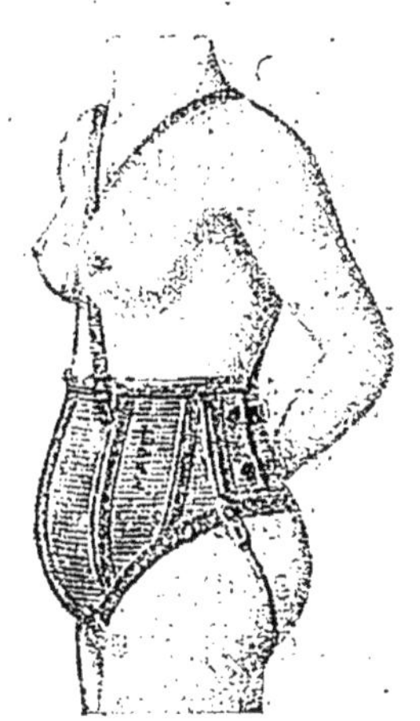

Fig. 171. — Ceinture avec bretelles.

Dans ces cas il faudra toujours veiller avec le plus grand soin à l'irritation possible et à l'intertrigo dans les plis inguinaux, et poudrer soigneusement ces régions avec de la poudre de talc ou de bismuth.

Les vêtements de la femme enceinte. — Pendant les premiers mois de la grossesse, tant que le ventre n'est pas augmenté de volume, la femme pourra porter ses vêtements habituels; mais, dès que la grosseur de l'abdomen l'exigera, la femme devra porter des vêtements d'une ampleur suffisante pour ne pas gêner les mouvements du corps.

Il faut bien expliquer à celles dont la coquetterie pourrait se trouver blessée par une semblable prescription, qu'à mesure que leur ventre va grossir, leurs mouvements vont devenir plus difficiles, qu'elles vont se sentir lourdes, peu ingambes, et que des vêtements trop ajustés pourraient leur occasionner des chutes, des accidents entraînant l'accouchement prématuré.

La femme enceinte ne devra pas être trop couverte, mais devra cependant porter des vêtements assez chauds en hiver pour éviter les rhumes et surtout les accidents rénaux si communs au cours de la grossesse.

En été, si la femme enceinte se trouve au bord de la mer ou dans un climat humide, on devra pour la même raison lui recommander de porter toujours une ceinture en flanelle.

Les soins de propreté. — Il est évident que pendant la grossesse l'hygiène la plus rigoureuse sera recommandée.

Il vaut mieux employer l'eau tiède que l'eau froide pour la toilette.

Il faudra recommander à la femme enceinte un soin tout particulier des organes génitaux externes qui devront être l'objet deux fois par jour d'une soigneuse toilette savonneuse.

Les injections. — Une question qui est souvent posée est celle de savoir si la femme enceinte doit prendre des injections vaginales.

Si aucun accident (écoulement vaginal, démangeaisons, etc.), ne nécessite l'injection vaginale, celle-ci n'est pas nécessaire.

Mais, si la femme a l'habitude de prendre des injections, elle peut pendant sa grossesse en continuer l'usage, mais en prenant certaines précautions.

On n'emploiera pas de canules perforées à leur extrémité : on emploiera une canule à bout olivaire perforée de quatre trous latéraux.

Le liquide injecté sera à la température de 35° environ.

Le bock à injections sera placé à une hauteur de 15 à 20 centimètres au-dessus du plan du lit.

La femme prendra son injection couchée. On ne devra pas introduire trop loin la canule.

Le liquide de l'injection sera ordinairement de l'eau très légèrement additionnée d'eau oxygénée ou de permenganate de potasse. On n'emploiera le sublimé que sur prescription médicale.

Les bains. — Il est bon de faire prendre assez fréquemment des bains aux femmes enceintes, mais là encore certaines précautions sont indispensables.

Les bains seront à une température de 34 à 35° environ.

Leur durée n'excédera pas quinze ou vingt minutes.

A la fin de la grossesse, lorsque l'abdomen est très développé, que la femme est lourde et impotente, on ne devra donner le bain qu'en mettant *un fond de bain* dans la baignoire pour éviter que la femme ne glisse en entrant ou en sortant de son bain.

Pour la même raison, il lui sera recommandé, lorsqu'elle entrera dans l'eau, de bien se soutenir avec ses deux mains placées sur le rebord de la baignoire, au moment où elle fait franchir ce rebord à sa seconde jambe. Dans le cas où, faisant ce mouvement, la femme viendrait à glisser, elle pourrait tomber à califourchon sur le rebord et se blesser gravement dans la région vulvo-périnéale.

Les mêmes précautions seront prises pour sortir du bain que pour y rentrer.

Exercice. — Il est bon de faire prendre à la femme enceinte un exercice journalier modéré au grand air. Il ne faut pas, autant que possible, la laisser confinée dans sa chambre. De même, le séjour à l'atelier est mauvais.

La femme devra quotidiennement marcher pendant plusieurs heures. Mais on ne permettra pas les exercices violents : bicyclette, équitation, natation, automobile, etc.

On lui recommandera également d'éviter les longues stations debout dans les magasins, elle ne devra pas aller au théâtre ou séjourner dans des salles où l'air est vicié continuellement et jamais renouvelé.

La femme enceinte devra se coucher de bonne heure, et se lever assez tôt. Neuf à dix heures de sommeil sont très suffisantes, et si dans la journée elle se sent fatiguée, il lui est loisible de s'étendre quelques heures pour se reposer.

Le voyage en chemin de fer peut être permis pendant la grossesse, dans certains cas seulement, et en prenant des précautions toutes particulières qu'il appartient au médecin de prescrire.

On ne devra jamais laisser une femme enceinte partir pour un long voyage en chemin de fer sans avoir pris au préalable l'avis d'un médecin. Et cela est possible aussi bien dans les classes pauvres que dans les classes aisées, puisqu'il existe partout des consultations quotidiennes gratuites où l'on donne tous les conseils désirables.

La femme enceinte peut-elle continuer son métier? — Si les prescriptions qui précèdent sont faciles à appliquer dans la classe aisée, il n'en est pas toujours ainsi dans la classe ouvrière où le plus souvent la famille a besoin du gain de la femme pour subsister. Aussi une question se pose immédiatement : la femme enceinte peut-elle continuer son métier ?

Si l'on tient compte des préceptes que nous venons d'exposer plus haut, on conçoit aisément qu'un certain nombre de professions ne sauraient être pratiquées impunément pendant la grossesse :

D'abord les professions où la femme travaille debout : blanchisseuses, vendeuses dans les magasins, etc. ;

Celles où la femme est obligée de faire un effort considérable, comme de porter des lourds fardeaux, de coudre à la machine, etc. ;

Celles où la femme se trouve dans un air confiné ou vicié, comme toutes les professions qui nécessitent de travailler en atelier, comme les professions qui exposent à respirer des gaz délétères tels l'oxyde de carbone (blanchisseuses, cuisinières), ou qui peuvent amener des intoxications diverses (manufactures des tabacs, ouvrières qui travaillent à la vulcanisation du caoutchouc).

Dans bien des cas les nécessités de la vie obligent les ouvrières enceintes à continuer ces professions dangereuses. Il faut cependant leur expliquer combien elles nuisent ainsi non seulement à leur santé personnelle, mais encore à celle du petit être qu'elles vont engendrer et qui se ressentira sa vie durant des tares qu'il aura acquises pendant 9 mois de vie intra-utérine.

Il faut conseiller à ces femmes de s'occuper pendant tout le temps de leur grossesse à des travaux autres que ces travaux dangereux.

En s'adressant aux œuvres spéciales, on peut assez aisément trouver des solutions même aux cas difficiles.

A celles qui sont par trop nécessiteuses il faut conseiller de s'adresser aux asiles spécialement organisés pour les recevoir et les aider pendant leur grossesse.

A toutes enfin il faut bien recommander de se reposer au moins pendant les six dernières semaines de la gravidité, en leur faisant envisager que la loi protège la femme enceinte et prévoit la nécessité de ce repos pendant lequel la femme ne peut être renvoyée de son emploi (loi des 17 juin 1913 et 30 juillet 1913, art. 68 à 75).

Alimentation de la femme enceinte. — Par toutes ces précautions, nous cherchons en réalité à mettre la femme enceinte dans les meilleures conditions de repos et d'hygiène pour le développement de sa grossesse. Or il est un point des plus importants à envisager, c'est la question de l'alimentation. A cette femme dont l'organisme doit fournir tous les éléments nécessaires au développement de l'enfant, il faut donner une nourriture saine et abondante.

On évitera tous les aliments qui fermentent facilement : la charcuterie, le gibier, les viandes faisandées, les sauces compliquées, etc... De même on n'insistera pas sur les crudités, les sucreries et les pâtisseries.

On donnera de préférence du laitage, des pâtes, des purées de légumes, des légumes verts bien cuits, des viandes rôties, des poissons frais, etc.

Les boissons hygiéniques, vin, cidre, bière, seront permises à doses modérées et toujours largement coupées d'eau.

Le café, les produits alcooliques, les liqueurs seront formellement interdits.

Dans bien des cas il sera difficile à l'ouvrière enceinte

de se payer une nourriture convenable et suffisamment hygiénique. On doit savoir lui indiquer et lui conseiller les œuvres philanthropiques qui ont été créées dans le but de lui fournir à des prix abordables une nourriture convenable (soupes populaires, foyer maternel, etc., etc.).

Si parfois une pudeur injustifiée faisait repousser à la femme l'idée d'aller ainsi demander assistance, le rôle de l'infirmière est de lui montrer comment, pour satisfaire un sentiment de peu de valeur, elle porte préjudice à son enfant. Il faut lui faire comprendre que du jour où elle est enceinte la femme ne s'appartient plus : elle a le devoir de faire tout ce qui est nécessaire pour créer un être sain et fort, et qu'elle doit dans la mesure du possible compenser les tares qu'involontairement les parents transmettent à leurs enfants.

Les seins. — Enfin, dans les dernières semaines de la grossesse, la femme doit se préparer à son rôle de nourrice et, « pour cela, elle lavera tous les soirs les bouts de seins avec un peu d'alcool afin de les durcir et d'éviter ainsi des crevasses, qui non seulement sont extrêmement douloureuses, mais qui laissent la porte ouverte à des infections multiples, source d'abcès pour la mère et de dangers pour l'enfant » (PERRET).

Examen des diverses fonctions de la femme enceinte. — Pendant toute la durée de la grossesse, il faudra s'assurer que la femme enceinte accomplit normalement ses diverses fonctions physiologiques.

On surveillera tout particulièrement les garde-robes, qui doivent être quotidiennes, régulières et abondantes.

On examinera soigneusement tous les quinze jours au moins les urines pour s'assurer qu'elles ne contiennent *ni sucre, ni albumine*. Nous reviendrons plus loin sur ce point.

On s'assurera enfin que la femme enceinte ne *maigrit pas*. Il est bon de la faire peser de temps en temps, et, si on constate un amaigrissement, il faut faire venir un médecin.

Examens médicaux pendant la grossesse. — En dehors de toute complication, la femme enceinte normale doit être examinée par la sage-femme ou le médecin d'une façon régulière.

Il est bon, au début d'une grossesse, de se faire examiner pour s'assurer que l'œuf est normalement placé dans l'utérus.

A partir du sixième mois, les examens doivent être *réguliers toutes les trois ou quatre semaines* jusqu'à la fin de la grossesse.

Cela est facile pour toutes les classes de la société, les consultations gratuites permanentes des hôpitaux étant organisées pour procéder à ces examens.

II. — Les accidents communs au cours de la grossesse

Sous cette dénomination nous décrirons les troubles si habituels au cours de la grossesse qu'on finit par les considérer comme de banals symptômes de gravidité. Cependant il ne faut pas oublier que certains d'entre eux, les vomissements par exemple, peuvent très souvent être sans gravité et, dans d'autres cas, peuvent revêtir un tel caractère de gravité qu'ils compromettront la vie de la malade. Il y a là une distinction à faire et qui doit être faite d'une façon précoce. L'infirmière avertie devra avoir l'esprit en éveil et faire prendre conseil à la malade dès que les accidents prendront un caractère de gravité.

1° Les troubles du côté des téguments. — *Pigmentations.* — Il est bien connu de tout le monde que la femme grosse est sujette à l'apparition de pigmentations intenses, sur le visage en particulier, ce qui constitue ce que l'on appelle le masque de la grossesse. Ces pigmentations, qui vont en s'accentuant jusqu'à la fin de la grossesse, ne présentent aucun caractère de gravité et disparaissent très rapidement après l'accouchement.

Démangeaisons. — Il est assez fréquent également d'observer pendant la grossesse du prurit, des démangeaisons surtout vulvaires, souvent très désagréables au point d'occasionner des réactions nerveuses assez intenses. Dans ces cas, les soins de propreté des organes génitaux doivent être poussés à l'extrême ; mais, pour triompher du symptôme, un traitement médical sera nécessaire.

Éruptions. — Il est assez fréquent également d'observer pendant la grossesse des éruptions sur la peau. Dans ces cas, le rôle de l'infirmière doit se borner à conduire la malade au médecin, seul capable de juger de l'importance du symptôme observé.

2° **Troubles digestifs.** — Très fréquents au cours de la grossesse, les troubles digestifs peuvent prendre parfois un caractère de gravité tel qu'ils peuvent compromettre la vie de la malade. Aussi toute femme enceinte présentant des troubles digestifs doit-elle être l'objet d'une surveillance médicale régulière, et ne doit-elle pas attendre que son état général soit sérieusement atteint pour le faire.

Les troubles du goût et de l'appétit. — Ces troubles, qui apparaissent surtout dans les trois premiers mois de la grossesse, ne présentent en général aucun caractère sérieux. Ils peuvent revêtir les formes les plus diverses : « Chez quelques femmes, l'appétit se développe, les digestions deviennent plus faciles, l'état général est excellent. Chez le plus grand nombre, au contraire, les fonctions digestives sont languissantes, l'appétit est très diminué, d'où un certain amaigrissement, de la pâleur, de l'altération des traits. La perversion des fonctions digestives se traduit par des goûts bizarres, et surtout par des nausées et des vomissements. Certaines femmes témoignent de l'aversion pour des aliments ou des boissons pour lesquels, en dehors de la grossesse, elles n'éprouvaient aucune répugnance ; d'autres ont une appétence marquée pour des substances ou des mets dont elles ne faisaient point d'ordinaire leur nourriture. » (Puech.)

Tous ces troubles, tant qu'ils n'entraînent pas une altération grave de l'état général, un amaigrissement de la femme enceinte, peuvent être considérés comme sans importance. Mais, dès que l'état général est atteint, dès que la femme maigrit, on doit demander avis au médecin.

La sialorrhée. — Nous considérerons de même la salivation si fréquente chez les femmes pendant les trois premiers mois de la grossesse et qui est souvent la cause des *vomissements*. Cependant ceux-ci apparaissent souvent en dehors de la salivation. Ils sont, nous l'avons dit, souvent le premier signe de la grossesse. D'abord consistant en de simples vomissements matutinaux apparaissant au réveil, ils peuvent se produire au cours des repas ou après eux.

Tant que la femme continue à s'alimenter, les vomissements sont sans gravité, ils disparaissent vers la fin du troisième mois, et ne portent pas atteinte à l'état général.

Mais, dans certains cas, ces vomissements prennent un caractère particulier. Ils sont continuels, la femme ne garde aucun aliment, elle maigrit, *son pouls s'accélère*. Dans ce cas il faut sans retard appeler le médecin, car la vie de la femme est en danger.

La constipation. — Enfin il est un trouble que l'on rencontre si fréquemment pendant la grossesse que l'on peut dire que les femmes qui ne le présentent pas sont l'exception : c'est la *constipation*. C'est là un symptôme des plus importants, car c'est pour la femme enceinte une très grande source d'intoxication et d'infection. L'infirmière devra veiller avec le plus grand soin à assurer quotidiennement l'évacuation du rectum.

A cet égard elle emploiera les lavements et les laxatifs.

Les *lavements* sous forme de lavages d'intestins, au sérum physiologique ou à l'eau bouillie, sous forme de lavements glycérinés; mais aussi et souvent, deux fois par semaine dans les cas de constipation opiniâtre, sous forme de lavements d'huile. On procédera de la façon suivante : On donnera le soir, la femme étant couchée, un lavement d'un quart de litre d'huile pure. Pour cela on aura soin de bien faire tiédir l'huile (36°, 37°) pour rendre son écoulement plus facile.

La femme gardera ce lavement toute la nuit.

Le lendemain matin on lui donnera, en la plaçant sur le bassin, un lavement d'un demi-litre d'eau, avec une sonde molle en caoutchouc. On lui fera rendre immédiatement ce lavement qui ramènera les matières accumulées dans l'intestin.

Les *laxatifs* pourront être employés de temps en temps avec succès, soit l'huile de ricin à la dose de 25 à 30 grammes soit les eaux salines à la dose d'un verre à bordeaux, soit la manne, etc. On évitera naturellement tous les purgatifs drastiques.

Une excellente façon de déconstiper les femmes enceintes est de leur faire prendre le matin à jeun une ou deux cuillerées d'olive pure, ou bien, procédé plus agréable, de leur donner à leurs repas des pruneaux que l'on aura fait cuire avec une pincée de follicules de séné.

Les procédés, on le voit, sont nombreux, et l'infirmière devra savoir les varier, mais elle devra obtenir de toute nécessité que la femme *ait chaque jour une selle suffisamment abondante*. Elle mettra ainsi en garde la femme enceinte contre des complications redoutables (appendicite, coliques hépatiques, pyélonéphrite, etc...).

Les dents. — En somme, ce que l'on veut, c'est donner à la femme enceinte un parfait fonctionnement de son tube digestif pour assurer sa nutrition et éviter son intoxication.

Pour arriver à ce but, il y a encore plus à faire, il faut surveiller de très près les dents pendant la grossesse et cela pour plusieurs raisons.

La première et la principale, c'est que de bonnes dents sont nécessaires pour une bonne digestion.

Mais, ce qu'il faut bien faire savoir aux femmes enceintes, c'est que pendant la grossesse il est très fréquent de voir se produire des caries dentaires. Si on laisse évoluer les lésions dentaires, il en résulte d'une part que la femme mastiquant mal ses aliments digérera mal et sera sujette aux troubles intestinaux. D'autre part, lorsqu'elle aura à remplir son rôle de nourrice, ses mauvaises dents viendront encore lui apporter des troubles de nutrition et gêner sa lactation.

Mais il y a plus : on doit soigner les dents des femmes pendant la grossesse pour éviter la production des infections buccales, qui pourraient, au moment de l'accouchement et des suites de couches, prendre un caractère de gravité toute particulière.

Là encore mieux vaut prévenir que guérir. La femme doit arriver au jour de son accouchement, nous l'avons dit, en parfait état de propreté corporelle. Nous avons vu les soins minutieux d'hygiène qu'elle doit observer dans ce but. La femme doit également arriver au jour de son accouchement avec la bouche en bon état, exempte de caries septiques, sans danger d'infection dentaire.

Et cela est possible à tous, riches et pauvres, puisque, comme les autres soins, les soins dentaires sont donnés gratuitement dans de nombreuses fondations humanitaires.

3° **Les troubles du côté de l'appareil circulatoire.** — A côté de ces troubles digestifs, une des premières manifestations de la grossesse, c'est l'apparition de varices des membres inférieurs et de la vulve et d'hémorroïdes.

Les varices des membres inférieurs peuvent dans certains cas prendre des proportions énormes.

Dans ces cas la femme doit être mise au repos absolu, il appartient au médecin de la traiter.

Mais souvent les varices, tout en prenant un développement assez considérable, ne sont pas suffisantes pour empêcher la femme de vaquer à ses occupations habituelles.

Dans ces cas cependant, certaines précautions sont à observer.

La femme doit rester étendue plusieurs heures par jour. Lorsqu'elle est debout, elle doit avoir les jambes bandées avec une bande de crépon, comme cela se fait en dehors de la grossesse,

Enfin on devra prendre un soin tout particulier de la propreté des membres inférieurs pour éviter toute possibilité d'infection qui pourrait devenir grave.

Dès que l'on verra une rougeur apparaître au niveau d'une veine variqueuse, il faudra appeler le médecin, car il peut se produire une phlébite dont les conséquences pourraient être graves.

Les varices vulvaires devront être l'occasion d'un redoublement de soins de propreté de la vulve, et l'on devra pendant la grossesse consulter l'accoucheur ou la sage-femme, car au moment de l'accouchement ces veines dilatées pourraient se rompre et amener une hémorragie grave.

Quant aux hémorroïdes, si douloureuses et si gênantes pour les femmes enceintes, elles seront soignées selon les mêmes principes que l'on enseigne en médecine et en chirurgie.

III. — Les accidents graves au cours de la grossesse

En dehors de ces accidents si fréquents qu'ils sont banals, et qui, avec des soins intelligents, sont le plus souvent sans conséquence, il peut survenir chez la femme enceinte des symptômes plus sérieux et dont il faut connaître la gravité pour pouvoir en éviter les conséquences.

Dans ces cas, lorsque l'infirmière constate l'apparition de pareils symptômes, son rôle est très simple *et très important :* elle doit *appeler le médecin.*

Déjà, nous l'avons dit à plusieurs reprises, le rôle de l'infirmière cesse lorsque la femme maigrit, lorsque ses vomissement sont trop fréquents, lorsqu'elle constate de l'inflammation des varices par exemple.

Mais il y a plus et l'on doit toujours se rappeler que la femme enceinte ne doit pas avoir de fièvre, ne doit pas souffrir, doit avoir des urines normales, ne doit pas avoir d'écoulement vaginal.

Température. — Dans le rôle de l'infirmière, il rentre

donc le soin de prendre la température de la femme. Toute élévation de température au-dessus de 37°,5 doit attirer son attention et lui faire demander conseil.

Examen des urines. — L'examen des urines doit être fait régulièrement. Rechercher l'albumine comme cela est indiqué dans une autre partie de cet ouvrage. La constatation de la présence d'albumine dans les urines a une importance considérable. Dès qu'elle a fait cette constatation, l'infirmière doit conseiller à la femme de se mettre au *régime lacté absolu* et faire prévenir immédiatement le médecin.

Cet examen des urines doit être fait régulièrement tous les quinze jours et répété plus souvent si on le juge nécessaire.

Une précaution sera à prendre pour recueillir les urines. Il est fréquent d'observer chez la femme enceinte un écoulement vaginal leucorréique. Il faudra éviter de souiller les urines avec cet écoulement et, pour cela, on ne recueillera les urines qu'après avoir fait une soigneuse toilette vulvaire.

La *constatation de sucre* dans les urines doit amener également à demander des conseils médicaux.

Troubles de la vue et maux de tête. — La femme enceinte bien portante ne doit présenter aucun trouble du côté des yeux, pas de migraines, pas de douleur d'aucune sorte.

Si la femme se plaint de troubles de la vue, de maux de tête, de douleurs au creux de l'estomac, même si cela apparaît chez une femme non albuminurique, l'infirmière doit de *toute urgence* faire prévenir le médecin pour éviter à la femme les grands dangers de l'éclampsie.

Douleurs abdominales. — Pendant toute la durée de la grossesse, la femme ne doit pas souffrir du ventre.

Dans le cas où elle ressentirait des douleurs dans le bas-ventre, il faut craindre un début de travail et prendre les dispositions nécessaires. L'apparition d'une douleur vive doit toujours conduire à demander conseil.

Les pertes vaginales. — Enfin il n'est pas du rôle de l'infirmière de traiter les pertes blanches ou rouges qui apparaissent au cours de la grossesse. Dès qu'elle constate la présence de l'une ou de l'autre, elle doit appeler la personne compétente et se contenter, en attendant sa venue, de donner à la femme des soins hygiéniques.

Perte des eaux. — Lorsque la femme enceinte perd les eaux, on doit immédiatement lui faire une toilette vaginale, et lui mettre sur la vulve une garniture aseptique. La femme devra garder le lit jusqu'à l'arrivée du médecin en attendant ses prescriptions.

Mort du fœtus dans l'utérus. — Quelquefois la femme enceinte cesse brusquement de percevoir les mouvements actifs de son enfant.

Elle doit dans ce cas aller faire examiner sa grossesse, pour savoir si oui ou non l'enfant est vivant.

Si, l'enfant étant mort, la femme venait à perdre les eaux, il faudrait prendre les mêmes précautions que plus haut, mais en gardant la femme couchée au lit jusqu'à son accouchement, en prenant le plus grand soin de l'asepsie des organes génitaux, et prévenir immédiatement la sage-femme ou le médecin.

En résumé, si l'infirmière peut au cours de la grossesse rendre de grands services par les soins d'hygiène qu'elle peut donner, *elle peut être plus utile, peut-être, en sachant diriger la femme enceinte vers la consultation médicale et en lui montrant la nécessité de s'inquiéter de certains symptômes dont sans elle elle ne s'occuperait que trop tard.*

Enfin l'infirmière doit savoir diriger vers les œuvres philanthropiques la femme enceinte dans le besoin, pour lui permettre de mener à bien sa grossesse et de créer, malgré sa misère, un être vigoureux et fort.

CHAPITRE II

L ACCOUCHEMENT ET LES SUITES DES COUCHES

La conduite générale de l'infirmière pendant l'accouchement et les suites de couches est la même que celle qu'elle aurait à tenir pendant une opération chirurgicale et dans les jours qui la suivent.

La même propreté chirurgicale est absolument indispensable. La femme accouchée est une blessée qui présente à l'infection de larges surfaces absorbantes et qui, par son état géneral, est placée dans un état de réceptivité particulière.

Il est d'autre part une idée essentielle et qui ne doit jamais être oubliée. *Une femme qui accouche n'est pas une malade.* C'est une femme absolument normale et les suites de couches ne sont pas une convalescence. C'est la suite normale d'un acte physiologique : elles ne doivent donc donner lieu à aucune suite pathologique. Aussi l'infirmière doit-elle, avant d'accepter de donner des soins à une femme en couches, faire son examen de conscience, se rappeler si dans les jours précédents elle n'a pas donné ses soins à des malades infectées. Et elle doit considérer comme telles, non seulement les malades atteintes de suppurations, mais aussi celles atteintes de maladies infectieuses : rougeole, scarlatine, fièvre typhoïde, pneumonie, etc... A plus forte raison si une infirmière vient de donner ses soins à une femme atteinte d'infection puerpérale, elle devra de parti pris refuser de soigner une autre accouchée avant d'avoir sérieusement désinfecté son linge, ses vêtements, et elle-même *pendant plusieurs jours.*

Pour la même raison, une infirmière présentant une

lésion suppurative quelconque (panaris, sinusite, abcès divers, fleurs blanches, etc...) devra refuser de soigner une femme en couches. Il y a là une question de conscience professionnelle.

Début du travail. — Le début du travail est annoncé par l'apparition de douleurs et d'un écoulement vaginal.

Les douleurs, d'abord sourdes, espacées, se précisent, se rapprochent, revenant toutes les vingt minutes, puis régulièrement toutes les quinze, dix, cinq minutes, de plus en plus fortes.

A ce moment la femme perd par la vulve des matières glaireuses en plus ou moins grande abondance : bientôt ces glaires deviennent rougeâtres, striées de sang. Ce sont les glaires sanguinolentes. La femme est franchement en travail, l'accoucheur ou la sage-femme doivent être appelés.

A. *Préparation de la femme.* — En attendant l'arrivée du médecin, l'infirmière donnera à la parturiente certains soins très importants.

1° *Lavement.* — Tout d'abord elle donnera à la femme un lavement évacuateur pour débarrasser le rectum des matières qu'il contient, ce qui facilitera le travail et rendra plus facile la tâche de l'accoucheur et diminuera les risques d'infection.

2° *Toilette générale de la femme.* — Si la femme a été bien soignée pendant sa grossesse, le plus souvent il ne sera pas nécessaire au moment du travail de faire une toilette générale bien sérieuse.

Dans le cas contraire, si cette toilette apparaissait comme nécessaire, mieux vaudrait le plus souvent nettoyer la femme segment par segment sans lui donner de bain. Il y aurait ainsi moins de risques d'infection vulvo-vaginale.

3° *Toilette de la vulve et des organes génitaux.* — Dès que la femme aura fini de rendre son lavement, il sera bon de lui faire une toilette vulvaire savonneuse soignée.

Pour ce faire, on devra se servir d'une cuvette flambée,

d'eau bouillie et avoir les mains chirurgicalement aseptiques.

Lorsqu'elle lavera les organes génitaux externes, l'infirmière devra se rappeler qu'elle ne doit jamais laver d'arrière en avant, mais toujours d'avant en arrière, de la vulve vers l'anus pour ne jamais ramener vers l'orifice vulvaire les matières issues de l'anus.

4° *Faut-il donner une injection vaginale ?* — Si le médecin a fait à cet égard une prescription, il faudra naturellement s'y conformer. Mais, en l'absence de toute prescription, on s'abstiendra de donner une injection et on se bornera aux soins de propreté ci-dessus mentionnés.

Une fois ces soins donnés, on mettra sur la vulve une compresse stérile maintenue par une garniture comme au moment des règles.

L'infirmière ne devra plus toucher aux organes génitaux ensuite avant l'arrivée du médecin, à moins de nécessité absolue (garde-robe intempestive, etc.).

Dans ces cas elle fera une nouvelle toilette analogue à la première et placera ensuite un pansement semblable.

5° *Autres soins à donner à la femme.* — Après avoir ainsi préparé les organes génitaux on peignera la parturiente : Les cheveux bien démêlés seront nattés soigneusement de manière à ce qu'ils ne puissent s'emmêler à nouveau et qu'on ne cause pas de désagrément à l'accouchée quelques jours plus tard.

B. *Préparation du lit.* — En général, la femme accouche dans son lit habituel. Cependant, dans certains cas, elle préfère accoucher sur un lit spécial, habituellement un petit lit de fer. Dans ce cas l'infirmière préparera ce lit en protégeant le matelas, au-dessous des draps, avec un imperméable.

Lorsque la femme accouche dans son lit habituel, on doit prendre un certain nombre de précautions, afin que ce lit, où elle demeurera pendant ses suites de couches, ne soit pas taché par le liquide amniotique et le sang qui s'écouleront durant le travail.

« Il faut pour cela, au lit définitif préparé pour les suites de couches, ajouter une garniture particulière, *provisoire*, pourrait-on dire, qui sera enlevée aussitôt après l'accouchement. Voici comment il faut préparer successivement le lit définitif et sa garniture provisoire.

« *Lit définitif.* — Le matelas sur lequel reposera la malade devra être suffisamment résistant, et on jettera sur lui un drap propre. Pour éviter qu'il soit sali par les lochies pendant les suites de couches, on couvrira toute la surface sur laquelle doit reposer le corps, depuis les épaules jus-

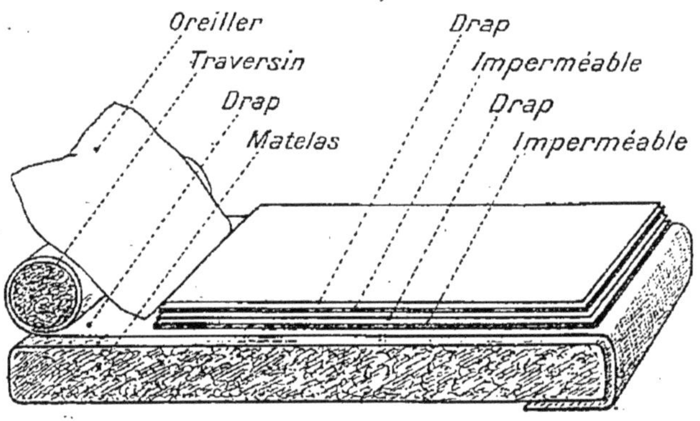

FIG. 172. — Préparation du lit pour l'accouchement.

qu'aux genoux environ, d'une garniture imperméable, constituée soit par une feuille de caoutchouc, une toile caoutchoutée ou cirée, soit par du taffetas gommé, des journaux imbriqués, ou une feuille de papier goudronné. On recouvrira cette garniture avec un drap plié en quatre, ou avec une alèze dont les extrémités seront repliées sous le matelas. On achèvera de faire le lit en ajoutant le second drap ou drap de dessus et la couverture.

« Ceci constitue le lit définitif qui ne doit point être souillé pendant l'accouchement. On pliera en plusieurs doubles la couverture et le drap supérieur, et on les glissera au pied du lit, sous le matelas. Il sera très facile, après l'accouchement, de les dérouler pour recouvrir la malade.

« *Garniture provisoire.* — Pour protéger le lit définitif

lui-même, on placera sur la garniture qui existe déjà, une seconde garniture absolument semblable, c'est-à-dire constituée par une feuille de caoutchouc, une toile cirée, etc., etc., recouverte par un drap plié en quatre ou une alèze dont les extrémités seront fixées de chaque côté sur le matelas. On terminera le lit en y ajoutant une couverture et un drap, qu'on ne craindra pas de voir salir pendant l'accouchement.

« Si le lit est contre le mur, il faudra l'en éloigner et le placer de telle façon qu'il soit possible de circuler autour de lui [1]. »

C. *Préparation du matériel nécessaire pour l'accouchement.* — *Cuvettes et bassin.* — Après avoir ainsi préparé

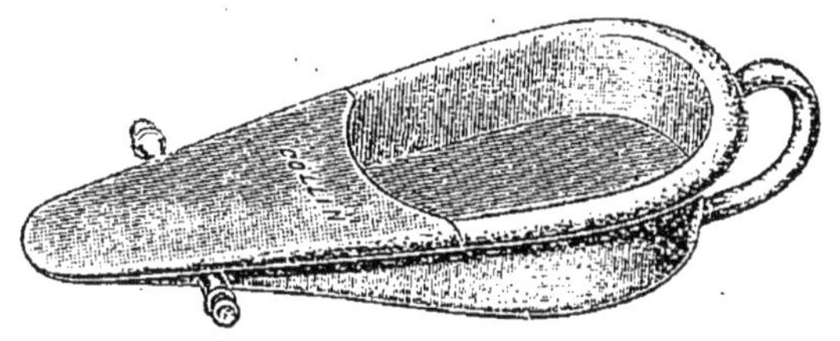

Fig. 173. — Le bassin.

la parturiente et son lit, l'infirmière pourra s'occuper de préparer tout le matériel nécessaire pour l'accouchement.

Tout d'abord elle se procurera deux ou trois cuvettes qui puissent être flambées sans danger. Après les avoir préalablement nettoyées, elle les flambera une première fois et les mettra de côté à l'abri des souillures.

Elle préparera de même le bassin plat nécessaire pour faire à la femme les toilettes vulvaires après l'accouchement.

Enfin elle flambera le bock à injections et le renfermera dans une serviette propre. Elle fera bouillir le tube de caoutchouc qui s'y adapte et la canule en verre, pour le cas où l'accoucheur désirerait donner une injection.

Eau bouillie. — Dans des récipients neufs ou dont elle aura vérifié la propreté, l'infirmière fera bouillir environ 12 à 15 litres d'eau pendant vingt minutes environ. Au

1. *Ancien Manuel de la garde-malade et de l'infirmière*, par Bourneville.

bout de ce temps, elle retirera les vases du feu et les mettra de côté, en ayant soin de les recouvrir soit de leur couvercle, soit à leur défaut d'une serviette propre.

Elle gardera continuellement sur le feu une certaine quantité d'eau bouillie pour pouvoir l'utiliser à amener la précédente à une température convenable.

Étant ainsi munie d'eau bouillie chaude et froide, l'infirmière devra mettre à bouillir des *brosses* à ongles, ordinaires ; les brosses en crin végétal à dos en bois que l'on trouve communément dans les bazars répondront parfaitement bien à cet usage. Les brosses seront laissées dans le vase où elles ont été ébouillantées, en ayant soin de recouvrir celui-ci d'un linge propre.

Compresses bouillies. — Dans le cas où l'on n'aurait pas à sa disposition des compresses stériles, il sera bon de faire bouillir pendant vingt-cinq ou trente minutes quelques pièces de vieux linge propre qui pourront être utilisées comme compresses. De même il sera bon d'avoir dans une cuvette propre quelques tampons d'ouate hydrophile ébouillantés.

Linge. — Un certain nombre de pièces de lingerie seront nécessaires pour l'accouchement. L'infirmière demandera pour cela du linge déjà usagé de préférence à du linge neuf.

Il faudra une dizaine de serviettes et quatre ou cinq draps.

On se procurera également une paire de bas pour garnir les jambes de l'accouchée au moment de la période d'expulsion.

Du linge, on fera deux lots, un premier que l'on mettra à chauffer pour avoir du linge chaud en cas de besoin, un deuxième mis en réserve pour parer aux divers besoins.

L'un des draps sera roulé dans le sens de la longueur après avoir été plié en quatre. Il servira à surélever le siège de la parturiente au moment du dégagement de l'enfant.

Un autre drap servira à couvrir une table sur laquelle on mettra ensuite un oreiller, cela pour recevoir l'enfant au cas où, né en état de mort apparente, il faudrait le ranimer.

D. *Préparation de ce qui est nécessaire pour l'enfant.* — *Ligatures.* — L'infirmière devra faire bouillir une certaine quantité de gros fil de lin pour la ligature du cordon ombilical.

Bains. — Elle préparera deux récipients dans lesquels on pourra baigner l'enfant, l'un destiné à un bain chaud, l'autre à un bain froid, au cas où il serait nécessaire de ranimer l'enfant.

Toilette et vêtements du nouveau-né. — Enfin il faudra préparer tout ce qui est nécessaire pour la toilette et l'habillement du nouveau-né.

Nous reviendrons sur ce sujet dans le chapitre suivant.

E. *Disposition de la chambre de l'accouchée.* — Ayant ainsi préparé tout le matériel nécessaire, l'infirmière débarrassera la chambre de la parturiente des fauteuils trop encombrants et inutiles.

Elle conservera les tables qui, recouvertes de serviettes ou de draps, pourront servir pour placer divers objets.

Sur une table, elle préparera une cuvette flambée, le récipient contenant les brosses, un morceau de savon de Marseille, un récipient d'eau bouillie et un flacon d'alcool pour la toilette des mains du médecin.

Elle garnira le rebord du lit et le parquet autour du lit d'une toile qui puisse être tachée sans dommage.

Dans une pièce voisine ou dans la même pièce en cas de nécessité, elle disposera la table destinée à recevoir l'enfant pour le ranimer et les baignoires.

Enfin elle s'assurera qu'elle a à sa disposition soit un cruchon d'eau chaude, soit des fers chauds, au cas où la nécessité s'en ferait sentir.

Elle préparera du feu prêt à être allumé et s'assurera que la température de la chambre est environ de 15 à 16°.

Faut-il préparer des antiseptiques? — A cet égard l'infirmière doit se conformer strictement aux prescriptions qu'elle aura reçues.

Au cas où elle douterait de la stricte asepsie de ses mains, si en dehors de toute prescription elle voulait faire usage d'un antiseptique, elle ne devra jamais sans autorisation spéciale faire usage de sublimé.

Elle se trempera les mains dans une solution de permanganate de potasse et les décolorera ensuite en les passant dans une solution de bisulfite de soude.

Ces diverses précautions étant prises, l'infirmière n'a plus qu'à assister la femme en travail et à se mettre à la disposition de l'accoucheur ou de la sage-femme. Elle devra leur montrer tout ce qu'elle a préparé, pour qu'on puisse lui faire remarquer si elle a oublié quelque chose.

Conduite à tenir au cours du travail de l'accouchement. — Pendant toute la période de dilatation, la femme souffre, s'énerve, se désole. Elle crie, s'agite, se fatigue; de temps en temps elle a des crises de vomissements ; elle se sent continuellement souillée par l'écoulement vaginal, elle a de fréquentes et fausses envies d'uriner, enfin à un certain moment les membranes se rompent et la femme se trouve dans un lit inondé.

Pendant toute cette période le rôle de l'infirmière est celui d'une consolatrice, elle doit se tenir près de la parturiente, en évitant de lui causer à tort et à travers de choses quelconques sans importance. Surtout elle doit éviter de raconter l'histoire des accouchements antérieurs auxquels elle a assisté.

Elle doit supporter sans s'énerver les poussées de mauvaise humeur de la femme qui souffre et s'efforcer de la consoler et d'atténuer sa souffrance.

Pour cela, elle pourra de temps en temps lui frictionner le front avec un linge humidifié avec de l'eau alcoolisée ou aromatisée à l'eau de Cologne.

Elle lui humidifiera les lèvres avec de l'eau fraîche portée sur une petite compresse.

Si la femme fait des efforts pour vomir, elle la soutiendra et la garnira bien pour qu'il n'y ait pas de souillure de la chemise ou des draps par les vomissements.

Souvent la femme se plaint de souffrir violemment des reins. On pourra la soulager quelquefois en glissant sous la région douloureuse un petit coussin. Parfois même, au moment des douleurs, en soutenant les reins avec la main glissée au-dessous, on procurera un certain bien-être.

Parfois la femme se plaint de crampes violentes dans les muscles des membres inférieurs. L'infirmière massera doucement la région douloureuse jusqu'à ce que toute contraction ait cessé.

Si la femme perd les eaux, elle devra immédiatement remplacer par une alèze sèche l'alèze souillée.

Aussi souvent que la parturiente le demandera, il faudra lui donner le bassin, mais on aura soin de toujours chauffer devant le feu ou au moyen d'eau chaude la région qui doit entrer en contact avec la peau pour éviter de produire une brusque sensation de froid qui souvent est des plus désagréable chez les femmes énervées.

Tout cela, l'infirmière devra le faire avec douceur et patience sans jamais se départir de son calme, toujours avec une parole compatissante, jamais avec un mot brusque ou un geste d'agacement.

Ainsi elle gagnera la confiance de la femme, et arrivera peu à peu à la calmer, si bien qu'au moment de la période d'expulsion, celle-ci utilisera mieux ses douleurs et accouchera plus facilement.

Conduite à tenir pendant la période d'expulsion. — Lorsque la période de dilatation est achevée, la femme commence à pousser.

L'infirmière doit rester près d'elle, lui serrer la main, l'exciter à bien pousser.

Pendant cette période, l'accoucheur, prêt à intervenir, a les mains propres et ne peut s'occuper d'une foule de petits détails.

C'est à l'infirmière de l'aider selon ce qu'il lui demande.

Elle se tiendra du côté opposé du lit, attentive, ayant près d'elle un paquet d'ouate hydrophile en lamelles ; au moment des efforts, la femme souvent rend des matières qui viennent souiller le lit, l'infirmière doit alors, avec une lame de coton, recouvrir ces matières en essuyant la région souillée d'avant en arrière et en ayant soin de ne pas toucher à la vulve.

Lorsque plusieurs feuilles d'ouate sont ainsi appliquées les unes sur les autres, elle les enlève et les remplace par une seule assez épaisse pour éviter à la femme de se salir dans les matières et à l'accoucheur de se souiller les mains.

Enfin, lorsque la tête va se dégager, l'infirmière glisse sous le siège de la femme le drap roulé, préalablement préparé dans ce but, et elle se munit d'une serviette chaude pour recevoir l'enfant.

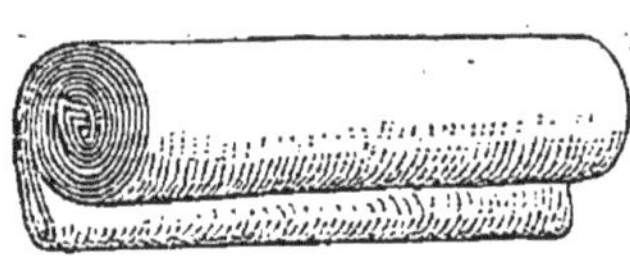

Fig. 174. — Drap roulé.

Dès que celui-ci est né, il faut approcher à portée du médecin les tampons bouillis pour qu'il puisse lui essuyer les yeux, le collyre ou le citron, puis les fils pour la ligature du cordon.

Dès que le cordon est sectionné, l'infirmière emporte l'enfant enroulé dans une serviette chaude et le confie à une personne de la famille ou le dépose dans son berceau.

Si l'enfant a besoin d'être ranimé, elle le transporte immédiatement sur la table qui a été préparée dans ce but, elle apporte au médecin les linges chauds, l'alcool, prépare un bain chaud et un bain froid et agit ensuite suivant les ordres reçus.

Préparation d'une intervention. — Si l'accouchement ne se fait pas spontanément, et si une intervention est nécessaire, l'infirmière doit savoir la préparer.

Dans toutes les interventions obstétricales, la position à donner à la femme est toujours la même, en travers du lit, le siège reposant sur un des bords, la tête appuyée sur un oreiller mis sur le bord opposé. L'infirmière place, en outre, deux chaises, à droite et à gauche, chaises sur lesquelles vont prendre un point d'appui les pieds de la femme ainsi couchée en travers.

Elle jette par terre un grand drap, de telle façon que le médecin ne glisse pas pendant l'opération, et qu'aucun liquide ne puisse salir le plancher. Une alèze ou un autre drap, engagé par un de ses bords sous le siège de la malade, retombera au-devant du lit, qu'il protégera également.

Cela fait, l'infirmière viendra s'asseoir sur une des chaises, et maintiendra l'une des jambes de la femme solidement fixée. Elle obtiendra ce résultat, après avoir recouvert le membre inférieur avec une serviette, en fixant sur ses genoux, avec l'une de ses mains, le pied de la malade, en plaçant l'autre main sur le genou de la parturiente. Un second aide aura été placé par le médecin, dans la même position, sur l'autre chaise.

Quant aux instruments à préparer et la position à leur donner, l'infirmière prendra à cet égard les ordres du médecin.

Conduite à tenir au cas où l'accouchement se ferait en l'absence du médecin. — Si l'accouchement, se faisant très rapidement, avait lieu avant l'arrivée du médecin, l'infirmière devrait laisser l'enfant pendant cinq ou dix minutes entre les jambes de la mère, elle maintiendrait sa face à découvert et dirigée en haut pour qu'il pût respirer à l'aise, et les mettrait sur un linge sec et chaud. Elle jetterait alors, à 10 ou 15 centimètres de l'ombilic, un fil sur le cordon qu'elle lierait, et couperait au delà de la ligature, puis elle attendrait patiemment l'arrivée du médecin, et surtout se garderait bien d'exercer des tractions sur la partie du cordon qui se rend au placenta : elle ne doit pas essayer de pratiquer la délivrance.

Conduite à tenir après la sortie de l'enfant. — Lorsque l'enfant a été séparé de sa mère, l'accouchée se trouve dans un lit complètement souillé de sang, de matières, de liquide amniotique.

Le cordon ombilical pend à la vulve.

L'accoucheur couvre la vulve avec une compresse stérile, et l'infirmière doit prendre soin alors de remettre la femme sur un drap propre.

Pour cela, rien n'est plus simple, il suffit de dérouler le drap que l'on place sous le siège pendant l'accouchement. On prie la femme de soulever légèrement son siège et ce déroulement se fait avec la plus grande aisance.

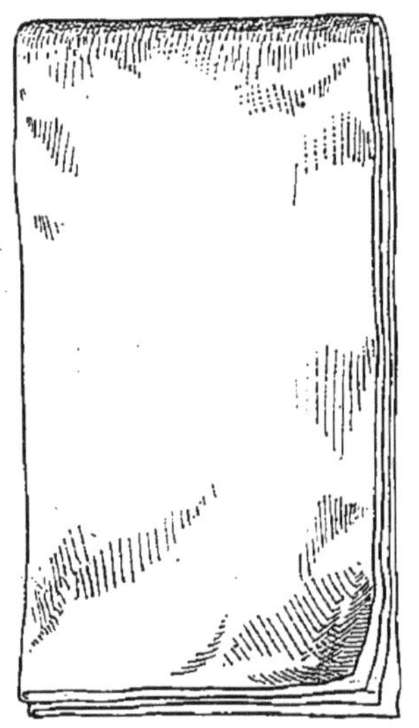

Fig. 175. — Le drap est déroulé facilement et garnit le lit.

La femme étant remise sur un lit sec et propre, on la recouvre et on la laisse se reposer un instant.

Le frisson de la délivrance. — Assez souvent au bout de quelques minutes, l'accouchée est prise d'un assez violent frisson. Elle claque des dents sans pouvoir s'arrêter, elle s'agite assez violemment. Il ne faut pas s'inquiéter de ce symptôme purement physiologique. Il faut alors mettre sur la femme des linges chauds, l'entourer de bouillottes d'eau chaude ou de fers chauds, enveloppés avec soin pour ne pas la brûler. On la frictionne doucement sur les membres, et peu à peu le frisson diminue et disparaît.

Conduite à tenir pendant la délivrance. — L'accoucheur procède ensuite à la délivrance. Ordinairement celle-ci se fait spontanément. L'infirmière prépare un vase ou une cuvette propre pour recueillir l'arrière-faix. Elle se gardera bien de le jeter avant que le médecin ne l'ait examiné.

Si l'on doit faire la délivrance artificielle, on place la femme dans la même position que pour les opérations obstétricales. Le rôle de l'infirmière est absolument identique.

Conduite à tenir après la délivrance. — Il s'agit alors de procéder à la toilette de l'accouchée.

L'infirmière doit alors se conformer aux ordres du médecin. Les uns en effet donnent une injection vaginale, d'autres s'abstiennent de cette méthode. En général, tous commencent par une toilette des organes génitaux externes que l'infirmière préparera dans une cuvette flambée. Au cas où on donnerait une injection, elle préparerait celle-ci dans le bock stérilisé conformément à la prescription qui lui serait faite.

La toilette vulvaire terminée, on place sur la vulve une compresse stérilisée doublée d'une feuille d'ouate et on maintient le tout à l'aide d'une serviette pliée en quatre dans le sens de la longueur et passée entre les cuisses : une de ses extrémités est passée sous le siège; l'autre, ramenée au-devant de la vulve, est relevée vers la région abdominale.

On enlève ensuite le bassin, le drap plié en quatre ou l'alèze, et l'étoffe imperméable qui constituait une partie du lit provisoire.

Si l'on retire en même temps la couverture et le drap supérieur, tout ce qui composait le lit provisoire aura été enlevé, et il suffira de ramener sur l'accouchée la couverture et le drap, qui ont été repliés au niveau des pieds, sous le matelas, pour que la femme se trouve couchée dans son lit définitif, sec et propre.

Si la chemise et la camisole de l'accouchée ont été salies pendant le travail, il sera nécessaire de les enlever. Pour cela, après avoir ôté la camisole, on retire doucement et successivement chaque bras de la chemise, et on la fait glisser du haut en bas, afin de ne pas salir l'oreiller, la partie supérieure du lit et le tronc de la femme. On passe ensuite sur les épaules, la poitrine et l'abdomen, une chemise blanche dont on a soin de relever les deux parties antérieure et postérieure pour qu'elles ne soient pas tachées par le sang des lochies.

La femme étant remise ainsi au sec dans un lit propre, on lui met un bandage abdominal fait d'une serviette pliée en deux, et on place sur l'abdomen soit quelques feuilles d'ouate, soit une serviette douce repliée pour exercer une légère compression.

On laisse alors l'accouchée se reposer sans lui causer mais en la surveillant cependant.

Ce qu'on doit surveiller après l'accouchement. — Après l'accouchement, la femme repose et sommeille. Ce serait une faute de ne plus s'occuper d'elle.

L'infirmière doit, pendant les cinq ou six heures qui suivent la délivrance, surveiller le visage de l'accouchée. Elle ne doit pas être pâle. Si elle la voyait pâle et somnolente, elle devrait craindre une hémorragie et en rechercher les symptômes.

Elle doit également prendre régulièrement le pouls de l'accouchée qui doit être bien frappé et lent entre 60 et 80 pulsations à la minute. Enfin elle doit regarder de temps à autre la garniture pour voir si la femme ne perd pas d'une façon exagérée, et elle doit de temps en temps palper le ventre pour sentir si l'utérus est de consistance ferme et si son fond ne remonte pas au-dessus de l'ombilic.

En somme, tout cela n'est autre chose que la surveillance au point de vue des hémorragies possibles.

Si l'infirmière constatait de la pâleur exagérée, de la rapidité et de la faiblesse du pouls, un ramollissement considérable de l'utérus ou une hémorragie trop abondante, elle devrait faire prévenir IMMÉDIATEMENT, D'URGENCE le médecin, car il peut se produire dans ces cas des hémorragies particulièrement graves.

Soins à donner pendant les suites de couches. — *Toilettes vulvaires.* — Chaque jour, l'infirmière devra faire trois fois en moyenne la toilette de l'accouchée. Pour cela, elle s'y prendra ainsi que nous l'avons dit plus haut. Elle préparera dans une cuvette le liquide tiède dont l'usage aura été conseillé par le médecin.

Elle fera chauffer ensuite légèrement la partie du bassin qui doit se trouver en contact avec la peau ; elle glissera ce bassin avec précaution sous le siège de la femme, et se servant d'une compresse stérile elle laissera tomber une certaine quantité du liquide sur les parties génitales externes, qu'elle essuiera ensuite avec une grande précaution, en faisant usage d'une compresse stérile. L'infirmière n'aura à pratiquer d'injections vaginales que si elles sont ordonnées par le médecin. Ce dernier indiquera alors la nature, le nombre de ces injections et la manière dont il faut les faire.

Nous ne saurions trop répéter que pendant les suites de couches il faut redoubler de précautions de propreté. L'infirmière doit prendre le plus grand soin de l'asepsie de ses mains, et ne doit jamais procéder à la toilette de l'accouchée sans les avoir soigneusement lavées.

Les toilettes devront être répétées toutes les fois que la femme urinera.

Les déchirures du périnée et les plaies vulvaires. — Souvent à la suite de l'accouchement il existe des plaies à la face interne des petites lèvres et parfois même il y a déchirure du périnée. Dans ce dernier cas généralement l'accoucheur a opéré la suture.

Il est bon de toucher ces plaies à la teinture d'iode une ou deux fois par jour jusqu'à leur complète cicatrisation.

Pour cela il faut d'une main écarter légèrement les lèvres de la vulve et porter la teinture d'iode avec un bourdonnet de coton qui en sera imbibé. Il faudra bien prendre garde à ne pas laisser couler de teinture dans l'anus, ce qui amènerait des douleurs assez vives.

Les mictions. — La femme doit avoir uriné vingt-quatre

heures après son accouchement. Or il arrive souvent que pendant quelques jours les accouchées ont beaucoup de peine à uriner. Il faudra dans ce cas employer les divers petits moyens (placer la femme sur l'eau chaude, faire couler de l'eau près d'elle, etc.) pour tâcher d'obtenir un résultat.

Si ces moyens restaient sans effet, il faudrait prévenir le médecin et ne recourir au cathétérisme que sur sa prescription.

Les garde-robes. — Souvent les femmes restent constipées après leur accouchement. Il faudra encore à cet égard se conformer aux prescriptions médicales. Néanmoins, chez une femme normale n'ayant pas de déchirure périnéale, il sera bon de donner un lavement évacuateur le quatrième ou cinquième jour.

Les tranchées utérines. — Souvent chez les multipares, pendant les premières heures et les premiers jours qui suivent l'accouchement, il se produit des tranchées utérines très douloureuses. Il faut naturellement en référer au médecin. Mais, en son absence, on pourrait amener un soulagement en donnant à la femme un cachet de 0 gr. 50 d'antipyrine.

Ecoulement des lochies. — Pendant les jours qui suivent l'accouchement, il s'écoule de la vulve un liquide d'abord franchement sanglant, puis qui va peu à peu en pâlissant. Ce sont les lochies.

Elles doivent couler assez abondamment.

Elles ne doivent pas avoir d'odeur mauvaise, elles sentent normalement une odeur fade, mais pas fétide.

L'infirmière devra changer de temps en temps les garnitures imbibées de ces lochies. Mais elle devra conserver les garnitures jusqu'à l'arrivée du médecin pour qu'il puisse juger de leur quantité et de leur qualité. Ces lochies peuvent parfois souiller les alèses qui garnissent le lit. Il faudra dans ce cas les changer aussi souvent qu'il sera nécessaire, l'accouchée devant être tenue dans la plus stricte propreté.

Température. — L'accouchée doit avoir une température normale. On devra la prendre matin et soir régulièrement. On se conformera aux indications du médecin sur la manière de la prendre (rectale ou axilliaire).

Alimentation de l'accouchée. — On se conformera à cet égard aux prescriptions médicales. En dehors d'elles, on laissera l'accouchée pendant les premières vingt-quatre heures à un régime lacto-végétarien et on l'alimentera ensuite normalement en prenant les mêmes précautions que pendant la grossesse.

Les accouchées peuvent-elles s'asseoir dans leur lit ? — En dehors de toute prescription, il sera bon de laisser l'accouchée dans le décubitus dorsal, la tête soulevée par un oreiller, pendant les cinq ou six premiers jours.

Ensuite on pourra l'asseoir et la maintenir ainsi en la soutenant avec des oreillers.

Les seins. — La montée laiteuse. — Au bout de trois ou quatre jours après l'accouchement, les accouchées ont les seins durs et tendus. C'est la montée laiteuse qui se produit. Nous n'insisterons pas ici sur ce sujet qui sera traité plus loin.

Le lever. — Lorsque la femme est autorisée à se lever, il faut, avant de la mettre debout, prendre certaines précautions.

Il arrive fréquemment en effet qu'une femme que l'on fait lever brusquement soit prise d'une syncope et tombe.

Pour éviter cela, il sera bon, lorsqu'on fera lever l'accouchée pour la première fois, de la faire asseoir d'abord sur le bord de son lit pendant quelques minutes, le corps bien droit, les jambes pendantes.

Si dans cette position la femme est prise d'une légère syncope, elle se recouche très facilement. Si au contraire elle n'a pas d'éblouissement en la faisant lever au bout de quelques minutes, il y a bien des chances pour qu'elle ne soit pas prise de syncope.

Suites de couches pathologiques. — Si les suites de couches deviennent pathologiques (fièvre, fétidité des lochies, douleurs, etc.), la femme sera soignée suivant les prescriptions qui seront faites. En aucun cas une infirmière ne doit soigner seule des suites de couches fébriles.

Conclusion. — Le rôle de l'infirmière près de l'accouchée est le même que celui qu'elle remplit près de l'opérée chirurgicale. Douceur dans les soins, propreté extrême dans les pansements pour éviter à tout prix l'infection, tel est le but qu'elle doit chercher à atteindre.

CHAPITRE III

LE NOUVEAU-NÉ

Nous avons laissé l'enfant nouveau-né au moment où il vient d'être séparé de sa mère, tel qu'il est sorti des voies génitales. Il nous reste à voir quels soins il va falloir donner à cet enfant, tant immédiatement que dans les jours qui vont suivre.

I

L'enfant n'est pas complètement délaissé pendant que l'on termine la délivrance de la mère. — Pour la commodité de la description, nous avons exposé tout d'abord les soins que l'on doit donner à la mère aussitôt après l'expulsion de l'enfant. Cela ne veut pas dire qu'on doive laisser l'enfant sans s'occuper de lui pendant plusieurs heures.

Entre l'accouchement et la délivrance, il s'écoule un temps le plus souvent assez long pendant lequel l'infirmière a le temps de procéder à la toilette du bébé que l'on pourra présenter à sa mère frais et rose aussitôt que tous les soins lui auront été donnés.

Cependant, si la mère présentait une complication au moment de la délivrance, et si la présence de l'infirmière près d'elle était nécessaire, il n'y aurait aucun risque à laisser l'enfant, après qu'il aurait crié bien entendu, chaudement enveloppé et placé dans son berceau. On ne procéderait à sa toilette que lorsque l'état de la mère en laisserait le loisir.

Par contre, si l'enfant naissait en état de mort apparente, il faudrait consacrer tous les soins à le ranimer avant de songer à autre chose.

Ce que doit faire l'infirmière en présence d'un enfant nouveau-né en l'absence du médecin. — « Aussitôt après la naissance de l'enfant, il faut lui enlever les mucosités, les glaires qu'il a dans la bouche et qui peuvent gêner sa respiration.

« Pour cela on se sert de l'index, autour duquel on enroule un morceau de coton hydrophile ou un linge très fin; on l'enfonce dans la bouche du bébé aussi loin que possible et on ramène au dehors toutes les mucosités. » (Perret.)

L'infirmière, si l'enfant ne respirait pas, ne criait pas, devrait procéder ensuite immédiatement à une ligature provisoire du cordon. Mettre un fil à 15 ou 20 centimètres de l'ombilic, sectionner le cordon. Elle emporterait l'enfant, sur la table préparée spécialement dans ce but et, après l'avoir débarrassé des glaires et des mucosités, l'ayant placé dans des linges chauds, lui ferait la respiration artificielle (tractions rythmées de la langue, mouvement des bras, etc.), en attendant la venue du médecin qu'elle ferait mander d'urgence.

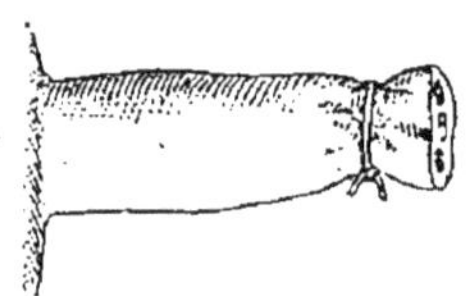

Fig. 176. — Cordon lié.

Mais, en dehors de ces cas, il faut donner au nouveau-né les soins suivants.

1° *Ligature du cordon.* — Nous avons déjà dit plus haut comment il fallait procéder à cette ligature. Celle-ci est faite en général par l'accoucheur ou la sage-femme et ce n'est qu'exceptionnellement que l'infirmière peut être appelée à y procéder.

Cependant il faut noter que nombre d'accoucheurs ne font pas la ligature du cordon. Ils font l'écrasement du cordon avec une pince qu'ils laissent à demeure. Cela modifie un peu le pansement immédiat de l'ombilic et les soins ultérieurs ; nous y reviendrons plus loin.

2° *Soins à donner aux yeux.* — Nous avons déjà dit qu'aussitôt après l'accouchement il fallait immédiatement laver à l'eau bouillie les paupières de l'enfant. Il faut faire plus. L'infection oculaire étant très fréquente et les conséquences fort graves (elle peut entraîner la cécité absolue), il faut, pour éviter cette terrible infection, sans attendre un seul instant, après avoir lavé les paupières, laisser couler dans les yeux quelques gouttes de jus de citron, ou mieux encore quelques gouttes d'une solution contenant :

Nitrate d'argent........................	1 gramme
Eau distillée..........................	150 grammes

Pour faciliter ce traitement, qui, nous le répétons, est extrêmement important, une personne ayant les mains très propres écarte les paupières du nouveau-né pendant qu'une autre laisse tomber dans l'œil quelques gouttes de la solution indiquée.

Cette petite opération est simple, facile, et suffit presque toujours pour mettre à l'abri de complications redoutables.

Ces soins en réalité appartiennent au médecin et à la sage-femme, qui seuls devront faire usage du collyre au nitrate d'argent que l'infirmière aura soin de leur présenter aussitôt après la naissance de l'enfant. Mais, en leur absence, l'infirmière ne devra pas hésiter à faire usage du jus de citron.

Toilette du nouveau-né. — Il faut procéder ensuite à la toilette du nouveau-né. Celui-ci est couvert de sang et d'un enduit sébacé, très épais, très glissant, qui s'applique aux doigts et dont on ne se débarrasse pas aisément. Un savonnage, un bain, sont souvent impuissants à le faire disparaître.

Aussi le premier soin est-il de débarrasser l'enfant de cette matière sébacée et pour cela on peut employer deux procédés.

1° Frictionner l'enfant sur tout le corps, *la tête y compris*, avec de la vaseline et en ayant bien soin de frictionner longuement le cuir chevelu, les plis de flexion, aisselles, aines, le cou et le sillon rétro-auriculaire.

Lorsque l'enfant aura été enduit ainsi de vaseline, on l'essuiera avec soin, et on constatera que tout l'enduit sébacé a disparu et que la peau apparaît rose et propre;

2° On peut procéder de même en frictionnant l'enfant avec un mélange à parties égales d'alcool et de glycérine.

On agite bien le récipient contenant le mélange, on en verse sur une compresse la quantité nécessaire pour l'imbiber largement et on nettoie l'enfant avec cette compresse que l'on remplace par une autre quand la nécessité s'en fait sentir.

Puis on savonne longuement tout le corps de l'enfant, *sans oublier le cuir chevelu.* Ensuite ou bien on essuie simplement l'enfant avant de le poudrer ou de l'habiller, ou bien on lui donne un bain.

Faut-il baigner l'enfant? — A cet égard, l'infirmière prendra l'avis du médecin. Si elle donne un bain, elle devra prendre certaines précautions.

1° *Préparation du bain.* — La plus grande propreté est alors nécessaire. Le bain, la baignoire et tous les linges qui vont servir au bain doivent être l'objet d'une surveillance et de soins particuliers.

L'eau dont on se servira sera de l'*eau bouillie.*

« La baignoire sera lavée à l'eau bouillie; si on n'a pas de petite baignoire à sa disposition, on prendra un bain de pieds, une grande cuvette, ou un récipient quelconque.

« On versera dedans de l'eau bouillie qu'on aura laissé refroidir, mais on aura soin de s'assurer, en y plongeant non seulement la main, mais encore l'avant-bras tout entier, qu'elle n'est pas trop chaude pour risquer de brûler l'enfant, et aussi qu'elle n'est pas trop froide, ce qui pourrait l'enrhumer.

« En un mot, l'eau du bain doit avoir, à peu près, la température du corps; si on a à sa disposition un thermomètre de bain, on s'en assurera en voyant si, trempé dans l'eau, il marquera 33 à 34° environ.

« Si le bain est trop chaud, on aura soin de ne pas y verser d'eau froide non bouillie pour le rafraîchir; si on n'a pas d'eau bouillie froide, on attendra un peu que le bain se refroidisse de lui-même. » (PERRET.)

2° *Préparation des linges.* — Avant de mettre l'enfant dans son bain, on aura soin de préparer une ou deux serviettes-éponges chaudes qui serviront à le sécher quand on le retirera du bain.

3° *Comment prendre l'enfant pour le porter dans le bain.* — « Le petit être qui vient de naître est extrêmement fragile, et on ne saurait trop prendre de précautions pour le transporter dans sa baignoire.

« On ne doit jamais prendre l'enfant par le milieu du

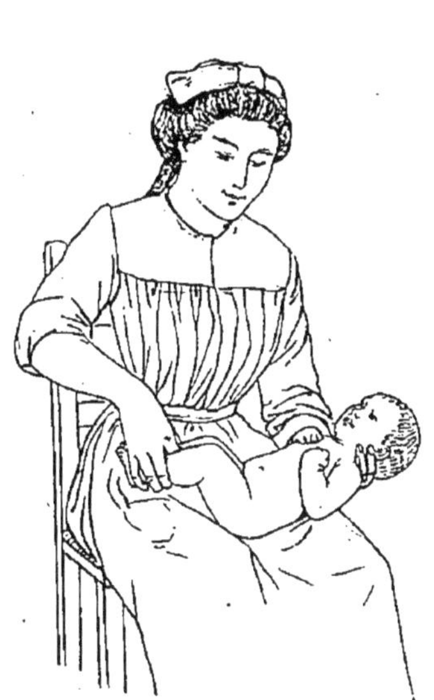

Fig. 177. — Bonne manière de tenir l'enfant.

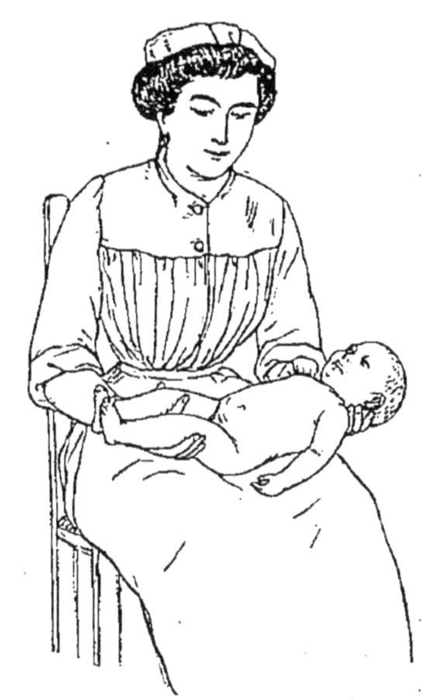

Fig. 178. — Autre manière de tenir l'enfant avec un doigt glissé entre les jambes.

corps, et surtout ne jamais lui presser sur le ventre. » (Perret.)

On prendra l'enfant en plaçant la main gauche sous le cou et la nuque, la main droite saisira les deux jambes en glissant entre elles l'index. Le pouce tiendra l'une des jambes, les trois doigts repliés sur l'autre la maintiendront solidement. On peut encore placer la main sous les jambes et glisser de même l'index entre les deux jambes. Mais en plaçant simplement la main sous les cuisses on risque de voir glisser l'enfant.

4° *Comment on maintient l'enfant dans son bain.* — « Quand l'enfant est immergé, la main gauche ne bouge pas et maintient la tête hors de l'eau, la droite lâche les pieds et lave le corps de l'enfant pour le débarrasser du savon dont il est couvert, en ayant soin de ne pas projeter le liquide dans les yeux. » (PERRET.)

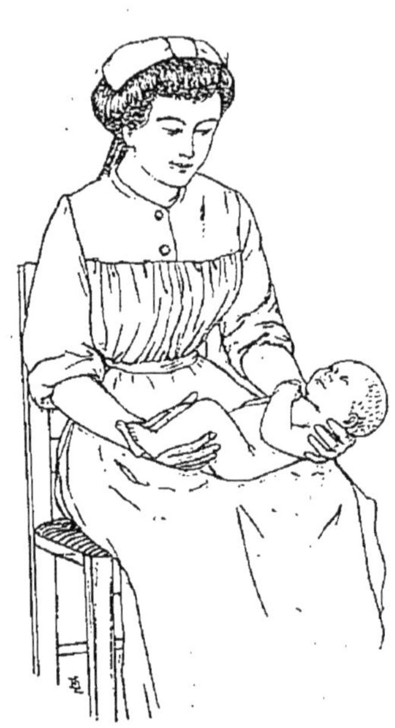

FIG. 179. — Mauvaise manière de prendre l'enfant pour le porter dans son bain. Les pieds peuvent glisser dans la main droite qui les soutient mal.

5° *Combien de temps doit-on laisser l'enfant dans son bain?* — L'enfant restera dans son bain trois à quatre minutes au plus, et pour l'en retirer on prendra les mêmes précautions que pour l'y mettre.

6° *Sortie du bain.* — L'enfant sera reçu à sa sortie du bain dans une serviette-éponge bien chaude. On séchera avec soin tout son corps. On lui fera ensuite une friction alcoolique.

7° *Comment il faut poudrer l'enfant.* — « Quand l'enfant sera bien sec, il sera poudré avec soin, surtout entre les jambes et sous les bras, avec un tampon d'ouate trempé dans une poudre spéciale, de la poudre d'iris par exemple ou, mieux, de sous-nitrate de bismuth.

« Pendant longtemps on s'est servi de poudre

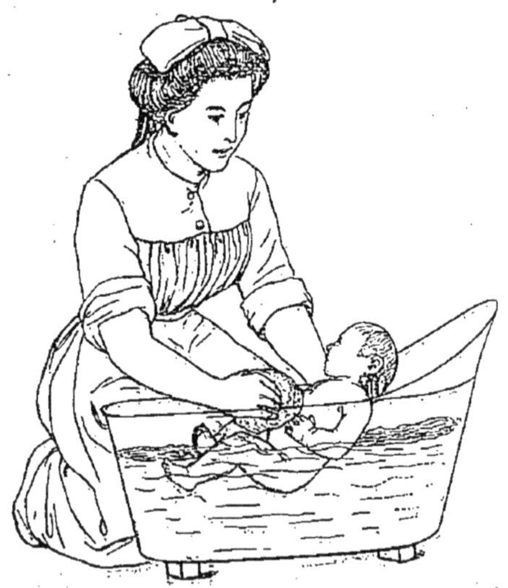

FIG. 180. — Comment on maintient l'enfant dans son bain.

de talc; mais on a reconnu que malgré les soins apportés à la préparation de cette poudre, les grains, si fins qu'ils soient, présentent toujours des aspérités très aiguës qui entrent dans la peau du bébé et le couvrent d'une multitude de petites plaies; aussi on a dû renoncer à son emploi, malgré les avantages qu'elle présente.

« On évitera également de se servir de poudre d'amidon, car cette dernière, lorsqu'elle est humide, colle à la peau de l'enfant et peut produire des excoriations; de plus, elle n'est pas aseptique.

« La poudre de lycopode est dangereuse, car elle s'enflamme très facilement lorsqu'on change le bébé près du feu; elle est donc également à rejeter. »

8° *Examen général de l'enfant.* — Avant d'habiller l'enfant, l'infirmière devra le présenter au médecin ou à la sage-femme qui procédera à un examen attentif pour voir s'il ne présente pas de malformations.

Elle aura eu soin de noter si au cours de la toilette l'enfant a uriné et rendu du méconium. Elle en avertira le médecin.

9° *Pansement de l'ombilic.* — L'infirmière doit ensuite procéder au pansement de l'ombilic. Quel que soit le mode de ligature qui ait été pratiquée, ce pansement sera un pansement SEC. Il devra être *toujours sec*, et devra être changé dans la suite toutes les fois que l'enfant l'aura mouillé en urinant. Deux cas sont à examiner: 1° la ligature a été faite avec un fil; 2° on a mis une pince à forcipressure sur le cordon.

a) *Le cordon est lié avec un fil.* — On prendra une compresse pliée en deux, on l'ouvrira; sur l'une des moitiés dans le sens de la longueur, on fera une incision de 5 à 6 centimètres sur la ligne médiane. On glissera alors la compresse ouverte au-dessous du moignon de cordon de manière que celui-ci se trouve dans le fond de l'incision que l'on a faite. On rapprochera les deux bords de l'incision derrière le cordon qui sera couché dans la coupure, on rabattra par-dessus la moitié de la compresse non incisée.

On mettra sur l'abdomen une feuille d'ouate et on maintiendra le tout par une petite bande de toile ou de gaze enroulée plusieurs fois autour du corps.

b) On a mis une pince sur le cordon. — Enrouler au-dessous de la pince une ou deux épaisseurs de gaze stérile autour du moignon. Entourer la pince d'une épaisseur d'ouate suffisante pour qu'elle ne puisse pas blesser l'abdomen. Maintenir le tout avec une bande très peu serrée. On aura soin de ne pas serrer le maillot.

Cette pince sera enlevée au bout de vingt-quatre heures, *par le médecin*. Il suffira ensuite de panser l'ombilic à plat puisque le moignon funiculaire aura disparu.

Nous ne reviendrons pas sur cette question dans ce qui va suivre, et nous n'envisagerons que le pansement du cordon après ligature.

Habillement de l'enfant. — Le nourrisson peut être habillé en maillot ou à l'anglaise. Le maillot est préférable pendant les premières semaines, surtout durant la saison froide; en dehors de ces conditions, l'habillement à l'anglaise a le grand avantage de laisser à l'enfant la liberté de ses mouvements. » (MAYGRIER.)

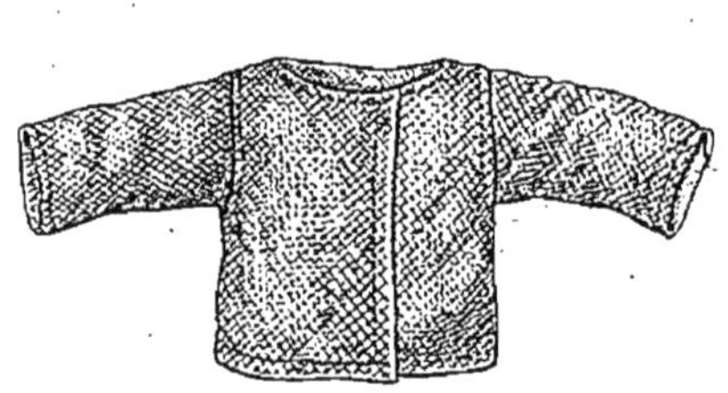

FIG. 181. — La brassière du bébé.

L'infirmière, à cet égard, se conformera aux instructions du médecin et se servira de la layette qui aura été préparée.

1° *Le maillot*[1]. — Il se compose de :

Une chemise de toile ;
Une brassière de flanelle ou de laine ;
Une brassière de piqué ;
Une ceinture de flanelle ;

1. Nous empruntons la plus grande partie des descriptions concernant le nourrisson au livre du Dr Perret, *l'Education des mères.*

Une couche de toile ;

Un carré de piqué ou de tissu éponge ;

Un lange de laine ;

Une bavette.

Il n'est pas très aisé de passer à l'enfant sa chemise et ses brassières ; aussi voici comment on procède.

On commence par passer les manches de la chemise dans les manches de la brassière de flanelle, puis chaque manche ainsi double dans les manches correspondantes de la brassière de piqué.

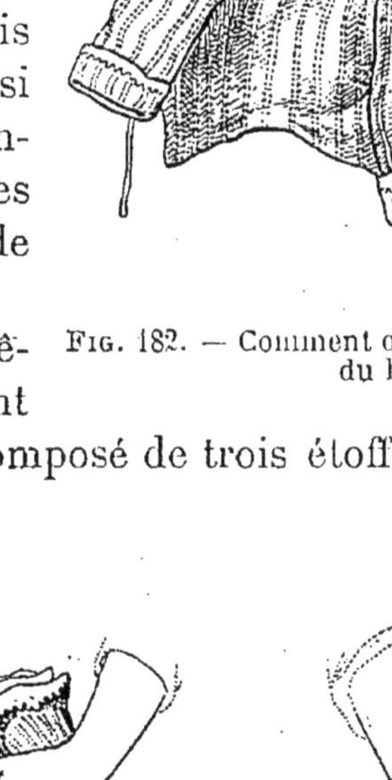

Fig. 182. — Comment on prépare les brassières du bébé.

Les trois petits vêtements n'en forment ainsi qu'un, mais composé de trois étoffes superposées ; il

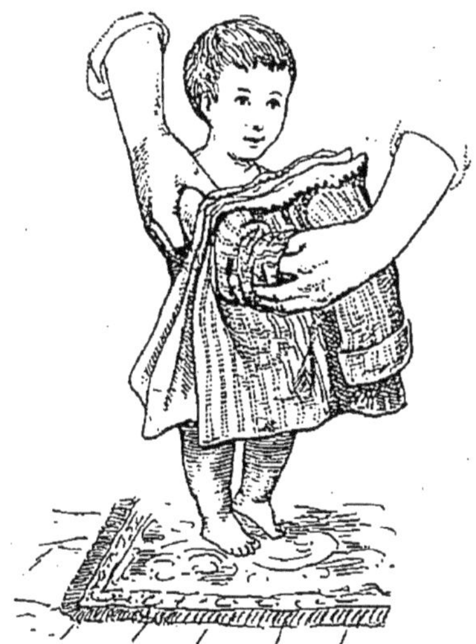

Fig. 183. — Comment on passe les manches du bébé.

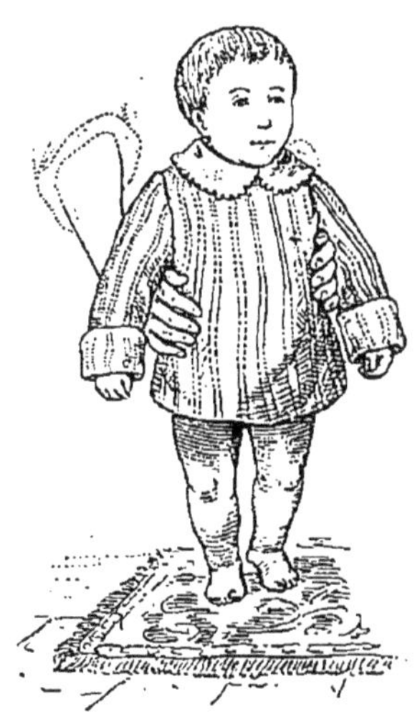

Fig. 184. — Aspect du bébé revêtu de ses brassières.

suffira alors de passer les bras du bébé dans les manches

de la chemise pour que, d'un seul coup, les trois vêtements se trouvent en place.

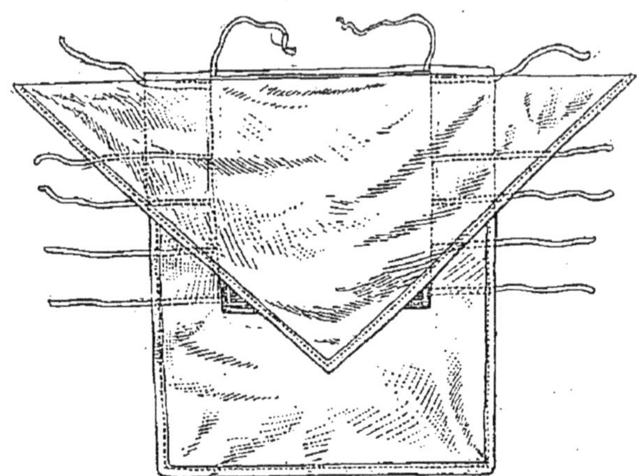

FIG. 185. — Préparation des langes et des couches.

Contrairement au veston d'un adulte qui se ferme par

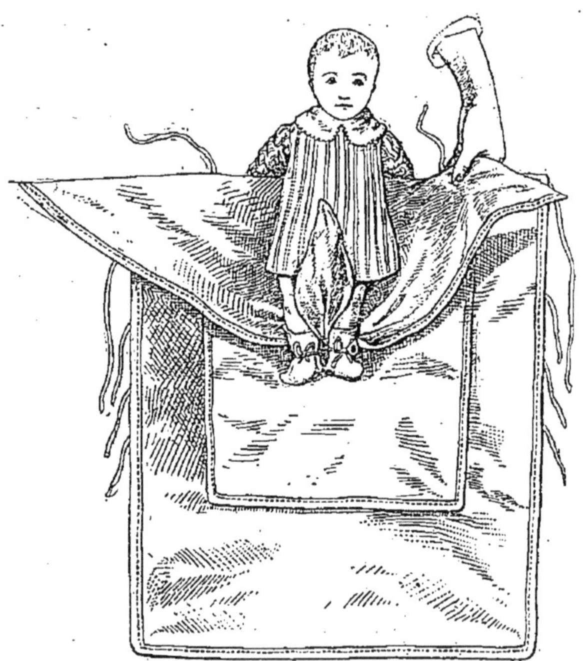

FIG. 186. — La couche est repliée entre les cuisses.

devant, sur la poitrine, les vêtements de l'enfant se croisent par derrière.

Pour passer la manche de la petite chemise sur le bras correspondant de l'enfant, on introduit l'index et le médius dans cette manche par l'extrémité libre ; puis ces deux doigts, cheminant dans l'intérieur de la manche, sortent à l'autre extrémité et vont saisir la main du bébé dont ils réunissent les doigts qu'ils tirent à eux avec précaution de façon à tendre le bras. En même temps l'autre main fait glisser la manche sur le petit bras. On en fait autant de l'autre côté et voilà les trois vêtements en place.

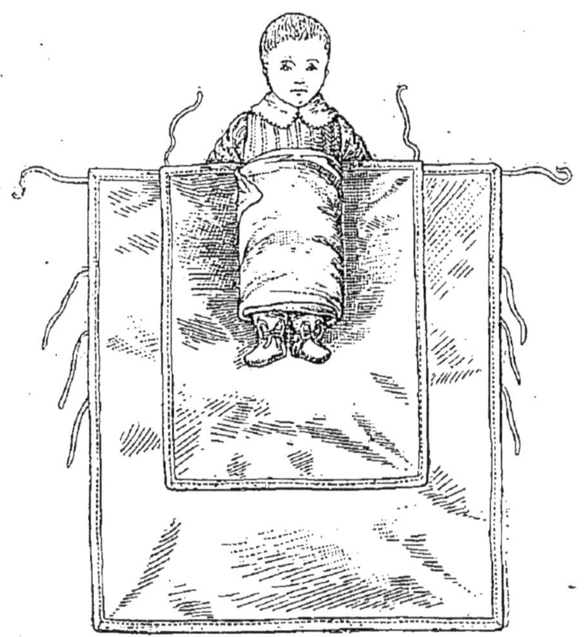

Fig. 187. — L'enfant est enroulé dans sa couche.

On retourne ensuite le bébé sur le ventre et on le pose sur les genoux. On croise sur son dos la chemise et les brassières, en ayant soin de bien les étirer pour qu'elles ne fassent pas de plis ; on met ensuite la ceinture de flanelle.

Ceci fait, on a placé l'un sur l'autre et à la même hauteur :

D'abord le lange de laine ;

Puis le carré de piqué ;

Enfin la couche.

La couche est pliée en triangle, la base en haut, la pointe

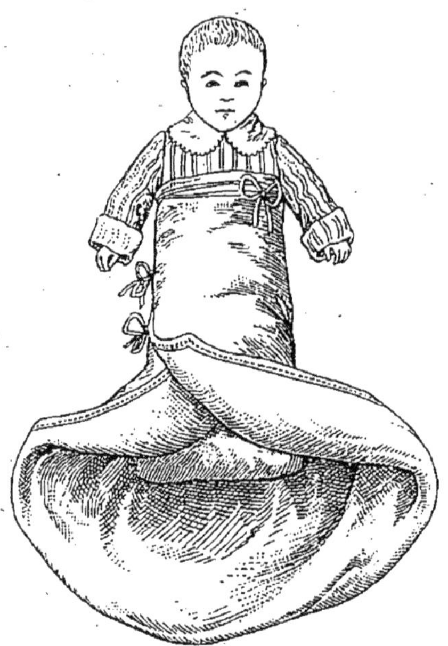

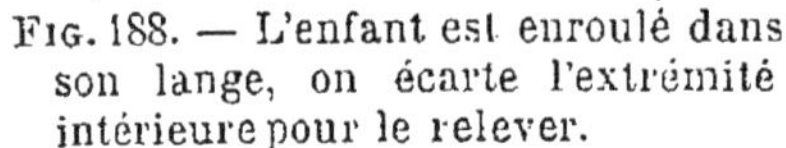

Fig. 188. — L'enfant est enroulé dans son lange, on écarte l'extrémité intérieure pour le relever.

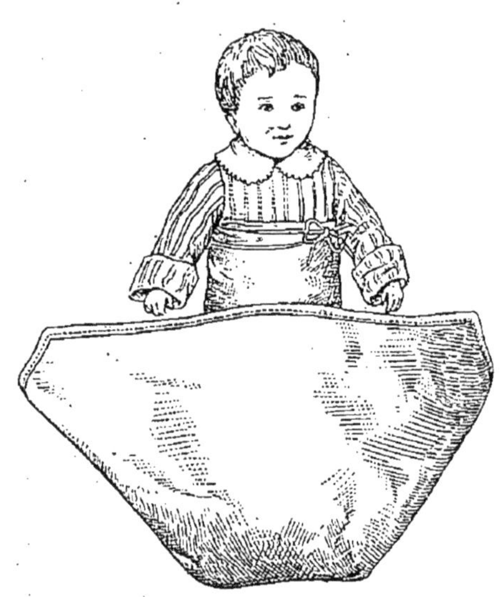

Fig. 189. — Le lange est relevé.

en bas. On la place sur les brassières un peu au-dessous des aisselles, les deux angles supérieurs ramenés sur la poitrine. La pointe est relevée en passant entre les jambes et vient se fixer au niveau des deux premières.

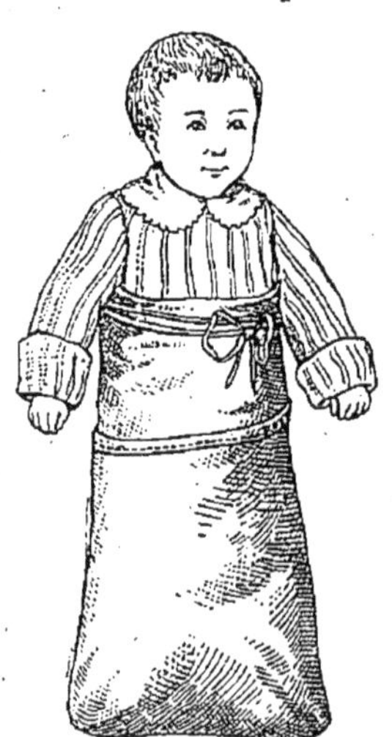

Fig. 190. — Aspect de l'enfant emmailloté.

Il est bon d'entourer les pieds de l'enfant soit de petits chaussons de laine, soit de petites bottes de coton ordinaire (pas d'ouate hydrophile).

Le carré de piqué est à son tour croisé sur la poitrine.

Il en est de même pour le lange en laine.

Celui-ci étant croisé est maintenu en place à l'aide d'une épingle de sûreté placée à la partie supérieure. Ce lange dépasse aussi de beaucoup les pieds de l'enfant; on le relève également en haut, mais au lieu de le passer entre les jambes comme on l'a fait pour la couche, il les entoure toutes les deux. Il faut avoir soin de ne pas le remonter trop haut, pour que les petits membres puissent s'allonger. Le bord inférieur ainsi relevé fait le tour du corps, ses deux coins sont fixés en arrière avec une épingle de sûreté.

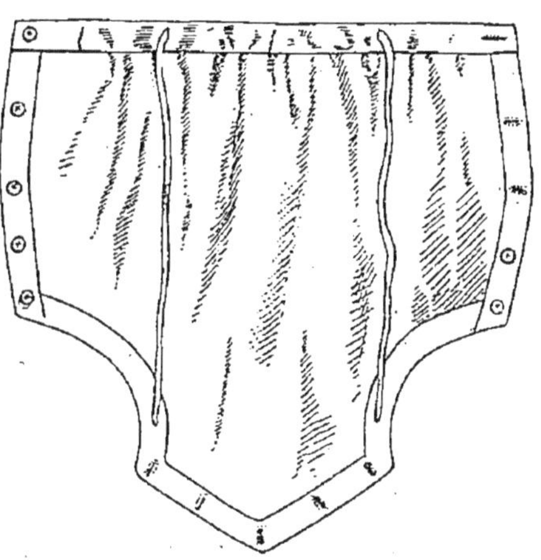

Fig. 191. — La culotte ouverte.

Enfin on termine l'habillement en mettant la petite bavette ; on laisse la tête nue.

L'enfant ne doit pas être trop serré, il doit respirer librement. Son maillot ne doit pas être trop court pour ne pas gêner les mouvements des jambes.

Les langes, tout en remontant assez haut, ne touchent pas les aisselles et laissent aux bras toute leur liberté.

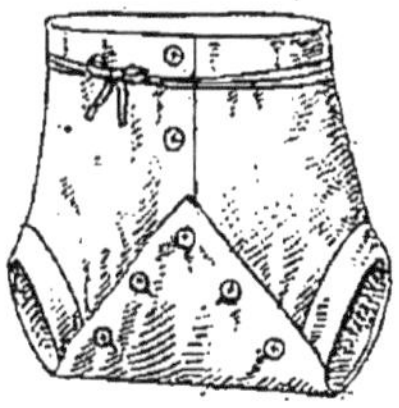

2° *Méthode anglaise.* — Les vêtements se composent :

Fig. 192.
La culotte fermée.

D'abord, d'une chemise de toile souple ;

Puis, d'une brassière de laine ou de flanelle ;

D'une brassière de piqué ;

D'une ceinture de flanelle ;

D'une couche de toile;

D'une culotte de flanelle ;

Des bas et des chaussons.

Par-dessus tout, deux longues robes, la première en flanelle et sans manches, la seconde en lingerie et avec manches. On ajoutait autrefois un fichu de cou, mais on le remplace aujourd'hui par une petite bavette.

Pour habiller l'enfant, on procède de la même façon que précédemment jusqu'après avoir mis la couche. On met alors les bas et les chaussons, puis la culotte.

Par-dessus le tout on met la longue robe sans manche, puis la robe avec manches.

L'enfant étant habillé, il ne reste plus qu'à le mettre dans son berceau.

Le berceau. — Il y a longtemps qu'on a reconnu qu'il était mauvais de bercer les enfants : on ne doit jamais le faire ; aussi le mot berceau est impropre et devrait être remplacé par celui de petit lit. C'est en effet un petit lit qu'il faut au nouveau-né.

On le choisira facile à laver, à tenir propre, et pour cela un petit lit de fer est ce qu'il y a de mieux ; tout au plus pourra-t-on le munir d'une flèche afin de pouvoir y poser un rideau ; mais encore faudra-t-il que ce rideau soit à mailles très larges afin que l'air puisse le traverser facilement. Notre petit lit sera garni d'un ou deux matelas remplis avec du crin, du varech ou de la balle d'avoine ; en aucun cas on n'emploiera le duvet ou la plume. Sur le matelas on posera une toile caoutchoutée, ou un carré de feutre absorbant, mais à la condition de les tenir bien propres et non mouillés. On terminera la garniture du lit par un drap de dessous, un drap de dessus, une ou deux couvertures et un oreiller. Ce petit oreiller sera, autant que possible, rempli de crin, jamais de duvet.

Comment doit-on placer l'enfant dans son lit? — Le petit lit est prêt, il faut y placer le bébé, en ayant soin de le coucher sur le côté, *jamais sur le dos*. Ceci est très important, l'enfant peut avoir des régurgitations, voire même des vomissements : s'il est sur le dos, les liquides, ne pouvant s'écouler par la bouche, obstruent la gorge, et il peut mourir asphyxié ; donc, avoir bien soin de le coucher sur le côté. On le mettra tantôt sur le côté droit, tantôt sur le côté gauche ; car sa petite tête est encore trop molle, et si c'est toujours le même côté qui est posé sur l'oreiller, elle peut s'aplatir et amener une déformation du crâne.

Nécessité de la chaleur chez le nouveau-né. — Un des plus grands besoins du nouveau-né, c'est la chaleur. Ce petit être qui vivait dans l'utérus de sa mère à une température constante, se trouve brusquement dans un milieu froid, et obligé d'entretenir sa chaleur par ses combustions. Or celles-ci sont extrêmement faibles, le nouveau-né ne se nourrit pas. Il y a pour lui un grand danger, c'est le refroidissement et il faut l'en préserver.

Dans ce but, on placera à ses pieds une boule d'eau chaude; mais on veillera bien à ce qu'elle soit hermétiquement fermée, afin de ne pas occasionner de brûlures.

S'il fait très froid, la boule placée aux pieds ne sera pas suffisante; on en placera une de chaque côté de l'enfant, mais assez éloignée pour que ses mains ne puissent y toucher.

La chambre dans laquelle se trouve le petit lit sera chauffée en hiver; la température y sera maintenue entre 15 et 18°; elle sera bien aérée. On le transportera dans une autre pièce pendant qu'on laisse ouvertes les fenêtres de celle où il se tient d'habitude. Rien n'est plus funeste pour ces petits êtres que de les maintenir enfermés dans une chambre qu'on n'ouvre jamais. On évitera avec soin l'emploi de cheminées roulantes, à feu lent, les salamandres, etc. Un bon poêle qui tire bien ou un bon feu de bois sont ce qu'il y a de préférable.

Présentation de l'enfant à sa mère. — Avant de mettre l'enfant dans son petit lit, l'infirmière devra présenter l'enfant à sa mère. Souvent celle-ci lui trouvera la tête déformée et la figure rouge. Il ne faudra pas la laisser s'inquiéter. Il faut lui dire que la tête ne restera pas ainsi déformée, qu'elle se reformera, que le teint de l'enfant se modifiera, mais qu'il faut quelques jours avant que l'enfant ait son allure normale et définitive.

Soins à donner pendant les jours qui suivent. — *Toilette de l'enfant.* — Pendant les premiers jours qui suivent la naissance, l'infirmière devra changer l'enfant trois et quatre fois par jour, et plus s'il est nécessaire.

Elle doit s'assurer qu'il rend urines et méconium. Si au bout de vingt-quatre heures elle constatait l'absence de l'une ou l'autre, elle devrait immédiatement en référer au médecin.

Pour laver l'enfant, on se servira d'eau bouillie et d'ouate hydrophile, jamais d'éponge.

A moins de prescription spéciale du médecin, on ne baignera l'enfant qu'après la cicatrisation de l'ombilic.

Alimentation de l'enfant. — Nous reviendrons sur ce point dans le paragraphe suivant.

Chute du cordon. — Le cordon pansé chaque jour, comme nous l'avons dit, se dessèche et tombe généralement du quatrième au huitième jour, laissant au niveau de l'ombilic une petite cicatrice qui se ferme très vite, mais qu'il est bon cependant de toucher légèrement à la teinture d'iode.

La crise génitale chez le nouveau-né. — Il est assez fréquent d'observer chez le nouveau-né, chez les garçons comme chez les filles, vers le sixième jour, une poussée congestive du côté des glandes mammaires. Les seins sont gonflés, rouges, chauds, et en pressant sur eux, on fait sourdre par le mamelon une certaine quantité de liquide blanc analogue à du lait et que l'on appelle parfois lait de sorcière.

En même temps on voit apparaître quelquefois chez les petites filles une hémorragie légère vulvaire, règles en miniature qui durent deux ou trois jours.

Chez les garçons il y a parfois un peu de gonflement du testicule et l'apparition d'une hydrocèle.

Dans le cas où l'infirmière constate de semblables symptômes, elle doit en référer au médecin.

Mais elle doit se rappeler qu'il faut éviter autant que possible de presser les seins gonflés. On risque en effet de les infecter et d'amener la production d'un abcès. Le mieux est de les recouvrir d'un pansement ouaté compressif et de ne plus y porter les mains. En quelques jours tout gonflement a disparu.

Première sortie. — S'il fait beau, si la température est élevée, l'enfant peut être sorti dès les premiers jours de sa naissance ; si la saison est froide et pluvieuse, il faut attendre, car le nouveau-né est *extrêmement sensible au froid;* après la diarrhée, c'est le froid qui en fait mourir le plus grand nombre.

Pour sortir, l'enfant, couvert convenablement, sera porté sur les bras ; l'usage de la petite voiture ne sera permis que plus tard, vers trois mois seulement, et nous la choisirons bien suspendue et d'un roulement très doux. De plus, dans sa voiture, il est plus exposé au froid que s'il est porté sur les bras, aussi nous placerons une ou deux boules d'eau chaude à côté de lui (PERRET).

II. — Des soins généraux à donner aux nourrissons pendant les mois qui suivent la naissance

Pendant les premiers mois qui suivent la naissance, les soins à donner au nouveau-né se résument en quelques mots : propreté, chaleur, alimentation, surveiller les évacuations alvines et urinaires.

Propreté. — L'enfant doit être tenu rigoureusement propre et ne doit jamais croupir dans ses matières. On ne saurait admettre le principe de ne changer les enfants qu'à heure fixe.

L'enfant doit être changé toutes les fois qu'il s'est sali.

Si l'enfant se porte bien et est bien réglé, le plus souvent il aura des selles régulières à heure fixe.

Bains. — Faut-il baigner l'enfant ?

On suivra à cet égard les prescriptions médicales. Mais, en l'absence du médecin, il vaut mieux attendre pour baigner l'enfant que le cordon soit tombé et l'ombilic complètement cicatrisé.

On évitera de baigner l'enfant quand il présentera de l'érythème ou des éruptions.

On évitera également les bains pendant toute la période de la crise génitale.

Lorsqu'on donnera les bains, on prendra les mêmes précautions que celles que nous avons décrites précédemment. Bains à 36°-37°, ne dépassant pas trois à quatre minutes au début.

On pourra prolonger cette durée à mesure que l'enfant avancera en âge.

Lavage des linges de l'enfant. — Les linges servant à habiller l'enfant seront lavés à la maison même, bouillis et savonnés. Mais on aura soin de ne jamais employer d'eau de Javel.

Chaleur. — Nous ne saurions trop répéter que dans les premiers temps au moins l'enfant a besoin de chaleur. Il faudra toujours veiller à ce qu'il n'ait pas froid :

1° Quand on procède à sa toilette, on le changera devant le feu dans une chambre chaude, on le lavera à l'eau tiède;

2° Dans son berceau, où on aura soin de maintenir une bouillotte d'eau chaude;

3° Pendant les promenades, où on aura soin de lui couvrir le visage avec un voile de tulle, et où on veillera à ce que les bouillottes soient chaudes dans la voiture.

On aura soin de ne pas changer l'enfant en plein air. Mieux vaut rentrer et ne le changer qu'en arrivant à la maison.

Alimentation. — *Poids de l'enfant.* — Nous n'insisterons pas ici sur l'alimentation de l'enfant, que nous traitons dans les paragraphes suivants.

Régularité des tétées. — Mais il nous faut dès maintenant insister sur la nécessité de donner au bébé des tétées régulièrement espacées, à heures fixes toujours les mêmes.

L'enfant, à moins d'indications du médecin, devra prendre sept repas par jour, que l'on peut espacer ainsi:

1er repas........................	6 heures du matin
2e —	9 heures —
3e —	midi
4e —	3 heures du soir
5e —	6 — —
6e —	9 — —
7e —	minuit.

Dans la journée *il faudra réveiller l'enfant pour lui donner sa tétée*. Ce serait une erreur que de respecter son sommeil au point de changer les heures de ses repas. Quant à la la tétée de la nuit, elle sera donnée lorsque l'enfant se réveillera de lui-même.

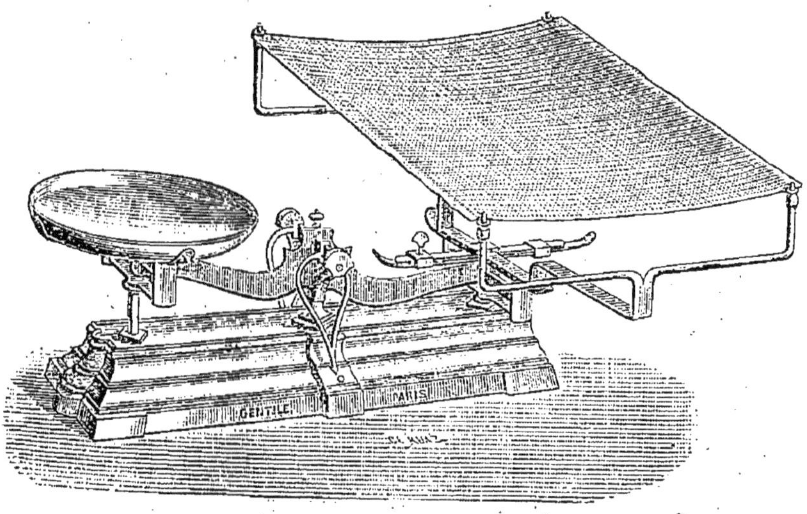

Fig. 193. — Pèse-bébé.

Cette régularité est indispensable tant pour la bonne santé de l'enfant que pour celle de la nourrice.

Courbe de poids. — Voyons d'abord ce qu'est la courbe générale du poids de l'enfant.

Pendant les trois ou quatre premiers jours qui suivent la naissance, l'enfant diminue progressivement de poids puis il augmente régulièrement d'environ 25 à 30 grammes par jour.

Il faut se rendre compte de la courbe suivie par le poids de l'enfant. Cette courbe, l'infirmière doit la tenir au courant tous les jours pendant les dix ou quinze premiers

FEUILLE ANNUELLE DE PESÉES (Par Semaines)

Modèle du Dr QUIDET

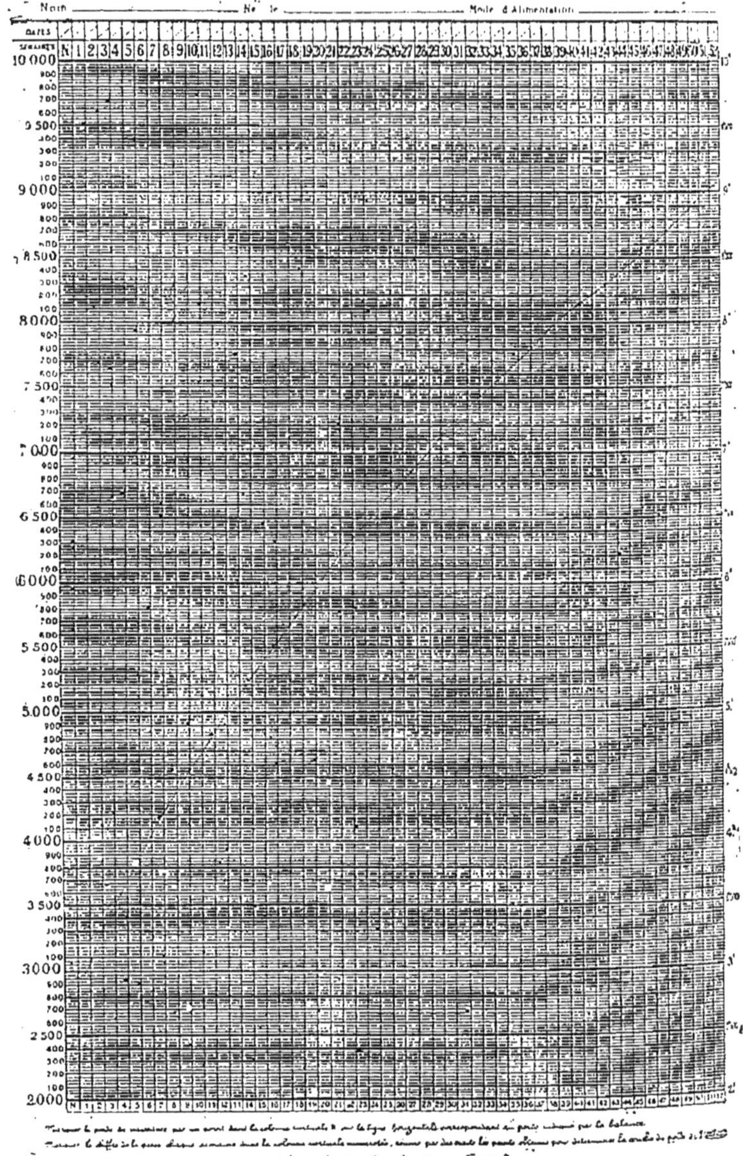

MODÈLE RÉDUIT AU TIERS DE GRANDEUR NATURELLE.

Fig. 194. — Feuille annuelle de pesées du Dr Quidet.

jours. Ensuite, lorsque l'enfant va bien, il suffit de le peser tous les huit jours.

Pesée de l'enfant. — La balance dont on se sert est une balance ordinaire dont l'un des plateaux a été remplacé par un petit panier d'osier sur lequel on place l'enfant.

L'enfant doit être pesé nu, à la même heure tous les jours.

Ayant garni le panier avec un lange ou une couche, l'infirmière fera exactement la tare de manière à remettre la balance en équilibre. Il ne faut pas se contenter de mettre dans l'autre plateau un objet analogue à celui que l'on a mis sur le panier. Entre deux couches la différence de poids peut être de 25 et 30 grammes. Elle peut atteindre 100 grammes entre deux langes de laine.

On place l'enfant complètement nu sur le panier et on rétablit l'équilibre avec des poids placés sur l'autre. Ces poids correspondent au poids de l'enfant.

Pesées des tétées. — On peut demander à l'infirmière de peser les tétées de l'enfant, lorsque, à l'allaitement au sein, on veut se rendre compte de la quantité de lait absorbée par l'enfant.

Pour procéder à ces pesées, la balance étant en équilibre, l'enfant est *pesé tout habillé.* On laisse sur la balance les poids qui ont servi à établir l'équilibre et on porte l'enfant au sein de sa mère. Lorsque la tétée est terminée, on rapporte l'enfant, dont on a eu soin de ne modifier en rien l'habillement, sur le panier de la balance. Son poids étant augmenté de la quantité de lait qu'il a absorbée, emporte la balance de son côté. Les poids qui sont nécessaires pour rétablir l'équilibre indiquent la quantité de lait prise par l'enfant.

Les urines et les selles du nourrisson. — L'enfant urine dès sa naissance ou dans les premières heures qui la suivent. L'infirmière doit s'assurer dans les premières vingt-quatre heures que la miction urinaire se fait normalement. Si elle ne constatait pas d'urine sur les couches, elle devrait en avertir le médecin, car dans ce cas il peut exister une malformation qui nécessite une intervention.

Les garde-robes de l'enfant n'ont pas le même caractère dans les premiers jours qui suivent la naissance et dans les jours suivants.

Méconium. — Pendant les trois ou quatre premiers jours, l'enfant rend son méconium, ce sont les matières qui se sont accumulées dans l'intestin pendant la vie intra-utérine. Ce méconium se présente sous la forme d'une matière pâteuse de coloration vert foncé, sans odeur fétide.

La constatation de cette évacuation de méconium a la plus grande importance et son absence dans les premières vingt-quatre heures doit être signalée à l'accoucheur.

Au bout de trois ou quatre jours, les matières commencent à prendre une coloration différente, moins foncée. Souvent on y observe un mélange de jaune et de vert, l'un provenant du reste du méconium, l'autre de la digestion du lait ingéré par l'enfant. Puis les selles prennent leur coloration particulière suivant le mode d'allaitement auquel est nourri l'enfant. Nous les étudierons à propos de chacun d'eux.

Diarrhée et constipation. — Nous ne saurions insister ici sur cette question sur laquelle nous allons revenir dans un instant. Rappelons seulement que l'enfant doit aller régulièrement au moins une fois par jour à la garde-robe. En réalité, l'enfant normal élevé au sein doit avoir deux ou trois selles quotidiennes pendant les six premiers mois.

Il peut arriver que les garde-robes manquent pendant une journée ou même que l'enfant soit habituellement constipé. Dans ce cas, on ne devra jamais donner un médicament quel qu'il soit par voie buccale sans avoir demandé avis au médecin.

Mais l'infirmière pourra solliciter la garde-robe de l'enfant par de petits moyens: suppositoire de savon, introduction de l'ampoule du thermomètre ou d'une sonde molle dans l'anus, etc., etc., et souvent par ces petits moyens réussira à obtenir un résultat.

Lavements. — Dans certains cas on pourra être appelé à donner à l'enfant un lavement.

On procédera de la manière suivante : on mettra le liquide à injecter dans un bock et on montera sur le tuyau de cet injecteur une sonde Nélaton n° 18 que l'on introduira dans l'anus.

On élèvera légèrement le bock pour amener l'écoulement de 100 grammes environ du liquide et, lorsque ce liquide aura pénétré dans l'intestin, on retirera la sonde et on laissera l'enfant rendre le liquide injecté. On recommencera de même deux ou trois fois de suite.

Vaccination. — Le nouveau-né doit être vacciné dans les deux mois qui suivent sa naissance ; en temps d'épidémie, ou dans une ville où la variole existe en permanence, on le fera dès les premiers jours.

« On vaccine les garçons au bras, les filles sur la face externe de la cuisse ou au mollet.

« Après quelques jours, on voit apparaître au niveau du point vacciné une petite rougeur, puis une petite vésicule, qui peu à peu se dessèche, forme une croûte qui tombe entre le dixième et le quinzième jour.

« Tant que la croûte n'est pas tombée, on évitera de baigner l'enfant ; on se contentera de le laver avec du coton trempé dans de l'eau bouillie, en évitant de toucher au vaccin.

« La partie vaccinée sera pansée avec une compresse stérilisée, pour la mettre à l'abri des frottements dus aux vêtements de l'enfant.

« Si c'est une fille, vaccinée au mollet, on évitera le plus possible que la petite plaie ne soit souillée par l'urine ou les garde-robes. » (Perret.)

Dentition. — L'apparition des dents se fait généralement vers l'âge de six mois.

L'éruption dentaire s'accompagne de certains troubles généraux quelquefois assez marqués. On ne doit jamais mettre sans prescription médicale aucun médicament dans la bouche de l'enfant à ce moment. Il faut laisser l'éruption dentaire se faire seule, et ne pas risquer de compliquer les accidents qu'elle engendre en provoquant inconsidérément des troubles digestifs.

Aspect de l'enfant normal bien portant. — Tels sont en général les soins que pourra être appelée à donner l'infirmière. Bien entendu il ne s'agit ici que d'un enfant normal et bien portant et nous avons encore à étudier toute la question de l'alimentation. Mais dès maintenant précisons l'aspect de cet enfant normal et bien portant.

Les joues pleines, roses, les bras et les jambes potelées, la peau marbrée et sans aucune rougeur ou éruption, l'enfant bien portant a une température régulière de 37° rectale. Il ne crie pas, augmente de 25 à 30 grammes par jour, a deux ou trois selles de la consistance et de l'aspect d'œufs brouillés. Sa tête dépourvue de croûtes, parfaitement propre, présente une fontanelle légèrement tendue. L'enfant dort toute la nuit.

C'est le résultat que l'on obtiendra par une bonne réglementation de son alimentation.

III. — Alimentation de l'enfant

Importance de l'hygiène alimentaire. — Mortalité infantile. — « La mortalité infantile est encore à l'heure actuelle considérable en France : le nombre des décès de zéro à un an atteint en moyenne 134.434 par année. » (MAYGRIER et C. JEANNIN.)

Les conséquences sociales d'un pareil état de choses sont considérables, La France perd ainsi chaque année une partie notable de sa population, d'autant plus que le nombre des naissances, loin d'aller en augmentant, diminue tous les ans.

Il y a là une question des plus angoissantes, et si la seule humanité nous commande de lutter contre cette épouvantable mortalité, les considérations patriotiques et sociales font de cette lutte un devoir impérieux, pour tous ceux qui, à un degré quelconque, peuvent contribuer à enrayer ce terrible fléau.

L'infirmière a sa place marquée dans cette lutte. Aussi est-il de la plus grande importance pour elle de bien connaître les lois essentielles qui président à l'alimentation du nouveau-né. Collaboratrice dévouée du médecin, elle l'aidera par des soins intelligents et constants et si, dans l'accomplissement de son devoir, elle rencontre des difficultés et se ménage bien des découragements, elle aura du moins pour récompense la satisfaction du devoir accompli et sera souvent largement payée de ses peines par le sourire et les caresses du bébé bien portant qu'elle a conscience d'avoir arraché à la mort.

Si l'on examine les statistiques de la mortalité infantile, on voit que pour la plus grande partie les décès sont la conséquence de la GASTRO-ENTÉRITE.

On voit également que celle-ci frappe principalement les enfants élevés au biberon.

Et ceci nous amène immédiatement à cette conclusion : *Il faut, par tous les moyens en notre pouvoir, obtenir que la mère allaite elle-même son enfant.*

Si on considère, d'autre part, les résultats obtenus par les diverses œuvres philanthropiques qui surveillent l'allaitement artificiel, on constate que, grâce au fonctionnement de ces œuvres, le chiffre de la gastro-entérite a diminué dans de notables proportions. *Il faut donc, dans l'allaitement artificiel, se conformer à des règles formelles*, qui peuvent atténuer les mauvais effets de ce mode d'alimentation.

Nous étudierons successivement :

1° L'allaitement maternel ;

2° L'allaitement mixte ;

3° L'allaitement artificiel.

Mais il reste bien entendu que la direction de l'alimentation de l'enfant, même bien portant, appartient *au médecin exclusivement*, que régulièrement et périodiquement il est bon de présenter à la consultation *l'enfant même en parfait état de santé.*

C'est là chose facile pour tous. Il existe suffisamment d'œuvres philanthropiques (gouttes de lait, consultations de nourrissons, cantines maternelles, etc., etc.), pour que chaque mère reçoive les conseils nécessaires à l'élevage de son bébé.

1° Allaitement maternel. — Allaitement au sein

L'allaitement maternel est une nécessité. — Cas où il peut être déconseillé. — Le nouveau-né doit être allaité par sa mère. Aucune excuse ne peut être admise pour ne pas se conformer à cette règle et l'on peut ériger en principe que *toutes les mères peuvent nourrir leur enfant.*

Cependant, certaines maladies de la mère peuvent être une cause de non-allaitement. Mais, dans ces cas, seul le médecin est juge de la conduite à tenir.

Parmi les cas qui doivent être soumis à son jugement, citons les femmes atteintes de maladies du cœur, les albuminuriques, les tuberculeuses. Enfin une femme qui redevient enceinte au cours d'un allaitement doit également demander l'avis du médecin sur la continuation ou la cessation de son allaitement.

A. **Soins nécessaires à la femme qui allaite.** — La femme qui allaite doit, d'une part, soigner sa santé générale pour donner à son enfant le meilleur lait possible, et, d'autre part, prendre le plus grand soin de ses seins pour ne pas être obligée d'interrompre l'allaitement à la suite d'accidents mammaires.

1° *La santé générale.* — a) *Hygiène générale.* — La femme qui nourrit doit avoir une vie calme, réglée, faite d'exercice et de grand air. Il faut que tous les jours elle sorte, fasse une promenade à pied.

Elle ne restera pas inactive à la maison, elle devra s'occuper à des travaux qui, sans lui occasionner de fatigue, l'empêcheront de prendre trop d'embonpoint. Elle devra être sur elle d'une propreté irréprochable : propreté corporelle, assurée par des bains fréquents; propreté du linge et des vêtements.

Elle a besoin de sommeil. Il faut qu'elle ait au moins six heures de repos absolu. On y arrivera en réglant bien les heures des tétées de l'enfant, comme nous le dirons plus loin.

b) *Alimentation.* — « En principe, la femme qui allaite peut manger de tout, mais elle ne doit pas faire d'écart, ni dans un sens, ni dans l'autre; sa nourriture sera, suivant la formule, saine et abondante. Elle se composera de viande fraîche, rôtie le plus souvent, mais au repas de midi seulement, rarement le soir; les légumes frais ou secs, les purées de toutes sortes, seront recommandées; les fruits seront cuits le plus souvent.

« Comme boisson, l'eau et le lait seront pris à volonté, le vin en très petite quantité et très étendu d'eau; la bière, vantée pour accroître la sécrétion lactée, n'agit que par la grande quantité d'eau qu'elle permet d'absorber : nous la choisirons non alcoolisée. Le cidre est permis au même titre que le vin. L'alcool, sous toutes ses formes, sera rigoureusement défendu; il passe facilement dans le lait et est absorbé par l'enfant.

« La nourrice veillera aussi attentivement à ce que son intestin fonctionne bien; c'est une des principales conditions de bonne santé pour elle, et par suite pour le bébé. » (Perret.)

c) *Vêtements.* — La nourrice devra porter des vêtements suffisamment chauds pour éviter de s'enrhumer.

Elle prendra à cet égard les plus grandes précautions, car il suffit souvent d'un gros rhume pour faire tarir le lait.

d) *Les maladies contagieuses.* — Elle devra éviter tout contact avec les individus atteints de maladies contagieuses et veiller avec le plus grand soin à cet égard à ses fréquentations, car non seulement cela peut être dangereux pour sa santé personnelle, mais elle devient alors dangereuse pour son nourrisson,

D'autre part, lorsqu'une femme qui nourrit se trouve souffrante, on ne doit jamais lui donner de médicaments sans avis médical, car les médicaments passent dans le lait et peuvent être nuisibles au bébé.

2° *Les seins.* — Nous avons vu que, dans les dernières semaines de la grossesse, la femme a dû préparer les bouts de sein pour l'allaitement futur.

Aussitôt après l'accouchement, l'infirmière lavera soigneusement le bout de chaque sein à l'eau bouillie avec de l'ouate stérilisée. Puis, après les avoir bien séchés, elle les recouvrira d'une petite compresse imbibée d'alcool. Elle maintiendra ensuite les deux seins dans un bandage de corps en toile modérément serré.

Lorsque la maman donnera le sein, elle devra avant chaque tétée :

Se laver les mains;

Laver le bout du sein à l'eau bouillie ;

Donner à téter à l'enfant ;

Laver le bout du sein à l'eau bouillie;

Mettre ensuite une compresse imbibée d'alcool sur le bout du sein.

Cette dernière compresse sera remplacée au bout de quelques jours par une simple compresse stérile, lorsque le bout de sein sera bien fait et que l'on ne craindra plus d'accidents. Mais il faut bien recommander à la nourrice de prendre toujours et en tout temps le plus grand soin de ses bouts de sein et de les recouvrir toujours de compresses stérilisées de manière à ce qu'ils ne soient pas en contact avec la chemise.

B. **Manière de donner le sein à l'enfant.** — « La maman se couche sur le côté du sein qu'elle va donner.

« Le bébé est couché à côté d'elle, sur son bras, la figure tournée vers le sein.

« De l'autre main elle prend le mamelon entre l'index et le médius et le met dans la bouche du bébé, en ayant soin de lui laisser le nez libre, car il faut qu'il puisse respirer en tétant, et si on lui applique le sein sur la figure, il suffoque et se retire brusquement.

« Instinctivement notre bébé va se mettre à sucer le mamelon et à aspirer le lait de sa maman.

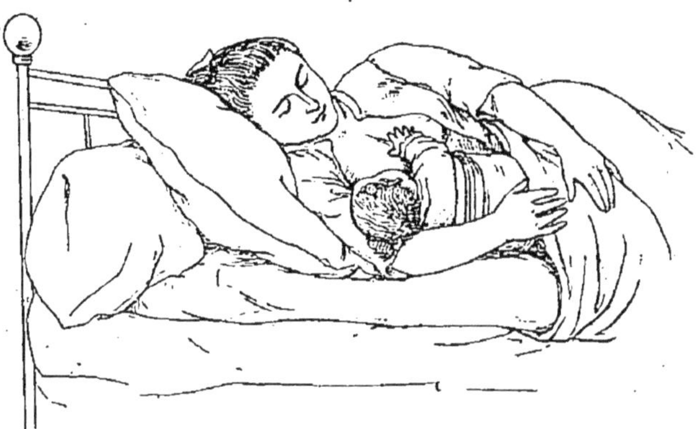

FIG. 195. — La femme couchée donne le sein.

« Tous les bébés ne tettent pas avec la même facilité ; il y en a qui sont faibles, d'autres simplement paresseux ; il

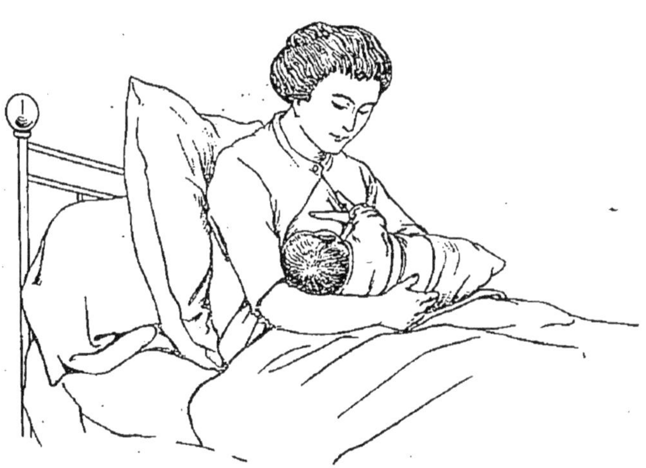

FIG. 196. — La femme assise sur son lit donne le sein.

faut y mettre de la patience et ne pas se décourager dès les premiers jours, et peu à peu nous verrons l'enfant s'habituer et prendre lui-même le sein qu'on lui présente.

« Si la maman est accouchée depuis déjà plusieurs jours, elle peut s'asseoir sur son lit ; dans ce cas elle prend l'enfant dans ses bras. Pour l'obliger à lâcher le mamelon quand on juge qu'il a assez bu, on lui pince légèrement le nez ; pour respirer il est obligé d'ouvrir la bouche, vite on le retire du sein.

« Après la tétée on replace l'enfant dans son lit, on le couche sur le côté, le côté droit, si avant la tétée il était sur le gauche, ou inversement. » (Perret.)

C. **Quand doit-on mettre l'enfant au sein ? Réglage des tétées.** — La montée du lait n'a lieu que le troisième ou quatrième jour, parfois même le cinquième jour.

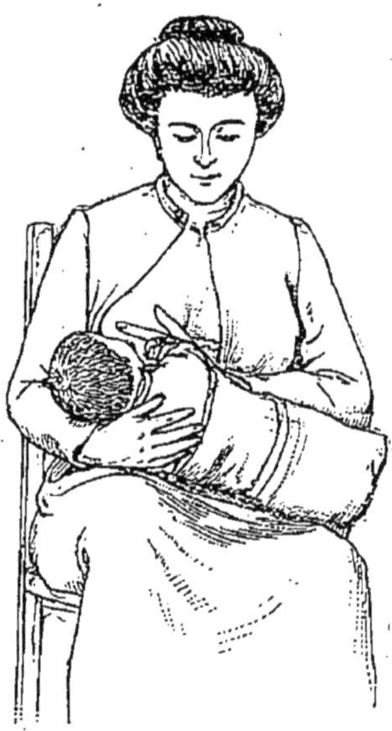

Fig. 197. — La femme levée donne le sein.

Le premier jour de sa naissance, l'enfant sera laissé sans rien prendre. Il rend des glaires, il évacue son méconium. Il n'est pas nécessaire de lui donner quoi que ce soit.

Dès le deuxième jour de sa naissance, l'enfant sera mis au sein. Mais, nous venons de le voir, il ne pourra rien prendre puisque la montée laiteuse n'est pas faite. Aussi ne le laissera-t-on que cinq ou six minutes au sein à trois ou quatre reprises avec des intervalles de trois heures. Cela simplement pour habituer la maman à placer son enfant, et pour commencer à faire les bouts de sein.

Dans l'intervalle, on pourra donner à l'enfant quelques cuillerées d'eau bouillie sucrée, environ 150 grammes à 160 grammes dans la journée.

Le troisième jour, l'enfant sera mis au sein régulièrement et, à moins de prescriptions du médecin, on pourra prendre l'horaire que nous avons indiqué plus haut, et qui donne à la maman six heures de sommeil consécutives.

On continuera ainsi les jours suivants en réveillant régulièrement l'enfant pour les tétées de la journée et en le laissant dormir la nuit.

D. **Quantité de lait que doit prendre l'enfant.** — On a calculé que pour un enfant de poids moyen à terme (3.400 grammes environ) il fallait donner les quantités de lait suivantes pendant les six jours qui suivent la naissance :

le 2e	jour	160	gr.,	c'est-à-dire	20 à 25 gr.	par tétée.
le 3e	»	285	»	»	40 à 45 »	»
le 4e	»	360	»	»	50 à 55 »	»
le 5e	»	430	»	»	60 à 65 »	»
le 6e	»	470	»	»	65 environ	»
le 7e	»	490	»	»	70 »	»
le 8e	»	500	»	»	70 à 75 »	»
le 9e	»	515	»	»	70 à 75 »	»
le 10e	»	540	»	»	75 à 80 »	»

en comptant, comme nous l'avons dit, sept tétées par vingt-quatre heures. Naturellement la quantité à donner à chaque tétée varierait si on prenait un autre horaire. C'est ainsi que Perret, qui conseille de donner dix tétées dans les vingt-quatre heures, donne les chiffre ssuivants :

le 2e	jour	160	gr.,	c'est-à-dire	15 à 20 gr.	par tétée.
le 3e	»	285	»	»	25 à 30 »	»
le 4e	»	360	»	»	35 à 40 »	»
le 5e	»	430	»	»	40 à 45 »	»
le 6e	»	470	»	»	45 à 50 »	»
le 7e	»	490	»	»	45 à 50 »	»
le 8e	»	500	»	»	50 gr. »	»
le 9e	»	515	»	»	50 à 55 »	»
le 10e	»	540	»	»	50 à 55 »	»

Après le dixième jour la quantité de lait ira en augmentant progressivement pour arriver à 600 grammes pendant toute la durée du premier mois.

Il sera bon, pendant les dix premiers jours, de s'assurer de la quantité de lait prise à chaque tétée par l'enfant. Pour cela, l'infirmière pèsera l'enfant, comme il a été dit plus haut.

Dans ces conditions, l'enfant doit augmenter de 30 à 35 grammes par jour, ce que montrera la pesée quotidienne de l'enfant dévêtu.

A partir du dixième jour, si l'enfant se porte bien et augmente régulièrement, il sera inutile de peser les tétées. La pesée journalière suffira pour constater son augmentation de poids et se rendre compte s'il prend assez ou trop. C'est d'ailleurs au médecin de donner les indications à cet égard.

Combien de temps faut-il laisser l'enfant au sein? — En règle générale, l'enfant doit terminer sa tétée en *dix minutes*. On pourra dans certains cas le laisser *un quart d'heure* au sein, mais *jamais davantage*. On risquerait d'amener des accidents du côté des mamelons.

Souvent d'ailleurs l'enfant trouvant beaucoup de lait dans le sein effectue la tétée très rapidement. La balance et la montre permettront d'arriver à déterminer en combien de temps il prend la dose convenable.

D'ailleurs l'enfant suffisamment nourri et bien portant présente, en outre de son accroissement de poids, un certain nombre de symptômes qu'il est indispensable de connaître.

E. **Effets produits par l'allaitement au sein.** — 1° *L'enfant prend ce qui lui est nécessaire.* — Nous avons vu d'abord qu'il augmentait régulièrement de poids. Mais, d'autre part, son ventre n'est pas ballonné, il ne vomit pas, il dort bien et ses garde-robes sont d'un beau jaune d'or, bien liées, bien homogènes et sans odeur. Elles sont au nombre d'une ou deux par jour, son urine ne tache pas la couche.

2° *L'enfant prend insuffisamment.* — La courbe de poids est ou stationnaire ou très légèrement ascendante. L'enfant est maigre, les selles sont rares, peu abondantes, l'enfant est constipé, il crie, ne dort pas la nuit.

3° *L'enfant prend trop.* — Les selles sont nombreuses, liquides, parfois vertes. D'autres fois, elles sont jaunes, mal liées. Çà et là on voit de petits points blancs formés par du lait non digéré. La courbe de poids, d'abord très fortement ascendante, s'immobilise tout à coup, puis devient descendante. Le ventre est ballonné, douloureux. L'enfant crie, son visage, au lieu d'être rose, est terreux, avec des éruptions, de petites rougeurs. Son siège est couvert d'érythème souvent ulcéré.

L'enfant est malade, il est au début ou en menace de gastro-entérite. Il faut le conduire au médecin.

Mais on n'aura pas attendu l'apparition de ces symptômes, car l'infirmière, en constatant que l'enfant a fait pendant deux jours des augmentations de 50, 60 grammes, est déjà mise en éveil. Elle s'aperçoit d'une garde-robe liquide. Elle pèse une tétée et immédiatement réglemente correctement l'alimentation de l'enfant.

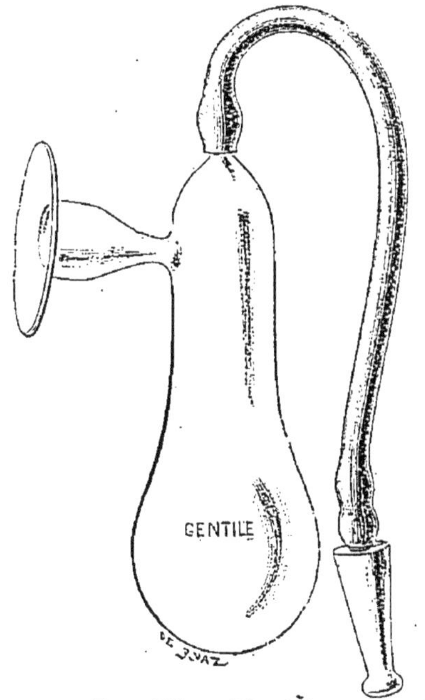

Fig. 198. — Tire lait.

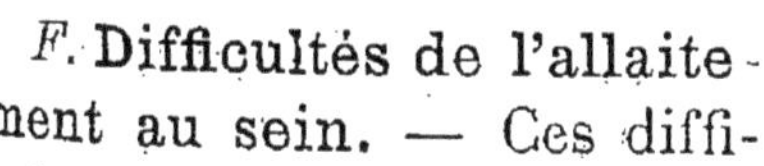

F. **Difficultés de l'allaitement au sein.** — Ces difficultés sont de deux ordres, les unes purement individuelles qui tiennent, soit à la mère, soit à l'enfant; les autres d'ordre social qui tiennent à la nécessité où se trouve la mère de continuer son travail.

1° *Difficultés d'ordre individuel.* — Difficultés qui proviennent de la mère. — a) *Malformations des mamelons.* — Certaines femmes ont des mamelons peu saillants ou même ombiliqués.

Deux cas peuvent se présenter : ou bien le mamelon est maintenu dans sa disposition vicieuse par des adhérences, des cicatrices, et ne peut vraiment pas faire saillie. Dans ces cas, qui sont très rares, l'allaitement présente de réelles difficultés, et l'infirmière n'est pas compétente pour les résoudre. Elle se bornera à suivre les prescriptions médicales.

Ou bien le mamelon est rétracté en temps ordinaire, mais on peut le rendre saillant soit en faisant des tractions sur lui, soit en se servant d'un appareil aspirateur : succipompe, tire-lait, etc... Dans ces cas, il faut faire le bout de sein. On commencera par faire de l'aspiration sur le bout de sein avec le succipompe, et, lorsque l'on aura obtenu une certaine saillie du mamelon, on le donnera à l'enfant. Ou bien on met d'abord l'enfant à tirer avec un bout de sein en verre, et, lorsque le mamelon fait bien saillie dans l'ampoule, on retire l'appareil et on met directement l'enfant au sein.

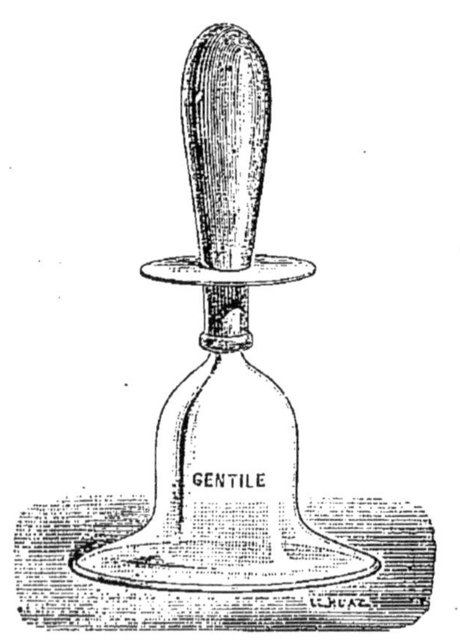

Fig. 199. — Bout de sein.

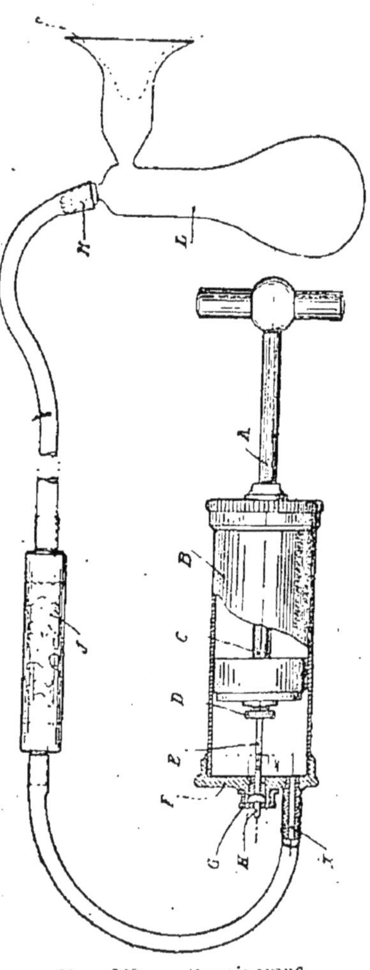

Fig. 200. — Succipompe.

Mais, dans ces cas, il faut redoubler d'attention et de

précautions dans les soins mammaires. Ces mamelons ombiliqués sont plus fragiles que les autres, ils sont souvent le siège de crevasses et s'infectent très facilement.

b) *Difficultés tenant à la sécrétion lactée.* — Chez certaines femmes la sécrétion lactée peut tarder ou être insuffisante. Dans ces cas, il faut insister sur l'allaitement maternel dans la mesure du possible, mais avant tout en référer au médecin qui instituera, s'il le juge convenable, l'allaitement mixte.

c) *Les lésions du mamelon.* — Fréquemment il se produit sur le mamelon des gerçures, des excoriations, des crevasses, qui, continuellement irritées par la succion de l'enfant, se creusent et occasionnent des douleurs assez vives. Lorsque ces petites plaies s'infectent, il en résulte des accidents mammaires qui peuvent aller à l'abcès.

L'infirmière doit savoir prévenir les crevasses et, lorsqu'elles existent, soulager la douleur qu'elles entraînent et éviter l'infection dont elles peuvent être la porte d'entrée.

Prévenir les crevasses, en prenant les précautions que nous avons déjà indiquées et surtout en ne laissant pas l'enfant plus de dix minutes au sein.

Calmer la douleur. — On fera téter l'enfant avec un bout de sein. L'enfant, dans ce cas, ne pincera plus le sein entre ses lèvres, la douleur sera moindre.

Enfin il existe un traitement médical que l'infirmière appliquera suivant les prescriptions qui lui seront faites.

Eviter l'infection. — Pour cela, les mamelons seront pansés suivant les règles de l'asepsie la plus stricte en se conformant à la méthode précédemment indiquée.

Il sera bon, entre les tétées, de toucher les crevasses avec de la teinture d'iode fraîche.

Lorsque l'enfant tette, il arrive que la crevasse vienne à saigner et que l'enfant déglutit du sang. Dans ce cas, il peut avoir des vomissements sanguinolents ou noirâtres et dans ses selles on peut voir des particules noires comparables à du marc de café.

Il faudra bien savoir que cela provient de la digestion du

sang dégluti par l'enfant et que c'est sans aucune gravité.

Au cas où l'infection mammaire se produirait, ce qui se manifesterait par de la douleur du sein et l'apparition de la fièvre, le traitement sera celui prescrit par le médecin.

Difficultés qui proviennent de l'enfant. — Le cas le plus fréquent est celui où la bouche du bébé présente un vice de conformation qui l'empêche d'aspirer le lait contenu dans le sein maternel. Ceci arrive lorsqu'il existe une division de la voûte palatine, du maxillaire, des lèvres, en un mot lorsque l'enfant a un *bec-de-lièvre.*

Il ne peut faire le vide dans sa bouche, le lait non aspiré ne monte pas : ce sont des enfants qu'il faut nourrir au biberon, au verre ou à la cuiller.

Sont-ils pour cela toujours privés du lait maternel?

Très souvent et toujours pour la même raison, le sein n'étant plus tété, la sécrétion lactée se fait mal et la montée du lait disparaît.

Cependant, si la mère est bonne nourrice, si elle a déjà allaité d'autres enfants, elle peut, elle-même, se tirer du lait avec un tire-lait, elle n'a plus ensuite qu'à le faire boire à son bébé.

2° *Difficultés sociales.*— Souvent, dans la classe ouvrière, la mère ne pourra allaiter son enfant parce qu'elle est obligée d'aller travailler.

Sans doute à cet égard de grands efforts sont faits pour créer des crèches d'usines ou d'ateliers où les mères peuvent venir donner pendant dix minutes l'allaitement à leur bébé.

Mais il reste beaucoup à faire dans cet ordre d'idées et, lorsque la situation de la mère ne lui permet pas de garder continuellement avec elle son nourrisson, il faut l'engager vivement à lui conserver autant que possible le lait maternel en lui donnant le sein deux ou trois fois par jour. Elle placera son enfant dans une crèche voisine de son atelier, elle ira lui donner la tétée de midi, elle lui donnera celle de six heures du soir, celle de minuit, celle de six heures du matin, et le reste du temps on élèvera l'enfant avec du lait de vache. C'est l'allaitement mixte que nous allons maintenant étudier.

Allaitement par une nourrice mercenaire. — Tout ce que nous avons dit concernant l'allaitement maternel est naturellement applicable au cas où l'enfant est nourri au sein d'une nourrice mercenaire.

Combien de temps doit durer l'allaitement au sein? Le sevrage. — L'allaitement devra durer le plus longtemps possible, mais le plus souvent on ne dépassera pas quatorze à dix-huit mois.

Pour sevrer l'enfant, certaines précautions sont à prendre. *Le sevrage ne se fera jamais pendant les chaleurs.*

Il ne se fera pas non plus au moment où l'enfant fera ses dents.

Le sevrage se fera progressivement en mettant d'abord l'enfant à l'allaitement mixte pour arriver progressivement à l'allaitement artificiel.

Quand une femme cesse de nourrir, on a l'habitude de la purger. Cela est sans inconvénient et sans effet.

Il faudra faire sur les seins un pansement ouaté compressif, et, en trois ou quatre jours, la sécrétion lactée s'arrêtera.

2° Allaitement mixte

Lorsque la mère n'a pas suffisamment de lait pour alimenter complètement son enfant, ou lorsqu'elle est dans l'impossibilité de lui donner le sein à certaines heures de la journée; lorsque enfin à la fin d'une période d'allaitement on cherche à sevrer l'enfant, on pratique l'allaitement mixte, c'est-à-dire qu'on donne, en plus du lait maternel, un lait animal.

Le lait le plus couramment employé est le lait de vache d'un prix de revient moindre que les autres laits (chèvre ou ânesse) et d'un approvisionnement plus facile.

Il faut stériliser le lait de vache. — Le lait de vache tel qu'on le trouve dans le commerce a subi de nombreuses manipulations depuis le moment où il a été recueilli, et qui souvent date de la veille du jour où il est livré à la consommation. Ce lait fermente, il est rempli de microorganismes plus ou moins dangereux pour l'enfant et qu'il faut détruire. Pour cela il faut employer la chaleur.

On peut faire bouillir le lait. Mais il faut ensuite le conserver à l'abri de l'air et des souillures, ce qui est difficile.

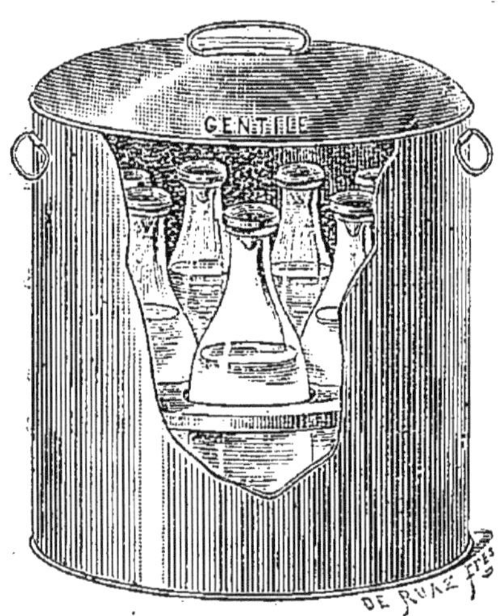

Fig. 201. — Marmite pour stériliser le lait.

Le mieux est encore de le stériliser.

Comment stériliser le lait ? — On prend un certain nombre de bouteilles d'une contenance correspondant à la quantité de lait nécessaire à une tétée. On prendra autant de bouteilles qu'il faut de tétées plus deux, de manière à ne pas se trouver dépourvu en cas d'accident.

Ces bouteilles, bien nettoyées et sèches, sont garnies de la quantité de lait nécessaire pour une tétée, et bouchées avec un capuchon de caoutchouc spécial.

Elles sont alors disposées dans une marmite dans laquelle on verse de l'eau jusqu'à une hauteur égale à celle du lait dans les bouteilles ; on met la marmite sur le feu et on laisse bouillir l'eau pendant quarante-cinq minutes.

Au bout de ce temps on retire la marmite du feu et on laisse refroidir. Le lait est prêt pour la journée.

Comment donner la tétée à l'enfant. La tétine. — Au moment de la tétée, on prend une bouteille, on la débouche et on coiffe le goulot avec la tétine. Il y a de nombreux modèles de tétines, mais la seule est celle qui peut se nettoyer facilement ; elle a la forme d'un doigt de gant, et comme lui elle peut être retournée complètement, ce qui permet de la rendre propre à l'intérieur aussi bien qu'à l'extérieur.

On la fera bouillir tous les jours ; après chaque tétée elle sera lavée, nettoyée soigneusement, et dans l'intervalle on la laissera tremper dans l'eau bouillie.

On voit qu'en opérant ainsi on évitera le transvasement du lait, il va couler directement de la bouteille stérilisée dans la bouche de l'enfant, on supprimera ainsi toute contamination possible.

Jamais on n'emploiera le biberon à tube : il est impossible de le tenir propre, et pour cette raison il a occasionné la mort d'un grand nombre de petits enfants ; aussi on ne le rencontre plus guère, et nous n'en parlerons que pour le rejeter énergiquement.

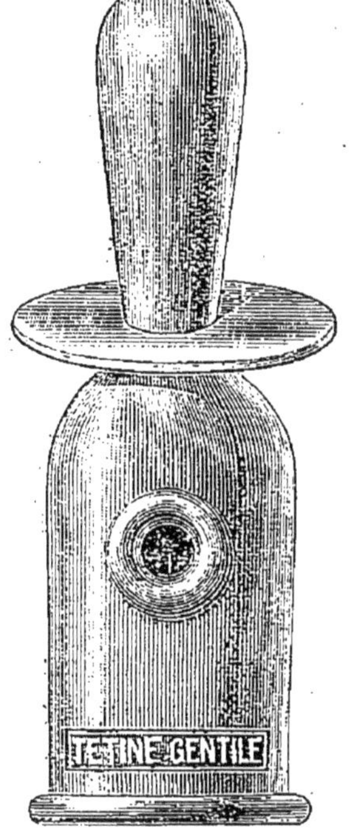

Fig. 202. — Tétine.

Les deux méthodes d'allaitement mixte. — Deux procédés d'allaitement mixte sont employés.

Dans l'un, on donne à l'enfant à chaque tétée d'abord le sein de sa mère.

Dans l'autre, on fait alterner une tétée de lait stérilisé avec une tétée de lait maternel.

A cet égard l'infirmière ne devra prendre aucune initiative et elle se conformera aux prescriptions tant sur les quantités de lait à donner que sur la manière de les administrer.

Un enfant à l'allaitement mixte doit être continuellement sous la surveillance du médecin.

Rôle de l'infirmière dans l'allaitement mixte. — A l'infirmière il appartiendra de stériliser le lait et d'assurer la propreté des tétines et des bouteilles.

Elle se rappellera qu'une bouteille ouverte doit être considérée comme contaminée et ne peut être donnée à l'enfant.

De même, si à une tétée l'enfant ne termine pas complètement sa bouteille, le lait qui reste doit être rejeté et ne peut être utilisé pour la tétée suivante.

3° Allaitement artificiel

Dans certains cas, lorsque le lait de femme fait complètement défaut, on est obligé de recourir à l'allaitement artificiel.

La stérilisation du lait sera faite comme nous venons de le voir. Les mêmes précautions seront prises pour la propreté de la tétine et des bouteilles.

Quantité de lait à donner pendant les dix premiers jours. — La composition du lait de vache étant différente de celle du lait de femme, l'enfant à la naissance le digère mal. Aussi modifie-t-on cette composition en y ajoutant de l'eau et du sucre.

Voici un tableau que donne Perret de la quantité de lait, d'eau et de sucre que doit prendre l'enfant dans chacun des trois premiers jours. Pour préparer des bouteilles de lait stérilisé, l'infirmière fera d'abord dans un récipient le mélange des quantités indiquées et, lorsque le sucre étant fondu, le mélange sera homogène, elle le répartira également dans chacune des bouteilles.

		LAIT		EAU		SUCRE	
Le premier jour :		Rien		Rien		Rien	
2e	—	120	cmc.	120	cmc.	20	grammes.
3e	—	140	—	140	—	24	—
4e	—	150	—	150	—	27	—
5e	—	170	—	170	—	30	—
6e	—	185	—	185	—	32	—
7e	—	200	—	200	—	35	—
8e	—	220	—	220	—	38	—
9e	—	235	—	235	—	41	—
10e	—	250	—	250	—	44	—

Nous n'insisterons pas davantage sur cette question. L'infirmière NE DOIT PAS régler elle-même la quantité de lait à donner à l'enfant. Celui-ci doit être vu toutes les semaines par le médecin qui réglera son alimentation.

ALIMENTATION DE L'ENFANT APRÈS LE SEVRAGE

Nous ne saurions non plus exposer ici l'alimentation de l'enfant après le sevrage, quand, en plus de son lait, on commence à lui donner des farineux sous forme de bouillies.

Les ferments, les bouillies maltées. — Mais il nous semble utile d'indiquer le mode d'administration de certaines substances qui sont parfois prescrites lorsque les enfants présentent des troubles digestifs.

1° *La pepsine.* — On prescrit parfois d'administrer à l'enfant de la pepsine en paillettes. On prend sur l'extrémité du manche d'une petite cuiller quelques paillettes de pepsine et on les place sur la langue de l'enfant avant de lui donner sa tétée. On lui fait absorber ensuite une petite cuillerée de lait.

2° *Le lab-ferment.* — Encore employé comme produit spécialisé sous le nom de *pegnine*. S'emploie de deux façons, ou bien directement, en mettant comme plus haut une pincée de la poudre sur la langue du bébé, ou bien sous forme de :

Lait pegniné. — Pour préparer ce lait, on procède de la façon suivante : On porte le lait à **60°**. On y ajoute la pegnine dans les proportions indiquées, on agite. Il se fait une coagalation de la caséine en fines granulations. On agite, et on fait absorber à l'enfant.

Si on avait prescrit du lait pegniné coupé d'eau, il faudrait faire d'abord sur le lait pur la précipitation de la caséine, et ne procéder au coupage qu'ensuite.

3° *Les ferments lactiques.* — Se présentent sous forme de poudre de comprimés ou de cultures liquides. Ces dernières seules sont vraiment actives et seront administrées diluées dans un peu d'eau à la dose indiquée par le médecin.

4° *Bouillies maltées.* — On prescrira à l'infirmière dans certains cas de donner à l'enfant des bouillies maltées.

On trouve dans le commerce ces bouillies toutes préparées, mais elles ne peuvent se transporter et ne se conservent pas.

Dans le cas où l'on devrait la préparer, deux méthodes s'offrent à nous :

a) *Méthode telle qu'elle est décrite par M. Terrien.* — *A.* Préparer une colle avec 300 grammes de lait. 600 grammes d'eau et 80 grammes de crème de riz.

Faire bien cuire.

Amener cette colle à 80° (exactement : prendre cette température avec un thermomètre plongé dans le mélange) au bain-marie.

On aura préparé d'autre part ce qui suit :

B. Infusion de 20 grammes de malt concassé dans 50 grammes d'eau pendant une demi-heure à **60°** au bain-marie.

Ne pas dépasser 60°, mais l'atteindre.

Passer avec expression sur un linge.

Recueillir le liquide qui s'écoule.

C. Ajouter ce liquide à la colle à 80° et agiter pendant une demi-heure à cette température exactement.

b) *Méthode avec le sirop d'amylodiastase.* — Dans ce procédé, au lieu de faire l'infusion d'orge germée, on ajoute simplement à la colle quatre ou cinq cuillerées à café par litre de bouillie de sirop d'amylodiastase.

Dans les deux cas on obtient pour finir une bouillie bien homogène ayant l'aspect du lait. On ajoutera 40 grammes de sucre par litre, et on la conservera dans un endroit frais.

La bouillie ne doit pas être conservée plus de vingt-quatre heures. Elle ne doit pas être donnée lorsqu'elle n'est plus parfaitement homogène.

Diverses petites affections du nouveau-né mériteraient de trouver ici leur place (érythème fessier, eczéma, muguet, etc...) ; nous les étudierons à propos du nouveau-né débile.

IV. — Les enfants atteints de débilité congénitale

« Les enfants nés en état de faiblesse congénitale ou enfants débiles sont des nouveau-nés qui viennent avant terme, et dont les organes n'ont pas encore atteint leur complet développement : leur poids, au lieu d'être de 3.000 à 3.500 grammes, chiffre normal, n'est que de 2.500, 2.000, 1.500 grammes et parfois même moins. Leur aspect extérieur diffère absolument de celui des enfants nés à terme. La peau, fine, est d'un rouge vif ; elle laisse voir, par transparence, les vaisseaux sanguins superficiels. Leur cri est faible, plaintif comme le miaulement d'un jeune chat ; leurs mouvements sont très lents, rares ; c'est à peine si de temps en temps ils remuent un membre. Souvent ils n'ont pas la force de téter ; c'est même avec peine qu'ils peuvent avaler quelques gouttes de lait qu'on leur fait couler dans la bouche.

« Le cœur est l'organe qui fonctionne le mieux ; on le voit battre et soulever la paroi thoracique. Quant à leur respiration, elle est si faible que, dans certains cas, à moins d'avoir une grande habitude, l'on pourrait croire que ces enfants ont cessé de vivre. » (Perret.)

Ces enfants sont particulièrement fragiles, et ils meurent en grand nombre. Cependant, avec des soins, on arrive à en sauver un certain nombre. Ces soins peuvent se résumer en trois mots : chaleur, alimentation, préservation des maladies contagieuses.

Le refroidissement chez les débiles. — Nous avons vu que l'enfant nouveau-né luttait difficilement contre le froid. Le débile ne peut pas lutter et, abandonné à lui-même, il se refroidit.

Sa température s'abaisse très rapidement si l'on n'y prend

garde et on voit des enfants dont la température n'atteint pas 34°.

Conséquences de ce refroidissement : cyanose, broncho-pneumonie. — Les conséquences de ce refroidissement sont un certain nombre d'accidents qui le plus souvent entraînent la mort de l'enfant.

Un des principaux, c'est la cyanose : l'enfant prend une teinte violacée généralisée, il crie mal, pousse de petits vagissements plaintifs.

Sa respiration est embarrassée, et le plus souvent il succombe à une broncho-pneumonie.

Sclérème. — Dans d'autres cas on voit apparaître aux extrémités d'abord, pieds et mains, une sorte d'œdème sur de la peau, qui est tendue, unie, sans souplesse. Cette rigidité gagne peu à peu, et finalement l'enfant succombe à une maladie intercurrente.

Comment lutter contre ce refroidissement ? — 1° Lorsque l'enfant est refroidi, comment peut-on le réchauffer ? — Lorsque l'on voit un prématuré se cyanoser, lorsque l'on constate un abaissement considérable de sa température, le meilleur moyen que nous ayons à notre disposition pour le réchauffer, c'est la balnéation.

Les bains. — On plonge l'enfant dans un bain à 36° dont on élève progressivement la température jusqu'à 38°. On laisse l'enfant dans ce bain dix ou douze minutes, puis on lui fait une friction alcoolisée sur tout le corps et on lui remet ses vêtements.

Les *massages* pourront également rendre des services, mais auront l'inconvénient de laisser l'enfant trop longtemps découvert.

2° Comment empêcher l'enfant de se refroidir ? — Le mieux est d'empêcher l'enfant de se refroidir. Pour cela, on peut employer plusieurs procédés, seuls ou combinés les uns avec les autres.

Habillement. — Le prématuré, en plus des vêtements habituels de l'enfant, sera enveloppé directement dans du coton ordinaire qui maintiendra la chaleur.

Son maillot, au lieu de se fixer sous les aisselles, englobera également les épaules et les bras.

Dans certains cas on a obtenu de bons résultats en enveloppant ces enfants dans du taffetas imperméable qui, en empêchant l'évaporation, empêche le refroidissement.

Couveuse. — Le mieux est encore de maintenir ces enfants dans un milieu à température constante et c'est dans ce but qu'on a fait la couveuse.

« La couveuse se compose d'une caisse de verre et de

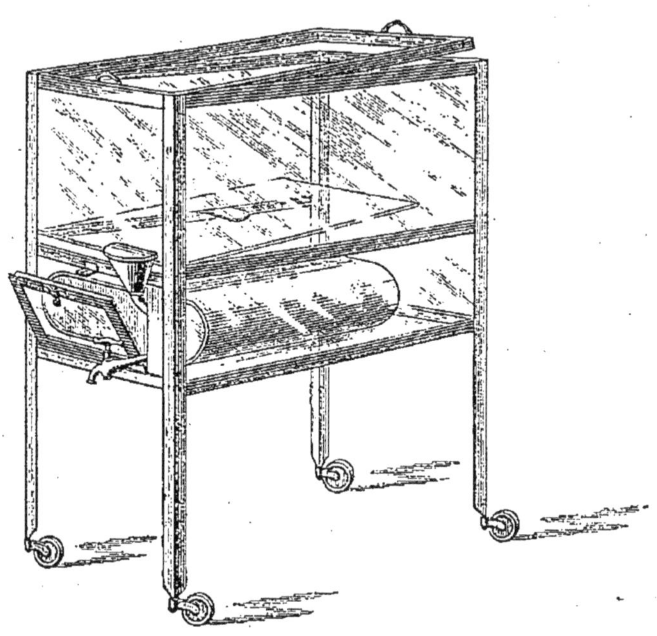

Fig. 203. — Couveuse.

fer, ou plus simplement de verre et de bois. Elle mesure 65 centimètres de long, 38 de large et 50 de haut. Elle est divisée en deux étages par une lame de verre, située à 20 centimètres au-dessus du fond, mais n'occupant pas toute la longueur de la caisse. Elle s'arrête à 10 centimètres de l'une des extrémités. Le compartiment inférieur est destiné à recevoir les boules d'eau chaude qui permettront d'amener l'air de l'intérieur à la température voulue. Il est fermé sur une de ses faces longitudinales par une porte à glissière permettant l'entrée et la sortie des boules. La prise d'air se trouve sur l'un des petits côtés de la caisse. Le compartiment supérieur, dont les quatre côtés et le couvercle sont en verre, reçoit l'enfant. Des trous pratiqués à la partie supérieure, du même côté que la prise d'air, assurent la sortie de celui qui a traversé la couveuse.

« Ce compartiment contient aussi un thermomètre, lequel doit être placé à côté de l'enfant, et non au voisinage des boules.

« Cette couveuse présente de grands avantages ; elle est simple, facile à nettoyer et à désinfecter ; elle est d'un prix peu élevé, facilement transportable, et enfin ses parois de verre permettent une surveillance constante de l'enfant. Ceci est d'une importance capitale, car souvent les débiles ont des accès de cyanose qui, passant inaperçus, peuvent être cause d'accidents graves.

« L'air entre par la prise d'air située dans le bas de la couveuse, s'échauffe en passant sur les boules, monte à l'étage supérieur où se trouve l'enfant et s'échappe au dehors. » (PERRET.)

Température de la couveuse. — La température de la couveuse devra être réglée entre 24 et 26° au maximum. L'infirmière devra surveiller cette température avec le plus grand soin et changer régulièrement les boules d'eau chaude *nuit et jour*. Si par négligence elle laissait la couveuse refroidir, cela pourrait entraîner la mort de l'enfant.

Comment suppléer à l'absence d'une couveuse ? — Dans certains cas, on se trouve dans l'impossibilité de se procurer une couveuse immédiatement. On peut alors y suppléer de la manière suivante :

1° On maintiendra la température de la chambre à 18° environ ;

2° On placera l'enfant dans un de ces petits berceaux appelés moïses et on entourera l'enfant de deux bouillottes d'eau chaude ;

3° Autour du berceau, on placera du gros papier d'emballage, qui fermera entièrement le berceau, sauf en un point en avant où on laissera un espace suffisant pour assurer le renouvellement de l'air et pour pouvoir surveiller l'enfant.

Toilette de l'enfant. — Lorsqu'on procédera à la toilette de l'enfant, il faudra prendre soin de ne jamais le laisser longtemps à découvert. La chambre sera bien chauffée, comme nous l'avons dit.

Cette toilette devra être faite cependant avec grand soin pour éviter les risques d'infections :

On prendra régulièrement deux fois par jour la température de l'enfant.

Alimentation du prématuré. — Ce qu'il faut au prématuré, c'est le lait de sa mère. Un prématuré élevé artificiellement court les plus grands risques.

Mais un premier inconvénient se présente. L'enfant ne tétant pas, ou tétant avec peu de vigueur, le lait de la mère est peu abondant, il risque même de se tarir.

On s'efforcera de maintenir la sécrétion lactée chez la mère, soit en la faisant téter par un enfant robuste, soit en employant le tire-lait.

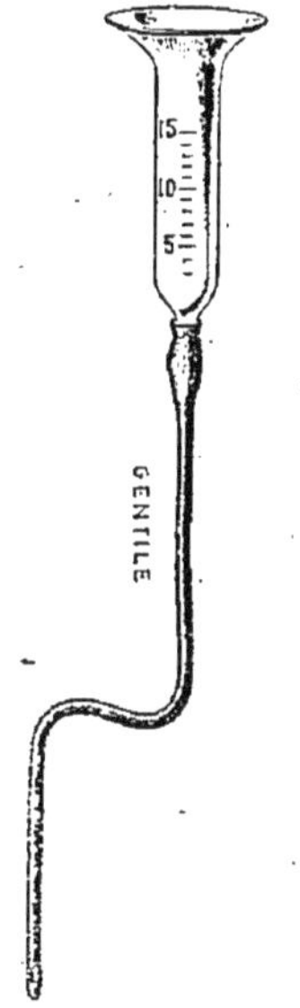

Fig. 204. Gaveuse.

Gavage. — Lorsque l'enfant ne tette pas sa mère, ou lorsqu'on ne peut lui faire absorber en quantité suffisante de lait, il faut le gaver.

Voici comment on procède : une sonde en caoutchouc rouge, d'environ 25 centimètres (sonde de Nélaton n° 20), suffit avec un petit entonnoir en verre que l'on ajuste au pavillon de la sonde. Le lait (lait de femme, d'ânesse, de chèvre ou lait stérilisé) est placé dans un flacon gradué et déposé au bain-marie, à portée de la main de l'infirmière. Celle-ci mouille la sonde dans le lait et, se servant de l'index gauche, introduit dans la bouche de l'enfant pour abaisser la langue, comme guide, elle enfonce rapidement mais sans brusquerie la sonde dans l'arrière-gorge et l'œsophage; elle a soin d'éviter de frôler le dos de la langue et le voile du palais, et plus loin l'orifice du larynx. Elle pousse ensuite le tube doucement jusqu'à l'introduction des 2/3 de la sonde. Généralement quelques gaz font alors issue dans l'entonnoir. C'est dans cet entonnoir qu'elle verse ensuite le lait du flacon, et grâce à la graduation, s'arrête au chiffre prescrit par le médecin (20, 30, 40 grammes). Elle a soin de ne pas verser en bloc, mais par fraction de 5 grammes environ; puis elle retire *rapidement* la sonde, en prenant garde de la laisser *traîner* sur la base de la langue, ce qui entraînerait le rejet du lait.

Cette petite opération, qui nécessite de l'adresse, peut être répétée plusieurs fois par jour. Elle donne souvent de très bons résultats et sauve des enfants débiles et prématurés, qui sans cela seraient voués à la mort. Nous rappelons que la sonde et l'entonnoir, soigneusement lavés à l'eau chaude après chaque gavage, seront dans l'intervalle baignés dans une solution boriquée fréquemment renouvelée.

Quantités de lait que doivent prendre les prématurés. — A cet égard l'infirmière devra suivre les prescriptions qui lui seront faites. Cependant, à titre d'indication, voici le tableau que donne Perret pour les dix premiers jours :

ENFANTS PESANT MOINS DE 1.800 GRAMMES

2e jour	63	gr. de lait de femme.
3e —	127	—
4e —	151	—
5e —	200	—
6e —	224	—
7e —	230	—
8e —	263	—
9e —	284	—
10e —	303	—

ENFANTS PESANT DE 1.800 A 2.200 GRAMMES

2e jour	120	gr. de lait de femme.
3e —	173	—
4e —	247	—
5e —	281	—
6e —	312	—
7e —	347	—
8e —	364	—
9e —	393	—
10e —	403	—

ENFANTS PESANT DE 2.200 A 2.500 GRAMMES

2e jour	153	gr. de lait de femme.
3e —	266	—
4e —	299	—
5e —	341	—
6e —	365	—
7e —	390	—
8e —	400	—
9e —	413	—
10e —	418	—

A partir du dixième jour la règle formulée par Budin est de donner au prématuré quotidiennement une quantité de lait égale au 1/5 du poids de son corps.

Nombre des tétées. — Le prématuré devra téter beaucoup plus souvent que l'enfant normal à terme. On pourra lui donner neuf ou dix tétées par jour, régulièrement espacées.

Maladies contagieuses. — Les prématurés sont, plus que tous les autres enfants, aptes à contracter les maladies contagieuses. Aussi devra-t-on les isoler complètement. Il faudra tenir compte du moindre petit bouton, de la plus petite suppuration que présenteront ces enfants, et les soigner comme une maladie grave car chez eux l'aggravation est rapide et l'érysipèle se déclare rapidement.

Pour la même raison on devra surveiller le siège de ces enfants, pour éviter l'érythème, et leur bouche, qui si souvent est envahie par le muguet.

Erythème du siège. — Cet accident n'est pas spécial au prématuré et se rencontre également chez l'enfant à terme, surtout quand il a des troubles gastro-intestinaux. Il est caractérisé au début par une rougeur qui occupe les fesses, la partie interne et postérieure des cuisses; quelquefois elle s'étend jusqu'aux jambes. En avant, elle s'étend sur les organes génitaux, remonte sur le ventre, quelquefois jusqu'à l'ombilic. La peau est rouge vif, enflammée, brillante, et dans les cas plus graves se fendille et saigne. L'enfant souffre, crie.

Dans ces cas, il faut éviter de baigner l'enfant : on lave les parties enflammées avec un peu d'eau bouillie et on sèche bien ensuite en tamponnant avec de l'ouate hydrophile, puis on poudre soigneusement la région avec de la poudre de bismuth, et on veille à ce que l'enfant ne macère jamais dans ses matières.

Enfin il faut modifier son régime alimentaire.

Le muguet, produit par le développement dans la bouche d'un champignon, se rencontre surtout chez les enfants débiles ou chez les enfants malades alimentés artificiellement.

Au début de la maladie, l'enfant crie, tette mal, prend la tétine dans sa bouche, mais la rejette aussitôt; la langue est rouge; les gencives, les lèvres, sont irritées; puis apparaissent sur la langue des petits points blancs qui s'étendent peu à peu, se réunissent et forment de petites plaques blanches.

On pourrait prendre ces plaques pour des débris de lait caillé, mais ceux-ci s'enlèvent facilement en les touchant à peine avec le doigt, tandis que les plaques du muguet sont adhérentes, se détachent difficilement, et si on parvient à les enlever, on voit au-dessous la muqueuse rouge et enflammée.

Peu à peu les plaques blanches envahissent toute la face dorsale de la langue, les gencives, la face interne des lèvres, des joues, puis gagnent les amygdales, la gorge, etc.

L'état général de l'enfant est souvent très grave alors et nécessite des soins spéciaux. Quant au muguet lui-même, l'infirmière le soignera en faisant des lavages de la bouche à l'eau de Vichy.

Elle entourera son petit doigt d'un peu d'ouate hydrophile qu'elle trempera dans l'eau de Vichy et introduisant son doigt dans la bouche de l'enfant, elle frottera toutes les régions atteintes par l'infection.

Elle répétera cette manœuvre quatre ou cinq fois par jour.

Il nous faudrait trop de place pour décrire complètement les diverses infections qui guettent le prématuré. Ce que l'on doit retenir de cette rapide étude, c'est que le prématuré a besoin de chaleur, d'alimentation et de soins hygiéniques très attentifs pour lui permettre d'échapper à l'infection. Le rôle de l'infirmière près d'un tel petit être n'est pas une sinécure. C'est avec des soins continuels, une attention de tous les instants, un perpétuel dévouement qu'elle pourra espérer réussir dans une tâche particulièrement ingrate et décevante.

SIXIÈME PARTIE

NOTIONS D'HYGIÈNE

CHAPITRE I

NOTIONS PRÉLIMINAIRES

Définition de l'hygiène. — On entend par *hygiène*[1] l'ensemble des mesures à prendre, des précautions à observer, des règles à suivre, non seulement pour conserver la santé en la préservant contre la maladie, mais pour la perfectionner en portant son épanouissement au maximum.

A considérer l'hygiène dans ses rapports avec la médecine celle-là doit être la préface de celle-ci puisque les études de médecine proprement dite conduisent surtout à reconnaître et à combattre les maladies une fois qu'elles sont apparues ou qu'elles vont apparaître, tandis que l'hygiène se propose d'empêcher l'introduction ou l'éclosion des maladies dans l'organisme.

Ce qu'il faut plus spécialement connaître en hygiène. — Le domaine de l'hygiène est immense. Tout d'abord l'hygiène s'occupe de la santé de l'homme considéré individuellement, isolément ; ou au contraire de la santé collective d'individus vivant ensemble d'une façon permanente ou temporaire. De là une première distinction à faire entre l'*hygiène individuelle* et l'*hygiène collective* ou *sociale*.

1. D'un mot grec qui signifie *santé*.

L'individu lui-même peut se trouver dans les conditions les plus variées, d'*âge*, de *climat*, de *saison*, de *profession*, voire de *santé* ou de *maladie*. De sorte qu'il y a une hygiène individuelle de l'*enfant*, du *vieillard*, du *colonial*, du *marin*, de l'*infirmière*, du *malade*, etc.

L'hygiène collective embrasse, elle aussi, des conditions variées, suivant qu'il s'agit de la vie commune, en *famille*, à l'*école*, à l'*atelier*, à la *caserne*, à l'*hôpital* ou plus généralement dans une *ville*. De sorte qu'il y a une hygiène collective, *familiale*, *scolaire*, *industrielle*, *militaire*, *hospitalière*, *urbaine*.

Enfin les nations sont solidaires les unes des autres également au point de vue sanitaire. A la faveur des relations internationales qui deviennent de plus en plus fréquentes parce que plus faciles, des maladies peuvent se transmettre d'un pays à un autre. Il en résulte la nécessité pour les nations de se protéger les unes contre les autres, en se soumettant les unes et les autres à des règlements sanitaires fixés et admis en commun au nom de l'*hygiène internationale*.

Ce que l'infirmière doit surtout connaître en hygiène. — L'aperçu précédent a montré l'immense étendue des études de l'hygiène, et, si l'on veut *bien* savoir, il faut se limiter plus spécialement à la partie de l'hygiène qui intéresse au plus haut degré la profession qu'on exerce. Or l'infirmière et l'infirmier doivent surtout connaître l'*hygiène individuelle* générale et spéciale concernant les bien portants et les malades, sans négliger toutefois certains points de l'hygiène collective ou sociale.

Division de l'hygiène individuelle. — L'hygiène ayant pour but la conservation et le perfectionnement de la santé, et l'organisme humain étant composé d'*appareils* ou d'*organes* grâce auxquels s'accomplissent les diverses *fonctions* vitales, rien n'est plus simple pour mieux s'orienter dans l'hygiène individuelle que de partager autant que possible ce territoire d'études en autant de parties qu'il s'accomplit de fonctions dans l'organisme humain.

Nous considérons donc successivement :

1° L'*hygiène des fonctions cutanées;*

2° L'*hygiène du vêtement;*

3° L'*hygiène de la locomotion;*

4° L'*hygiène de la circulation;*

5° L'*hygiène de l'innervation;*

6° L'*hygiène de la respiration;*

7° L'*hygiène de la digestion;*

8° L'*hygiène des sens;*

9° L'*hygiène de l'habitation.*

Nous verrons ensuite ce qui concerne l'*hygiène des malades*, la *prophylaxie des maladies contagieuses* et la *désinfection.*

On remarquera dans la nomenclature ci-dessus, que les diverses fonctions seront considérées au point de vue de l'hygiène dans le même ordre où nous les avons examinées au double point de vue anatomique et physiologique (V. *Notions d'anatomie* et *Notions de physiologie;* p. 71 et suivantes, p. 147 et suivantes).

CHAPITRE II

HYGIÈNE DES FONCTIONS CUTANÉES

On connaît la structure (p. 146) et les fonctions de la peau (p. 186). L'hygiène de la peau implique l'extrême *propreté du corps*, pour les trois raisons suivantes.

1° D'abord parce que toute la surface du corps est le siège permanent de fonctions vitales, qui, pour s'exercer au mieux de notre santé, doivent disposer d'une enveloppe (la peau) qui soit constamment libre de toute impureté ;

2° Parce qu'en raison même des fonctions dont elle est le siège, la peau s'imprègne, d'une façon continue, de déchets qui l'encrassent ;

3° Parce que certaines parties du corps (le visage, les oreilles, le nez, les cheveux, la barbe, la bouche et les dents, les mains et les ongles, etc.) peuvent plus particulièrement être souillées.

Nettoyage général du corps. — Il faut procéder chaque jour à un lavage général du corps à l'aide du *tub*.

A l'aide d'une grosse éponge ou d'un gant de toilette on se savonne entièrement et rapidement. C'est le moyen de désobstruer les pores de la peau et d'en favoriser par là le fonctionnement.

En outre, l'épiderme, qui revêt toute la surface du corps et les protège contre les germes de l'extérieur, se dépouille sans cesse pour se renouveler sans cesse. Il se desquame, et les *cellules épithéliales* qui tombent parce qu'elles sont mortes, peuvent, à la faveur du sébum et de la sueur, s'agglomérer à la surface de la peau et former *crasse*. Ce fait se produit d'une facon plus intense à certaines parties du corps où il y a des replis cutanés et des glandes plus nombreuses. De sorte qu'en définitive et abstraction faite des causes de souillure venant de l'extérieur, la peau humaine se salit continuellement, même chez les personnes les plus soigneuses.

Ajoutez à cela les *microbes de la peau* (champignons, bactéries) venant de l'air et des objets extérieurs et qui se fixent à la surface du corps, surtout dans l'orifice des follicules pilo-sébacés et dans les régions velues qui sont riches en ouvertures glandulaires, ainsi d'ailleurs que dans toute l'épaisseur de la peau. Il en résultera donc un danger, non seulement pour l'individu malpropre, mais pour son entourage. Un médecin, un accoucheur, une sage-femme, une infirmière, etc., peuvent infecter les personnes qu'ils soignent, s'ils n'ont pris soin de procéder au préalable au nettoyage parfait, à l'aseptisation des mains.

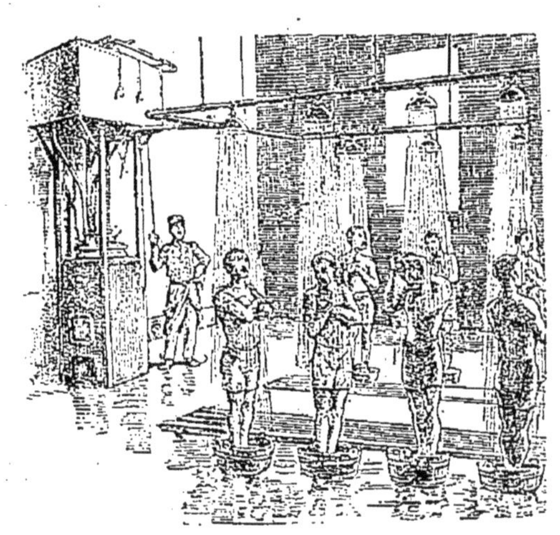

Fig. 205. — Bain-douche pour collectivité.

Bain de lavage. — Le bain de lavage ou de nettoyage ou de toilette est pris ordinairement dans une *baignoire*. Mais ce n'est pas le procédé le plus simple, ni le plus efficace, ni le moins coûteux. Après le nettoyage dans une baignoire on « baigne » dans une eau sale, et même, après friction et essuyage, on peut ne pas être complètement débarrassé des résidus du nettoyage.

Au contraire, le *bain-douche* (*fig.* 205) ou bain par immersion, dont l'idée première revient à un Français, M. Merry-Delabast, qui l'appliqua en 1873 dans une prison de Rouen [1], permet un nettoyage prompt, facile et peu coûteux ; le corps

1. Le bain-douche fut introduit dans l'armée française en 1877. Ce n'est qu'en 1878 que les Allemands eurent recours à ce procédé aujourd'hui très répandu chez eux.

est d'abord arrosé par un court ruissellement d'eau, puis savonné, frictionné ; un deuxième ruissellement débarrasse le corps des résidus du nettoyage. Ce bain-douche est surtout connu en grand, pour l'hygiène collective (casernes, écoles, ateliers). Chez soi on peut encore, à peu de frais, obtenir les mêmes résultats en employant le *tub* ou le *collier-douche* (*fig.* 206) ainsi qu'une *cuvette* et une *éponge*.

L'eau de lavage doit être tiède. Dans tous les cas, il faut que l'eau soit chaude ou tout au moins tiède pour faciliter la dissolution et l'action du savon, et partant, le nettoyage du corps. L'eau doit être tiède ou chaude, mais d'action indifférente, c'est-à-dire sans effet hydrothérapique notable[1], lorsqu'elle marque de 25 à 30° au thermomètre centigrade. D'ailleurs, il faut tenir compte de l'impressionnabilité variable des individus, dont chacun n'éprouve pas, exactement à la même température, la sensation agréable que procure l'eau tiède ou chaude, qui n'est ni trop chaude, ni trop froide.

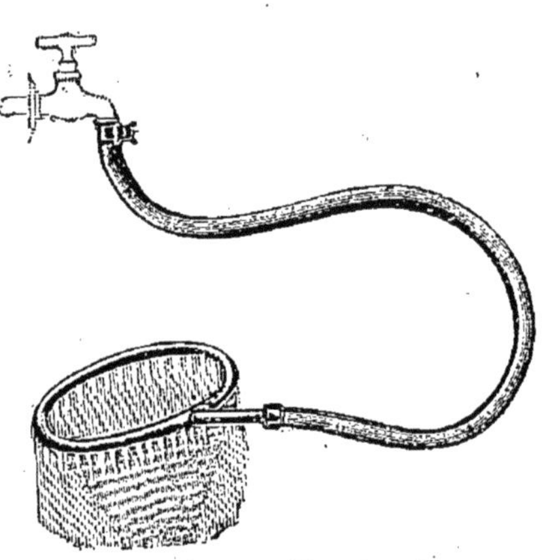

FIG. 206. — Collier-douche s'adaptant à un robinet.

Les *bains froids* ne conviennent pas pour le nettoyage, surtout s'ils ne sont pas accompagnés de savonnage et de friction. Quant aux bains très chauds, de 36 à 45°, ils appartiennent à la *thérapeutique*, c'est-à-dire à cette branche de la médecine qui s'occupe du traitement des maladies par l'hydrothérapie. Y recourir pour la propreté, comme mesure d'hygiène, c'est risquer de s'affaiblir inutilement, pour peu qu'on prolonge la durée du bain.

1. Il n'est pas question ici des *procédés hydrothérapiques* au moyen du traitement par l'eau froide (douches, ablutions) que prescrit et que précise le médecin, et qui relèvent plutôt du cours des « soins à donner aux malades » (V. p. 273 et suivantes).

Quant aux bains de lavage concernant les enfants et les malades, nous les verrons ultérieurement. Il faut surveiller, quant à la température et la durée, les *bains destinés aux vieillards ;* ceux-ci s'affaiblissent plus vite, peuvent être pris de congestion sous l'influence d'une chaleur trop élevée ; ils peuvent mourir subitement dans le bain.

Savon de toilette. — Le savon est nécessaire pour son action chimique sur les graisses (matière sébacée, etc.) et pour son action antiseptique. Le meilleur savon pour le nettoyage du corps est le *savon blanc de Marseille.* Les savons parfumés qu'on emploie si communément renferment des essences ou des produits antiseptiques (savons antiseptiques) dont l'action est inutile ou nuisible à la peau du visage, et qui entravent plus ou moins l'émulsion savonneuse.

Nettoyage local des diverses parties du corps. — Il est évident que le nettoyage général, aussi complet qu'il fût, ne saurait suffire, d'abord parce qu'il ne peut être assez fréquemment répété, ensuite parce que certaines parties du corps sont plus exposées que d'autres à être souillées, ces parties se trouvant à découvert (face, peau, oreilles, cheveux et barbe, avant-bras et main), ou pourvues spécialement de glandes ou d'orifices éliminateurs (plis de l'aine, aisselles, région sous-abdominale, etc.), ou emprisonnées d'une façon plus ou moins imperméable (pieds). Passons en revue quelques-unes de ces parties.

Visage. — Le lavage de la figure doit avoir lieu au moins une fois par jour, et plusieurs fois suivant la profession qu'on exerce.

Comme pour le nettoyage en général, c'est l'*eau tiède* qui convient le mieux, ainsi que le *savon blanc de Marseille.* Cependant, il faut savoir que certaines peaux, chez les dames et les enfants surtout, se montrent particulièrement sensibles, et peuvent s'altérer et même se recouvrir de « dartres », sous l'influence des savonnages trop répétés.

Dans ces cas particuliers (dans les choses de la nature il

y a toujours des exceptions), on remplace le savonnage soit par l'application de *cold-cream*[1] faite le soir et suivie le lendemain matin d'une simple lotion à l'eau tiède, soit par des lotions à l'eau légèrement alcoolisée (avec eau de Cologne, vinaigre de toilette, coaltar, teinture de benjoin, etc.).

Le moins mauvais des *cosmétiques* est le *cold-cream*, ou encore la *vaseline blanche stérilisée*. Si vous tenez absolument à une poudre, préférez donc la *poudre de riz pure*, non parfumée, dont on saupoudre très légèrement le visage, au besoin après une très légère application de cold-cream.

Cheveux et barbe, cuir chevelu. — Les cheveux et la barbe reçoivent des poussières et s'encrassent facilement; sans parler des *parasites* qu'on ne rencontre que chez les gens malpropres ou mal soignés, en particulier chez les enfants, les vieillards et chez certains malades.

La *chevelure de la femme* étant portée plus longue est plus difficile à nettoyer que celle de l'homme. Il faut cependant le faire fréquemment, en se servant d'eau tiède savonneuse, ou d'une décoction de bois de Panama (50 ou 100 grammes qu'on fait bouillir dans 1 litre d'eau), ou de panamide (une cuillerée à café par litre). Il ne faut pas trop contrarier les cheveux, en les chauffant, pour ensuite les faire friser, onduler, « bouffer ». Ces procédés favorisent la cassure et la chute des cheveux.

Si les cheveux sont trop longs et trop secs, on peut les rouler doucement entre les mains, enduites légèrement

1. La formule légale du cold-cream, d'après le Codex de 1908, est la suivante :

Blanc de baleine	60	grammes.
Cire blanche	30	—
Huile d'amandes	215	—
Eau distillée de rose	60	—
Teinture de benjoin	15	—
Essence de rose	X	gouttes.

Faites liquéfier la cire et le blanc de baleine dans l'huile, au bain-marie. Coulez dans un mortier en marbre chauffé et agitez jusqu'à refroidissement. Ajoutez l'essence de rose ; puis incorporez, par petites parties, le mélange d'eau et de teinture de benjoin préalablement passé à travers un linge.

d'huile d'amandes douces, ou d'huile antique, ou d'huile de ricin.

La *chevelure de l'homme*, étant portée plus courte, peut être nettoyée plus souvent : soit une fois tous les huit jours. Comme pour les dames, employer l'eau savonneuse ou l'émulsion de bois de Panama. Si le *cuir chevelu*[1] est particulièrement sensible, les dames et les hommes peuvent le lotionner tout simplement avec de la décoction *faible* de bois de Panama ou avec une émulsion de jaunes d'œufs dans de l'eau de chaux (trois jaunes pour un demi-litre d'eau de chaux). Les dames comme les hommes doivent s'efforcer de conserver aux cheveux leur direction naturelle ; pour la femme, la coiffure hygiénique est représentée par les cheveux flottants ou en tresse ; pour l'homme, la taille en brosse est contraire à la direction naturelle des cheveux.

La *barbe* est portée longue ou courte, ou bien elle est rasée. Une habitude conciliante consiste à la porter assez courte, pour pouvoir y consacrer facilement les mêmes soins de propreté qu'aux cheveux. Si l'on rase la barbe, il est indispensable d'avoir un rasoir personnel, de même que tout le matériel de toilette (peigne, brosse) devrait être toujours personnel. Il y a des exemples de contagion (de syphilis, par exemple) par des rasoirs et des peignes ayant servi à d'autres personnes ; et les instruments annoncés comme « stérilisés » peuvent ne pas l'être.

Les instruments des coiffeurs doivent être aseptisés, et les coiffeurs devraient se laver les mains après chaque opération. Ils peuvent communiquer certaines affections du cuir chevelu ou de la barbe...

La syphilis, en particulier, peut être transmise par le rasoir.

1. On objecte parfois que les frictions du cuir chevelu font tomber les cheveux, c'est une erreur. Le nettoyage débarrasse des cheveux morts, provenant de la calvitie. Mais la calvitie est due elle-même à l'invasion du follicule pileux par le microbe de la séborrhée grasse. En conséquence, une bonne hygiène du cuir chevelu, surtout s'il est particulièrement séborrhéique, ne peut que retarder de plusieurs années une calvitie qui se prépare.

Bouche et dents. — Il faut se laver la bouche et les dents, le matin au lever, le soir au coucher, et après chaque repas.

La bouche, en effet, est un repaire de microbes, qui nous viennent soit de l'air, soit des aliments ou des boissons. Les amygdales, par leurs cryptes et les dents par leurs interstices et leurs irrégularités ou leurs cavités éventuelles (dents creuses), sont des réceptacles tout préparés.

On nettoie les dents d'une façon très simple, avec une *brosse demi-dure*, de l'*eau tiède* et du *savon* de Marseille. On peut encore s'adresser aux *pâtes dentifrices* plutôt qu'aux poudres dentifrices, lesquelles, si elles sont à base de pierre ponce, et non extrêmement fines (autrement dit, « porphyrisés »), peuvent détériorer l'émail plus ou moins fragile des dents.

Le rinçage de la bouche et des dents se fait très bien avec de l'eau tiède additionnée d'eau de Cologne, de vinaigre de toilette, ou d'une eau dentifrice quelconque ; tous ces liquides alcooliques parfumés ont une action antiseptique.

Nez et oreilles. — La toilette du nez est d'autant plus importante que les narines forment l'entrée naturelle des voies respiratoires, et qu'elles reçoivent de ce fait des poussières et des microbes que retiennent les poils du nez, et dont il faut les débarrasser.

Il est plus simple de se servir d'un linge fin ou d'un tampon de ouate hydrophile, qu'on humecte d'un peu d'eau tiède. On peut ensuite renifler un peu d'eau, non pas pure (l'eau simple ne convient pas), mais un peu d'*eau salée* (5 grammes pour 1 litre). Il en est de même des *oreilles*, dont le pavillon et le conduit externe se prêtent spécialement, le dernier plus que le premier, à l'accumulation des saletés. On se sert, pour ce nettoyage local et quotidien, d'une petite tige de bois, très mince, munie d'un petit bourrelet d'ouate hydrophile qu'on humecte avec très peu d'eau de Cologne, d'alcool ou d'éther ; c'est le bon moyen de dissoudre et d'enlever le *cérumen*[1] et de guérir ainsi,

1. Matière onctueuse, épaisse, jaunâtre, sécrétée par les glandes sé-

d'une manière facile, des bourdonnements d'oreille et la dureté de l'ouïe qui peuvent n'être dus qu'à la saleté.

Il faut se méfier des cure-oreilles en métal ou en os qui peuvent blesser le tympan. Il en est de même de ces éponges minuscules montées sur une tige : elles refoulent le cérumen de dehors en dedans, et sont difficiles à nettoyer.

L'usage de conserver du coton dans les oreilles est mauvais, à moins d'indications spéciales : maladie, et sensibilité de l'oreille au grand froid, protection nécessaire contre certaines poussières professionnelles.

Mains et avant-bras. — Ce lavage doit être répété avant et après les repas, et chaque fois qu'on a touché à des objets sales, suspects ou contaminés, dans lesquels cas on fait suivre le savonnage, à l'eau chaude, d'un bain local ou d'un arrosage avec un liquide antiseptique (eau coupée d'eau de Cologne, alcool camphré). Si le liquide antiseptique est toxique (solution de sublimé), avoir soin de se rincer finalement les mains à l'eau pure.

Les ongles doivent être presque à ras, bien taillés, brossés et curés dans les rainures où s'accumulent si facilement les saletés.

Les infirmiers et infirmières et toutes les personnes soignantes se souviendront toujours qu'en raison de leur profession, qui les met constamment en contact avec des malades ou avec des objets contaminés, une simple écorchure imperceptible de l'épiderme peut devenir la porte d'entrée d'une infection grave.

Il est bon de passer de la glycérine sur les mains, en hiver, une fois par jour ; c'est pour éviter l'irritation produite par les lavages répétés et par le contact avec certains antiseptiques, comme pour prévenir les gerçures et les crevasses.

Toilette des pieds. — L'hygiène réclame un nettoyage

bacées du conduit auditif externe. Son rôle naturel est de lubrifier le conduit externe, et d'arrêter les microbes et même les petits insectes qui pourraient nuire. C'est l'accumulation du cérumen qui est contraire à l'hygiène de l'oreille.

quotidien, surtout par la saison chaude. Les ongles seront taillés en arrondissant les coins, pour éviter que principalement l'ongle du gros orteil ne *s'incarne* sous la pression d'un soulier trop étroit.

La sueur abondante des pieds peut, de même que celle du creux axillaire, être prévenue, ou atténuée, ou supprimée par des mesures hygiéniques. Celles-ci consistent d'abord à changer fréquemment de chemise, ou de bas ou de chaussettes. Ensuite on trempe les pieds tous les jours ou tous les deux jours dans de l'infusé de feuilles de noyer, ou dans une solution de tannin à 4 $^0/_0$, et l'on saupoudre au besoin avec diverses poudres astringentes ou antiseptiques, à base de tannin, d'acide salicylique, d'alun, etc. Il y a d'ailleurs bien d'autres formules de poudres ou de lotions (au permanganate de potasse, à l'acide chromique, etc.), que prescrit le médecin pour combattre l'hyperhydrose fétide des pieds et des aisselles. Ce n'est plus alors simplement de l'hygiène, c'est de la thérapeutique.

Signalons cependant encore les frictions avec la solution suivante :

Hydrate de chloral...................	5	grammes.
Baume du Pérou......................	1	—
Alcool..................................	89	—

Ou bien les badigeonnages quotidiens de la plante des pieds et des espaces interdigitaux avec une solution d'azotate d'argent à 10 $^0/_0$, jusqu'à desquamation complète.

En cas de sueurs fétides (bromidrose), on pourra prescrire deux lotions par jour avec :

Naphtol.................................	5	grammes.
Glycérine..............................	10	—
Alcool..................................	100	—

puis poudrer avec :

Amidon.................................	100	grammes.
Naphtol.................................	2	—

en ayant soin d'interposer du coton hydrophile entre les orteils.

Autres parties du corps. — Enfin toutes les parties du corps, sous-abdominales et autres, où il y a des plis et replis de la peau et qui sont particulièrement riches en glandes sécrétoires, doivent être l'objet de nettoyages fréquents, et surtout après chaque fonction évacuatrice.

Les *yeux* seront aussi l'objet, dès la naissance (v. p. 414), de soins méticuleux. Il faut connaître l'état visuel d'un individu, si sa vue laisse à désirer, du fait de la consanguinité, de l'hérédité, de la profession, etc., pour prendre, en connaissance de cause, les précautions hygiéniques particulières qui conviennent (v. p. 190 et 541).

CHAPITRE III

HYGIÈNE DU VÊTEMENT

Rôle du vêtement. — Le vêtement a pour but de protéger la peau contre les influences extérieures nuisibles, comme de faciliter son fonctionnement tout en préservant le corps contre le froid et le chaud, contre les intempéries.

L'hygiène du vêtement implique donc la connaissance des règles générales et spéciales, grâce auxquelles l'organisme humain peut s'adapter sans inconvénients aux saisons et aux climats avec leurs variations, peut s'exposer aux intempéries.

Qualités générales du vêtement. — Les *étoffes* ou *tissus* avec lesquels on confectionne les vêtements, sont tissés avec des matières premières qui proviennent elles-mêmes du monde animal ou du monde végétal.

Aux animaux on prend la peau pour l'utiliser comme *fourrure* ou l'apprêter en *cuir ;* on leur prend encore la *laine*, la *soie*, les *plumes*. Du monde des plantes on tire le *chanvre*, le *lin*, le *coton*, le *caoutchouc*, les *pailles* diverses.

Avec la laine et avec le coton on obtient des *draps*, des *tricots*, des *flanelles*, des *toiles*, des *bas*, etc. Avec le lin et avec le chanvre on tisse des toiles fines et des toiles rudes.

Pour remplir au mieux leur rôle protecteur, les étoffes dont sont faits les principaux vêtements doivent remplir les conditions suivantes :

1° Etre *mauvaises conductrices de la chaleur*, c'est-à-dire retenir facilement la chaleur, ou bien la laisser passer difficilement.

Les étoffes les moins conductrices de la chaleur sont

d'origine animale. Les *fourrures*, les vêtements de *laine* conviennent donc le mieux en hiver, pour défendre la chaleur constante du corps humain contre le froid extérieur.

Pour la même raison, les tissus de laine préservent contre la forte *chaleur* extérieure.

La conductibilité d'une étoffe pour la chaleur dépend de la *nature*, mais aussi de la *texture* et de l'*épaisseur* de l'étoffe. Plus un tissu contient de l'air et plus il est épais, moins il se laisse pénétrer par les radiations de chaleur. Il en est ainsi pour la *flanelle*, le *drap* épais, les *fourrures*, lesquelles emprisonnent jusqu'à 95 0/0 d'air.

D'après les recherches de laboratoire dues au Dr Guilbert, on arrive aux conclusions suivantes :

A épaisseur et densité égales :

1° Les vêtements d'origine animale (laine et soie) ont un coefficient de protection supérieur à celui des tissus d'origine végétale ;

2° La laine présente sur la soie l'avantage de se mouiller moins rapidement et de perdre par suite moins brusquement sa valeur protectrice ;

3° Les mélanges de matières textiles diminuent la valeur protectrice de l'élément principal dans des proportions qui ne sont point en rapport avec le pourcentage des matériaux employés ;

4° La façon dont est présenté industriellement le tissu a une très grande influence sur son efficacité de protection. Les tissus à chaîne (tissés) sont supérieurs aux tissus à mailles (tricotés) dans tous les cas étudiés par M. Guilbert.

Par contre, la teneur d'une étoffe en *eau* (facilité d'un tissu à être mouillé) est défavorable, l'eau étant un bon conducteur de la chaleur.

2° Comme 2me condition les étoffes doivent être *perméables* aux gaz et à l'eau, pour permettre à l'appareil cutané d'accomplir ses fonctions, en n'entravant pas la sortie des produits de sécrétion (sueurs) et d'exhalation (vapeur d'eau, acide carbonique).

Quel que soit le mode de tissage, que les fibres soient orientées dans tous les plans (comme dans le *tricot* et la *flanelle*) ou suivant un même plan (comme dans la *toile*), il subsiste entre les fibres du tissu une série d'espaces libres, remplis d'air, et en communication avec l'air extérieur. D'où une véritable circulation d'air, provoquée par les mouvements, les courants établis sous l'influence des variations de température, etc.

Tous les tissus n'ont pas le même degré de perméabilité. Voici, d'après Rubner, le classement qu'on peut établir, en allant du moins au plus :

Toile de lin ;
— de coton ;
Tricot de lin ;
— — soie ;
— — coton ;
— — laine ;
Flanelle de coton ;
— de laine.

Mais les étoffes, tout en étant perméables, doivent être *hygroscopiques*, c'est-à-dire pouvoir conserver l'humidité plus ou moins longtemps. Cette propriété est fréquemment mise à l'épreuve par l'eau qui vient de l'air atmosphérique et par celle qui vient de la peau. Dans les deux cas, l'eau peut se trouver retenue par le tissu, soit à l'état d'*eau hygroscopique* comprise dans l'épaisseur même des fibres, soit à l'état d'*eau d'interposition*, infiltrée et retenue par capillarité dans les mailles interfibrillaires.

Les étoffes les plus hygroscopiques, c'est-à-dire qui absorbent le plus de vapeur d'eau, émettent plus lentement l'eau absorbée. D'où l'avantage de la laine sur la soie, et encore plus sur le lin. C'est ainsi que les toiles mouillées ont perdu tout leur air et leur perméabilité à l'air, et sont devenues bonnes conductrices de la chaleur, c'est-à-dire mauvaises protectrices.

Les vêtements rendus *imperméables* par le caoutchouc sont, en principe, contraires aux préceptes de l'hygiène. Il faut leur substituer, pour le rôle indiscutable qu'ils jouent dans les intempéries, les *vêtements paraffinés.*

3° La *couleur* des étoffes doit varier suivant les saisons et les climats, cela pour des raisons purement scientifiques. C'est ainsi que le *noir* absorbe tous les rayons calorifiques de la lumière solaire : cette couleur protège donc le mieux contre le froid. Le *blanc* a la propriété inverse :

cette couleur ne retient aucun rayon calorifique, et convient en conséquence, ainsi d'ailleurs que le *rouge*, pour les pays tropicaux et pour les saisons chaudes. Le *gris* jouit des propriétés intermédiaires entre le blanc et le noir.

Parties du vêtement. — Passons en revue, d'une façon sommaire, les diverses parties dont est composé le vêtement en général. Je ne parle pas du *costume* ou *uniforme*, qui est la marque distinctive de telle ou telle profession, et qui ne doit pas échapper aux préceptes de l'hygiène, ainsi qu'aux convenances toujours remarquées et appréciées quant à une propreté méticuleuse et à une tenue parfaite.

On distingue les vêtements en :

1° *Vêtements de dessous* ou *linge de corps*, comprenant la flanelle, la chemise, le caleçon ou le pantalon, les chaussettes ou les bas ;

2° *Vêtements de dessus* ou *vêtements extérieurs*, comprenant le pantalon (chez l'homme), les vestes et vestons, la redingote, l'habit, le pardessus, les robes, les manteaux, etc.

Flanelle. — Le gilet de flanelle doit à sa mauvaise conductibilité pour la chaleur, ainsi qu'à son pouvoir hygroscopique, de protéger à la fois contre le froid et contre le chaud et d'empêcher le refroidissement : La flanelle convient particulièrement aux sujets faibles, peu résistants, ayant eu déjà des atteintes pulmonaires (bronchite, tuberculose), ou transpirant facilement.

Hormis ces cas particuliers, il est préférable de ne pas porter en permanence un gilet de flanelle. Il est préférable de le remplacer par un gilet à mailles, plus perméable à l'air, et mieux encore de tonifier l'organisme et de l'habituer par l'hydrothérapie froide à supporter les variations de température : les moyens actifs sont, en principe, supérieurs à la protection passive.

La flanelle est de nature, en raison même de son rôle, à se salir vite, et à causer sur la peau des éruptions cutanées qui peuvent n'avoir d'autre cause que la saleté, et peuvent causer de l'irritation et des démangeaisons, particulièrement insupportables aux nerveux. Il faut donc changer fréquemment de flanelle.

Tricot. — Dans nos climats il est assez d'usage d'interposer un tricot de coton ou de laine, au lieu d'une flanelle.

En principe, le tricot de coton est préférable parce qu'il se laisse pénétrer par les sécrétions cutanées, et qu'il se lave facilement sans s'altérer. Au contraire, le tricot de laine absorbe mal la graisse de la peau, et produit souvent des irritations et des éruptions. Enfin le tricot de laine se rétrécit par le lavage.

Chemise. Caleçon. — La chemise de toile ou de coton, protégeraient insuffisamment contre le froid, s'ils n'étaient recouverts par les vêtements de dessus. Le lin et le coton servent en effet, comme nous l'avons déjà vu, à tisser des étoffes minces, protégeant mal, et formant, dès qu'elles sont mouillées, comme une enveloppe imperméable avec ses inconvénients.

Il faut éviter que le *col de chemise* serre de trop, ainsi que les *manches* au poignet. Cette remarque s'applique, d'ailleurs, à toutes les parties du vêtement ; au *corset*, à la *cravate*, au *pantalon*. Le pantalon « collant », outre qu'il peut entraver la circulation veineuse des jambes, protège mal contre le froid et la chaleur, en supprimant la couche d'air interposée entre l'étoffe et la peau ; et nous savons que l'air n'est pas un bon conducteur de la chaleur.

Corset. — Cette partie du vêtement, destinée avant tout à servir de support aux diverses autres pièces du costume féminin (jupe, jupon, robe), a d'ordinaire le gros inconvénient de serrer le corps pour y prendre point d'appui là où il ne faudrait pas, et d'entraver nécessairement la fonction des organes qui se trouvent comprimés par lui.

1° Le corset *comprime la cage thoracique*, au moins à la partie inférieure, et diminue en conséquence la capacité respiratoire. Le sang, ne recevant pas la quantité d'oxygène qu'il lui faut, s'appauvrit en globules rouges ; d'où anémie, diminution de résistance de l'organisme, lequel devient un bon terrain pour les germes de maladies (tuberculose, etc.);

2° Le corset, en prenant point d'appui à la taille, *comprime et déplace l'estomac et le foie*, peut occasionner la *chute du rein droit* (rein flottant), et causer des troubles fonctionnels divers, dont les plus apparents concernent la digestion, mais qui peuvent être, par contre-coup, des plus variés : anémie, tuberculose, etc.

Il appartient au monde féminin de réduire au minimum les inconvénients ou les dangers du corset :

a) En ne l'imposant pas trop tôt à la jeune fille. Car c'est une erreur de croire que le corset sert à soutenir la colonne vertébrale chez la jeune fille pendant la croissance. Le corset ne fait au contraire qu'entretenir la déformation vertébrale, par l'inaction dans laquelle il laisse les masses musculaires susceptibles de faire le redressement ;

b) En se libérant du corset aussi souvent que possible ;

c) En ne le serrant pas, en s'appliquant un corset fait sur mesure qui s'adapte sans pression aux asymétries du corps et qui prenne son point d'appui, non pas à la taille (creux de l'estomac ou parties latérales du même plan), mais sur les hanches, c'est-à-dire sur les os du bassin.

L'idéal hygiénique serait de remplacer le corset par deux pièces : une bande, ou des bandelettes, pour soutenir la poitrine, et une petite ceinture abdominale servant de support aux vêtements du bas (jupe, jupon, robe).

Vêtements de dessus. — Diffèrent de forme suivant le sexe. Dans tous les cas, il faut s'inspirer des propriétés générales et particulières qui caractérisent les diverses étoffes et que nous avons déjà considérées.

En *hiver* et dans les *climats froids* les fourrures ont leur raison d'être, bien qu'elles laissent à désirer sous le rapport de la perméabilité. Les parties de dessus (jaquette, robe, manteau, pantalon des hommes, pardessus) seront de couleur sombre. Il ne faut pas exagérer les précautions contre le froid, en abusant du vêtement d'hiver. Le mieux est de se rendre moins frileux par les moyens hydrothérapiques et par l'exercice. Il est de fait que l'excès de précautions prédispose au contraire aux refroidissements. Cela se constate surtout pour les *maux de gorge* chez les personnes qui s'enveloppent le *cou* de foulards ou d'un cache-nez.

Pour l'été, le vêtement paraît plus difficile à composer, en ce sens que les étoffes mauvaises conductrices de la chaleur et qui conviennent en hiver, conviennent aussi dans les fortes chaleurs et spécialement contre la sudation. La laine est aussi le tissu le plus léger, comme le plus perméable à l'air, même lorsqu'elle est mouillée. Seule la couleur doit différer : il faut en été la couleur blanche ou des nuances claires.

Coiffure. — La coiffure a pour but de protéger le crâne contre les variations de température, surtout chez les hommes dont les cheveux sont courts ou absents. Chez les femmes, le chapeau n'est qu'une parure, car leur chevelure, mauvaise conductrice de la chaleur, peut suffire par elle seule à les protéger, sauf peut-être contre un soleil ardent.

En principe, il faut avoir les pieds chauds et la tête fraîche, en évitant le port trop fréquent du chapeau. Les coiffures qui protègent le moins contre la chaleur sont : le *casque militaire en cuir bouilli*, puis les *chapeaux en cuir chromé*, en troisième lieu la *casquette de voyage* ou de sport, même confectionnée en tissu léger ; puis le chapeau en *feutre rigide* où l'on a mesuré 51° de température, et auquel serait préférable le chapeau *haut de forme*, même recouvert d'un large crêpe. Le chapeau de *feutre souple* donne la même température que le feutre rigide, lorsqu'il est muni d'une coiffe ; s'il est très léger et non doublé, il ne donne que 47°. Le *chapeau de paille*, s'il est muni d'une coiffe en soie, se comporte comme le chapeau de feutre ; s'il est très mince et dépourvu de doublure, il ne donne plus que 45°. Le *panama* tient le record de la fraîcheur avec 43° [1].

1. On a constaté jusqu'à 45° de température sous un chapeau de feutre mou, contre 32° sous un casque de liège gris clair, avec une même température de 50° (au Sénégal).

Les *chapeaux de dames*, quand ils ne sont pas trop chargés et partant trop lourds, sont plus hygiéniques que les chapeaux des hommes parce qu'ils ont plus de perméabilité. Grâce à cela ils nuisent moins à la chevelure et au cuir chevelu.

Au contraire, les *chapeaux d'hommes*, tels les chapeaux de haute forme ou en feutre mou, mais surtout le chapeau en métal ou en cuir verni (casques militaires, chapeaux des cochers de fiacre, etc.) représentent des abris lourds et imperméables qui emmagasinent la chaleur, qui entravent la circulation et la fonction du cuir chevelu, et peuvent causer des troubles divers, parmi lesquels la calvitie et des névralgies plus ou moins rebelles.

Le *chapeau des climats chauds* sera, pour des raisons qui nous sont connues, le casque en liège épais, à larges bords, bien aéré) de nuance blanche ou claire.

Chaussures. — On recouvre d'ordinaire le pied d'une *chaussette* on d'un *bas*. Dans ce dernier cas la *jarretière* est d'un mauvais usage surtout si on la serre au-dessous du genou : elle entrave la circulation veineuse), alors que la stase du sang peut déjà se manifester par des *varices*.

La meilleure étoffe pour les bas et les chaussettes est la laine pure, plus ou moins épaisse, surtout quand il y a sueur abondante des pieds. En été pourtant, on peut adopter la chaussette de coton, qu'il faut changer fréquemment.

Par-dessus la chaussette ou le bas est adapté le *soulier*, qui d'ordinaire emprisonne le pied en le déformant[1], parce que les modèles les plus répandus n'embrassent pas le pied dans ses contours naturels, mais compriment le gros orteil

A l'Exposition internationale d'hygiène qui a eu lieu à Dresde, en 1911, une vitrine servait de démonstration à l'hygiène du chapeau. On y voyait toutes formes de couvre-chefs, munis de thermomètres enregistreurs, indiquant la température intérieure lorsqu'ils avaient été portés pendant quelque temps à l'ombre. Les données fournies plus haut proviennent de cette exposition.

1. Voyez les figures 207 et 208 (p. suivante) représentant à droite un pied normal, à gauche un pied déformé par la chaussure.

de dedans en dehors et enchevêtrent les doigts de pied les uns dans les autres : c'est la façon ridicule de « faire pied fin ». De plus, le soulier, surtout s'il s'agit d'une bottine en cuir vernis ou enduit d'un corps gras, représente comme une boîte imperméable qui supprime à la surface du pied toute ventilation.

Retenons enfin que les chaussures à *talon trop élevé* peuvent être une cause de varices.

Le soulier le moins défavorable est le brodequin, surtout si la coupe de la semelle est conforme à la forme du pied. En été, les souliers à forme « Richelieu », et en toile, conviennent très bien.

La chaussure doit être souple et s'adapter à la forme de chaque pied, sans les comprimer, ni les déformer, ni les gêner dans leurs maniements. Les chaussures ne doivent donc pas être symétriques, et ne pas être trop étroites, non seulement pour éviter les « cors », mais pour permettre au pied de s'allonger et de s'élargir un peu lorsqu'il supporte le poids du corps.

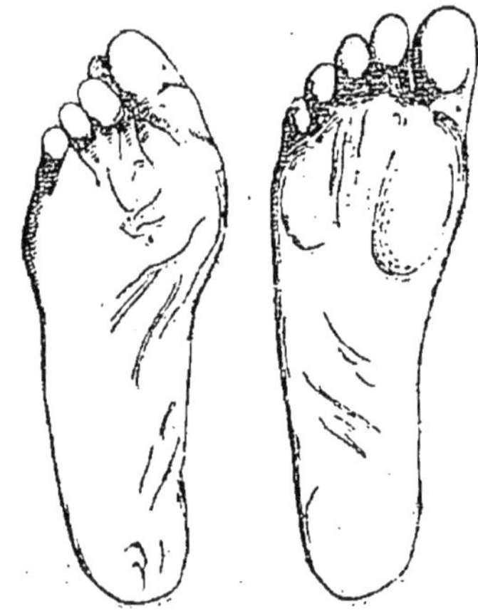

Fig. 207. Pied déformé. Fig. 208. Pied normal.

Les *talons* trop hauts déplacent l'équilibre du corps, font glisser le pied en avant, prédisposent aux entorses, exagèrent la courbure du rachis. On a même accusé les talons hauts de produire des déviations utérines.

Les *chaussures d'été* doivent être en tissu perméable.

Enfin signalons que certaines *teintures*, que les *cirages à aniline*, peuvent produire des effets d'intoxication.

Gants. — En hiver, les gants de peau protègent les mains contre le froid. En été, les gants sont plutôt un objet de coquetterie, et doivent être, en tout cas, en fil à mailles larges et de nuance claire.

Propreté des vêtements. — Toutes les parties du vêtement doivent être de la plus grande propreté, et ce devoir d'hygiène individuelle est particulièrement impératif pour les personnes qui soignent les malades. Nous savons en effet que le linge de corps s'imprègne constamment des débris épithéliaux, des cadavres de cellules qui encombrent constamment l'épiderme. Le linge s'imprègne de sueur, et peut véhiculer des poussières et des germes contagieux.

Le *linge de nuit* ne sera jamais le même que le linge de jour, c'est-à-dire qu'on ôtera la flanelle, puisqu'on est protégé pendant le sommeil par les draps et les couvertures; de même on changera de chemise.

Parasites. — La saleté du linge peut engendrer des *parasites*, parmi lesquels une certaine variété de *pous* de corps.

De même les vêtements peuvent conserver ou transmettre les *puces*, les *teignes*, la *gale*. Les puces peuvent, comme les *mouches*, transmettre et répandre des maladies contagieuses (variole, rougeole, scarlatine, tuberculose, etc.). Les *moustiques* transmettent la malaria, la fièvre jaune. Il faut dans tous ces cas, et lorsque la provenance est douteuse, livrer le linge à la *désinfection*. Nous aurons à revenir sur la désinfection du linge, à l'occasion des mesures hygiéniques à prendre contre les *maladies contagieuses*. De même que nous aurons à reparler des mouches à propos de l'alimentation et de l'habitation (v. p. 514 et 553).

CHAPITRE IV

HYGIÈNE DE LA LOCOMOTION. EXERCICES.

On sait que l'appareil locomoteur est composé d'*os*, d'*articulations* et de *muscles* (p. 74), et que ces derniers entrent en mouvement sous l'influence du système nerveux. En d'autres termes, la fonction locomotrice comprend tous les mouvements du corps, volontaires ou instinctifs.

Les *exercices physiques* donnent lieu aux phénomènes mécaniques des mouvements et favorisent conséquemment la fonction locomotrice, à condition d'observer, suivant les circonstances, certaines précautions. C'est ainsi que les os, ces leviers de l'appareil locomoteur, sont sujets, pendant leur croissance (période d'ossification), à une suractivité qui peut entraîner des *déformations*. Or, ces déformations sont évitables. Les jeunes enfants ont parfois les genoux déviés, parce qu'on les a tenus trop longtemps ou mal. La tête du nourrisson peut s'aplatir en arrière si on le laisse trop longtemps dans le décubitus ; ses jambes peuvent se courber si on le fait marcher trop tôt.

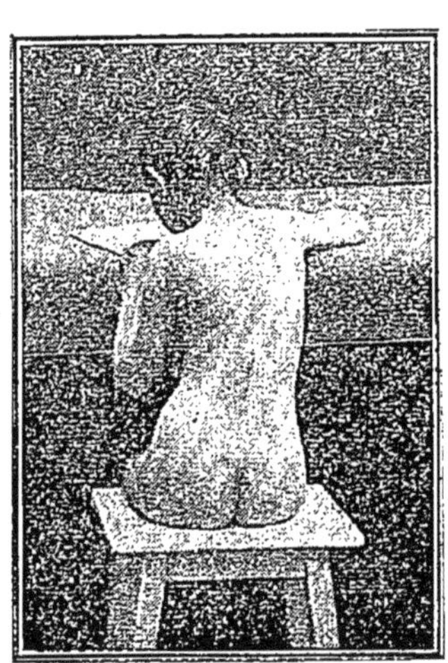

Fig. 209.
Attitude vicieuse.

Chez les enfants qui sont d'âge à aller à l'école, la *cyphose* (dos voûté) et la *scoliose* (incurvation à gauche ou à droite) peuvent être évitées si l'on surveille mieux les *attitudes vicieuses* [au piano, à l'écriture (*fig.* 209), à table, etc.].

Exercices physiques

Leur action. — La répétition volontaire et méthodique de tous les mouvements du corps développe des aptitudes particulières, au triple point de vue de la *locomotion*, du *maintien* et de l'*esthétique* du corps humain. L'action des exercices musculaires est générale et intéresse toutes les fonctions.

Action sur la nutrition. — Le travail musculaire active la nutrition des muscles, favorise les échanges nutritifs, en provoquant de l'hyperthermie, de l'évaporation pulmonaire et cutanée.

Sous l'influence des exercices physiques le corps diminue en général de poids, à cause de la fonte du tissu graisseux et d'une perte plus ou moins considérable de vapeur d'eau. Les muscles augmentent de volume.

Action sur la respiration. — Tout travail musculaire active la fonction respiratoire, dont les mouvements deviennent plus fréquents. La ventilation pulmonaire est plus importante : la quantité d'oxygène absorbée par les globules rouges (p. 170) est plus grande. Le périmètre thoracique augmente.

Mais il ne faut pas que l'exercice musculaire dépasse la dose individuelle, car la respiration peut s'en trouver gênée. Et cette circonstance défavorable se traduit par de l'*essoufflement*, lequel phénomène est dû à la présence en excès de l'acide carbonique dans le sang, et constitue une réaction heureuse grâce à laquelle s'effectue l'élimination du surcroît d'acide carbonique, par le mécanisme du déplissement de toutes les alvéoles pulmonaires, mécanisme d'où résulte une ventilation plus complète.

Action sur la circulation. — Les muscles, a dit le Dr Lagrange, sont les auxiliaires du cœur. La fonction circulatoire est accélérée par les exercices physiques, mais à condition que le travail musculaire n'aille pas jusqu'à l'essoufflement, ce phénomène étant une cause de fatigue pour le cœur.

Action sur le système nerveux. — Sous l'influence des exercices physiques, le système nerveux est favorablement modifié, aussi bien quant à la *sensibilité générale* et *spéciale*, qu'en ce qui concerne les *fonctions psychiques* du cerveau, et la *volonté* en particulier.

Mais, s'il est mal dosé ou mal adapté à l'individu, le travail physique peut avoir une action dépressive sur l'activité musculaire et intellectuelle, sur la mémoire, sur le pouvoir d'attention.

Les exercices physiques ont aussi une *action morale.* Ils donnent de la confiance en soi, de l'endurance, du sang-froid, de la bravoure, de l'esprit de décision; ils portent à la bienveillance, à la générosité.

Education physique. — L'éducation physique a pour but de favoriser par les exercices corporels le développement de l'organisme.

Nous avons vu plus haut que les exercices physiques favorisent toutes les fonctions. L'inaction physique est contraire à la nature. *Tout organe qui ne fonctionne pas s'atrophie :* les fonctions les plus importantes s'alanguissent, le corps s'affaiblit et se prédispose, en diminuant de résistance, à être victime des maladies.

Nature des exercices physiques. — D'après leur orientation physiologique, on peut diviser les exercices physiques en : *exercices de force*, *exercices de vitesse*, *exercices de fond.*

Les exercices de force nécessitent un travail musculaire considérable, avec le maximum d'action. Ce sont, par exemple : la *lutte*, la *boxe anglaise*, les *poids*, la *gymnastique athlétique*.

Dans les exercices de vitesse, l'énergie des contractions musculaires est remplacée par leur fréquence. Exemples : l'*escrime*, le *canot*, la *boxe française*, la *bicyclette*, etc.

Les exercices de fond se caractérisent par la durée du travail musculaire dont la fréquence est modérée et ne provoque ni accélération de la fonction circulatoire ni essoufflement. La dépense d'énergie est très faible, du fait du fractionnement des doses d'exercice; en conséquence, il n'y a pas de suractivité fonctionnelle.

Conditions d'éducation. — L'éducation physique a ses règles et ses conditions, qui sont relatives à l'*âge*, au *sexe*, à la *profession*, à l'*état constitutionnel*, à l'*état de santé*, aux *saisons*, aux *heures*.

C'est ainsi qu'il faut tenir compte de l'âge de la *puberté* (treize à quinze ans chez les filles, quatorze à dix-sept ans chez les garçons), où l'on peut constater un défaut d'harmonie entre les diverses parties du corps, où la taille peut être trop rapide et trop grande par rapport au thorax, où par voie de conséquence le cœur et les poumons peuvent être insuffisants dans leur fonctionnement. De là une prudence nécessaire quant au choix des exercices physiques, eu égard surtout aux susceptibilités morbides du tissu osseux (le *rachitisme* tardif, l'*ostéomalacie* des adolescents). Donc jusqu'à l'âge de dix-huit ans, jusqu'à ce que le développement soit suffisamment complet, il faut rejeter les exercices difficiles de force et de fond, pour préférer les exercices de vitesse dont l'action est particulièrement favorable à la fonction respiratoire.

La culture physique est également favorable aux filles; elle harmonise les formes, elle fortifie les muscles abdominaux, la poitrine. Pour la jeune fille, les jeux en plein air et la gymnastique suédoise conviennent le mieux; chez elle on fera cesser les exercices à l'âge de douze ans, pour les reprendre aux âges de seize ou dix-huit ans.

Chez l'adulte, l'éducation physique doit être continuée. De l'inaction et de la sédentarité peuvent résulter le ralentissement de l'assimilation, et comme conséquences : le *diabète*, la *goutte*, les *dyspepsies* diverses, la *migraine*, l'*obésité*, etc.

Dans les professions intellectuelles en particulier, l'exercice physique est indispensable, que cet exercice ait lieu, par la *marche*, par la *gymnastique de chambre*, par les *sports*, par les *travaux manuels*, par le *jardinage*.

Gymnastique suédoise. — On l'appelle encore *gymnas-*

tique physiologique. Elle est dite *suédoise* parce que son lieu d'origine est la Suède, où elle est pratiquée dès le jeune âge, où elle est connue depuis le début du XIXe siècle, époque où elle fut propagée par Ling. Elle est dite *physiologique* parce qu'elle consiste en une adaptation rationnelle, en une éducation lente, rythmée, des mouvements de chaque

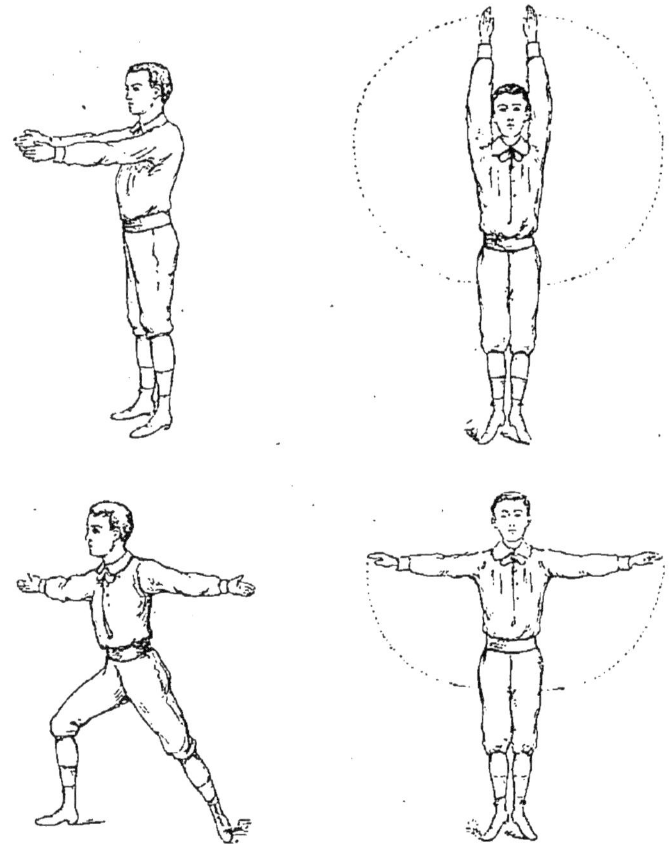

Fig. 210. — Mouvements de gymnastique suédoise.

muscle ou chaque groupe de muscles, en une correction des attitudes vicieuses.

La gymnastique suédoise est donc aussi un moyen de parer aux côtés faibles d'un organisme, en dirigeant « l'éducation physique » dans tel ou tel sens, suivant l'âge, suivant la profession, suivant l'état de faiblesse d'un individu.

C'est la meilleure gymnastique, qui malheureusement, en raison de sa monotonie, réclame de la volonté de la part de celui qui en saisit l'utilité pour lui-même et surtout pour des enfants.

La variété des exercices (*fig.* 210) et la durée des séances sont fixées par le médecin, suivant l'âge, le sexe et l'état du sujet. Cette gymnastique n'est pas seulement hygiénique, c'est-à-dire préventive, mais elle intervient utilement dans le traitement des maladies. Ce qu'on appelle la *mécanothérapie* ou traitement mécanique des maladies par des appareils dont le premier inventeur fut le Suédois

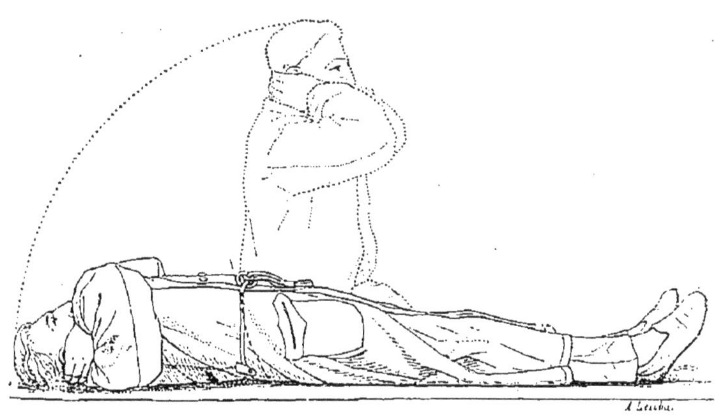

Fig. 211. — Mouvements de gymnastique de chambre.

Zander, n'est autre que l'application variée des principes de la gymnastique suédoise.

La *gymnastique de chambre* résulte de l'application chez soi, c'est-à-dire en chambre, le matin, la fenêtre ouverte, le torse nu, des principes de la gymnastique suédoise (*fig.* 211). Il convient que la nature des exercices soit déterminée par le médecin de la famille, qui s'inspire de l'âge et de l'état de santé et des côtés physiologiques faibles de celui qui doit se livrer chaque jour à la gymnastique de chambre. Cette gymnastique s'applique d'ailleurs à tous; elle donne de la souplesse au corps, elle supprime des déviations, etc.

Jeux et sports. — Les jeux et certains sports sont précieux pour la santé.

Les jeux en général, en particulier le *foot-ball*, le *jeu de paume*, le *tennis*, mettent en mouvement automatique, et d'une façon qui n'ennuie pas, la plupart des muscles. Ils aguerrissent le corps et l'esprit; ils sont des plus favorables, surtout en plein air et par la saison froide où ils favorisent très utilement la circulation laquelle a tendance à se ralentir quand il fait bien froid (v. p. 498).

La *danse* est un bon exercice respiratoire, à condition qu'elle soit pratiquée en plein air, et pendant le jour, c'est-à-dire sans raccourcir ou supprimer le sommeil. Cette « gymnastique dansée » développe en outre les membres inférieurs et favorise la fonction digestive.

Le *cyclisme* est un exercice respiratoire et digestif qui fortifie les muqueuses nasale, buccale, bronchique, qui augmente la résistance contre les rhumes, qui peut cependant devenir nuisible, s'il y a excès.

Le *canotage* et la *natation* sont d'excellents exercices généraux qui mettent en activité la plupart des muscles.

Enfin les sports d'hiver (le *patinage* avec ou sans *ski*, avec ou sans *voile*, les glissades en *lugge* ou en *toboggan*) exercent à l'équilibre et à l'emmagasinage de l'air dans la poitrine.

Exercices professionnels. — On appelle ainsi ceux que notre profession nous oblige à pratiquer. Ce sont la *marche* et les *mouvements* divers du corps qu'impose tel genre d'occupation : celle des forgerons, des forts aux halles et d'une façon générale tous les métiers qui font travailler spécialement les muscles.

Répétons que ces professions sont préférables aux professions sédentaires, parce que, si l'exercice cérébral que provoquent plus particulièrement certaines professions (celles de médecins, d'écrivains, de savants, etc.) est, lui aussi, nécessaire à la santé, il ne saurait compenser ou réparer les inconvénients et parfois les dangers de l'inactivité musculaire. Mais, d'autre part, telle personne ne tire pas toujours tout le profit sanitaire de son travail physique professionnel. Ce travail peut être toujours et trop longtemps le même : les longues marches, par exemple. Cet exercice peut ne mettre en activité que telle catégorie de muscles, aux dépens de l'harmonie qui doit régner entre les diverses parties et fonctions du corps. Et pour peu que le genre de métier choisi ou échu par le hasard des circonstances ne corresponde pas à l'état de santé de celui qui l'exerce, telle fonction de l'organisme déjà parfaite se trouve en activité, alors que telle fonction qui laisse à désirer, reste dans l'inaction. Enfin on n'éprouve pas toujours de délassement dans l'exercice professionnel ; c'est au contraire la *fatigue morale* qui vient plus ou moins vite suivant les individus, tandis que l'exercice provoqué en dehors des soucis et des préoccupations du métier produit le maximum d'heureux effets sur la santé.

Les exercices provoqués sont ceux que commande et que détermine l'hygiène, pour le bien de l'organisme en général et de telle ou telle fonction en particulier : c'est donc le médecin qui peut fixer quel genre d'exercice convient spécialement à telle personne dans tel cas déterminé.

Fatigue. — Surmenage. — Il faut distinguer la *fatigue normale* et la *fatigue morbide* ou surmenage.

Fatigue normale. — Lorsqu'un muscle est excité continuellement, il s'épuise en se modifiant dans sa fibre nerveuse et dans sa fibre musculaire. Cet épuisement, cette fatigue, correspondent à la rétention dans le muscle, des produits d'assimilation et de désassimilation.

Toute dépense de force, cérébrale ou musculaire, conduit à la fatigue. Et le travail musculaire ne suppose pas nécessairement qu'il y ait *mouvement*. Quand l'homme se tient debout sans supporter un fardeau, sans poussée extérieure, il ne semble pas qu'il y ait une dépense de force. Cependant, pour maintenir la position verticale, un grand nombre de muscles entrent en jeu et ne font aucun travail mécanique, puisque le corps reste immobile, mais ils se contractent pour empêcher la chute et résister à la pesanteur. Cette attitude peut donc devenir une cause de fatigue, pour les mêmes muscles qui agissent. La marche cause une fatigue bien moins grande que l'immobilité, car là il y a une succession de contractions et de relâchements musculaires.

L'état de jeûne, de veille, diminue la résistance à la fatigue, et, lorsque la sensation de fatigue normale est apparue, fatigue professionnelle inhérente aux nécessités de la vie ainsi qu'au bon état de santé, il faut sacrifier le temps nécessaire au *repos*, repos pendant lequel l'organisme achève d'éliminer les déchets qui résultent du travail musculaire ou cérébral et répare les dépenses faites, en apportant aux substances musculaire et nerveuse des matériaux nouveaux.

Mais, s'il n'est pas répondu à la sensation de fatigue par un repos nécessaire, alors la fatigue devient nuisible, et à l'état de santé et au travail lui-même, qu'il s'agisse de travail musculaire ou cérébral. Si l'on se *surmène* par excès de travail intellectuel, l'esprit se refuse bientôt à suivre, l'attention n'obéit plus à la volonté d'une manière efficace; le travail produit est mauvais, il faut l'abandonner et aller se promener.

La nécessité de ne pas dépasser les limites de la fatigue normale s'affirme plus ostensiblement encore dans le travail manuel. On a constaté que les *accidents du travail* sont d'autant plus nombreux que la fatigue augmente.

Surmenage. — Le surmenage résulte de la fatigue poussée à l'extrême; il peut être *aigu* ou devenir *chronique*. Le *surmenage aigu* est une auto-intoxication par les produits de désassimilation qui n'ont pu être éliminés par les reins. Dans le cas de surmenage aigu, l'urine, devenue plus toxique, contient un excès d'urée, d'acide urique, de phosphates et de sulfates. Les mouvements respiratoires et cardiaques deviennent fréquents et irréguliers ; il survient des symptômes généraux : fièvre, lassitude, prostration, troubles nerveux (agitation, délire), etc. La mort peut être occasionnée par le surmenage aigu, lequel disparaît le plus ordinairement en cinq ou six jours, à la suite d'une crise urinaire qui désintoxique l'organisme.

Le *surmenage chronique* fait suite à la fatigue répétée, qui n'est jamais compensée par un repos suffisant. La vitalité, la résistance diminuent. De là une prédisposition aux états de neurasthénie chronique, à la tuberculose, aux affections chroniques du cœur (cœur forcé, athérome).

Conclusions concernant la culture physique. — Comme l'a dit M. Ferdinand Buisson, député de Paris, « le peuple « qui aura la meilleure éducation physique est sûr d'avoir « demain, s'il ne les a aujourd'hui, les meilleurs soldats du « monde, et, ce qui n'importe pas moins, les meilleurs « citoyens. »

Quant à l'intervention du médecin dans les exercices physiques, elle n'est motivée que dans les cas pathologiques.

Suivant l'opinion très juste et particulièrement autorisée du docteur J. Lucas-Championnière, membre de l'Institut, l'éducation physique méthodiquement dirigée ne doit pas avoir, par elle-même, d'effets fâcheux. « Mais comme elle « peut être appliquée utilement à des sujets défectueux, « comme on peut tirer de cette application des avantages « incalculables, il est important de ne pas négliger la sur- « veillance médicale et la direction médicale. D'autre part, « il est indispensable que le médecin qui voudra diriger « cette éducation soit un sportif ayant une expérience per- « sonnelle. »

CHAPITRE V

HYGIÈNE DE LA FONCTION CIRCULATOIRE

La circulation est une fonction qui échappe à l'action de la volonté; de sorte qu'il est plus difficile ici de bien connaître les règles d'hygiène qu'il faut suivre.

Règles générales. — Il faut considérer : 1° ce qui peut nuire à la circulation; 2° ce qui peut la favoriser directement.

Ce qui nuit à la fonction circulatoire. — Il n'y a pas à considérer ici les *maladies* qui entravent ou suppriment diverses fonctions (affections pulmonaires, affections cardiaques, etc.), mais les *conditions antihygiéniques* auxquelles nous pouvons remédier nous-mêmes.

La *constriction* par les vêtements trop serrés (p. 482), par le *corset*, les *jarretières*, les *ceintures*, les *souliers*, etc., peut entraver la circulation des vaisseaux (artères, veines, capillaires) et causer à la longue des infirmités et des troubles circulatoires plus ou moins chroniques (varices, etc.).

L'*immobilité du corps* ou le manque d'exercice est défavorable à la circulation : on s'en aperçoit par le refroidissement facile des extrémités, surtout si la température extérieure est tant soit peu basse.

Le *grand froid*, à l'encontre du froid modéré, qui est un stimulateur des fonctions, ralentit la circulation au point d'engourdir les extrémités (mains, pieds, oreilles, bout du nez), de les paralyser, et même de provoquer, par arrêt du cours du sang dans les vaisseaux capillaires, la mort ou *gangrène* de la partie congelée.

La *position assise ou debout* peut l'une ou l'autre, si elle est prolongée, troubler la circulation du sang. Les professions sédentaires ont en outre l'inconvénient local de la position assise prolongée, qui pousse à la congestion et à la stase du sang dans les vaisseaux des organes inférieurs ; d'où les *hémorrhoïdes*, sans parler des congestions pelviennes, des prostatites, etc.

Les professions où, au contraire, l'on reste presque toute la journée debout (celles des blanchisseuses, des pharmaciens, etc.), sont défavorables à la circulation en général et favorisent la stase du sang dans les vaisseaux des membres inférieurs : d'où les *varices* professionnelles.

Ce qui favorise la circulation. — Nous avons vu (p. 488) que les *exercices physiques* favorisent toutes les fonctions, et en particulier la fonction circulatoire, en provoquant d'abord une suractivité de la circulation intramusculaire et de la circulation périphérique. L'action locale des contractions musculaires se manifeste aussi sur la circulation veineuse. Il y a augmentation de la pression artérielle.

Remarques particulières. — Examinons un peu les organes de l'appareil circulatoire.

Cœur. — Son fonctionnement est lié à celui des autres organes (poumons, cerveau, estomac, muscles, etc.). S'il y a excès de travail pour le cœur, cet organe s'*hypertrophie*, ainsi qu'on peut l'observer dans les métiers pénibles (chez les ouvriers boulangers, les batteurs de métaux, les gymnastes, ceux qui font du sport à-outrance ou qui se surmènent sans *entraînement* préalable, etc.).

Le bon fonctionnement du cœur prescrit la modération dans l'exercice et dans l'effort, sans proscrire les exercices modérés ainsi que l'hydrothérapie qui sont au contraire des moyens toniques et régulateurs. De même tout ce qui atteint le système nerveux cérébral ou spinal peut atteindre le cœur (palpitations, syncope). Il faut éviter les *dépressions morales*.

Artères. — Ces vaisseaux peuvent être altérés d'une façon précoce, soit par la *goutte*, l'*arthritisme*, etc., soit du fait d'une intoxication lente, par le tabac, le café, le thé, l'alcool, l'excès de viande.

Les moyens préventifs contre l'artério-sclérose ou sclérose des artères sont : le *régime lacto-végétarien*, l'*exercice au grand air*, l'*hydrothérapie*.

Veines. — On sait que les *varices* représentent la dilatation morbide et chronique des veines, et que cette infirmité peut entraîner avec elle des complications plus ou moins graves (ulcères variqueux, phlébite). Il faut donc éviter tout ce qui peut entraver la circulation veineuse, et favoriser au contraire cette circulation par les exercices : la marche en particulier.

Car les veines, en raison de leur structure, se dilatent très facilement pour devenir variqueuses, à trois degrés différents. Dans le premier degré la veine est simplement élargie sans être sinueuse ; dans le deuxième degré il y a dilatation uniforme de la veine, avec épaississement des parois du vaisseau, lesquelles sont devenues dures et analogues à celle des artères ; au troisième degré les parois de la veine s'amincissent par endroits, et les valvules ne suffisent plus à leur tâche.

L'*hérédité*, la *grossesse* prédisposent aux varices, ainsi que les *professions* qui obligent à la station verticale prolongée ou qui exposent au froid et à l'humidité : professions de *domestiques*, de *compositeurs d'imprimerie*, de *blanchisseuses*, de *cuisiniers*, de *pharmaciens*, de *cochers*, de *briquetiers*, de *mineurs*, de *cultivateurs*, etc.

CHAPITRE VI

HYGIÈNE DU SYSTÈME NERVEUX

Le système nerveux, ou cet ensemble du même tissu dont est formé l'*appareil de l'innervation* (p. 115), réclame des précautions hygiéniques spéciales. Car le système nerveux agit sur tous les organes ; il contribue à toutes les fonctions ; il a un rôle régulateur, moteur, sensitif, qu'il exerce dans toutes les parties du corps ; il a une fonction psychique et préside aux opérations intellectuelles. Le système nerveux a pour ainsi dire une double fonction, organique et morale, suivant que d'une façon générale il s'agit des nerfs proprement dits ou du cerveau.

L'hygiène du système nerveux est à la fois physique et morale. L'hygiène physique se réclame de tout ce qui peut stimuler modérément, régulariser, calmer au besoin le système nerveux. Ces moyens sont : l'exercice, le repos, le calme, etc. Quant à l'hygiène morale, elle a ses moyens propres, que nous allons examiner.

Hygiène cérébrale. — Ce sont les facultés psychiques qui font que l'être humain est supérieur aux autres animaux, et la valeur sociale d'une personne se mesure au degré de sa culture intellectuelle et morale. Il appartient à l'hygiène de déterminer les règles et les méthodes de cette culture.

Éducation intellectuelle. — Nous ne pouvons qu'effleurer un sujet qui comporte en soi de longs développements et qui suppose des connaissances préalables en matière de *psychologie*, de *philosophie*, de *pédagogie*.

Comparons simplement l'*activité psychique* (qui engendre les actes intellectuels, et dont le siège est dans le cerveau) à l'*activité physique* (exercices musculaires). Dans ce dernier cas, la *cellule nerveuse* (p. 115) motrice produit un mouvement qui est réflexe si l'excitation a été sensorielle, et qui est volontaire si l'excitation a été mentale. Il en est de même pour l'activité psychique.

L'*idée*, par exemple, n'est que le mode de réaction de la cellule cérébrale impressionnée par une excitation sensorielle ou mentale. Or la formation des idées, et par suite le développement intellectuel sont étroitement liés à deux propriétés des cellules nerveuses : la *mémoire* et le pouvoir d'*association*.

Mécanisme de l'éducation. — Ce mécanisme comporte deux facteurs importants : l'*imitation* et l'*habitude*. C'est l'imitation qui dirige d'abord les facultés intellectuelles : elle est instinctive. L'habitude, au contraire, s'acquiert par la répétition d'un acte.

Il faut, par la volonté, développer la mémoire, l'attention, le jugement. Il faut que dans l'éducation l'expérience précède toujours la théorie. Il faut que l'éducation s'appuie sur l'approbation ou la réprobation des actes.

Mais n'insistons pas sur ce terrain délicat et difficile, que nous ne faisons qu'indiquer ici, parce qu'il s'agit de l'oxygène du système nerveux tout entier, et que nous avons voulu faire savoir simplement qu'à côté de l'hygiène nerveuse il y a une hygiène morale qu'il faut étudier et connaître comme la première; cela pour la meilleure éducation de soi-même, pour celle de ses enfants, et pour accomplir au mieux de la société et de l'humanité le rôle social qui double chez chacun de nous le rôle professionnel.

Fatigue intellectuelle. — Nous avons vu (p. 495) que le fonctionnement exagéré ou prolongé d'un organe ou d'un appareil provoque des phénomènes de *fatigue*, laquelle fatigue peut entraîner un arrêt de la fonction.

La fatigue intellectuelle résulte de la suractivité physique et peut conduire au *surmenage intellectuel* avec ses conséquences (maladies nerveuses, maladies cérébrales).

La mesure hygiénique préventive est dans le repos, les distractions, etc., suivant avis du médecin.

CHAPITRE VII

HYGIÈNE DE LA FONCTION RESPIRATOIRE

L'hygiène de la fonction qui s'accomplit principalement dans l'appareil pulmonaire nous offre à considérer :

1° Les conditions favorables ou nuisibles concernant l'*air* dans lequel nous respirons ;

2° Les conditions favorables ou nuisibles concernant l'*appareil respiratoire*.

Milieu atmosphérique

État habituel de l'air. — Le milieu où nous respirons subit dans sa composition, dans son état, dans sa température, des variations qui agissent de façons diverses sur l'état de santé.

Air normal. — L'air normal, c'est-à-dire l'air qui. sans être absolument pur, convient cependant à la respiration, contient :

1° De l'*oxygène* dans les proportions de 21 0/0. Nous absorbons par heure de 20 à 25 litres d'oxygène. L'air normal contient en outre un peu d'*ozone* ou oxyde d'oxygène, qu'on trouve surtout à la campagne et dans les hauteurs. C'est à l'ozone que l'on attribue les effets salutaires de certains lieux d'altitude (Chamonix, Grands-Mulets) ou boisés de sapin.

2° De l'*acide carbonique*. — L'air absolument pur n'existe pas. Partout il y a de l'acide carbonique qui provient de notre propre respiration (22 litres d'acide carbonique expiré par heure), de celle des animaux, de celle des plantes, de la fermentation superficielle du sol au dépens des matières organiques et des cadavres; qui provient encore des émanations du sol, par les volcans, les fissures, les grottes, les eaux minérales, les combustions artificielles. Il y a plus d'acide carbonique dans les villes que dans les campagnes; c'est un gaz qui est impropre à la respiration, mais qui ne peut nuire positivement que s'il est en proportion trop élevée. L'atmosphère respirable ne doit pas contenir plus de 3 grammes d'acide carbonique pour 10.000 d'air.

Malgré toutes ces causes de variations, la teneur de l'air en acide carbonique varie peu ; c'est à cause :

a) De la *chlorophylle* ou matière colorante verte des plantes, laquelle, sous l'influence du soleil, décompose l'acide carbonique pour absorber le carbone et rejeter l'oxygène;

b) Des *carbonates* contenus dans l'*eau de mer*, lesquels s'emparent de l'acide carbonique de l'air pour former des bicarbonates.

3° De la *vapeur d'eau*. De même il y a dans l'air normal de l'eau sous forme de vapeur. Cette *humidité* provient de notre exhalation pulmonaire (expiration) et cutanée (voyez p. 186), mais surtout de l'eau qui s'élève du sol et de la mer, soit d'une manière invisible, soit d'une façon visible en se condensant en brouillards ou nuages qui peuvent se résoudre en *pluie*.

La quantité de vapeur d'eau varie avec la température. L'air est *saturé* s'il contient toute la quantité d'eau qu'il peut recevoir, à une température déterminée. Si l'air s'échauffe, il peut contenir davantage de vapeur d'eau ; s'il se refroidit, une partie de la vapeur d'eau qu'il retenait se condense en brouillard, en nuages, en rosée, en pluie, en neige.

Un certain degré d'humidité de l'air est favorable à la santé, mais il vaut mieux un *air sec* qu'un air trop humide. L'air chaud et sec active la transpiration ; l'air chaud et humide entrave l'évaporation cutanée et produit de l'*angoisse*. Le froid humide est moins bien supporté que le froid sec. Mais l'air trop sec est désagréable, et donne une sensation de sécheresse aux yeux, au nez, à la gorge, à la trachée. En résumé, il faut une certaine humidité de l'air, mais pas trop.

4° De l'*azote* que l'air normal renferme en grande quantité (79 0/0), et dont le rôle est de diluer l'oxygène de l'air, oxygène qui, à l'état pur, est impropre à la respiration.

Poussières de l'air. — Le milieu atmosphérique renferme habituellement des poussières, davantage dans les villes qu'en pleine campagne.

Ces *poussières* (*fig.* 212), qu'on constate si nettement quand un rayon de soleil pénètre dans une salle par une fenêtre et les fait scintiller, sont d'origine minérale ou végétale. Les poussières minérales sont représentées par du *sable*, du *silex*, du *charbon* (surtout dans les villes industrielles). Les poussières végétales sont des parties de fleurs (*pollen*), des fibres de *coton*, de *lin*, de *chanvre*, des grains d'*amidon*, etc. Nous pouvons même ajouter des poussières animales (brins de *laine*, débris d'*insectes*, *écailles* de papillon, *duvet*, etc.).

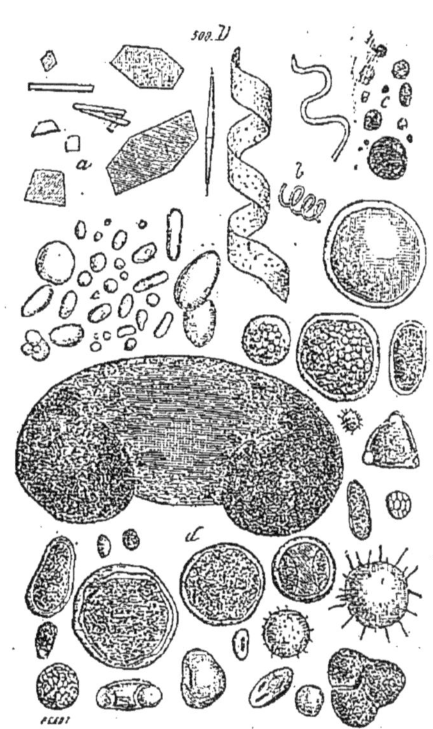

Fig. 212. — Poussières de l'air vues au microscope (Miquel).

Imaginez toute cette poussière desséchée, agitée par le vent, soulevée par les automobiles ou simplement par un balayage à sec, et vous comprendrez combien ces poussières, qui existent dans une atmosphère réputée normale, peuvent nuire à la santé, sinon par elles-mêmes (la plupart de ces poussières sont inertes, à l'exception des *poussières professionnelles* telles que : charbon, sciure de bois, farines, etc.), du moins comme véhicules de microbes ou de germes contaminés.

Microbes de l'air. — Car il y a dans l'air des infiniment petits, d'origine animale ou végétale, dont quelques-uns au moins peuvent produire des maladies : telles les poussières des *crachats tuberculeux* dont nous aurons à nous occuper (v. p. 576).

Ces microbes sont bien plus nombreux, évidemment, dans les villes qu'à la campagne. L'*air marin* n'en renferme presque pas ; l'*air des montagnes* est d'autant privé des microbes que l'altitude est plus grande ; c'est pourquoi on indique les *climats d'altitude* pour les poumons menacés de tuberculose.

Les microbes contenus dans l'air proviennent du sol ou des animaux ou des habitations. Ils abondent à la surface de tous les corps solides véhiculés dans l'air par les poussières. Beaucoup sont aptes à vivre dans l'air. Les uns (sans spores) sont détruits par la dessiccation ; les autres (avec spores) sont détruits par la lumière. Ce sont pour la plupart des saprophytes ou micrococques non pathogènes, sauf dans les lieux habités et infectés (chambres de malades, etc.).

Température de l'air. — Le soleil envoie de la chaleur à la terre, laquelle chaleur est absorbée en cours de route par la vapeur d'eau de l'air qui en retient 36 0/0. Cette chaleur accaparée par l'air n'est d'ailleurs pas perdue pour nous, puisqu'elle réchauffe l'air ambiant, et qu'elle fournit, en outre, de la lumière diffuse.

L'air au contact avec le sol s'échauffe aussi par la chaleur du sol qui en a reçu 64 0/0. L'air échauffé s'élève et contribue ainsi à égaliser la température de l'atmosphère.

Les différences d'inclinaison du soleil par rapport à la terre expliquent les divers *climats* et *saisons*. Le corps humain s'adapte aux variations climatériques et saisonnières, grâce à la faculté du système nerveux de pouvoir régler les combustions qui ont lieu dans l'organisme (p. 162), et de maintenir la chaleur animale à son degré constant, malgré les oscillations de la température extérieure.

L'air chaud, comme l'air froid, cause des accidents ou des maladies.

La chaleur solaire peut produire l'*insolation* ; la même chaleur peut produire indirectement, même à l'ombre, le *coup de chaleur*. En outre, les pays chauds ont leurs maladies spéciales : l'*impaludisme*, la *dysenterie*, la *fièvre jaune*, la *maladie du sommeil*, etc.

Le froid modéré produit des effets favorables sur les fonctions en général, en les stimulant. Mais le froid excessif produit l'effet contraire et occasionne un ralentissement des fonctions (sensation de fatigue, de torpeur) qui peut entraîner la mort. Les extrémités du corps (mains, pieds) peuvent être paralysées et périr par *gangrènes*. En outre, si le froid paralyse l'organisme dans ses moyens de défense, s'il engourdit le système nerveux, s'il entrave la *phagocytose*, par contre il est sans action sur les microbes. Ce qui explique qu'en hiver on soit si communément sujet aux maladies du froid : *grippe*, *pneumonie*, *bronchites*, etc.

Lumière de l'air. — Le soleil, qui échauffe l'air, l'éclaire également plus ou moins longtemps suivant les climats, les saisons et les moments de la journée. Comme pour la chaleur, les rayons lumineux sont retenus par la vapeur d'eau de l'air, dans les proportions, pour Paris, de 60 0/0 en été, de 37 0/0 en hiver.

La *lumière solaire* est bactéricide. Elle tue les microbes, grâce à ses rayons chimiques (le bleu, le violet, l'extra-violet). Qu'elle soit directe, diffuse ou décomposée en ses divers rayons, la lumière solaire a une action favorable sur l'organisme. Aussi conseille-t-on des *cures de soleil*, des *bains de soleil*, de même qu'on traite par la *photothérapie* (traitement par les couleurs) certains états morbides.

L'obscurité prolongée est nuisible à la santé. Les logements dans lesquels la lumière ne pénètre pas suffisamment, deviennent, presque inévitablement, des foyers de *tuberculose*.

Pression de l'air. — L'air auquel nous empruntons l'oxygène a un poids. Un litre d'air pèse 1gr,30 environ et, comme la couche d'atmosphère qui enveloppe le globe terrestre a des milliers de kilomètres d'épaisseur, notre corps qui vit dans ce milieu subit de tous côtés une pression très forte dont les effets se trouvent annulés par l'équilibre qui existe entre la pression des liquides et gaz que contient notre corps, et la pression atmosphérique.

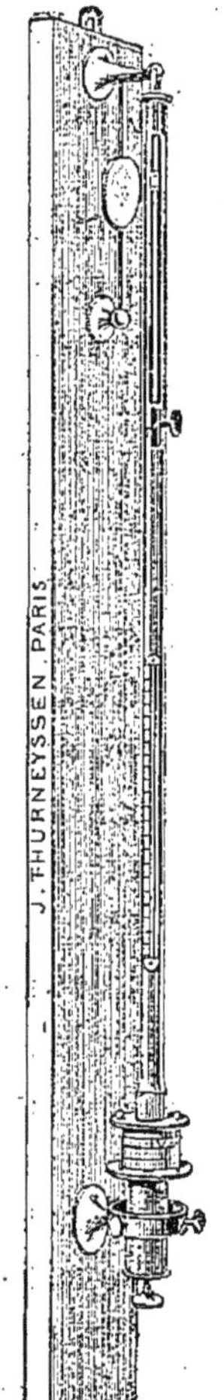

Fig. 213. Baromètre à mercure.

Encore faut-il, pour que le corps subisse sans danger ou sans malaise la pression de l'air, que cette pression soit normale. La pression est normale, quand l'air fait monter le mercure dans un tube où le vide existe [baromètre à mercure (*fig.* 213)], à une hauteur de 760 millimètres ; c'est la *pression barométrique normale.*

Mais supposez une pression barométrique *diminuée*, et elle diminue au fur et à mesure qu'on s'élève dans l'atmosphère, puisque la couche d'air devient moindre. Dans ce cas on peut mourir : exemple, le cas des aéronautes, MM. Sivel et Crocé-Spinelli, qui descendirent à l'état de cadavres du ballon *le Zénith*, lequel s'était élevé à plus de 8.000 mètres, alors que la limite de l'atmosphère respirable paraît s'arrêter à 9.000 mètres. Le troisième aéronaute du même ballon, M. Gaston Tissandier, a pu survivre, grâce à une syncope.

Un autre exemple nous est fourni par le *mal de montagne* qui se révèle par une respiration et une circulation plus rapides, par une sensation d'accablement, une soif vive, des maux de tête, des nausées suivies de vomissements, une somnolence ou paralysie intellectuelle, etc. : symptômes que termine quelquefois la mort. Enfin, quand l'atmosphère est entrecoupée par des nuages, et rendue ainsi plus légère, nous disons ordinairement, sans exclure d'ailleurs l'influence d'un état électrique anormal de l'air, que « le temps est lourd », et nous éprouvons des malaises divers qui nous rappellent en petit que le baromètre a baissé.

Sans doute la vie permanente est possible à certaines hauteurs, et l'on connaît des peuplades qui vivent sur les Andes, sur l'Himalaya. Mais il faut tenir compte de l'accoutumance due à une adaptation atavique, et encore n'est-il pas démontré que la santé de ceux qui vivent constamment en altitude soit parfaite. Car l'oxygène diminue avec la pression atmosphérique. Vers 5.000 mètres de haut, l'air ne contient plus guère que 10-11 0/0 d'oxygène au lieu de 21 0/00. C'est pourquoi Sivel et Crocé-Spinelli n'auraient pas été victimes de leur hardiesse, s'ils avaient pu prendre, dans leur ballon, des *inhalations d'oxygène* sous pression.

Par contre, certains *climats d'altitude* sont recherchés pour la santé, soit en raison de la pureté de l'air, soit parce que l'ascension et le séjour en lieu élevé poussent les poumons à faire instinctivement de la *gymnastique respiratoire*.

La pression atmosphérique, au lieu d'être diminuée comme sur les montagnes ou en ballon, peut être *augmentée*. Cette circonstance est réalisée lorsqu'on travaille dans des milieux profonds, ou bien dans des « cloches » à *air comprimé*, pour exécuter ou surveiller sous une pression artificielle de 2-4 atmosphères, certains travaux (culées des ponts, passages sous l'eau, etc.). Dans ces conditions anormales de pression atmosphérique augmentée, l'organisme éprouve certains effets : tintements d'oreille, ralentissement des fonctions respiratoire et circulatoire. Mais c'est surtout en cas de brusque décompression que les ouvriers dits « tubistes » peuvent être victimes du « coup de pression », de démangeaisons, de sensation de brisure musculaire, de rupture du tympan, de vertiges, de paraplégie, parfois de mort.

Aussi y a-t-il toute une série de précautions à prendre, et qui consistent : d'abord à examiner médicalement les personnes destinées à travailler sous pression, pour éliminer celles dont le cœur, les poumons, les artères laissent à désirer; précautions qui consistent ensuite à rendre le séjour sous cloche d'autant plus court que la pression est plus élevée (pas plus de six heures), à décomprimer lentement et progressivement (en une demi-heure ou une heure) à raison d'un dixième d'atmosphère par deux minutes.

Etat malsain ou dangereux de l'air. — Le milieu respiratoire ne répond pas aux conditions d'hygiène :

1° Si les poumons ne disposent pas de tout l'oxygène que réclame la respiration;

2° Si le milieu où l'on respire renferme des gaz impropres ou nuisibles à la respiration.

Air confiné. — Rappelez-vous que chacun de nous en respirant : 1° absorbe, dans une heure, de 20 à 25 litres d'oxygène (inspiration); 2° dégage (expiration) dans une heure environ 40 litres d'acide carbonique et 20 grammes d'eau (exhalation pulmonaire et cutanée).

Eh bien! que se passe-t-il dans une salle plus ou moins close où sont agglomérées de nombreuses personnes? Au bout d'un temps plus ou moins court, suivant la petitesse de la salle et la grandeur de la foule, l'air sera pauvre en oxygène et riche en acide carbonique et en vapeur d'eau, c'est-à-dire qu'il sera inverse de ce qu'il doit être à l'état normal. Et les becs de gaz qui éclairent la salle contribueront à aggraver cette situation, puisque, pour « brûler » et produire de la lumière, le gaz d'éclairage se combine à l'oxygène de l'air et dégage comme déchets de sa combustion, et de l'acide carbonique et de la vapeur d'eau. Il s'agit d'air confiné quand la teneur en oxygène est descendue à 19-17 0/0 et quand celle de l'acide carbonique va jusqu'à 8 et 9 0/0.

Cet air est devenu impropre à la respiration, non pas par l'acide carbonique qui n'est pas toxique par lui-même, mais du fait du manque d'oxygène, qui constitue *l'air confiné*, auquel s'ajoutent les odeurs du corps humain, ou les parfums, ou les fleurs, ou la fumée de tabac, etc. C'est à l'air confiné, mais surtout à la chaleur de la salle et à l'action des odeurs et des gaz provenant de l'éclairage et du chauffage, à la fumée (dans les cafés), qu'il faut rapporter ces malaises qu'on éprouve (maux de tête, suffocation, nausées, quelquefois vomissements) qu'on éprouve dans un lieu où il y a *encombrement*, ou au *théâtre*, ou en *réunion publique*, etc.

On peut mourir d'asphyxie dans un air confiné où il y a insuffisance d'oxygène et excès d'acide carbonique : après la bataille d'Austerlitz, 300 Autrichiens furent enfermés dans des caves, et 260 y périrent en peu de temps. De même, certaines caves, certains caveaux de cimetières, des cuves de vendanges, des fours à chaux, peuvent produire l'asphyxie par absence ou insuffisance d'oxygène : une bougie allumée dans ce milieu s'y éteint.

Il faut donc *ventiler* le plus possible les pièces où l'on est, pour assurer le renouvellement de l'oxygène et la disparition de l'acide carbonique. Nous reparlerons des mesures hygiéniques à prendre, à propos de l'hygiène de l'habitation. Retenons simplement ici que l'air confiné est nuisible à la respiration.

Air vicié, air toxique. — Mais l'air confiné peut renfermer, en outre, un gaz qui est richement toxique, qui se fixe aux globules rouges et empoisonne le sang, c'est l'*oxyde de carbone*, lequel fait partie de la *vapeur de charbon*, c'est-à-dire du mélange d'acide carbonique et d'oxyde de carbone résultant de la combustion du charbon. On a calculé qu'un air confiné, peut produire l'asphyxie, quand il renferme 3 à 4 0/0 d'acide carbonique, et 1/2 0/0 seulement d'oxyde de carbone. C'est cette vapeur de charbon qui incommode les blanchisseuses et nuit à leur santé, si la ventilation est insuffisante : c'est l'oxyde de carbone qui fait mourir quand on est asphyxié par le charbon.

L'air que nous respirons peut contenir d'autres gaz : tel l'*hydrogène sulfuré*, produit de la putréfaction, qui se dégage des fosses d'aisance, de certains égouts, etc., et qui peut intoxiquer d'une façon mortelle.

Les grandes villes, surtout les villes industrielles, ont un air chargé de *fumée*, d'*acide sulfureux*, de *gaz d'éclairage*, lesquelles impuretés font ressortir l'avantage de l'air de la campagne sur l'air des villes. Les fumées sont en outre formées de particules de charbon, de vapeur d'eau, d'hydrocarbures, d'acide sulfurique (4-5 grammes dans 100 grammes de suie), d'acide chlorhydrique. Elles condensent l'humidité et contribuent à maintenir les brouillards dans les villes et à refroidir l'atmosphère en diminuant la chaleur solaire. Elles nuisent à l'appareil pulmonaire.

Hygiène des organes respiratoires

L'*appareil respiratoire* comprend : 1° les fosses nasales; 2° la gorge ou le pharynx; 3° le larynx; 4° la trachée-artère et les bronches; 5° les bronchioles et les alvéoles, c'est-à-dire la substance même des poumons.

L'hygiène nous fournit deux sortes de bons conseils relativement à ces organes, et qui consistent : d'abord à ne pas nuire à ces organes, et ensuite à leur aider directement.

Ne pas nuire aux organes respiratoires. — Respirer par la bouche est défavorable à l'acte respiratoire, car l'entrée normale de l'air est représentée par les narines.

Hygiène du nez. — C'est pourquoi il faut surveiller l'appareil nasal, en tant qu'organe respiratoire, dès la plus tendre enfance. Les coryzas négligés, les végétations adénoïdes peuvent avoir tôt ou tard des répercussions graves et définitives sur les bronches et les poumons.

Il faut protéger les fosses nasales contre les états inflammatoires si fréquents dans la *rhinite hypertrophique* de l'adulte, en évitant le froid humide, ainsi que le refroidissement des pieds, ainsi que l'abus des injections nasales, surtout à l'eau froide [1].

Hygiène du larynx, des bronches et des poumons. — Il faut

1. S'il est nécessaire de laver les fosses nasales, il faut le faire à l'*eau salée tiède* à 7 0/00.

éviter l'air froid, l'air confiné et vicié, les poussières, les abus de l'alcool et du tabac, ainsi que toutes les causes déprimantes.

Favoriser activement les organes respiratoires. — Il ne suffit pas de ne pas nuire à l'appareil respiratoire, mais il faut l'aider dans sa fonction, surtout si, du fait de la constitution de l'individu ou d'une maladie antérieure, la fonction respiratoire laisse à désirer. On y parvient par le raisonnement, par l'éducation, par la volonté, en pratiquant des exercices respiratoires que nous allons examiner.

La *parole* et surtout la *lecture à haute voix* et le *chant* sont de bons *exercices respiratoires*, en forçant à des inspirations plus au moins profondes et en obligeant à remplir ses poumons en déplissant ses plèvres. Bien des personnes ne savent pas respirer, et c'est à elles surtout que s'imposent les exercices suivants :

Gymnastique respiratoire. — C'est l'application localisée de ces mouvements méthodiques rythmés, empruntés à la *gymnastique suédoise* (p. 491). Il faut, dès l'enfance, remédier à l'insuffisance pulmonaire par la gymnastique respiratoire dont voici les principes :

1° Respiration exclusivement *nasale;*

2° Inspiration et expiration profondes, exécutées lentement, chaque jour, à l'air pur ou la fenêtre ouverte, le corps bien campé, la poitrine bombée, les mains sur les hanches ou les bras tendus horizontalement.

Un autre mouvement utile consiste à abaisser et à élever les bras d'une façon régulière, la bouche fermée, en s'arrêtant à l'essoufflement et à la fatigue (*fig.* 495).

Les sports tels que la natation, la bicyclette, le patinage et les sports d'hiver, dans une atmosphère pure, favorisent la respiration en provoquant des aspirations profondes et en habituant à emmagasiner de l'air dans les poumons.

D'ailleurs, tous les exercices qui développent les muscles de la poitrine sont excellents. C'est au médecin à déterminer les meilleurs pour chaque cas particulier. La *course*, par exemple, ne convient pas.

CHAPITRE VIII

HYGIÈNE DE LA FONCTION DIGESTIVE

Nous allons considérer ce qui a trait : en premier lieu aux *aliments*, en second lieu à l'*acte digestif*.

Hygiène concernant les aliments.

Nous avons vu en physiologie (p. 173) quel est le rôle nutritif des aliments, quels sont les principes qui les constituent, ce que doit être la *ration alimentaire* pour répondre rationnellement aux besoins nutritifs. Nous allons compléter ces notions en réclamant de suite la plus grande propreté des aliments, surtout ceux qui sont consommés à l'état cru ou directement (pain, fruits, salades, gâteaux, etc.). La *mouche* commune, en particulier, peut transmettre et répandre des maladies contagieuses (fièvre typhoïde, diarrhée infantile, choléra, dysenterie, tuberculose, etc.). Il faut donc laver les fruits et les salades avec de l'eau stérilisée, préserver les aliments contre tous les germes de l'extérieur.

La ration alimentaire doit être mixte. — Pour correspondre aux conditions d'une bonne hygiène alimentaire, conditions confirmées par l'observation, la ration alimentaire quotidienne doit être *mixte*, c'est-à-dire composée de catégories variées de principes nutritifs (matières albuminoïdes, matières hydrocarbonées, matières grasses, eau, sels minéraux). Il faut éviter les *régimes exclusifs*, car ils peuvent avoir une influence fâcheuse sur l'état de santé.

Régime carné. — C'est ainsi que dans les villes en général on mange trop de viande. Sous prétexte que le travail est plus intense qu'à la campagne, et que grâce à la viande on trouvera plus de « force », ce qui est une erreur, on s'impose un régime carné qui devient un abus dont la santé peut souffrir. C'est ainsi que l'excès de viande peut produire un état d'excitation nerveuse bientôt suivie de dépression; qu'il peut produire la constipation, l'appendicite, la goutte, la gravelle, ou réveiller des prédispositions morbides qui ne demandaient qu'à sommeiller. Donc: mangez peu de viande.

Régime végétarien. — Par contre, il ne faut pas s'appuyer sur l'exemple des végétariens pour conclure que l'organisme puisse se passer de viande d'une manière absolue. La tolérance pour le régime végétal exclusif est une affaire d'individualité, de race, de climat, d'adaptation datant de loin. Et puis ce végétarisme des autres peuples est souvent panaché de poissons, ou de lait et de fromage, c'est-à-dire d'aliments azotés d'origine animale qui s'ajoutent aux légumes pour composer un régime mixte.

Il y a évidemment des organismes auxquels la viande doit être absolument interdite plus ou moins longtemps ou toute la vie, et auxquels le régime *lacto-végétarien*, par exemple, convient le mieux. Mais ce n'est plus de l'hygiène alimentaire, c'est un traitement, c'est de la diététique: cela ne nous concerne plus.

Régime gras. — De même une ration alimentaire ne saurait être exclusivement composée de matières grasses, sous le prétexte qu'elles ont la puissance nutritive la plus grande. D'abord la répugnance et la satiété s'y opposeraient. Ensuite l'appareil digestif en souffrirait.

Mais dans les pays très froids (chez les Lapons, chez les Esquimaux, au pôle Nord, etc.) où l'organisme réclame plus de combustible, les aliments gras (phoques, etc.) jouent un rôle considérable, et figurent dans des proportions que la ration alimentaire qui convient à nos climats ne pourrait comporter.

Aliments d'origine animale. — Ce sont les *viandes*, les *poissons*, les *mollusques*, les *crustacés*, les *laits*, les *œufs*, les *graisses* et le *beurre*, les *fromages*, etc.

Viandes. — Les viandes comestibles sont fournies par les animaux de boucherie (bœuf, mouton, cheval) ou de basse-cour (volailles) ou par les animaux vivant en liberté (gibier).

On peut, d'une façon très commode et très simple, les distinguer dans la pratique en : *viandes rouges, viandes blanches, viandes noires.*

Les *viandes rouges* sont fournies par le bœuf, le cheval, le mouton, le porc, c'est-à-dire par des animaux à l'état adulte, ayant acquis tout leur développement.

Les *viandes blanches* se caractérisent par une couleur plus pâle et une chair plus tendre, mais à condition que l'animal soit jeune. C'est ainsi que l'agneau, le veau, le jeune poulet, le jeune pigeon, le jeune dindon sont des viandes blanches et recherchées comme telles, en raison de leur plus grande digestibilité. Mais les vieux coqs, les vieilles poules, les viandes blanches trop grasses (poulardes, chapons, oies), peuvent être indigestes et ne plus répondre aux qualités qu'on demande d'ordinaire aux viandes blanches.

Les *viandes noires* sont ainsi nommées parce qu'elles ont une couleur plus foncée, qu'offre la chair des animaux qui vivent en liberté, qui conservent tout leur sang après une mort violente, sans subir la saignée qui les anémie plus ou moins.

Viandes insalubres. — Bien des viandes peuvent nuire à la santé, soit qu'elles proviennent d'animaux trop jeunes, ou trop maigres ou surmenés, ou « fiévreux » ou malades (diarrhées infectieuses, septico-pyémie, tuberculose [1], charbon, morve, etc.) ; soit que ces viandes soient décomposées ou qu'elles transmettent des germes de *trichine* ou de *tænias* ou des *hydatides* (échinocoques).

La trichinose est une maladie fréquente dans certains pays. Elle est due à un ver nématode, long de 1 millimètre et qu'on ingère avec la viande crue d'un porc infecté de cette trichine.

La ladrerie est aussi une maladie du porc, ainsi que du

1. La *tuberculose* est fréquente chez le bœuf, la vache, le porc, plus rare chez la chèvre et chez le veau âgé de moins d'un an.

bœuf, traduite chez les uns et les autres par des germes d'helminthes ou cysticerques. Chez le porc ladre, le cysticerque est la larve enkystée du *tænia solium* ou *ver solitaire*. Chez le bœuf ladre, le cysticerque produit le tænia inerme ou *botriocéphale*.

Viande crue et viande cuite. — C'est pour éviter les germes de parasites ou de maladies que la cuisson des viandes constitue une précaution hygiénique par excellence. Mais la viande crue a l'avantage de n'être pas modifiée dans sa constitution ni par les ingrédients culinaires (beurre, graisse, huile, épices, sauces) ; aussi est-elle mieux digérée, et préférée pour la suralimentation des personnes menacées de tuberculose. Mais alors on choisit de préférence la *viande de cheval*, lequel animal est indemne de parasites (tænia) ou de tuberculose, et offre une chair plus digestible parce qu'on n'y trouve pas autant de graisse que dans celle des animaux élevés spécialement pour être mangés.

La *viande crue* se prépare mieux en raclant, avec un couteau mousse, un morceau de viande provenant de l'arrière-train de l'animal, et débarrassé de la graisse et des fragments de tendon, de cartilage ou d'os. On sert la viande soit en boulettes, soit dans des potages ou du bouillon, non trop chaud, mais simplement tiède pour que le potage à la viande crue ait l'apparence d'une purée de tomates.

La *viande cuite* est apprêtée de diverses manières, lesquelles, suivant le mode de cuisson et la nature des ingrédients, modifient la valeur nutritive et digestive des mets. Le type de cuisson est dans la préparation du *pot-au-feu*, dont le *bouillon* n'a pas grande valeur nutritive (à moins qu'on y ajoute du pain, des pâtes, des œufs, etc.), mais représente surtout une solution saline, une sorte de sérum physiologique qui tonifie et rend, à ce titre, de bons services, et aux bien portants et aux malades.

Conserves de viandes. — Pour les besoins de la consommation générale, il est nécessaire de pouvoir conserver les viandes. On y parvient par la *dessiccation*, par l'*enrobage* (pâtés, confits de volaille, etc.), le *salage*, le *fumage*, la *frigo-*

rification, la *stérilisation* dans des boîtes privées d'air (boîtes de conserves), l'addition de substances *antiseptiques*.

La santé peut être éprouvée plus ou moins gravement par les antiseptiques (acide salicylique, acide borique etc.) et par des conserves trop anciennes.

Poissons. — La chair de poisson a la même composition que celle des animaux de boucherie, avec toutefois plus d'eau et une texture plus lâche ; d'où la plus grande facilité qu'a la chair de poisson de se *décomposer* et de produire de ce fait des troubles digestifs et des phénomènes d'intoxication.

On distingue les *poissons gras* (saumon, thon, truite saumonée, maquereau, anguille, lamproie) et les *poissons maigres* (sole, limande, carrelet, merlan, brochet, turbot). Les premiers sont plus nutritifs, mais moins digestifs que les seconds. On distingue encore les *poissons de rivière* et les *poissons de mer*, sans parler de ceux qui vivent alternativement dans l'eau de mer et dans l'eau douce (poissons migrateurs). Les poissons d'eau douce sont d'ordinaire plus fades, mais moins excitants que les poissons de mer. Ces distinctions ont leur importance quand il s'agit d'instituer, pour tel individu, le régime qui lui convient, surtout quand il s'agit de personnes particulièrement sensibles à l'ingestion du poisson et qui peuvent éprouver divers phénomènes: démangeaisons, urticaire, excitation.

Conserves de poissons. — Occasionnent assez fréquemment des troubles d'empoisonnement (vomissement, diarrhée). Les conserves en boîtes doivent être de première fraîcheur. Il est prudent de n'en pas consommer pendant la saison chaude, et quand une boîte est entamée il faut la finir dans la journée, ou n'y pas toucher le lendemain.

Mollusques. — Crustacés. — Parmi ces familles animales figurent les *huîtres*, dont on a médit beaucoup parce qu'elles ont eu le tort, de temps à autre, de transmettre au consommateur la *fièvre typhoïde*. En fait, l'huître est un bon aliment et un stimulant qui constitue le meilleur apéritif. Il faut cependant se préserver contre toute contamination.

Précautions à prendre. — Quand les huîtres sont nuisibles, ce peut être par l'eau où elles sont parquées, mais surtout par celle qu'y ajoute le vendeur en détail dans le but de leur prêter une fraîcheur qu'elles ont perdue.

Des règlements d'hygiène publique imposent désormais certaines conditions et une plus grande surveillance, relativement au parquage, à la stabulation, ainsi qu'au transport et à la vente des huîtres.

Il faut les consommer très fraîches, en connaître la provenance et n'en pas faire abus.

Même remarque pour les crustacés tels que : *homards* et *langoustes*, *crevettes*, *écrevisses*, *crabes*, ainsi que pour les autres mollusques tels que les *moules* et les *escargots*. Ces derniers peuvent nuire par leur indigestibilité. Les moules s'altèrent vite, peuvent empoisonner, transmettre des maladies; elles réclament la plus grande fraîcheur de l'animal, la prudence et la modération du consommateur.

Lait. — C'est bien un aliment d'origine animal, un aliment liquide sécrété par les mammifères (espèce humaine, espèce bovine, etc.), pour nourrir leurs petits jusqu'à ce qu'ils soient en état d'être sevrés.

Composition. — Le lait qui sert à l'alimentation courante, qu'il s'agisse de l'allaitement artificiel des enfants ou de la nourriture des adultes, est le *lait de vache*, qu'on se procure plus communément. Comme les autres laits, le lait de vache est un *aliment complet*, c'est-à-dire qu'on y trouve tous les éléments dont est fait l'organisme humain, savoir : eau ; matières grasses (beurre) ; matières azotées (caséine) ; matières hydrocarbonées (lactose ou sucre de lait) ; matières salines (chlorures, phosphates).

Ce qui ne veut pas dire que le lait puisse suffire, à lui seul, pour constituer la ration alimentaire d'un adulte qui n'est pas malade. Car les principes nutritifs du lait s'y trouvent dans des proportions qui ne sont pas celles d'une ration alimentaire, et l'ingestion quotidienne d'une énorme quantité de liquide, outre qu'elle finirait par répugner, pourrait porter aux organes digestifs ou circulatoires (cœur) des dommages pour le moins inutiles.

Lait normal. — Le lait alimentaire idéal est le lait pur, renfermant tous ses éléments naturels, provenant de vaches rigoureusement saines, recueilli dans des conditions d'asepsie parfaite, et consommé aussitôt que possible après la traite.

Il faut, pour compter sur un tel lait, imaginer une *ferme modèle*, où les vaches, très bien entretenues, sont indemnes de toute maladie locale ou générale et en particulier de la tuberculose, où le personnel est, sur soi-même et dans ses manipulations, de la plus grande propreté. Cela suppose une surveillance et un contrôle constants, qui peuvent s'exercer en petit, d'une façon isolée, mais qu'on ne peut concevoir pour l'immense quantité de lait, de provenance inconnue et diverse, que l'on consomme dans les grandes villes.

Quoi qu'il en soit, la composition d'un litre de lait normal est, en moyenne et en chiffres ronds, la suivante :

Eau	875	cm³
Matières azotées (caséine)	40	grammes.
Matières grasses (beurre)	40	—
Matières hydrocarbonées (lactose)	40	—
Matières minérales	7	—

Bien entendu ces proportions varient et surtout la richesse en beurre, suivant la race et la nourriture de l'animal.

Lait dangereux. — Le lait peut d'abord être *falsifié* par addition d'*eau*, par *écrémage*, ce qui en diminue gravement la valeur nutritive, surtout lorsqu'il s'agit de nourrir *exclusivement* par le lait les jeunes enfants (allaitement artificiel) ou les malades adultes (régime lacté).

Le lait peut être dangereux par les substances chimiques que le fraudeur ajoute pour sa conservation, mais surtout par les *germes de maladies* que peut contenir le lait, et que ce liquide peut transmettre à ceux qui le boivent. La contamination vient par la vache, qui peut avoir comme maladies : la *tuberculose*, la *mammite suppurée*, la *fièvre aphteuse*, l'*entérite infectieuse* ; la contamination vient par les *vases* ou *récipients* (seau à traite), qui peuvent être d'avance contaminés, ou encore par l'eau de coupage (*fièvre typhoïde*), ou encore par le personnel, qui peut être malpropre, ou malade, ou convalescent d'une maladie contagieuse, ou qui peut avoir soigné des malades (*scarlatine*, *fièvre typhoïde*, etc.).

Stérilisation du lait. — C'est en raison des dangers toujours possibles et fréquents de contamination par le lait, qu'il est prudent de le priver des germes nocifs, c'est-à-dire de le stériliser. C'est un pis aller qu'il faut subir, car le lait stérilisé n'est plus le lait naturel ; mais ce pis aller est indispensable dans la majorité des cas pour assurer l'innocuité et la conservation d'un aliment destiné à l'enfance.

Si bien faite que soit la traite, avec toute la propreté désirable, le lait est toujours impur et les microbes s'y multiplient très rapidement. C'est pourquoi il importe de stériliser le lait le plus près possible de la traite, car une stérilisation tardive ne pourrait neutraliser les toxines fabriquées par les microbes.

On stérilise le lait en le chauffant au bain-marie ou en le faisant bouillir. Sachez que lorsque le lait monte, lorsqu'il « se sauve », il n'a pas encore atteint la température de l'ébullition, c'est-à-dire 100° ; il faut donc attendre que le lait ait vraiment bouilli pour qu'il offre le maximum de garantie qu'il peut présenter sous cet état.

Le système de stérilisation, qui consiste à *pasteuriser* le lait ne modifie pas sensiblement les qualités normales du liquide, mais la pasteurisation risque d'être un procédé insuffisant.

Le lait est enfin stérilisé en grand par des procédés industriels qui consistent à le soumettre sous pression à une haute température (110-120°), et à l'embouteiller d'une façon hermétique. La stérilisation a lieu dans des « chambres de stérilisation » qui représentent d'immenses autoclaves. Un autre moyen de stérilisation en grand procède par chauffages successifs, à 100°, puis à 70° : c'est le procédé de la *tyndallisation*.

Crème, beurre. — Se méfier parfois de la crème du lait ;

c'est un bon aliment parce qu'il est riche en beurre, mais la crème est particulièrement favorable aux microbes qui s'y plaisent et s'y développent très vite. La crème doit être *très fraîche* : en été, elle peut produire des symptômes plus ou moins graves d'empoisonnement (gâteaux à la crème).

Le *beurre* est un excellent aliment, vu la puissance nutritive des matières grasses (v. p. 176). C'est l'aliment gras le mieux supporté par l'appareil digestif, surtout si le beurre est frais et non cuit. La margarine[1] et la cocose, malgré leur valeur alimentaire et leur innocuité, sont inférieures au beurre naturel mais peuvent remplacer la graisse, dans certains cas.

Conserves de lait. — Le *lait concentré* ou *condensé*, de même que la *poudre de lait*, sont des produits industriels qui permettent d'étendre les bénéfices de l'alimentation lactée : ils ne valent pas le lait intégral.

Fromages. — Bons aliments, d'autant nutritifs qu'ils sont riches en beurre (*fromages gras*). On peut compléter d'ailleurs la valeur alimentaire des *fromages maigres* (faits avec du lait écrémé), en les consommant avec du beurre ; cela fait alors équilibre au double point de vue alimentaire et économique.

Œufs. — Les œufs les plus utilisés pour la consommation sont les *œufs de poule*. Ce sont, comme le lait, des *aliments complets*, en ce sens qu'ils renferment tous les éléments dont est fait le corps humain : eau, matières azotées, matières hydrocarbonées, matières grasses ; sels minéraux. Ce qui ne veut pas dire que la ration alimentaire quotidienne puisse comporter exclusivement des œufs : l'organisme s'y refuserait.

Les œufs doivent être *très frais*. Le *blanc d'œuf*, surtout s'il est altéré, peut produire des symptômes d'empoisonnement parfois mortels (crème à la neige, gâteaux à la crème).

1. La margarine est fabriquée avec des graisses animales dont on extrait l'*oléo-margarine*. Celle-ci est ensuite émulsionnée avec un peu de lait frais, puis colorée en jaune avec du *rocou*.

Aliments tirés du règne végétal. — On puise dans le monde des végétaux, pour les besoins nutritifs : les *légumes*, les *fruits*, des *huiles*, la plupart des *condiments*.

Légumes. — On distingue, suivant ce qui prédomine dans leur composition : 1° *les légumes féculents* ; 2° *les légumes herbacés*.

Féculents. — Ces légumes se divisent eux-mêmes en : féculents proprement dits et féculents azotés.

Les féculents proprement dits ou *féculents simples* renferment presque exclusivement cette matière hydrocarbonée qui est partout la même sous des formes variées et qu'on appelle la *fécule* ou *amidon*; la pomme de terre, le topinambour, les crosnes, les patates, le riz, sont des féculents simples.

Au contraire les *féculents azotés* présentent ceci de curieux, c'est qu'en outre de la fécule, ils renferment, tout comme les viandes, une quantité plus ou moins grande de matières azotées : le blé, le maïs, l'avoine, l'orge, le sarrasin, le haricot, la lentille sont des féculents azotés. Ils sont, par leur composition, supérieurs aux féculents simples, et peuvent, suivant les cas, remplacer la viande dans un régime alimentaire.

Herbacés. — Ce sont les légumes dont on prend surtout les parties vertes ou aqueuses (feuilles, tiges, fruits). Exemples : oseille, épinards, laitue, romaine, chicorée, asperge, artichaut, tomate, aubergine, chou, etc.

Ces légumes sont très peu nutritifs par eux-mêmes, en raison de leur richesse en eau et de leur pauvreté en principes essentiels (azotés, hydrocarbonés). Ouvrons cependant une exception en faveur des *champignons*, qui sont assez nutritifs, mais difficilement digérés ou assimilés. De plus, les *champignons vénéneux* donnent lieu à de trop fréquents empoisonnements : il faut acheter les *champignons comestibles* au marché ou aux halles où ils sont contrôlés ; il ne faut pas se fier à ceux que l'on cueille soi-même : le plus malin peut s'y tromper.

Farineux. — Les féculents simples et les féculents azotés

présentent la facilité d'être réduits en farine, c'est-à-dire en fécule que la mouture a privée de certaines parties.

Les *farines* de *blé*, d'*orge*, d'*avoine*, de *maïs*, de *lentilles*, de *haricots*, etc., servent à préparer du *pain*, des *pâtes*, des *bouillies*, des *gâteaux* et autres produits alimentaires (tapioca, sagou), qui nourrissent sous des formes variées les bien portants ou les malades.

Pain. — Cet excellent produit alimentaire, plus consommé en France que dans les autres pays, est plus communément préparé avec la *farine de froment*, qui « lève » facilement sous l'influence du « levain ».

Le pain hygiénique devrait être fait complètement à la mécanique, depuis le pétrissage jusqu'à la cuisson, de façon à réduire au minimum l'intervention du corps humain, lequel peut être sale ou contaminé. Si le pain est *bien cuit* (par 250° de température au four), les germes sont détruits et le pain est bien digéré ; si le pain est insuffisamment cuit (et c'est le cas trop fréquent), la pâte est indigeste et peut contenir des germes. Le *pain est nutritif* par les matières azotées (*gluten*) et hydrocarbonées (*fécule*) et salines (*phosphates*, *chlorures*) que la farine de blé contient. Si l'on ajoute du beurre au pain (tartines), on a un mets complet.

La fécule du pain peut nuire aux diabétiques, parce que pour être assimilée par l'organisme, celui-ci la transforme d'abord en *sucre*. En dépouillant la farine de blé de son amidon, il reste le gluten avec lequel on prépare un *pain de gluten*, ou pain antidiabétique. Cependant on est moins sévère qu'autrefois au point de vue des féculents, puisqu'on permet et qu'on recommande même aux diabétiques de manger beaucoup de *pommes de terre* ou de *topinambours*; c'est donc qu'il y a des féculents qui leur conviennent et d'autres qui ne leur conviennent pas.

Pâtes alimentaires. — Les « pâtes d'Italie », ou *nouilles*, *macaronis*, *semoules*, *vermicelle*, etc., se distinguent du pain en ce qu'elles ne sont pas « levées » ; il faut donc les faire cuire, avec ou sans addition de beurre, ou les ajouter aux potages ; elles jouent un rôle nutritif important.

Fruits.— On consomme d'ordinaire les fruits mûrs, c'est-à-dire plus ou moins de *sucre* sous l'influence de la maturité.

On distingue :

1° Les *fruits aqueux* ou pulpeux et *frais* : cerises, oranges, fraises, figues, pommes, poires, prunes, ananas, pêches, abricots, framboises, et autres ;

2° Les *fruits desséchés* ou *secs*, c'est-à-dire privés de leur eau naturelle par la dessiccation : pommes et poires tapées, figues sèches, pruneaux, etc. ;

3° Les *fruits gras* : amandes, noisettes, noix ;

4° Les *fruits farineux* : bananes.

Les fruits aqueux sont rafraîchissants, calment la soif, peuvent favoriser les mouvements de l'intestin. Quelques-uns d'entre eux (fraises, pêches) renferment certains principes qui provoquent chez certaines personnes des phénomènes nerveux : démangeaisons, urticaire. Les fruits secs sont plus nutritifs que les fruits aqueux, puisque, sous le même poids, ils contiennent beaucoup moins d'eau. Les fruits gras sont les plus nutritifs, mais les moins digestes, à cause de la matière grasse et de leur texture plus ou moins dure.

Gâteaux. — Ce sont en principe de bonnes préparations alimentaires, généralement composées de *farine* de *blé*, de *sucre* et d'*œufs*, c'est-à-dire de trois aliments de premier ordre.

Nocivité des gâteaux. — Il ne faut donc pas rejeter en bloc les gâteaux au nom de l'hygiène alimentaire. Ce qu'il faut éviter, c'est l'abus, et malheureusement les gâteaux s'ajoutent souvent en surcroît à des repas copieux et gênent alors par surcharge.

Les gâteaux peuvent nuire et même empoisonner, par la crème du lait, par les blancs d'œufs qui entrent dans la composition de beaucoup d'entre eux : gâteaux à la crème (éclairs, saint-honoré, choux, etc.). De plus, certains gâteaux peuvent être indigestes, soit par la façon de les préparer (feuilletés, mille-feuilles), soit par leur contenu (nougats, amandes, noisettes, fruits confits, etc.).

Condiments. — On nomme ainsi des substances d'origine végétale ou minérale qui servent à assaisonner les mets. On distingue les condiments sucrés des condiments acides, les épices et le sel.

Sucres. — Le sucre est plus qu'un condiment, c'est un véritable aliment qui rend les plus grands services. Il est interdit aux malades *diabétiques*, pour lesquels on fabrique un produit chimique, la *saccharine*, laquelle possède une saveur sucrée, sans pour cela être un sucre, et sans aggraver par conséquent la maladie.

Il y a le sucre de canne ou de betteraves : c'est le plus usité. Mais il y a aussi le *glucose* contenu dans les fruits (raisins, etc.) et dans le *miel*. Tous ces sucres sont défendus aux diabétiques.

Condiments acides. — Ce sont le *vinaigre* et le *jus de citron*, qui, à dose modérée, peuvent avoir une action favorable sur l'appétit et sur la digestion. Le jus frais du citron est préférable au jus de citron conservé, naturel ou artificiel, qu'on trouve dans le commerce.

Epices. — On peut envisager ici les stimulants faibles tels la *truffe*, la *vanille*, la *muscade*, et les stimulants plus ou moins forts, tels le *safran*, le *gingembre*, le *girofle*, la *moutarde* et le *piment*.

Il faut user de chacun, rarement et en quantités très modérées, et même s'en défendre absolument suivant l'avis du médecin ; car l'abus des excitants, soit par la dose immédiate, soit par l'usage prolongé, peut provoquer sur la santé en général et sur l'appareil digestif en particulier, des troubles plus ou moins profonds.

Sel de cuisine. — Le sel de cuisine ou *chlorure de sodium* est indispensable à l'organisme, dont il fait partie intégrante ; il y en a dans le sang, dans les larmes et dans tout le corps. Il en faut donc introduire dans le régime alimentaire. Comme les aliments à l'état nature renferment du chlorure de sodium, il suffirait d'en ajouter très peu à nos mets pour que le sel contenu dans la ration alimentaire totale (v. p. 175) répondît aux besoins de l'organisme et à cause du goût que doit avoir la nourriture.

En général on consomme trop de sel, et pour peu qu'on soit atteint de telle ou telle maladie (des reins en particulier), le sel de cuisine peut nuire profondément, en entretenant ou aggravant les symptômes d'enflure et de gêne respiratoire. C'est pourquoi le médecin peut défendre de saler les aliments et prescrire un *régime déchloruré* ne renfermant comme sel que celui contenu naturellement dans les matières premières (viandes, légumes) et qu'on ne

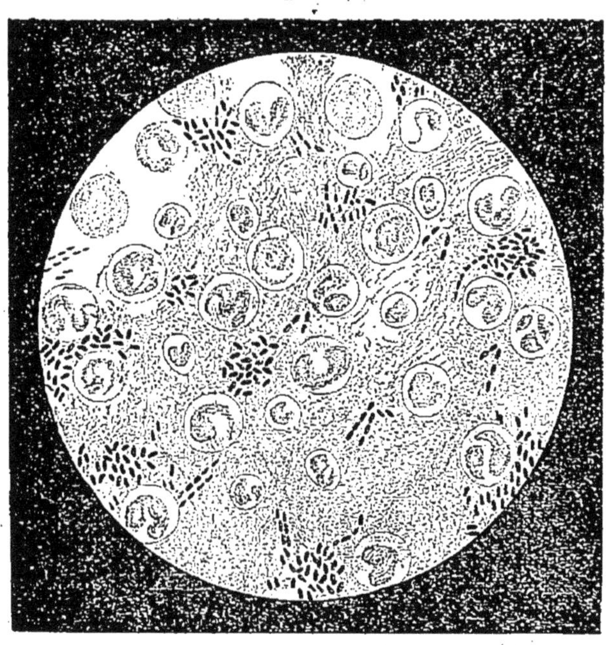

Fig. 214. — Bacterium coli.

peut enlever. On prescrit alors : du *pain sans sel*, des *biscuits sans sel*, des *nouilles et* des *macaronis sans sel*, etc.

Boissons. — *Eau.* — La seule boisson indispensable pour les besoins de l'organisme, c'est l'eau. Il en faut pour un adulte, 2l,500 en moyenne par vingt-quatre heures. Mais une bonne partie de cette eau nous vient par les aliments que nous ingérons, soit 1 litre environ ; c'est donc 1.500 centimètres cubes de liquide qu'il nous faut prendre comme boisson.

Eau hygiénique. — L'eau de boisson doit être pure, puisée directement, c'est-à-dire sans canalisation à une source, qui elle-même n'est pas suspecte d'être souillée par des voisinages contaminés.

L'eau de rivière, l'eau de pluie, l'eau de puits, l'eau des étangs, contiennent toujours une plus ou moins grande quantité de *microbes* appartenant à l'espèce des *saprophytes*, qui ne sont pas dangereux par eux-mêmes, mais avec lesquels pourtant il faut compter. Ils peuvent en effet engendrer des fermentations putrides et préparer dans l'intestin un milieu favorable à des microbes plus dangereux. Il y a en outre ce qu'on appelle le *Bacterium coli* (*fig.* 214), qui vit habituellement dans l'intestin de l'homme et des animaux et qui pullule dans les matières fécales, dans le fumier, et qu'on peut découvrir en quantité moindre dans l'eau de boisson. Ce microbe saprophyte est le plus souvent inoffensif, mais quelquefois il peut devenir très actif.

Eau dangereuse. — Mais l'eau peut contenir des microbes *pathogènes*, c'est-à-dire capables d'engendrer des troubles. Ces microbes proviennent directement ou indirectement de personnes malades de la *fièvre typhoïde*, du *choléra*, de la *dysenterie*. L'eau contaminée propage donc les maladies contagieuses que nous étudierons bientôt (v. p. 564).

Précautions hygiéniques. — C'est surtout dans les grandes villes que l'eau de boisson captée à de longues distances peut apporter des germes, soit de la source elle-même, soit des environs. D'où la nécessité, surtout quand une épidémie est déclarée, mais d'une façon générale pour l'eau qui alimente les villes et particulièrement pour l'eau de pluie ou de puits, de purifier l'eau, de la stériliser par des procédés divers.

L'*eau bouillie* présente des garanties suffisantes, et c'est à elle qu'il faut recourir le plus souvent. Mais l'eau bouillie passe pour être « lourde » à l'estomac, et désagréable à boire. Il est bon de la laisser refroidir complètement dans un endroit frais et pur, pour qu'elle reprenne l'air que l'eau contient naturellement au profit de la saveur et de la digestibilité, et que chasse l'ébullition. Si l'on n'a pas le temps ni la possibilité de faire bouillir l'eau, on peut la purifier par l'addition d'un peu de certains produits chimiques.

On peut d'ailleurs, en hiver surtout, remplacer l'eau bouillie par des tisanes aromatiques chaudes (houblon, serpolet, camomille, tilleul, thé léger) ; c'est un moyen de boire de l'eau stérilisée sous une forme moins désagréable, et de donner en même temps plus de calorique et de facilité digestive à ceux qui en ont besoin.

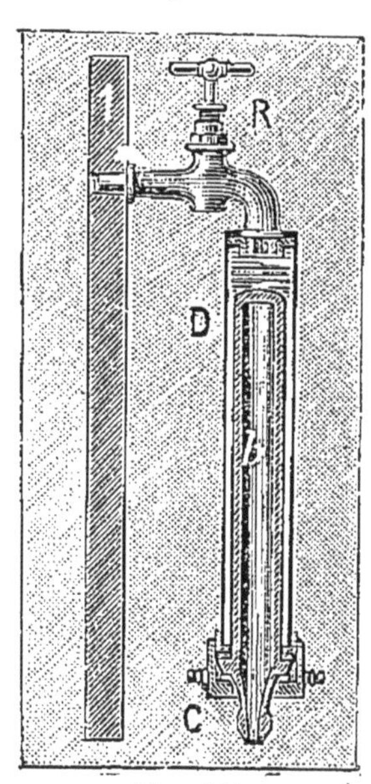

Fig. 215.
Filtre Chamberland.

L'*eau filtrée* se trouve dépouillée des matières colorantes et de bien des germes, grâce aux substances poreuses qu'elle traverse. Pour la filtration en grand, de l'eau destinée aux villes, on se sert de nappes de sable, ou de substances chimiques, ou de l'ozone produite par l'électricité; on utilise aussi l'action des rayons ultra-violets.

Pour la filtration en petit dans les ménages, on se sert de filtres dont la matière poreuse est du sable et du charbon, ou une porcelaine bien poreuse dont est faite la bougie Chamberland (*fig.* 215). Ces bougies s'adaptent, soit isolément, soit par groupes, aux robinets d'eau à pression suffisante. Si la pression manque, ces mêmes bougies peuvent filtrer par aspiration à condition d'être en pâte moins compacte.

Mais il est bon de savoir que la filtration n'est qu'un moyen imparfait de stérilisation. Elle fournit une eau pure, limpide, potable, mais qui, en temps d'épidémie, n'offre pas les garanties de l'eau bouillie. En outre les bougies Chamberland demandent à être nettoyées fréquemment par un long brossage, puis par l'ébullition dans l'eau, ou par l'immersion dans deux bains (l'un de permanganate de potasse à 9 0/0 qui stérilise, l'autre de bisulfite de soude à 5 0/0 qui régénère le filtre), ou par la chaleur sèche à 280-300° dans un four quelconque. Tout cela est bien compliqué. Lorsqu'il s'agit de stériliser l'eau en grand pour le besoin des villes et surtout en temps d'épidémie, on a recours, dans les cas d'urgence, à des produits chimiques comme l'hypochlorite de soude, et en temps ordinaire à des bassins filtrants, à l'ozone, aux rayons ultra-violets.

Boissons alcooliques. — Si l'eau pure est la boisson indispensable, l'eau alcoolisée par la fermentation de certains fruits ou grains (raisins, orge, riz, etc.) est consommée depuis l'antiquité par la plupart des peuples. Il faut distinguer :

1° Les *boissons alcooliques naturelles*, obtenues par fermentation, et qu'on nomme *boissons hygiéniques* : ce sont le vin, la bière, le cidre, pour ne citer que les trois principales ;

2° Les *boissons alcooliques artificielles*, obtenues ordinairement par addition d'alcool ou par distillation, avec des préparations apéritives ou digestives.

L'alcool lui-même, ou principe commun de ces boissons naturelles ou artificielles, est un excitant plus ou moins violent, suivant qu'il est plus ou moins étendu d'eau. A l'état plus ou moins pur (alcool à 60°, alcool à 90°, à 95°), on l'emploie en parfumerie ou en pharmacie pour faire des teintures (teinture de quinquina, teinture d'iode, etc.) En tout cas l'alcool n'est pas un aliment ; et si, introduit dans l'organisme, il constitue une source d'énergie, la stimulation qu'il provoque n'est que passagère, bientôt suivie d'une dépression correspondante : l'alcool ne donne pas de « force », mais présente de graves dangers qui vont nous retenir dans un instant.

Passons en revue quelques-unes des boissons alcooliques.

Vins. — Constituent une bonne boisson, car l'alcool pris à très légères doses peut favoriser la nutrition. Il n'y a donc pas lieu d'interdire en bloc, à tout le monde, le bon vin naturel, non fraudé, pris en quantité modérée.

Il est vrai qu'il y a des organisme auxquels l'eau convient le mieux comme boisson exclusive et cela pour toute la vie. Mais c'est une question de tolérance individuelle, ou de prédisposition morbide, ou de maladie. Il s'agit là d'exceptions comme la nature en présente, et il appartient au médecin de les découvrir, pour leur appliquer l'hygiène alimentaire la plus convenable.

La place nous manque pour distinguer les divers crus les uns des autres, au point de vue de l'action variable sur l'organisme : les *vins* de *Bordeaux*, de *Bourgogne*, de *Champagne*, etc. En général les vins trop généreux (15-18° d'alcool) conviennent moins.

Retenons qu'il peut être fâcheux de boire du vin pur, lorsqu'on est à jeun.

Bière. — La bière est aussi une bonne boisson hygiénique, qui a sur le vin l'avantage de contenir à la fois moins d'alcool et plus d'éléments nutritifs, lesquels se trouvent concentrés dans les *bières de malt* ou les *extraits de malt.*

Il faut distinguer, pour la France, les *bières du pays* et les *bières d'exportation.* Les bières de France, ou petites bières, sont d'excellentes boissons de table, dont on ne saurait trop répandre l'usage. Les bières d'exportation nous viennent en quantités prodigieuses d'Angleterre (pale-ale), mais surtout d'Autriche (Pilsen) et d'Allemagne (bière de Culmbach, bières de Munich). Elles ont l'inconvénient d'être trop chargées d'alcool et d'acide carbonique pour les besoins du transport et de la conservation. Les bières d'Allemagne, en particulier, qui paraissent si agréables et si légères quand on les consomme sur place, forment chez nous un breuvage épais, assoiffant, souvent indigeste, coûteux et dont nous ne comprenons pas la vogue, à moins qu'elle ne tienne à notre amour exclusif, inné, irréfléchi, pour tout ce qui vient de l'étranger.

Cidre. — Boisson moins généralisée que le vin et que la bière, et dont les lieux d'origine et de fabrication sont plus spécialement la Normandie et la Sarthe. Le cidre est agréable quand il est bien préparé. Malheureusement il est instable dans sa préparation et sa conservation, et il ne convient pas à tous les organismes.

Liquides « apéritifs » ou « digestifs ». — Nous voici aux boissons dangereuses fabriquées par les industriels en alcool, pour le plus grand mal de l'humanité en général et de la France en particulier.

Le danger de ces boissons artificielles trouve sa double cause :

1° Dans l'*alcool* que ces boissons renferment à l'état concentré (70 0/0 d'alcool dans l'absinthe);

2° Dans les *essences* que renferment en outre, par distillation de plantes, un grand nombre de boissons « apéritives », telles que : absinthe (contenant de l'essence d'absinthe, d'anis, etc.), vermouth, bitter, amer.

Le fâcheux usage de « l'apéritif », qu'il s'agisse de liquides à alcool et à essences (absinthe, vermouth, bitter, amer), ou de simples vins généreux (madère, xérès) ou médicamenteux (vins de quinquina, vins « fortifiants » ou « toniques ») est funeste pour la santé.

Cela pour les motifs suivants :

A) Les « apéritifs » pris à jeun portent leur action irritante sur la muqueuse de l'estomac, et l'enflamment jusqu'à produire de *l'embarras gastrique* et de la *gastrite* qui, d'abord aiguë, devient plus ou moins vite chronique. Les premiers signes de cette irritation locale sont, ou bien une crampe nerveuse qui provoque une sensation morbide de faim et pousse à manger exagérément, ou bien des vomissements de « glaires » provenant d'une muqueuse enflammée, et qui a lieu d'ordinaire le matin au saut du lit (pituite).

L'action d'un apéritif est d'autant moins grave qu'il y a moins d'intervalle entre l'ingestion du liquide et le repas.

A ceux qui prétendent être obligés pour leurs affaires d'aller au café avant d'aller à table, je réponds : « Eh bien! prenez un verre de bière ou un consommé, mais laissez les alcools et les essences; ne prenez jamais d'apéritifs. »

L'action des liqueurs « digestives » (chartreuse, kummel, cognac, rhum, prunelle, anisette, etc.) est moins immédiatement dangereuse que celle des « apéritifs », parce que les « digestifs », se prenant d'ordinaire après les repas, n'atteignent pas directement la muqueuse gastrique, et se trouvent au contraire dilués par le contenu alimentaire de l'estomac.

Mais les boissons artificielles, qu'elles soient apéritives ou digestives, peuvent, par l'abus en quantité ou par l'usage prolongé, nous faire victimes de ce fléau redoutable : l'alcoolisme.

Alcoolisme (v. pp. 57 et 322). — L'alcoolisme est une intoxication chronique qui provient inévitablement de l'usage immodéré ou prolongé des boissons alcooliques. C'est dire que ce fléau qui avilit et détruit les individus et les nations est dû d'abord aux boissons alcooliques proprement dites (aux apéritifs en particulier), mais aussi à l'abus des boissons dites hygiéniques.

Ne parlons pas de *l'ivresse*, qui est le tableau éphémère de la déchéance morale de l'homme. L'état d'ivresse engendre souvent des crimes, de la part d'individus qui paraissent d'ordinaire sains de corps et d'esprit. L'ivresse peut être suivie de mort, en particulier par les grands froids.

Alcoolisme chronique. — Ainsi l'imprégnation de l'organisme par l'alcool contenu dans toutes les boissons alcoolique (vins, bière, liqueurs, apéritifs, rhum, etc.), et par les essences que renferment en outre certains apéritifs (absinthe, amers, vermouth, etc.) constitue un état morbide chronique, dont les répercussions graves intéressent tous les organes, tous les tissus de l'organisme.

C'est d'abord l'état chronique des lésions digestives (gastrite chronique, etc.). C'est la disparition de l'appétit et l'affaiblissement de l'organisme par insuffisance d'alimentation ; c'est la diminution de résistance qui rend victime de toutes les maladies, lesquelles s'en prennent le plus souvent aux plus faibles. C'est la loi de la nature, et les statistiques démontrent que le plus gros contingent des *tuberculeux* et des *aliénés* est fourni par les *alcooliques*.

Mais la moindre résistance de l'organisme le prédispose en outre aux maladies infectieuses (pneumonie, érisypèle, variole, fièvre typhoïde, choléra) qu'elle aggrave.

Ce sont aussi les troubles nerveux et mentaux : *tremblement*, *paralysie*, *crises convulsives*, *delirium tremens* ou délire aigu qui entraîne souvent la mort : c'est finalement la *folie*.

Certes ce sont surtout les apéritifs qui conduisent, à la faveur de l'alcool et des essences, à cette affreuse terminaison. Mais le vin lui aussi, s'il est bu d'une façon habituelle en quantité exagérée, provoque une maladie spéciale du foie (la cirrhose) et infiltre dans le corps l'intoxication alcoolique, peut-être moins bruyamment, mais aussi sûrement.

Par malheur la race française est solidaire des alcooliques. Cela signifie que, si un alcoolique meurt, il laisse bien des malheurs après lui ; une famille dans la misère, des enfants chétifs ou sujets aux convulsions ou à la méningite, ou à l'épilepsie, quand ils ne sont pas arriérés ou gâteux. L'alcoolisme est une des causes les plus certaines de la dépopulation.

Lutte contre l'alcoolisme. — Aussi les infirmiers, les infirmières, les gardes-malades, doivent-ils user de leur entrée dans les familles, de l'influence qu'ils exercent par leurs qualités morales et par leur savoir, pour semer facilement beaucoup de bien autour d'eux en propageant les saines doctrines de la tempérance et de la sobriété.

J'avoue que ce serait une mauvaise tactique que de combattre l'alcoolisme en condamnant tout le monde au régime de l'eau. Ce qu'il faut proclamer comme funeste, c'est l'abus du vin et l'usage des apéritifs et des « pousse-café. » Il faut obtenir une loi qui supprime la fabrication de l'absinthe, ainsi que le privilège des bouilleurs de cru, et, pour stimuler nos législateurs, préparons les mœurs en condamnant ces breuvages à alcool et à essences dont se meurt notre pays.

Boissons stimulantes non alcooliques. — Plaçons ici le *café* et le *thé* et même le *chocolat*, car il s'agit de trois stimulants, dont le principe actif est chimiquement le même ou à peu près, sous des appellations différentes.

Café. — On prend en boisson l'infusé des graines de café qu'on a préalablement torréfiées. Le principe actif du café est la *caféine*, médicament usité en médecine pour activer la circulation du cœur ou des reins.

Le café ne doit pas être trop « fort », mais fait avec 15 grammes de poudre, ce qui représente, pour une tasse de bon café, 10 centigrammes de caféine.

Il ne faut pas abuser du café et ne le prendre qu'après le repas du milieu de la journée, et jamais le matin à jeun.

On atténue son action tout en lui donnant une valeur nutritive (car le café seul n'est qu'un excitant), par l'addition de *lait* ou mieux de *crème* naturelle ou encore d'un *jaune d'œuf*.

Le café doit être récemment torréfié. Il est préférable de pratiquer soi-même en ménage cette opération délicate.

Thé. — Cet infusé, qu'on prépare avec les feuilles de thé torréfié (thé noir) ou non (thé vert), ne vaut pas le café. Il a, de plus, une action constipante, pour peu qu'on favorise l'entrée du tanin dans l'infusé en dépassant la durée maximum de l'infusion : trois à quatre minutes au plus.

Le *thé vert* est plus excitant que le *thé noir :* aussi emploie-t-on souvent le *thé mélangé.*

Le thé est un excitant par la théine, laquelle est analogue à la caféine et dont on atténue l'action par l'addition de lait ou de crème.

Chocolat. — Se prépare par décoction des graines de *cacao* qu'on a le plus souvent torréfiées dans les pays d'origine, et qu'on a mélangées à du sucre, industriellement (fabrique du chocolat).

Le chocolat est un stimulant par la *théobromine* que le cacao renferme naturellement, et qu'on emploie en médecine pour favoriser la diurèse (émission d'urine). Le chocolat est, de plus, un précieux aliment, et par la matière grasse (*beurre*) du cacao, et par le *sucre* qu'on y ajoute. C'est donc un breuvage bien supérieur au café et au thé, qui ne sont que des stimulants. Il a l'inconvénient d'être constipant par les principes tanniques qu'il renferme. En outre, le beurre de cacao rend le chocolat peu facile à digérer par certains dyspeptiques.

Hygiène concernant l'acte digestif,

Fonction digestive. — Nous avons vu les conditions qu'impose l'hygiène, en ce qui concerne les aliments et les boissons. Voyons maintenant les meilleurs moyens d'assurer le meilleur fonctionnement de l'appareil digestif.

Car il ne suffit pas que les aliments renferment en eux-mêmes, comme principes nutritifs, les éléments constitutifs qui composent le corps humain. Les matières azotées qui caractérisent les viandes ne s'adaptent pas directement à notre chair par une *assimilation* immédiate. Il en est de même pour les hydrates de carbone et pour les graisses. En d'autres termes, les aliments doivent être préparés, élaborés, transformés au préalable par l'appareil digestif, pour pouvoir être assimilés par l'organisme. Exception est faite pour l'eau et les matières minérales qui semblent servir directement à la nutrition sans modification préalable.

Ce qui nuit à la digestion. — La fonction digestive exige donc, pour le bien de la santé, certains égards qui constituent l'hygiène digestive.

Avant le repas, il est mauvais : 1° de prendre des « apéritifs » et même de boire ; 2° d'être fatigué musculairement ou cérébralement, et se mettre à table de suite après un travail pénible.

Pendant le repas, il est mauvais : 1° d'avaler vite, en supprimant ou réduisant l'action indispensable de la *mastication* et de la *salivation ;* 2° d'être serré par le corset, par une ceinture ; 3° d'ingurgiter d'un trait beaucoup de boisson, surtout au début du repas; 4° de se livrer pendant le repas à une animation trop grande (préoccupation, travail cérébral, vive discussion).

Après le repas. — Après avoir mangé, il faut éviter de se livrer de suite à un travail pénible ou à des excercices violents. Il faut, en particulier, éviter de courir.

Toutes ces fautes sont capables de troubler la digestion.

Ce qui favorise la digestion. — C'est pour ainsi dire la contre-partie de ce qui précède.

Avant le repas. — Léger exercice, sans négliger, dans un but de propreté et de précaution, le lavage des mains (v. p. 475).

En mangeant. — Mâcher bien, et lentement pour exciter les *glandes salivaires* et laisser à la *ptyaline* (ferment de la salive) le temps d'exercer son action transformante sur les fécules.

Les personnes dont le système dentaire est défectueux recourent parfois à un écraseur mécanique, le *masticateur*. Mais cet instrument, s'il favorise la division des aliments, ne supplée pas entièrement au rôle des mâchoires qui, par leurs mouvements, excitent les glandes salivaires et provoquent la salivation nécessaire.

Il faut boire peu à la fois et de préférence à la fin du repas.

Il faut se livrer à des conversations calmes, doucement récréatives.

Après le repas. — Il faut se rincer la bouche, se laver les dents et les mains (v. p. 474, 475).

Une légère *sieste*, indispensable dans les pays chauds, convient à certaines personnes; à un plus grand nombre, du moins en France (en certains pays comme en Allemagne, l'usage est de faire une courte sieste) un exercice modéré (la marche) est préférable.

Influence du tabac. — Nous plaçons ici cette question du tabac, parce que dans les conditions les plus sages ce n'est qu'après le repas qu'on se met à fumer. Mais en fait la fumée du tabac peut nuire à plusieurs fonctions et l'abus de la pipe, du cigare ou de la cigarette, peut avoir des conséquences graves.

Effets de la nicotine. — La nicotine est le principe actif du tabac, c'est un poison puissant auquel l'organisme ne s'habitue pas par l'accoutumance, ainsi que cela se passe pour la morphine, c'est un *poison nerveux* qui agit sur le cœur, sur les vaisseaux, en produisant parfois de la *claudication intermittente*, parce que les artères des jambes sont rétrécies et ne suffisent plus à nourrir convenablement les muscles qu'elles traversent.

En outre, la nicotine agit sur la *vue*, sur la *mémoire*, sur les muqueuses qu'elle dessèche, sur les appareils respiratoire et digestif qu'elle irrite.

Les lèvres irritées par le contact fréquent s'ulcèrent et peuvent donner lieu, surtout chez les syphilitiques, au *cancer des fumeurs*.

Précautions à prendre. — Sans avoir à condamner d'une manière absolue le tabac pas plus que le vin, il y a lieu de donner d'importants conseils de préservation.

D'abord les enfants âgés de moins de dix-sept ou dix-huit ans ne doivent pas fumer. L'adulte qui fume doit expulser la fumée le plus vite possible pour que la nicotine n'ait pas le temps d'être absorbée par la muqueuse buccale et de produire ses effets d'intoxication. Il faut ensuite recourir aux longs *fume-cigares* ou *fume-cigarettes*, pour que la fumée n'arrive dans la bouche que très refroidie, et qu'ainsi elle ait déposé en route sa nicotine, laquelle n'est volatile qu'à une assez haute température. En outre, il a été recommandé de filtrer la fumée à l'aide d'un tampon imbibé de perchlorure de fer, ce produit chimique ayant la propriété de fixer une partie de la nicotine.

Ces réserves étant faites, et étant admis que le tabac ne correspond à aucun besoin physiologique, il ne faut pas cependant jeter l'anathème sur le fumeur impénitent qui sait pourtant fuir les excès.

CHAPITRE IX

HYGIÈNE DES SENS

L'hygiène qui concerne les organes des sens est liée pour une forte part à l'hygiène individuelle générale. C'est ainsi que la *toilette du corps* (p. 468) s'applique à l'*appareil cutané*, lequel est préposé, entre autres fonctions, à celle du *toucher*. De même, le nettoyage de la face implique celui des oreilles, du nez, des yeux. De sorte qu'il s'agit ici de revenir avec plus de détails sur certains points déjà examinés.

Hygiène du toucher. — A propos du toucher, nous voulons attirer l'attention, au nom de l'hygiène, sur la fâcheuse coutume d'*embrasser*.

Les *baisers* peuvent, en effet, communiquer des maladies. D'après *la Revue* du 1er février 1912, le Dr J.-P. Limonds, directeur du Laboratoire bactériologique de l'État d'Indiana (Amérique) a signalé cinq cas de méningites tuberculeuses chez des enfants de onze mois à trois ans qui s'étaient trouvés en contact avec des parents atteints de tuberculose pulmonaire avancée; ceux-ci les avaient caressés, serrés dans leurs bras, couverts de baisers et rendus ainsi victimes d'une des formes les plus contagieuses de la terrible maladie.

Une autre petite fille de huit ans, dont la grand'mère était tuberculeuse avait, par suite des mêmes imprudences, contracté la même affection et en était morte, peu de temps après son aïeule. Les baisers qu'elle avait reçus sur la bouche avaient infecté ses lèvres.

En 1910, il y avait eu dans le même État d'Indiana, 255 décès de méningite tuberculeuse et, dans le nombre,

164 enfants d'au-dessous de cinq ans. Si l'on admet que quatre d'entre eux sur cinq avaient été embrassés ainsi par des adultes tuberculeux, on peut conclure que 131 de ces pauvres petits avaient succombé à ces fatales caresses.

D'après le *Journal of. med. Assoc.* (2 sept. 1911), un jeune homme de 22 ans, atteint, sans s'en douter, d'un chancre syphilitique à la lèvre, contamina sept jeunes filles à l'occasion d'une fête de bienfaisance où l'on jouait aux jeux innocents avec des baisers comme gages.

De même Frankel a cité de nombreux cas où les maladies contagieuses ont été propagées par le *dernier baiser*.

La *diphtérie* a frappé des enfants ayant embrassé sur les lèvres leur petit frère mort. La *pneumonie*, la *variole* ont été propagées de la même façon.

Hygiène de l'oreille. — Les soins de l'oreille sont étroitement liés à ceux du nez, et réclament une surveillance particulière chez les enfants. Il faut leur apprendre à respirer par le nez, à se moucher convenablement, en soufflant d'une narine et en fermant l'autre. Il faut surveiller les *végétations adénoïdes*, les *corps étrangers* de l'oreille. Le retard intellectuel de certains enfants est dû uniquement à l'insuffisance de l'acuité auditive.

Comme l'*oreille moyenne* n'est qu'un diverticulum de la cavité naso-pharyngée, elle réclame les mêmes soins d'hygiène.

L'*oreille interne* exige le ménagement du système nerveux. Les professions bruyantes, les températures extrêmes, le tabac (surtout le tabac à priser) ont des effets fâcheux.

Hygiène du nez. — Rappelons que l'appareil nasal a une double fonction : respiratoire et olfactive. Il faut éviter tout ce qui peut irriter : la *fumée de tabac*, les *poussières*, etc. De même, on prendra grands soins hygiéniques de la bouche, et l'on évitera les lavages du nez, sous pression, et surtout les lavages à l'eau pure.

Hygiène de l'œil. — Chez le nouveau-né, préserver la conjonctive contre l'irritation et l'infection. Dans la seconde enfance, faire contrôler par un oculiste l'acuité visuelle.

L'adulte doit éviter les *veilles prolongées*, qui peuvent entraîner la conjonctivite, la chute des cils, la céphalée. Enfin, certaines professions, l'électricité, peuvent provoquer des troubles visuels. La fumée de tabac, la flamme qui scintille, nuisent à la vue, de même que les poussières de la rue ou les poussières professionnelles.

Paupières. — Les paupières ont un rôle protecteur. Il faut traiter de bonne heure les troubles ou les maladies dont elles peuvent être atteintes.

Glandes lacrymales. — La sécrétion régulière des larmes et leur écoulement par les voies d'excrétion lacrymale dans la fosse nasale correspondante empêche la stagnation et le développement de certains microbes. Il faut donc faire disparaître toute cause d'empêchement à l'écoulement des larmes.

Accommodation. — La fonction accommodative de l'œil est très sujette à la fatigue et au surmenage. Il faut donc ménager l'organe visuel, surtout si la faculté d'accommodation est naturellement ou maladivement faible.

CHAPITRE X

HYGIÈNE DU LOGEMENT

Il faut distinguer l'*habitation privée* (chambre, logement, appartement) de l'*habitation collective*, intermittente ou permanente (école, atelier, caserne, hôpital, etc.) Il va être surtout question de l'habitation privée ou individuelle.

Le local qui nous abrite contre les intempéries, contre le froid ou contre le chaud, dans lequel nous passons une partie plus ou moins grande de notre existence, soit pour y loger, soit pour y travailler, doit remplir des conditions fondamentales pour que notre santé ne souffre pas de cette sorte d'emprisonnement. Cet ensemble de conditions requises constitue l'*hygiène* de l'*habitation*.

Que l'abri soit réduit à son expression la plus simple (une chambre). ou qu'il soit destiné à recevoir plusieurs personnes (logement familial, écoles, ateliers, hôpitaux, casernes, etc.), il comporte des règles hygiéniques communes que nous allons considérer.

Construction de l'habitat. — Il faut s'inquiéter de la *nature du sol*, de l'*orientation* de la maison suivant les climats, les vents et les pluies ; des *fondations*, des *matériaux de construction*.

L'*humidité* des murs est insalubre, car les murs imprégnés d'eau deviennent bons conducteurs de la chaleur. En conséquence l'intérieur des locaux se refroidit vite et le chauffage est plus difficile.

Aération, ventilation. — *L'aération* d'une pièce se fait au moins une fois par jour, en ouvrant largement les portes et fenêtres, à condition que ces ouvertures soient opposées les unes aux autres pour former courant d'air.

Conformément à la loi de 1902 sur la santé publique, une chambre individuelle doit cuber 25 mètres cubes, et le plafond doit être à une hauteur minimum de 2^{m},60.

La *ventilation* se produit d'une façon constante, quoique souvent insuffisante, par les mêmes ouvertures se faisant vis-à-vis et ayant de bonnes dimensions. En outre, la cheminée qui devrait exister dans toute pièce est un excellent moyen de ventilation, surtout à la faveur du chauffage.

Le renouvellement de l'air a plus d'importance que les dimensions de la pièce, car il est facile de concevoir qu'une petite chambre bien ventilée, vaut mieux pour la respiration qu'une grande pièce qui reste close. Donc il ne faut pas chercher à trop obstruer les fissures des portes et des fenêtres : ce sont des ouvertures discrètes favorables à la santé, et qui sont utilement remplacées en hiver par des vitres perforées.

On peut distinguer la ventilation en *intermittente* (par l'ouverture des fenêtres) et en *permanente* (par les joints des portes et des fenêtres, par la propulsion d'air, etc.).

Chambre à coucher. — La chambre à coucher, dans laquelle nous passons un tiers à peu près de notre existence, réclame les dimensions et la ventilation nécessaires. Chaque individu doit pouvoir disposer de 25 mètres cubes d'air, et l'avantage de dormir la fenêtre entr'ouverte ou mieux en laissant ouverte, si possible, celle d'une pièce voisine, permet d'agrandir à l'infini, pour ainsi dire, l'atmosphère de la chambre à coucher, et d'éviter d'avaler, pendant le sommeil, des poussières et des microbes et même des gaz toxiques susceptibles d'asphyxier (gaz d'éclairage, émanations venant de cheminées voisines).

Il faut, dès le matin, ouvrir largement les fenêtres, et faciliter l'aération prolongée de tous les objets de literie.

Mobilier. — Les meubles en général seront simples, sans

trop de complications de moulures ou d'ornementations qui sont des nids à poussières et à germes, et qui compliquent le nettoyage.

Pour la chambre à coucher, le mieux est un *lit métallique* à lames d'acier, avec des couvertures de laine sans coton. La *table de nuit* sera métallique également, et facilement aérable.

Nettoyage d'une pièce. — Il est difficile de faire comprendre à une ménagère qu'il est contraire à la santé de soulever et d'agiter les poussières d'une pièce à coups de plumeau ou de baguette dans un espace clos, ou encore de balayer à sec. On avale des poussières et des germes, et l'on risque de s'infecter, ou pour le moins de porter préjudice plus ou moins grave aux organes respiratoires.

D'abord il faut avoir dans une pièce le minimum de tentures et le minimum de bibelots, c'est-à-dire le minimum de réceptacles à poussières et à microbes.

Balayage hygiénique. — Il est logique de ne pas soulever les poussières, mais de passer, quand il est possible, sur les meubles et sur le parquet un linge légèrement humide, ou une peluche sèche qu'on lave ensuite dans de l'eau légèrement antiseptisée à l'eau de Cologne.

Pour le parquet, avant de le cirer, on y répand de la sciure de bois légèrement humide, puis l'on frotte ou l'on brosse, pour brûler ensuite cette sciure de balayage.

Un très bon système consiste à aspirer les poussières par des appareils faisant le vide ; mais ce mode de nettoyage par le vide n'est pas encore bien répandu, à cause de son prix de revient. Notons pourtant qu'il y a des *balais aspirateurs*, utilisables pour les ménages.

Nettoyage à fond. — Voici les conseils que donne Mme Moll-Weiss, directrice de l'*Ecole des mères*, à Paris, pour nettoyer à fond une chambre :

1° Il faut d'abord ouvrir les croisées ;

2° Enlever les tableaux, statuettes, bibelots, livres, plantes vertes, les nettoyer au fur et à mesure, les poser dans une autre pièce ;

3° Enlever les nattes, tapis, etc., les battre ;

4° Enlever les vitrages, les tapis de table ; si cela est facile, les portières et les grands rideaux que l'on battra et que l'on pliera pour les remettre en place une fois la pièce nettoyée ;

5° Battre les meubles rembourrés, les brosser, les éloigner ;

6° Nettoyer les meubles les plus légers, les plus petits, cirer ceux qui sont cirés, frotter ceux qui sont polis ;

7° Couvrir de vieux linges les gros meubles qu'on ne peut enlever ;

8° Nettoyer la cheminée ou le poêle ;

9° Enlever la poussière qui se trouve dans les angles élevés de la pièce au moyen de la tête de loup, qu'il est bon, au préalable, d'envelopper d'une toile propre et humide. La passer aussi sur les murs et les corniches ;

10° Si l'on n'a pu enlever portières et grands rideaux, les relever au moyen d'épingles après les avoir battus ;

11° Nettoyer le sol ;

12° Nettoyer les cuivres, les vitres, les glaces, les portes ;

13° Nettoyer les gros meubles ;

14° Nettoyer le sol à nouveau ;

15° Ranger la pièce ;

16° Etablir un bon courant d'air.

Note I. — S'il s'agit d'une chambre à coucher, la literie pourra être exposée aux rayons solaires pendant qu'on s'occupera du reste de la chambre.

La première chose à faire en entrant dans la chambre c'est de défaire le lit et de lui permettre de s'aérer.

Note II. — La ménagère, qu'elle soit dame ou domestique, fera bien, avant de commencer ce travail, d'envelopper ses cheveux d'un linge léger et aussi de mettre sur ses vêtements une grande blouse de toile qui la recouvre en entier.

Note III. — S'il s'agit du cabinet de toilette, ce sont

surtout les objets qui servent à la toilette qui réclament tous les soins : 1° vider les eaux sales ; 2° nettoyer tous les récipients qui les ont contenues avec du savon minéral, une brosse et de l'eau ; 3° laver les glaces, les marbres, tous les objets qui se trouvent sous la table de toilette ; 4° bien nettoyer l'évier ; 5° laver le sol.

Note IV. — Le cabinet de toilette doit être facile à entretenir propre ; parois verticales, en partie revêtues de céramique, sol dallé ou recouvert d'un linoléum ; peintures et tentures lavables.

Éclairage d'une pièce. — Il faut distinguer : 1° L'éclairage naturel, que nous donne la lumière du jour ;

2° L'éclairage artificiel auquel nous avons recours pour suppléer au précédent.

Éclairage naturel. — La lumière du soleil doit baigner le plus possible toute pièce d'un logement. « Là où entre le soleil, n'entre pas le médecin », dit un proverbe. C'est qu'en effet la lumière du soleil, directe ou réfléchie, joue un rôle des plus salutaires sur l'organisme, et en stimulant la nutrition, et en détruisant les microbes. Le soleil est un excellent désinfectant, et les *bains de soleil* ainsi que les *bains de lumière* (rayons rouges, lampes électriques, etc.) sont prescrits par le médecin pour guérir certains états défectueux.

Malheureusement il est impossible, dans les grandes villes, de donner aux maisons une telle orientation que chaque pièce soit convenablement éclairée.

Eclairage artificiel. — En cas d'obscurité naturelle ou pour prolonger nos journées de travail, nous avons recours à des combustibles, qui, en brûlant, produisent de la lumière. De là, des moyens d'éclairage par la bougie, l'huile, le pétrole, le gaz, l'alcool, l'acétylène, l'électricité.

Ces modes d'éclairage ont une puissance variable, suivant la nature du combustible. Ils ont tous l'inconvénient, sauf l'éclairage électrique, de dégager des gaz de combustion (acide carbonique, vapeur d'eau), qui s'ajoutent aux mêmes produits de notre expiration (deuxième temps de la respiration) pour vicier l'air. De plus, ils dégagent tous plus ou moins de chaleur : ce qui devient du superflu gênant pendant la saison chaude ou dans les climats chauds.

Le meilleur mode d'éclairage dont il faut souhaiter le bas prix et la vulgarisation, c'est l'éclairage électrique, produit par un fil de charbon ou de métal porté au rouge dans une ampoule où le vide existe (*fig.* 216). La chaleur produite est minime ; il y a peu de gaz de combustion ; le maniement est des plus pratiques.

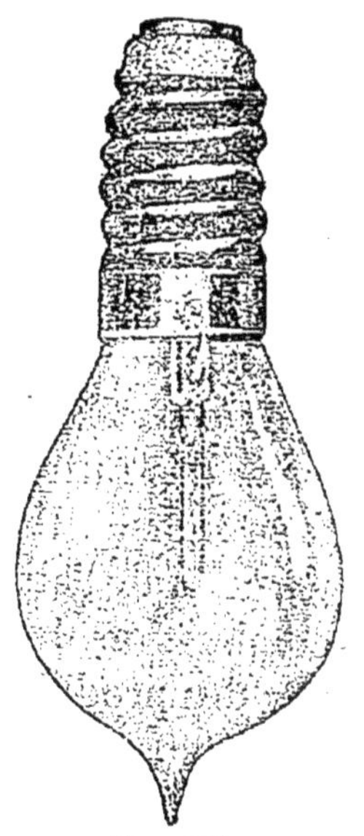

FIG. 216. Lampe électrique à incandescence.

Mais quel que soit le mode d'éclairage, il faut bien retenir qu'il ne saurait y avoir trop de lumière dans une pièce : c'est à l'avantage des yeux. On a calculé que l'éclairage nécessaire au travailleur est celui fourni par une lampe de 20 *bougies*, située à 1 mètre de la table de travail. Si l'éclairage est inférieur à cette mesure, il y a fatigue pour l'œil : au contraire il peut sans inconvénients être très supérieur à la lumière naturelle.

D'après les recherches du Dr GUÉNOD[1], la meilleure lumière artificielle est celle qui, tout en donnant un spectre sensiblement analogue à celui du soleil, fournit le moins de rayons calorifiques (rayons infra-rouges) et le moins de rayons chimiques (ou rayons ultra-violets).

Les lumières obtenues par combustion (gaz, pétrole, etc.) sont relativement peu riches en radiations chimiques, très riches au contraire en rayons calorifiques : leur spectre est incomplet, elles modifient plus ou moins l'aspect naturel des objets. L'éclairage par incandescence et notam-

1. *La Tunisie médicale*, 15 mai 1911, et *Journal de Physique médicale*, novembre 1911.

ment celui fourni par l'électricité donne peu de radiations infra-rouges et modifie très peu la couleur naturelle des objets, en revanche il est riche en radiations ultra-violettes fatigantes pour la rétine. Cet inconvénient réel d'une lumière d'ailleurs recommandable à tant de titres peut être annihilé par des manchons ou des ampoules en verre, teintes en jaune. Le verre à l'oxyde de chrome notamment absorbe les rayons ultra-violets sans modifier en rien l'éclat de la source lumineuse, son usage mériterait d'être plus répandu.

Ainsi l'éclairage artificiel doit être *suffisant, constant, uniforme*. Il est contraire à l'hygiène de la vue de travailler (de lire, de coudre) dans une demi-obscurité ou bien à une lumière qui scintille (bougie); c'est encore d'avoir un foyer intense de lumière qui donne *directement* sur les yeux.

La *chambre à coucher* ne doit pas être éclairée au gaz, à cause des fuites ou des erreurs trop fréquentes dans le jeu des robinets. De même le système de *veilleuses* est mauvais, parce que l'abaissement de la flamme, en entravant la combustion de l'huile, est cause du viciement de la pièce par des produits de combustion imcomplète (parcelles de charbon, oxyde de carbone).

Chauffage d'une pièce. — Il convient aussi de faire la distinction entre la *chaleur naturelle* et la *chaleur artificielle*.

Chaleur naturelle. — C'est elle que fournit l'atmosphère traversée par cet astre éclairant et réchauffant : le *soleil*. Malheureusement la chaleur solaire est inégalement répartie :

1° Suivant l'endroit de la terre. De là une différence de climats, qu'on distingue en *climats chauds* ou très chauds, *climats tempérés*, *climats froids* ou très froids, chacun avec ses inconvénients et ses maladies, avec avantage des climats froids ou tempérés (comme celui de France) sur les climats très chauds comme celui de l'Afrique centrale, etc.;

2° suivant les saisons dont le retour est lié aux mouvements de la terre autour du soleil, et qui permettent de distinguer dans nos climats l'hiver et l'été, séparés entre eux par l'*automne* et le *printemps*.

Le corps humain dégage chaque jour, par rayonnement, 3.000 calories environ. Si la chaleur ambiante s'abaisse, la dépense calorique du corps augmente; d'où la sensation de froid.

Chaleur artificielle ou chauffage. — Le rôle du chauffage de l'habitation est de fournir aux murs une quantité de chaleur telle, que dans l'échange de rayonnement qui se fait entre ces murs et le corps humain, celui-ci n'en soit pas incommodé (Trélat).

Le *degré de température* favorable à la santé est 16 en moyenne. Une pièce ne doit pas être chauffée au-dessous de 10 ni au-dessus de 20°. La température doit être de 18° pour les pièces où sont des *enfants*, des *vieillards*, des *malades*.

La *répartition* de la chaleur dans une pièce doit être uniforme.

L'*air* de la pièce ne doit pas être défavorablement modifié par les produits de la combustion.

Les combustibles utilisés pour le chauffage sont, par ordre de valeur calorifique :

Le *bois*, qui dégage en brûlant 2.500-3.000 calories ;

Le *charbon de bois* : 7.000 calories ;

La *houille* : 7.000-8.500 calories ;

Le *coke* : 7.000 calories ;

Le *gaz* : 10.000-11.000 calories ;

Le *pétrole* : 10.500-11.000 calories.

Les *produits de combustion* sont : acide carbonique, vapeur d'eau, oxyde de carbone (produit de la combustion incomplète), carbures, particules de charbon.

Les combustibles sont disposés dans des appareils de chauffage qui peuvent être :

La *cheminée*, dans laquelle on brûle, soit du bois qu'on dispose sur des chenets, soit de la houille ou du coke, ou leurs dérivés (boulets, briquettes, etc.), que contient une grille. La cheminée constitue le mode de chauffage le plus hygiénique, parce qu'elle ne surchauffe pas l'air intérieur et ne le vicie pas; parce qu'elle chauffe également les murs et les meubles, en supprimant ainsi pour le corps une des principales sources de refroidissement; parce qu'enfin, grâce à l'immense appel d'air qui se produit dans la cheminée par le chauffage, la ventilation s'établit mieux que par tout autre système. Évidemment ce n'est pas le mode de chauffage le plus économique, à cause de la grande perte de chaleur qui se produit par la cheminée. Mais il peut être encore plus économique de se bien porter; de plus, il y a des systèmes de réflecteur et de cheminée ventilatrice qui permettent d'utiliser plus de chaleur.

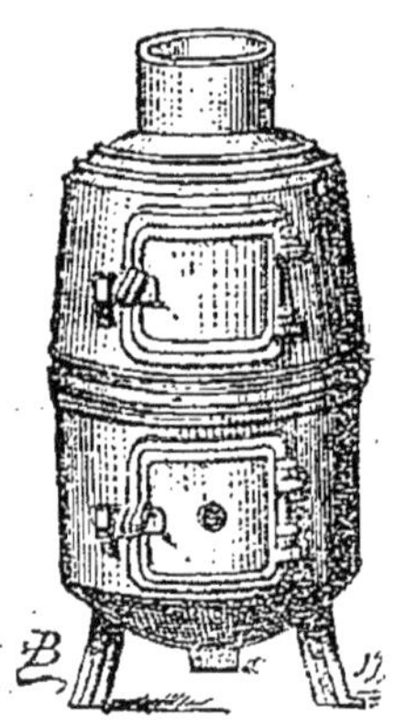

Fig. 217. Poêle lyonnais.

Le *poêle* se distingue de la cheminée en ce que le feu est produit dans une cavité close, disposée en plein dans l'atmosphère de la pièce à chauffer, et non plus dans la saillie ou dans l'épaisseur d'un mur. Le poêle peut être :

1° Fixe et construit en terre réfractaire recouverte de faïencerie; c'est le grand poêle qu'on voit surtout dans les pays du Nord, et qui présente l'avantage, bien que s'échauffant lentement, de conserver longtemps une douce chaleur qui ne modifie pas défavorablement l'air de la pièce : c'est un excellent mode de chauffage.

2° Mobile et métallique, avec tuyau de fonte plus ou moins long et combustion complète (*fig.* 217), ou bien avec faible tirage et combustion lente. Dans le premier cas, les parois du poêle, facilement portées au rouge, brûlent les poussières de l'air dont l'odeur devient désagréable et qui, de plus, se trouve exagérément desséché, alors qu'une certaine humidité est nécessaire pour le bon fonctionnement de la peau et des organes respiratoires. De là cette sensation de malaise, de poussée congestive, de somnolence, de sécheresse à la gorge, qu'on peut éprouver dans une pièce chauffée au poêle de fonte. Pour obvier à ces inconvénients, il faudrait pouvoir évaporer dans la pièce environ 2 litres et demi d'eau, pour un chauffage de six heures.

Les poêles à combustion lente (ancien système Choubersky et autres) présentent le grave danger, du fait d'un tirage économique, mais anti hygiénique, de répandre dans la pièce les produits d'une combustion incomplète, entre autres l'oxyde de carbone. Il est préférable, pour la santé, de renoncer à ce mode de chauffage.

Le *chauffage de la chambre à coucher* n'aura jamais lieu ni par un poêle mobile et à combustion lente, ni par le gaz. Il est préférable d'ailleurs de ne pas chauffer la chambre à coucher, à moins qu'il ne fasse excessivement froid ou qu'on soit malade (v. p. 555). En tout cas, c'est le chauffage par la cheminée qui convient le mieux, et toute chambre doit avoir une cheminée pour le mieux de la ventilation.

Le *chauffage au gaz* a l'avantage d'être propre et commode. Il a l'inconvénient d'exposer à des fuites et à des explosions de gaz. Dans tous les cas les appareils de chauffage à gaz doivent être pourvus d'une cheminée de sortie pour les produits de combustion. En conséquence, les *radiateurs* à gaz, sans tirage, pèchent contre l'hygiène et sont nuisibles.

Le *chauffage au pétrole ou à l'alcool* dans des appareils sans cheminée est condamnable.

Le *chauffage par l'électricité* a un rendement de 98 0/0. C'est un mode de chauffage idéal, en raison de sa propreté, de la non-altération de l'air. Malheureusement le prix de revient, du moins en France, est encore trop élevé.

Les immeubles et les établissements publics (hôpitaux, etc.) sont de plus en plus chauffés par le système, dit « chauffage central », ainsi nommé parce qu'un calorifère central placé dans les sous-sols, produit la chaleur, laquelle est distribuée sous forme d'*air chaud* ou d'*eau chaude*, ou de *vapeur d'eau*, dans les diverses pièces, par des *radiateurs* (*fig.* 218) ou par des « *bouches de chaleur* » (air chaud).

Le chauffage à l'air chaud comporte deux procédés. Dans l'un, l'air appelé de l'extérieur est chauffé au contact du foyer de combustion. Dans l'autre, l'air vient au contact d'une surface de chauffe (eau ou vapeur) indépendante du calorifère. Le premier système est plus répandu que le second, parce qu'il est plus économique.

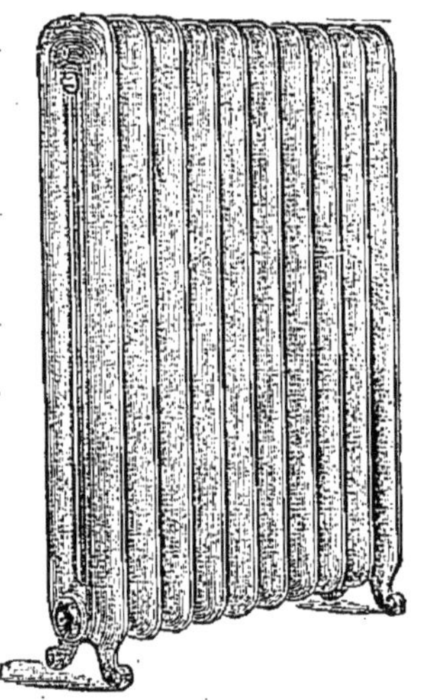

Fig. 218.— Radiateurs.

Le chauffage par l'eau chaude fournit une chaleur douce et uniforme. Il se fait à basse ou à haute pression, ainsi que le chauffage par la vapeur d'eau. Au point de vue de l'hygiène, le chauffage par l'eau ou par la vapeur est préférable au chauffage par l'air chaud.

Autres pièces du logement. — La réunion de plusieurs pièces à destination différente (chambre à coucher, salle à manger, etc.) constitue un logement, soit individuel, soit familial. C'est l'idéal au point de vue de l'hygiène et du bien-être quand le logement individuel ou familial forme à lui seul une maison, un *pavillon*.

Parcourons rapidement les diverses pièces d'un logement.

Chambre à coucher. — Nous avons déjà vu ce qui a trait au nettoyage (p. 544), à l'éclairage (p. 546) et au chauffage. Il faut condamner au nom de l'hygiène ce réduit qu'on nomme *alcôve*, où l'on enferme le lit et la literie, et où ne pénètrent ni l'air, ni la lumière, mais la poussière et les germes qu'on ne peut enlever.

Le lit doit au contraire être au milieu de la pièce, facilement mobilisable, et appuyé contre le mur par un des petits côtés.

Cabinet de toilette. — N'existe pas toujours dans un logement. Il doit être très clair, aux murs lavables (peinture à l'huile, ripolin, céramique, papier vernissé), au sol imperméable ou recouvert d'une toile imperméable.

Cuisine. — Cette pièce ne doit pas être sacrifiée, mais au contraire très grande, très claire, bien aérée, et ventilée surtout à cause des émanations des fourneaux et des buées de toutes natures. Dans toute pièce où l'on fait la cuisine il doit y avoir une hotte.

Cabinets d'aisance. — Doivent être clairs, bien aérables et ventilables, à distance de la cuisine, de la chambre à coucher et de la salle à manger, sans tentures ni tapis, et à bon système d'échappement d'eaux.

N'allons pas plus loin dans l'examen hygiénique d'un logement. D'autres pièces, comme le *salon*, la *salle à manger*, etc., relèvent des mêmes règles que nous avons établies. Quant aux *murs*, *escaliers*, *caves*, *toits*, etc., tout cela tient moins à la volonté de chacun de nous, qu'au bon vouloir des architectes. C'est plutôt de l'hygiène publique déterminée par la loi, et que nous n'avons pas à examiner d'une façon spéciale, malgré tout l'intérêt que présente ce chapitre d'hygiène collective.

Parasites, animaux domestiques. — Il importe d'être prévenu, en vue des précautions à prendre, des dangers éventuels des parasites et des animaux d'agrément.

Les *parasites* (puces, mouches, etc.) doivent être détruits. L'habitation doit être préservée contre l'accès des mouches. Ces insectes et leurs œufs sont détruits de diverses façons, en particulier par le lait formolé et les fumigations de crésyl ; pour les cours et dépendances on peut employer l'huile verte de schiste, la chaux vive, le lait de chaux, le chlorure de chaux, sulfate de chaux. Il faut défendre le logement contre les *moustiques*. En Afrique, la *mouche Tsé-tsé* produit la *maladie du sommeil*.

Les *animaux domestiques* ou d'*agrément* (chiens, chats, perruches, etc.) peuvent être eux-mêmes atteints de maladies contagieuses (tuberculose, pneumonie, etc.), et transmettre des maladies (tuberculose, rougeole, scarlatine, rage, etc.) ainsi que des parasites ou leurs germes (puces, vers, etc.).

CHAPITRE XI

HYGIÈNE APPLIQUÉE AUX MALADES EN GÉNÉRAL

Voyons quelles sont les précautions et les soins hygiéniques qui concernent les malades en général, en réservant pour le chapitre suivant quelques considérations particulières.

Chambre d'un malade (v. p. 191). — Une personne atteinte de blessures ou de maladie non contagieuse est soignée à son *domicile* ou dans une *maison de santé* ou à l'*hôpital*. Dans les trois cas, il y a des conditions strictes que nous devons connaître et observer dans toute la mesure qui nous concerne, sans que nous ayons à nous occuper ici de la construction d'un hôpital qui ne doit être d'ailleurs que le champ d'application en grand des règles spéciales que nous allons voir en petit.

La chambre d'un malade doit être claire, bien aérée, sèche, facile à chauffer, assez spacieuse pour que le malade dispose à lui tout seul d'un volume d'air de 35 mètres cubes au minimum. Il ne faut pas d'odeur ni de bruit venant du voisinage (cuisine, escalier, rue pavée). C'est pourquoi les chambres donnant sur cour sont en principe préférables; c'est pourquoi il est recommandé au personnel et aux visiteurs de faire silence dans les escaliers et dans les corridors.

Le malade soigné à domicile doit occuper la meilleure pièce de l'appartement, la mieux espacée, la plus vaste, la plus gaie.

Aération de la chambre d'un malade. — Le renouvellement de l'air doit être assuré avec les précautions désirables par l'ouverture des portes et fenêtres [1] ou par des moyens de ventilation artificielle.

L'air frais n'est pas nuisible, mais ne doit pas être trop vif. C'est pourquoi, lorsqu'il fait très froid, il faut recouvrir le malade et au besoin protéger tout le lit par un écran.

En été par de très fortes chaleurs, on peut avoir à rafraîchir l'air de la chambre, soit en disposant aux fenêtres ouvertes des toiles humides, soit en laissant fondre de la glace sur de la paille ou suspendue de façon à ce qu'elle ne fonde pas dans son eau.

Éclairage de la chambre d'un malade. — Il ne faut atténuer la lumière que si elle est vive au point de gêner le malade, ou s'il y a indication du fait de la maladie (état inflammatoire des yeux, méningite, etc.), dans lesquels cas on peut établir l'obscurité complète ou l'éclairage par des rideaux de couleur [2].

Le meilleur éclairage artificiel est la lumière électrique, ou la simple bougie ; mais, autant que possible, pas d'éclairage à l'huile, ni au gaz, ni au pétrole, car tous ces combustibles contribuent à vicier l'air (v. p. 546, 547). Si on se sert de lampes, elles doivent être munies d'abat-jour et être soufflées hors la chambre du malade.

Chauffage de la chambre d'un malade. — Le meilleur système est celui du chauffage par une *cheminée* d'appartement (voyez p. 549), dont les avantages sont d'assurer une bonne ventilation et d'obtenir de chauffer en tout temps, par exemple au printemps et en automne, alors que la température peut être assez douce pour qu'on puisse se passer du chauffage de toutes les pièces d'un appartement ou d'un établissement par le système aujourd'hui très répandu des radiateurs qui conduisent la vapeur d'eau produite par un calorifère central (chauffage central, v. p. 549). Le chauffage par la vapeur d'eau a d'ailleurs l'inconvénient de

1. Soit directement dans la chambre du malade, soit dans une pièce voisine.

2. On a recommandé de soigner la rougeole par la lumière rouge.

sécher un peu l'air, de l'odorifier par des poussières brûlées, et de nécessiter une bonne ventilation ; ce système ne dispense donc nullement du mode de chauffage spécial à chaque pièce, et convient surtout pour les périodes des très grands froids.

On peut encore chauffer la chambre d'un malade par un poêle en briques réfractaires recouvert de carreaux de faïence en évitant de faire du bruit en chargeant ou en déchargeant le poêle : ainsi il faut de même éviter de laisser le combustible ou tout autre objet dans le voisinage même du calorifère.

Dans aucun cas il ne faut recourir aux poêles métalliques, fixes ou mobiles (p. 550), pas plus qu'au chauffage par le gaz, par le pétrole ou par l'alcool.

La *température* d'une chambre de malade doit marquer au thermomètre placé à distance du foyer de chaleur : 18° et quelquefois 19° et 20° pendant le jour, tandis que 10 à 15° suffisent pendant la nuit.

Propreté de la chambre d'un malade. — Il faut de l'ordre et la plus grande propreté dans une chambre où il n'y a qu'un malade ; à plus forte raison, s'il s'agit d'une pièce à plusieurs malades.

Chaque matin, *nettoyage humide* du *sol*, en portant une spéciale attention aux parties difficiles à atteindre, comme sous le lit, l'armoire, sous la table, etc. Ensuite on essuie les *meubles*, les *portes*, les *fenêtres*, en évitant de secouer les poussières dans la pièce, comme d'y laisser des torchons humides.

Attention spéciale pour la *table de nuit* et les objets qui doivent s'y trouver ainsi que pour le *crachoir*.

Le linge sale, les vieux pansements et les évacuations du malade ne doivent séjourner dans la chambre que le minimum de temps inévitable.

Toilette des malades. — Les personnes qui soignent les malades doivent veiller à être elles-mêmes de la plus grande propreté : bains fréquents, savonnage général et local, grand soin des dents, de la bouche, des mains, etc., en observant en un mot, scrupuleusement, les préceptes de l'hygiène corporelle (p. 468).

Mais il faut aussi songer aux malades, qu'ils soient en état de se lever ou qu'ils gardent le lit ; dans les deux cas, ils doivent être propres. Sont-ils alités, il faut leur aider, et pratiquer au moins une fois par jour, avec toutes les précautions voulues, le nettoyage approfondi de leur corps. Toute souillure du lit, du linge ou du malade lui-même, doit être immédiatement enlevée; le linge sali doit être changé.

La *chevelure* réclame beaucoup de précautions pour ne pas faire souffrir la malade; en la peignant on entreprend d'abord un côté de la tête, puis l'autre.

Les *mains* sont nettoyées chaque fois qu'elles sont sales.

On présente au malade le nécessaire (eau tiède, etc.) pour qu'il se rince la *bouche*. Quant aux *dents*, s'il ne peut se servir de la brosse, il faut l'aider avec l'index recouvert d'une toile ou d'une compresse préalablement passée à l'eau bouillante. Il faut veiller en particulier à la propreté des *dentiers artificiels*.

Les *grands malades* ou les *convalescents* éprouvent toujours une certaine fatigue à la toilette du corps, même si elle est faite avec toute la patience voulue. Aussi s'y refusent-ils souvent. Il faut les inviter par des exhortations douces.

Chez ces mêmes malades, le médecin conseille parfois le nettoyage dans un grand bain, ou bien au lit, en lavant alternativement et essuyant de suite chaque partie du corps.

Les *grands bains* sont composés de vingt à trente seaux d'eau[1] pour les adultes et de douze à quinze seaux, s'il s'agit d'un demi-bain. Il faut toujours, à l'aide d'un *thermomètre*, vérifier si la température du bain de baignoire est bien celle prescrite par le médecin : bain froid (de

1. Un seau égale environ 10 litres d'eau.

15 à 25°), bain tiède (de 28 à 30°), bain chaud (de 30 à 35°), bain très chaud (de 35 à 40°).

Il faut porter les malades faibles, les aider à entrer dans la baignoire en les faisant asseoir d'abord sur une chaise (*fig.* 219) pour leur soulever ensuite les jambes. Bien qu'à la température tiède d'un bain de propreté, on n'ait pas à

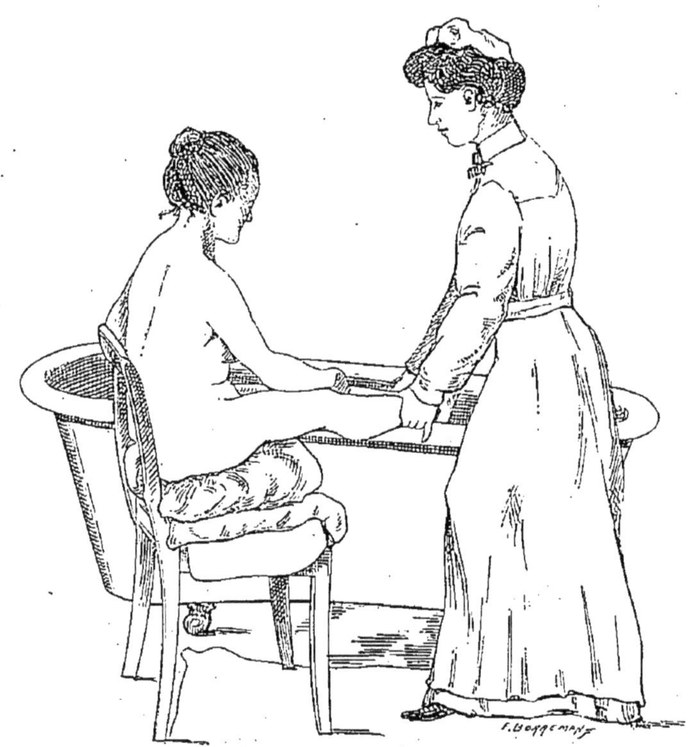

Fig. 219. — Pour mettre le malade au bain.

redouter des accidents tels que *congestion*, *palpitations*. *syncope*, il faut cependant, comme il s'agit de malades, observer la plus grande attention.

Après un bain comme après le nettoyage habituel du corps, il faut *essuyer* méticuleusement le malade, car les germes de maladie se développent plus facilement sur une

1. Des bâillements fréquents sont souvent le signe précurseur d'une syncope.

peau humide que sur une peau sèche. On essuie et frotte avec des linges secs, légèrement chauffés.

Le *changement de linge*, et en particulier le changement de chemise, présente chez les grands malades qui ne peuvent même pas se soulever, les plus grandes difficultés. Il existe pour ces malades des chemises spéciales qui s'ouvrent par derrière. S'il s'agit d'une chemise ordinaire,

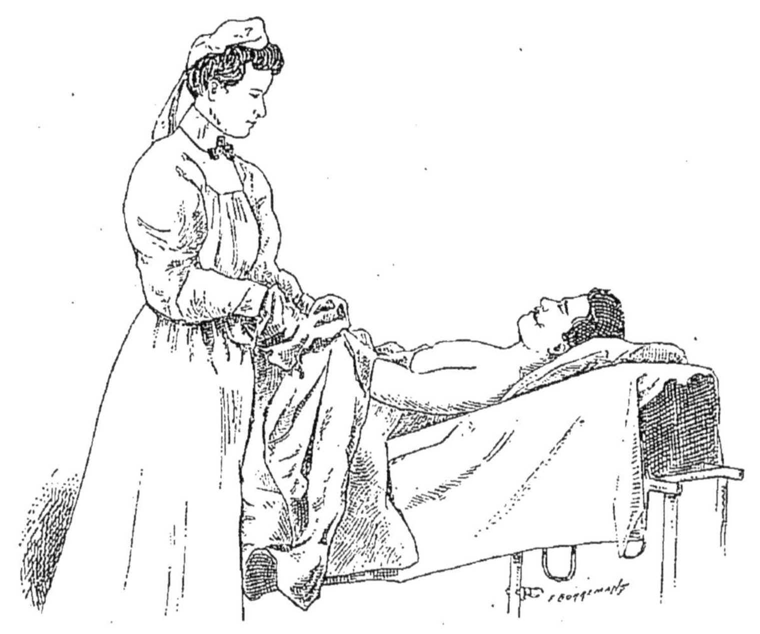

Fig. 220. — Bonne manière pour mettre la chemise.

on la retire en soulevant le siège d'une main placée sous le sacrum pour remonter le bas de la chemise jusqu'au creux lombaire; on soulève de même avec précaution, la région des omoplates pour relever la chemise jusqu'à la nuque ; on facilite le passage par la tête en relevant les bras du malade (*fig.* 220).

Pour mettre la chemise on commence, s'il s'agit d'un blessé, par le bras malade en présentant la chemise de telle façon que le dos de la chemise regarde le malade. Ensuite l'infirmière passe sa propre main par la manche de la chemise pour saisir la main du malade, de telle façon que les extrémités des doigts soient protégées contre les frottements (*fig.* 221). Puis la manche est montée jusqu'au creux axillaire; si le malade souffre, on lui soutient le bras. On s'y prend de même pour passer la chemise par l'autre bras: ensuite c'est par la tête jusqu'à la nuque en élevant un peu les bras du malade : enfin on glisse la chemise par degrés en soulevant la région scapulaire[1], puis le siège et

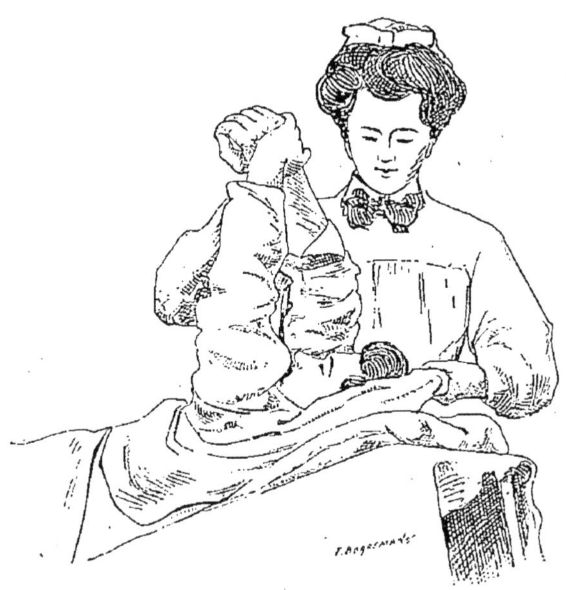

Fig. 221. —Bonne manière pour enlever la chemise.

en veillant finalement à ce que la chemise ne fasse aucun pli.

Si le malade est transporté d'un lit dans un autre[2], il faut procéder à sa toilette et au changement de chemise, tandis que le malade est encore dans le précédent lit. A cet effet on écarte les parties sales, on dispose au besoin de nouveaux draps, et peu après on transporte le malade sur un nouveau lit ou un canapé ou une chaise longue ou

1. La région des omoplates.

2. Dans le cas où la chambre du malade comporte un lit de rechange, celui-ci doit être disposé en sens inverse de l'autre lit, pour faciliter le transport du malade.

un fauteuil. Ou bien on change le lit sans déplacer le malade, en le soulevant avec les aides et avec toutes les précautions commandées par les circonstances.

Hygiène alimentaire des malades. — La question des soins proprement dits a été traitée ailleurs (4me partie). Il s'agit ici de quelques considérations qui appartiennent à l'hygiène de la fonction digestive (p. 514) pour ce qui concerne les malades.

La première recommandation consiste à s'en rapporter strictement aux prescriptions du médecin, pour ce qui est de la quantité comme de la nature des aliments et boissons à présenter au malade.

Appétit du malade. — Comme la plupart des malades ont perdu l'appétit, il faut éviter soigneusement tout ce qui peut l'abaisser, et chercher au contraire à le relever.

Donc, voici nos conseils :

1° Ne pas offrir aux malades des mets mal préparés ou mal présentés, ou trop chauds ou trop froids;

2° Être très propre soi-même, et par le linge, et par les mains et les doigts, et présenter aimablement les mets ou les boissons dans des ustensiles de table (assiettes, tasses, verres), qui soient eux-mêmes très propres et d'ornementation gaie (couvert, serviette, tablette de lit);

3° Ne pas présenter de grandes quantités de mets à la fois, mais seulement de petites portions, en veillant autant que possible à ce que le malade ne sente pas au préalable les aliments, ni ne soit renseigné d'avance sur leur nature. C'est une erreur de croire que la manière de faire opposée peut stimuler l'appétit d'un malade;

4° Nourrir le malade aux heures réglées par le médecin. Un léger retard peut faire perdre l'appétit surtout aux malades particulièrement faibles. Si le malade n'est pas disposé à l'heure présente, veiller l'instant où il va l'être ;

5° Sauf avis du médecin, ne pas réveiller un malade pour le faire manger.

Température des mets. — Il faut vérifier la température

des mets avant de les présenter. On peut y goûter, mais pas en présence du malade, pas plus qu'il ne convient de se servir de la même cuillère.

Si le médecin a prescrit une température déterminée, se servir, pour la mesurer, d'un *thermomètre* stérilisé par l'eau bouillie ou à l'autoclave.

Pour *conserver la chaleur* des mets, on se sert de réchauds à alcool ou au gaz; ou bien on a recours à la chaleur électrique, ou à des assiettes à doubles parois remplies d'eau chaude ou à des thermophores ou à des étuis de laine, etc.

Les mets refroidis qu'il convient de réchauffer doivent l'être au bain-marie.

Enfin les malades peuvent avoir de la répugnance pour la viande chaude et accepter volontiers la viande froide.

Boissons. — La nourriture des malades, en particulier celle des fiévreux, est le plus souvent liquide, sous les formes variées de *soupes*, *purées*, *bouillies*. Dans ce cas, il faut éviter avec soin qu'il y ait des parcelles solides : tous les mets doivent être passés.

Manière d'administrer les boissons. — Tandis que les aliments proprement dits doivent être présentés aux heures indiquées par le médecin, on donne à boire au malade, aussi souvent qu'il l'exige. Mais c'est à condition que le malade ne boive pas trop à la fois, ni trop vite, et que l'infirmière soit très circonspecte dans le cas de vomissements, de diarrhée, de lésions intestinales, ainsi que dans les opérations abdominales, avec rétention d'urine, etc. Chez ces malades, en effet, les boissons peuvent être interdites d'une façon absolue. On combat les tourments de la soif en humectant les lèvres du malade avec de l'eau bouillie pure, ou de la citronnade froide et sans sucre, ou avec de la glace enveloppée dans un morceau d'étoffe. On peut encore déposer sur la langue du malade une très fine tranche de citron.

La *position du malade* sera celle qui convient pour lui faciliter l'ingestion des boissons, Il faut le soutenir et l'aider à trouver une bonne attitude.

La *nature des boissons* varie beaucoup. D'abord on ne donnera que sur avis du médecin, des boissons glacées. Les boissons froides ont de 8 à 15° de température. On peut distinguer : 1° Les boissons rafraîchissantes : *eau froide, thé froid, café froid, glace, limonade, eau panée, eau gazeuse;* 2° Les boissons stimulantes : *bouillon, thé fort, café fort, champagne, vin;* 3° Les boissons mucilagineuses ou constipantes : *eau de gruau, eau d'avoine, eau d'orge, eau de riz, eau albumineuse, eau de salep, lait d'amandes, cacao, cacao à l'avoine;* 4° Les boissons nutritives : *lait, lait de poule, thé de bœuf, chocolat,* etc.

Laits fermentés. — Le kéfir, le yoghourt, le koumys, sont des *laits fermentés* qui sont très précieux dans l'alimentation diététique. Le koumys vrai qui est préparé avec du lait de jument n'est guère employé en France, du moins jusqu'ici; le kéfir au contraire ainsi que le lait caillé bulgare (yoghourt) sont de plus en plus répandus.

Le KÉFIR est préparé par l'industrie ou peut être préparé à la maison en faisant cailler le lait de vache par l'addition de poudre de kéfir. Il est vendu sous trois variétés, suivant la *durée de fermentation :* 1° Le *kéfir n° 1* est le kéfir d'un jour, ou kéfir faible, légèrement laxatif; 2° Le *kéfir n° 2* est le kéfir de deux jours, c'est le kéfir moyen, indifférent sur les évacuations alvines; 3° Le *kéfir n° 3* est le kéfir de trois jours, il est constipant.

Pour appliquer la *cure kéfirique* il faut s'armer de patience car le kéfir n'est pas d'un goût agréable, et ce n'est que par l'accoutumance que le *régime kéfirique* peut être toléré. C'est dans ce but qu'il est bon de suivre les règles suivantes: 1° *Commencer par des doses faibles,* pour atteindre progressivement une quantité journalière de 3 à 4 litres de kéfir; 2° *Répartir* cette somme totale en *doses régulières* toutes les deux ou trois heures, ou moins souvent, si le régime lacté, au lieu d'être absolu, est mixte (régime lacté mitigé) ; 3° *Sucrer* le kéfir dans certains cas, et, s'il y a lieu, le faire léègrement *tiédir* (au-dessous de 40°); 4° *Mitiger* le régime kéfirique, en y associant, par doses séparées, du lait de vache.

Le YOGHOURT est préparé avec le ferment bulgare, soit par l'industrie, soit à la maison, en se servant d'une petite étuve.

MODE D'EMPLOI. — D'ordinaire, on consomme le lait caillé bulgare, par bol, après ou entre les repas. On peut *sucrer* le yoghourt.

Nous pourrions encore parler du *gioddu*, du *petit-lait*, du *lait oxygéné*, du *lait maternisé*, etc., qui peuvent trouver place dans la diététique [1].

Babeurre. — Le babeurre ou lait de beurre se rapproche mais se distingue du petit-lait. On le prépare soit en retenant le liquide qui résulte du barattage de la crème du lait, centrifugée pour en extraire le beurre (*babeurre de crème*), soit en laissant aigrir du lait maigre, et obtenir ainsi ce babeurre qu'on nomme en Hollande : *lait maigre acidifié*.

Avec le babeurre on prépare des soupes et des bouillies pour les enfants malades.

1. On trouvera des détails ainsi que de nombreuses formules diététiques dans le livre du Dr Paul CORNET : *Le régime alimentaire des malades* (chez Steinheil, éditeur à Paris).

CHAPITRE XII

PROPHYLAXIE GÉNÉRALE DES MALADIES CONTAGIEUSES. — DÉSINFECTION.

Grâce aux travaux et aux découvertes de l'illustre PASTEUR, il est démontré aujourd'hui que les maladies sont causées par des *microbes* ou par leurs produits, dits *toxines*.

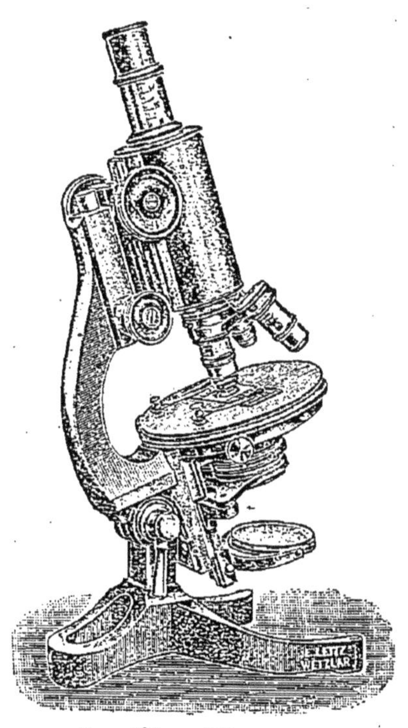

FIG. 222. — Microscope.

Microbes. — Ces microbes infiniment petits ne sont visibles qu'avec cet instrument grossissant qu'on nomme *microscope* (*fig.* 222), et après des artifices de préparation et de culture dont l'étude et la technique représentent une branche très importante de la médecine, la *bactériologie*.

Au plus fort grossissement de l'*ultra-microscope*, on parvient même à surprendre certains infiniment petits (microbes, cellules, globules, etc.) dans leurs mouvements, dans leur vie propre. Certains phénomènes de la vie intime de l'organisme peuvent aujourd'hui être reproduits au *cinématographe*.

Formes des microbes. — Les microbes ont des contours variés. Ils peuvent être de formes arrondies : ce sont les *diplocoques*, les *streptocoques*, les *staphylocoques*, les *pneumocoques*, les *méningocoques*, etc. Ils peuvent être de forme plus ou moins allongée, rectiligne ou sinueuse : tels les *bacilles*, les *spiriles*, les *vibrions*, les *spirochètes*, etc.

Autres distinctions des microbes entre eux. — Les microbes se distinguent aussi par la *couleur* qu'ils fixent plus spécialement dans les diverses préparations auxquelles se livre le bactériologiste, par le *genre de vie* (microbes *aérobies* ou ayant besoin de la présence de l'air, et microbes *anaérobies* qui se passent de l'air).

Maladies contagieuses. — Certaines maladies peuvent se transmettre de la personne qui en est infectée à une personne saine.

Epidémie. — Si une maladie contagieuse atteint en même temps ou en très peu de temps un grand nombre de personnes, dans une ville, dans une région quelconque, on dit qu'il y a *épidémie*. A ce point de vue, la rougeole, la variole, le choléra, etc., sont des *maladies épidémiques*.

Si une maladie contagieuse paraît se complaire dans une région où elle surgit périodiquement, et sans qu'elle paraisse s'étendre, on dit qu'il y a *endémie*, qu'il s'agit d'une *maladie endémique*. Ainsi la fièvre des marais ou impaludisme s'observe surtout en Cochinchine, ou en Afrique, ou dans certaines parties marécageuses de la France (en Bresse, en Saintonge, en Sologne). De même le goître et le crétinisme se rencontrent à l'*état endémique* dans certaines vallées de la Suisse.

Parfois une maladie contagieuse n'apparaît qu'en des points isolés, c'est-à-dire comme des semences dispersées dans un même lieu, sans qu'un lien de contagion apparaisse ou existe. Dans ce cas, la maladie est dite *sporadique*. Ainsi quelques cas de rougeole peuvent apparaître de temps à autre dans une localité ; on dit qu'elle y existe à l'*état sporadique*. Un ou plusieurs cas de rougeole, par exemple, peuvent éclore chez un ou plusieurs individus, indépendamment du temps, du lieu, de toute épidémie.

Enfin, une maladie contagieuse, d'abord endémique ou sporadique, peut devenir *épidémique* dans le lieu où elle était d'ordinaire localisée, et envahir une plus grande étendue.

Modes de contagion. — Les maladies infectieuses peuvent se communiquer par différentes sources, que voici en quatre groupes principaux :

1° Les *déjections* (selles, matières vomies, expectorations, urines). C'est la voie de contagion la plus nette pour la fièvre typhoïde, la dysenterie, le choléra ;

2° Les *sécrétions* et les *produits cutanés* (le lait, le pus, les sérosités, les croûtes desséchées, les débris épidermiques, les pellicules du cuir chevelu). Les teignes, diverses ophtalmies (purulente, granuleuse), la variole, l'érysipèle, l'infection puerpérale, se transmettent de cette façon ;

3° Les *émanations diverses* (mucus, mucosités, secréta, crachats) des yeux, du nez, de la bouche, du pharynx, des bronches, de la peau (sueur). Ce sont les sources respectives de contage pour la rougeole, la scarlatine, la grippe, la diphtérie, la coqueluche, les oreillons, la pneumonie, la peste pneumonique, la tuberculose, la suette miliaire, la méningite cérébro-spinale ;

4° Le *sang*, les *produits cadavériques*.

La transmission des germes pathogènes par le contact direct peut s'effectuer par l'*air*, les *poussières* (bacilles tuberculeux), les *aliments* (fruits, salades, non lavés ou lavés avec de l'eau contaminée), l'*eau* (fièvre typhoïde), le *sol* (tétanos), les *animaux* (chiens, chats, rats, moustiques. puces, etc.), les *vêtements*, et en général par tous les objets qui ont été en contact avec des malades contagionnés ou avec des germes contagieux.

Moyens de défense contre la contagion.

On peut être *porteur de germe*, c'est-à-dire héberger sur soi ou en soi le microbe d'une maladie contagieuse, sans être atteint de cette maladie. Cette éventualité heureuse tient à ce que l'organisme peut ne pas être en *état de récep-*

tivité pour subir les effets virulents de tel ou tel microbe. Mais un organisme faible ou affaibli par les *fatigues prolongées*, par les *privations*, par des *maladies antérieures*, par *l'alcoolisme*, par les *fautes contre l'hygiène*, devient plus facilement et plus dangereusement victime de la contagion. Chez lui le pouvoir de défense qu'on appelle *phagocytose* s'accomplit mal ou pas du tout.

La lutte contre les maladies contagieuses se comprend de deux façons différentes, suivant que la maladie est simplement à redouter, ou bien qu'elle est éclose ou en voie de l'être (période d'incubation).

Vaccination. — On se préserve contre les maladies contagieuses par la *vaccination*, en introduisant dans l'organisme sous une forme et avec des effets inoffensifs, la maladie dont on veut préserver ou *immuniser* l'organisme. C'est ainsi que depuis Jenner on vaccine contre la *variole.* Mais aujourd'hui, grâce aux découvertes bactériologiques, on bénéficie de vaccins préventifs contre la *fièvre typhoïde*, la *peste*, le *choléra*, la *méningite cérébro-spinale*, et il y a lieu d'espérer que la vaccination pourra s'étendre un jour à toutes les maladies contagieuses.

S'il est trop tard pour vacciner utilement, ou si la maladie contagieuse s'est déjà manifestée, alors il faut faire la part du feu en limitant le danger par l'*isolement* du malade contagionné, ainsi que par la *désinfection.*

Isolement. — Isoler un malade, c'est empêcher que sa maladie contagieuse ne se transmette à d'autres.

Isolement absolu. — En cas de fièvre éruptive (variole, rougeole, scarlatine), ou de typhus, de diphtérie, de choléra, etc., l'isolement doit être absolu.

Isolement relatif. — Il peut être moins sévère s'il s'agit de coqueluche, de dysenterie, de fièvre typhoïde, de fièvre puerpérale. Mais plus l'on vise au maximum et plus la garantie est grande.

Isolement à domicile. — Difficile à réaliser complètement, et à cause du local, et parce que la nécessité de cette mesure n'est pas comprise par tous, au moins dans ses détails. La chambre du contagieux ne doit être accessible qu'au personnel *soignant*.

Il faut enlever les *tentures*, les *rideaux*, les *tapis*, et tous les *meubles inutiles*. Le lit doit être placé au milieu de la chambre autant qu'il est possible.

Il faut enlever chaque jour les *poussières* et les brûler. Avant le balayage au *torchon humide*, projeter sur le plancher, de la sciure de bois humectée d'une solution désinfectante prescrite par le médecin.

Isolement à l'hôpital. — Il y a d'abord la question du *transport* qui d'ailleurs est déterminée par la loi[1].

Dans les grandes villes, il y a des hôpitaux pour contagieux, ou des pavillons spéciaux annexés à un hôpital général et affectés aux contagieux. Mais il semble établi aujourd'hui que l'accumulation de contagieux dans une salle commune expose les malades à la *contagion secondaire*, entraînant pour chacun d'eux l'aggravation de la maladie initiale. C'est pourquoi l'*isolement individuel* par des *boxes* est de beaucoup préférable, chaque boxe représentant, dans une salle commune, un compartiment isolé, séparé des autres boxes par une simple cloison de 2 mètres de haut, et s'ouvrant par une porte sur un large couloir central. Chaque boxe, qui peut recevoir un contagieux de maladie différente, est carrelé, présente des angles arrondis. Les cloisons qui séparent les boxes les uns des autres

1. Art. 57. — Le transport du malade sera autant que possible effectué par une voiture spéciale désinfectée après le voyage.

Dans le cas où, à défaut de voiture spéciale, il serait fait usage d'une voiture publique ou privée, ce véhicule devra être désinfecté immédiatement après le transport, sous la responsabilité de ses propriétaire et conducteur, qui pourront exiger un certificat de désinfection.

Art. 58. — Il est interdit à toute personne atteinte d'une des maladies transmissibles visées aux articles 53 et 54 de pénétrer dans une voiture affectée au transport en commun.

S'il s'agit de transport par chemins de fer, le chef de gare devra être prévenu à l'avance pour permettre l'application de l'article 60 du règlement sur la police des chemins de fer modifié par décret du 1er mars 1901.

sont enduits d'une couche imperméable jusqu'à une hauteur de 1 mètre environ, le reste de la hauteur étant vitré pour faciliter la surveillance.

Précautions à prendre par le personnel. — Le médecin et les personnes qui soignent un contagieux isolé doivent revêtir une blouse facilement désinfectable, et qu'ils quittent de suite après avoir vu le malade.

De même leurs mains seront désinfectées avant et après chaque contact avec le malade ou avec les objets qui l'ont touché.

Les aliments ayant séjourné dans la pièce où est un contagieux, ne pourront être consommés qu'après une nouvelle cuisson.

Désinfection. — On entend par ce mot la destruction, partout où on peut les atteindre, des germes contagieux qui proviennent d'un malade, d'une façon directe ou indirecte.

Il faut distinguer la *désinfection* de la *stérilisation*. Par celle-ci on se propose de détruire d'une manière absolue tous les germes, quels qu'ils soient, pathogènes ou non, connus ou inconnus. Par la désinfection, on ne vise que les germes nocifs, surtout ceux de la maladie qu'on soigne. Par la désinfection on fait surtout de l'*antisepsie*[1]; par la stérilisation on fait de l'*asepsie*. En fait, la désinfection a recours à la fois, aussi souvent que faire se peut, aux moyens aseptiques ou détruisants.

Désinfection du personnel. — Le *personnel soignant* sera de bonne santé, vigoureux, observateur des règles de l'hygiène, *vacciné* et revacciné contre la variole. Ses vêtements seront protégés par une *blouse* qui ne quittera pas la chambre du malade.

La blouse et le tablier doivent, autant que possible, avoir été aseptisés par l'étuve. Il faut en outre, quand on est au service d'un contagieux, porter des *chaussures en caoutchouc*.

1. Voyez encore page 335.

qui peuvent au besoin recouvrir tout simplement celles qu'on porte habituellement.

Avant de prendre ses repas (qui n'auront jamais lieu dans la chambre du malade), il faut se rincer la bouche et se laver et désinfecter les mains.

La toilette des mains et de la figure sera minutieuse : brossage des ongles coupés court, immersion des mains dans l'alcool ou l'eau de Cologne ; au besoin, badigeonnage des mains et des ongles avec de la teinture d'iode diluée.

Les *visiteurs* seront réduits au nombre minimum indispensable. Ils auront une blouse qu'ils laisseront en sortant de la chambre, pour ensuite se laver la figure, se rincer la bouche, se désinfecter les mains. Ils se garderont de toucher au malade par des embrassades ou des poignées de mains. Ils seront d'ailleurs prévenus par le personnel des dangers de contagion.

Désinfection du malade. — On veillera à la grande propreté du malade, en assurant minutieusement son hygiène individuelle (p. 556), en y joignant des soins spéciaux : lavages de la bouche avec de l'eau bouillie tiède additionnée d'eau oxygénée ; lavage des orifices naturels ; lotions alcoolisées ; gargarismes à l'eau oxygénée ; pulvérisations, fumigations.

Tous les objets servant ou ayant servi aux malades (*verres*, *fourchettes* et *cuillères*, *assiettes*, *canules*, *thermomètre*, etc.) seront stérilisés à l'étuve ou par l'eau bouillante, ou conservés dans un liquide antiseptique, ou brûlés, suivant leur nature. N'oublions pas, comme étant susceptibles d'être contaminés par le malade : les *journaux*, les *livres*, les *photographies* et tous menus objets. Rappelons enfin qu'il y a des *thermomètres stérilisables* par la chaleur, sans qu'ils se brisent.

Désinfection des selles et des urines. — Les matières fécales peuvent être mélangées à de la sciure de bois et *incinérées*, ou bien on les laisse en contact prolongé avec un liquide antiseptique, lequel peut être : du *lait de chaux*

(1 kilogramme de chaux vive pour 10 litres d'eau), du *crésyl*, du *crésylol*, etc.

Les urines sont désinfectées par l'addition d'*eau de javelle* ou d'une solution de *sulfate de cuivre* (50 grammes 0/00) ou du *lait de chaux*.

Désinfection des crachats. — La contagion de la tuber-

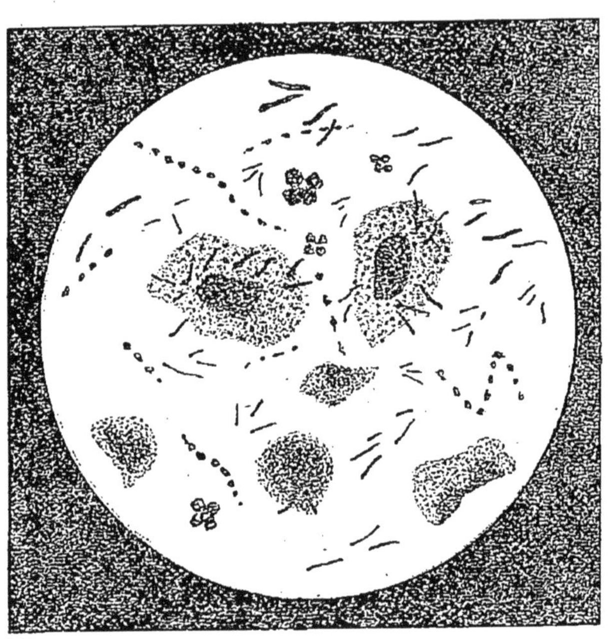

FIG. 223. — Crachat tuberculeux.

culose s'effectuant par les crachats desséchés (*fig.* 223) dont les bacilles de Koch[1] sont facilement véhiculés par les poussières, il faut apporter la plus grande attention aux crachats. D'abord il ne faut pas cracher par terre, surtout dans un endroit clos (pièce, logement, voiture, etc.), mais se servir de *crachoirs* contenant un liquide antiseptique (par exemple une solution de lessive de soude à 10 0/0, ou de lysol ou de lusoforme à 2 0/0; tandis que la

1. Microbes de la tuberculose, désignés du nom du professeur Robert Koch qui a découvert le bacille de cette affection.

solution de sublimé corrosif ne convient pas parce que ce bichlorure de mercure coagule les crachats).

Les crachoirs sont de forme variée (*fig.* 224). L'important, c'est que ces récipients puissent être facilement stérilisés à l'autoclave (*fig.* 225), ou par l'ébullition dans de l'eau bicarbonatée. Il y a des crachoirs collectifs, des

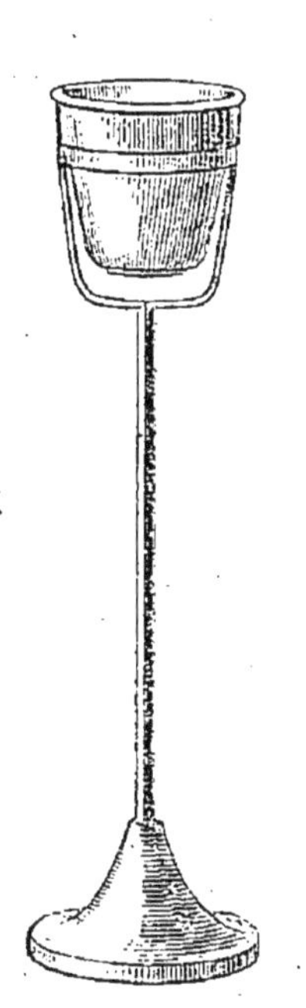

Fig. 224. — Crachoir collectif.

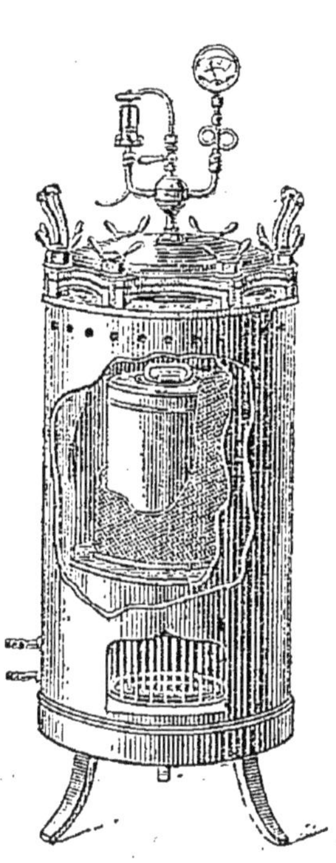

Fig. 225. — Autoclave.

crachoirs individuels (crachoirs de poche, crachoirs de papier ou « mouchoirs japonais » qu'on jette de suite dans un liquide antiseptique et qu'on brûle ensuite).

Désinfection du linge. — Le linge de corps et de literie, les blouses, tout ce qui a touché au malade ou qui est souillé par ses excretas, doivent être recueillis dans la chambre du contagieux, versés dans des récipients stérilisables ou dans des sacs à désinfection, ou dans des draps humectés par un liquide antiseptique, de façon à ce que le personnel préposé au transport ou au lavage et à la désinfection définitive du linge contagionné ne risque pas d'être contaminé par ce linge.

Désinfection de la literie. — Les matelas, les traversins, les couvertures, etc., sont d'ordinaire désinfectés dans des *étuves à désinfection* (*fig.* 226) à faible ou forte pression dans lesquelles la température monte à 112-115°. Ce mode de stérilisation exige un contrôle sévère, si l'on veut être certain des résultats. Il convient au linge qui n'est ni souillé ni taché; aux matelas qui, après plusieurs étuvages, peuvent être détériorés: telles les couvertures de laine. L'étuve ne

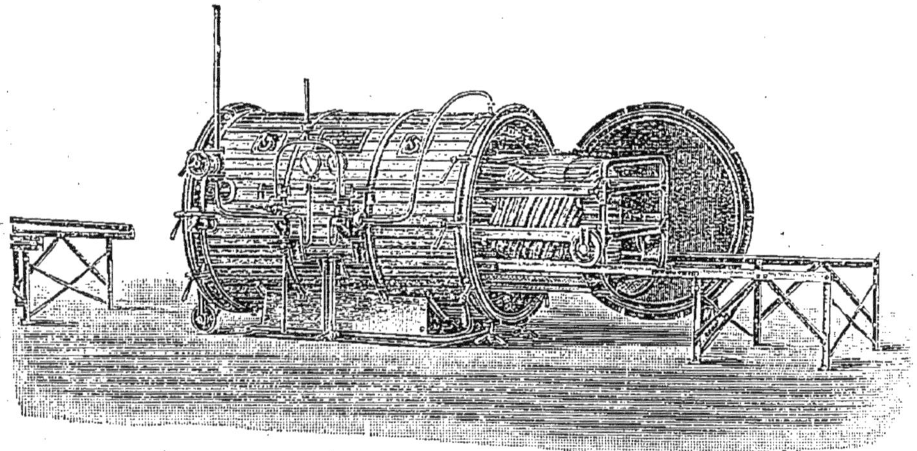

Fig. 226. — Etuve à désinfection (système Geneste et Herscher).

convient pas aux fourrures, aux objets plaqués ou en cuir ou en caoutchouc.

On préfère aujourd'hui, même pour les matelas, les *étuves à formol* ou à *formacétone* qui sont portées à 75 ou 80° et qui n'ont pas d'effets détériorants.

Désinfection du local et du mobilier. — Lorsque la chambre n'est plus occupée par le malade, il faut laisser les fenêtres ouvertes, enlever la literie et tout ce qui peut et doit être être enlevé pour être désinfecté à part.

Le lit et les meubles en métal sont savonnés, puis lavés avec des solutions de lysol, de lusoforme, de sublimé, etc.

Le parquet et les soubassements sont lavés à l'eau de javelle ou au sublimé.

Enfin le local tout entier, clos soigneusement par des bandes de papier qui ferment toutes les ouvertures, est désinfecté aux *vapeurs de formol*[1] que dégagent différents appareils. On peut encore utiliser les vapeurs d'*acide sulfureux* qui tue les insectes et les petits animaux.

Mais il ne faut pas accorder une importance absolue à la désinfection du domicile, d'autant plus qu'il semble que les germes infectieux ne vivent guère en dehors de l'organisme du malade. Cependant il faut se soumettre aux inconvénients de la désinfection à domicile, puisque c'est la loi. En outre, la désinfection des murs et du plancher par de grands lavages permet d'introduire un peu de propreté dans les domiciles où l'hygiène est inconnue. A ce point de vue spécial il faut donc la respecter, en réclamant beaucoup d'égard de la part du personnel désinfecteur.

Déclaration des maladies contagieuses. — La loi du 19 février 1902 sur la santé publique impose la déclaration et la désinfection dans certaines maladies transmissibles ; elle la rend facultative dans d'autres.

Déclaration obligatoire. — Les maladies suivantes doivent être déclarées, sous peine pour le déliquant d'être passible des sanctions prévues par la loi. Ces maladies transmissibles sont : la *fièvre typhoïde*, le *typhus exanthématique*, la *varioloïde*, la *variole*, la *scarlatine*, la *rougeole*, la *diphtérie*, la *suette militaire*, le *choléra*, les *maladies cholériformes*, la *peste*, la *fièvre jaune*, la *dysenterie*, l'*infection puerpérale*, l'*ophtalmie purulente* des nouveau-nés, la *méningite cérébro-spinale* épidémique.

Déclaration facultative. — La loi n'oblige pas à déclarer certaines maladies à caractère contagieux, telles que la *tuberculose*, les *oreillons*, la *coqueluche*, la *grippe*, la *pneumonie*, la *broncho-pneumonie*, l'*érysipèle*, la *lèpre*, la *teigne*.

1. Le formol commercial ou formaline est une solution d'aldéhyde formique à 40 0/0.

CHAPITRE XIII

PROPHYLAXIE SPÉCIALE CONTRE CERTAINES MALADIES CONTAGIEUSES

Nous allons voir rapidement, de courts mais importants détails relativement aux mesures hygiéniques à prendre dans certaines maladies transmissibles. Nous laisserons de côté la peste, le choléra, la dysenterie, le typhus exanthématique, la méningite cérébro-spinale épidermique, la grippe, etc., pour nous en tenir à la diphtérie, la fièvre typhoïde, la tuberculose, la variole, la rougeole, la scarlatine et enfin aux maladies vénériennes.

Diphtérie. — La période d'incubation, c'est-à-dire le temps que met le microbe de la maladie pour se développer complètement est de deux à cinq jours. Elle peut n'être que de vingt-quatre heures. Une première atteinte confère l'immunité. Il faut savoir que le bacille de Löffler (*fig.* 227) est très vital et que chez le malade il se trouve surtout sur la muqueuse de la gorge et du nez, et qu'il y reste à l'état virulent jusqu'à la convalescence et même plusieurs semaines après la complète guérison.

Le microbe venant surtout de la bouche et du nez du malade, celui-ci peut, en toussant, en éternuant, et même en parlant, répandre le germe dans le milieu environnant.

La diphtérie ne se manifeste pas seulement par le *croup*, c'est-à-dire par une localisation au larynx, mais elle peut s'en prendre aussi aux yeux, aux bronches, aux plaies comme à d'autres parties du corps.

Mesures d'hygiène. — Déclaration obligatoire, isolement du malade, désinfection complète. Non-réadmission de l'enfant à l'école avant quarante jours.

En ce qui concerne plus spécialement le personnel soignant : veiller à n'avoir aucune écorchure, protéger au besoin les yeux par des lunettes, se rincer la bouche avec de l'eau alcoolisée à 30 0/00. Injection préventive de sérum Behring-Roux.

Tuberculose. — Le microbe de cette maladie qui ravage tous les organes (poumons, larynx, intestins, os, méninges, etc.), pénètre immédiatement dans le corps, par

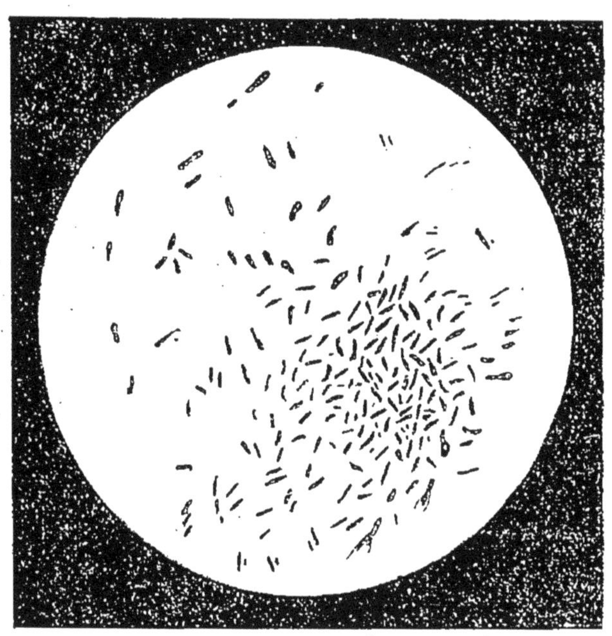

Fig. 227. — Bacille de la diphtérie.

hérédité ou par contagion et produit tôt ou tard ses funestes effets, à la faveur d'un mauvais état de santé antérieur (anémie) ou d'une mauvaise hygiène individuelle (logement malsain, par insuffisance d'air, de lumière, de propreté ; alimentation insuffisante par la quantité et par la qualité; alcoolisme).

Modes de contagion. — Les voies par lesquelles la tuberculose se transmet d'un malade à une personne non contaminée sont, dans l'état actuel des connaissances médicales, les suivantes :

1° Les *expectorations* : la *salive* projetée par les phtisiques dans la toux, dans l'éternuement ou simplement en parlant ; les *crachats* (*fig.* 223) dont la dessiccation est une condition de transport et sans doute de contagion. Cependant le Dr Cadéro a prétendu que les poussières provenant de la dessiccation des crachats tuberculeux sont inoffensives, qu'elles soient absorbées par l'estomac ou par les poumons. Cette opinion pour le moins originale prétend s'appuyer sur des recherches personnelles et sur les remarques suivantes : Les engins les plus terribles sont également inoffensifs quand ils sont suffisamment émiettés; les atomes ne comptent plus; le boulet de canon réduit en poussière ne peut tuer un moineau; les bacilles de Koch éparpillés aux quatre vents sont des bacilles tuberculeux qui ne tuberculiseraient pas.

2° L'*inhalation* de l'air expiré par les phtisiques. C'est le mode fréquent de *contagion familiale ;*

3° Le *séjour prolongé* dans un local où a vécu et succombé un tuberculeux : contamination du logement ;

4° La *sueur* qui, d'après les recherches du Dr Piéry, contient le plus souvent les baciles virulents d'un tuberculeux et peut devenir un agent de contagion, soit par voie directe (contagion par contact direct), soit par voie indirecte (souillure du linge);

4° Les aliments et en particulier le *lait* provenant de vaches tuberculeuses.

Mesures d'hygiène. — Ne pas cracher par terre, mais dans un crachoir (p. 573). Hygiène personnelle rigoureuse : pas de fatigue, pas de tabac ni d'alcool ; bonne alimentation ; logement sain, bien aéré et ventilé ; gymnastique respiratoire ; éviter les poussières.

Fièvre typhoïde. — Période d'incubation : une à quatre semaines ; durée de la maladie : deux à trois semaines ; puis, lente disparition de la fièvre.

La contagion peut être directe par le contact avec le malade ou le séjour dans la chambre.

1. *Lyon médical*, mars 1908.

Le siège de la maladie est surtout dans l'intestin (*fig.* 228). Elle se propage surtout par les matières fécales et les urines, par l'eau (eau de boisson, eau des huîtres, eau de lavage des salades et des fruits, eau des bains), ainsi que par les objets divers ayant servi au typhique (verre, cuillère, linge, etc.).

Mesures d'hygiène. — Il faut donc de très grandes précautions visant l'évacuation des déchets du malade, ainsi que la désinfection des objets et du linge, et la très grande

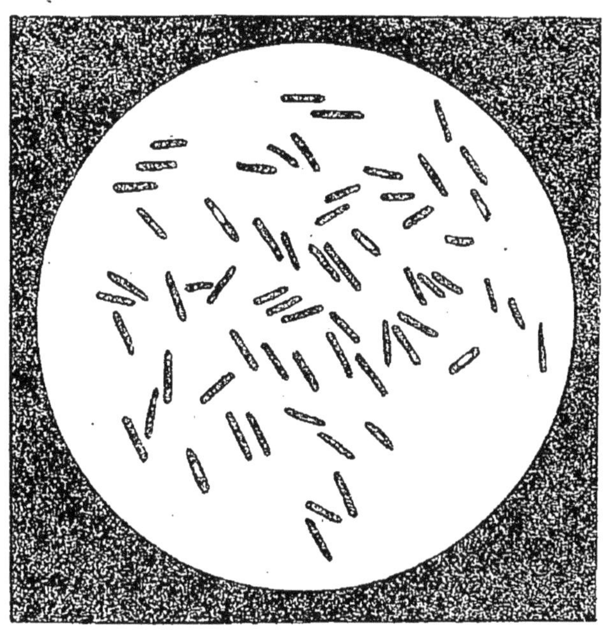

Fig. 228. — Bacille de la fièvre typhoïde.

propreté du personnel, qui devra se prêter à la vaccination antityphique (*sérum Vincent*, *sérum Chantemesse*).

On prendra le plus grand soin de la bouche du typhique : brosser les dents, les gencives, la langue, plusieurs fois par jour, avec de l'eau oxygénée diluée, ou bien une eau alcaline. Bien observer chez le malade l'hygiène de la peau, celle des organes génito-urinaires, celle de la chevelure, sans qu'il soit indispensable de couper les cheveux au ras.

Variole. — Il s'agit ici, quand elle s'y met, de la plus contagieuse et de la plus grave des fièvres éruptives. La période d'incubation est de neuf à quinze jours. Cette maladie infectieuse n'épargne personne, sauf ceux immunisés par une première atteinte ou une vaccination ne remontant pas au delà de six ou sept années.

Mesures d'hygiène. — Le personnel chargé des soins au varioleux doit être récemment vacciné ou revacciné.

Mesures envers le malade : isolement, désinfection complète.

Rougeole. — Période d'incubation : huit à douze jours. La contagion se fait surtout par l'élimination du nez et très facilement dans les agglomérations d'enfants (crèches, écoles, etc.).

Après la convalescence (environ quatre semaines), les enfants peuvent, après désinfection et bain, retourner à l'école.

Une rougeole légère peut donner lieu par contagion à une rougeole très grave, surtout chez les personnes faibles ou atteintes d'une autre maladie.

Mesures d'hygiène. — Eviter les causes de refroidissement, abaisser la lumière, laver les yeux enflammés, graisser les narines et la lèvre supérieure avec de la vaseline stérilisée. Pour les autres précautions, s'en rapporter au médecin.

Scarlatine. — La contagion se fait par les sécrétions de la bouche et du pharynx, dès le début de l'éruption. La période d'incubation est de deux à sept jours. La transmission de la maladie peut être directe par contact très court entre enfants, ou indirecte par l'intermédiaire d'une personne saine, mais porteuse du germe, ou par le lait (contaminé par le personnel de ferme).

Mesures d'hygiène. — Isolement, désinfection dans toute sa rigueur, antisepsie de la gorge, du nez, etc.

Grippe. — Maladie occasionnée par le bacille de Pfeiffer qui pullule dans les sécrétions du nez et de la bouche. Durée de l'incubation : un à cinq jours.

Il faut savoir, en vue des mesures préventives, que la contagion se fait directement par l'air, ou par l'introduction, dans les voies respiratoires, de fines gouttelettes provenant des malades.

Coqueluche. — La contagion de cette maladie de l'enfance a lieu vraisemblablement par les produits d'expectoration, et encore, d'une façon directe et rapide, par les embrassades ; ou par le médecin lui-même soignant d'autres coquelucheux ; ou encore par les jouets, le linge, etc.

Mesure d'hygiène. — Isolement, désinfection après guérison, des vêtements, de la literie, de la chambre, car le coquelucheux peut se réinfecter lui-même.

Oreillons. — L'incubation de cette maladie persiste pendant quinze jours en moyenne ; et la contagion peut se faire pendant cette longue période d'incubation, c'est-à-dire bien avant que le diagnostic soit possible.

Quand la maladie est éclose, la possibilité de contagion persiste par les mucosités de la bouche et du nez, par les vêtements du malade, par le contact direct prolongé.

Mesures d'hygiène. — Isolement pendant quinze à vingt jours. Après guérison, désinfection des vêtements, de la literie ; grands bains savonneux.

Maladies vénériennes. — Les deux maladies transmissibles qu'il ne faut pas hésiter à signaler sont la *syphilis* et la *blennorragie*, qui peuvent être l'une et l'autre des plus graves, soit par elles-mêmes, soit par leurs complications immédiates ou lointaines.

La transmissibilité de ces deux affections s'opère par le contact direct avec la personne contaminée, ou en touchant des objets contaminés par elle. La plus légère égratignure peut devenir la porte d'entrée pour le virus de la syphilis :

le microbe de la blennorragie (gonocoque) pénètre par les voies naturelles.

Dans les deux cas, il faut user de la plus rigoureuse propreté, éviter de se servir d'objets personnels appartenant à d'autres ; en cas de blennorragie, redouter de porter au visage et surtout aux yeux du pus virulent.

Dans les deux cas, il faut, dès le moindre signe douteux, consulter le médecin, car un traitement précoce et suivi fidèlement peut amener la guérison avec le minimum de dommages.

A la suite de ces deux maladies, on peut être privé d'enfants. Les autres complications peuvent être des plus graves : paralysie générale ; maladies des os, des nerfs et de tous les organes ; métrite, arthrite, cystite, etc.

Prophylaxie morale et sociale. — Il y a toute une série de mesures préventives qui appartiennent au domaine de l'hygiène morale et sociale et qu'on ne saurait trop faire connaître à la jeunesse. La place nous manque ici. Mais il y a des *œuvres de préservation* qui ont assumé la noble tâche de prévenir les dangers sexuels qui ont des répercussions d'ordre national. Ces œuvres accomplissent également leur but en redressant la morale individuelle qui a trop souvent tendance à se relâcher.

CHAPITRE XIV

HYGIÈNE DE LA SECONDE ENFANCE

L'hygiène appliquée à la première enfance, ainsi que les notions de *puériculture*, sont traitées ailleurs (5me partie). Nous examinons ici certains points concernant différents âges plus avancés, de l'enfance.

Toilette de l'enfant. — La plus grande propreté s'impose d'autant plus que les enfants se salissent davantage et n'ont pas la moindre idée des bienfaits de l'hygiène.

Préjugés des parents. — Il est encore à notre époque des gens pour croire que les *poux* sont utiles à la santé de l'enfant et que la *crasse* doit être respectée. C'est une absurdité dont les enfants sont les victimes.

Soins de la tête. — Il faut au contraire laver la tête chaque jour avec de l'eau de savon, et au besoin se servir de la vaseline, si la crasse disparaît difficilement.

Les cheveux seront brossés chaque jour et plus tard peignés au peigne fin et au besoin coupés ras s'il y a persistance des parasites.

Soins du visage, de la bouche, des dents. — Il faut initier de bonne heure les enfants à la propreté la plus minutieuse visant tout le corps, et en particulier les *yeux*, les *oreilles*, le *nez*, les *mains*, les *ongles*.

Il faut leur apprendre que la propreté conserve les *dents* : deux nettoyages par jour avec un linge fin ou une brosse douce et imprégnée d'une pâte dentrifice ou de savon. Plus tard faire visiter les dents périodiquement par un dentiste. Evitez tout ce qui peut nuire aux dents : boissons chaudes et froides prises alternativement, vinaigre, fruits verts, bonbons ou autres objets durs.

Soins de la peau. — Bains. — Dès la naissance, le nouveau-né prend un bain de nettoyage dont l'eau savonneuse à 36-37° doit le débarrasser du sébum qui l'encrasse.

Pendant la première année, un bain quotidien, puis tous les deux jours (deuxième année), enfin deux fois par semaine.

Le bain sera de courte durée, aura lieu dans une pièce chauffée à 18°, et sera parfois, suivant avis du médecin, additionné de farine de moutarde ou de tilleul.

A partir de deux ou trois ans, les bains ainsi que les lotions pourront être plus frais (30-28°).

La toilette locale (axillaire, génito-anale) sera surveillée, surtout à l'époque de la puberté.

A partir de quatre ans, les *bains de mer* peuvent convenir aux enfants moins délicats, lymphatiques, s'ils ne sont pas trop excitables.

Dans un âge plus avancé, l'enfant reçoit un costume d'adulte dont les conditions hygiéniques nous sont déjà connues (v. p. 478).

Précautions dans l'habillement. — Le jeune enfant étant très fragile, éviter qu'il ne se refroidisse. De plus il faut prendre garde aux manœuvres brutales et maladroites, comme par exemple, de soulever l'enfant par l'extrémité des jambes et des bras : c'est le moyen d'éviter les fractures et les disjonctions des membres.

Pas de vêtements mouillés, ni trop amples ni à coutures ou à boutons susceptibles de blesser ou d'irriter, ni cachant des épingles.

Chambre d'enfant. — Doit être particulièrement salubre, vaste, facilement aérable et ventilable, cubant au moins 25 centimètres cubes, non exposés au nord.

Fenêtre grillagée (ainsi que la cheminée), constamment ouverte en été.

Vaste aération matin et soir, surtout dans le cas regrettable où l'enfant reste toute la journée dans la pièce où il passe la nuit.

Température : de 17 à 19°. En hiver, chauffage de cheminée au bois, ou chauffage à la vapeur, pas de poêles métalliques ni de chauffage au gaz.

Eclairage artificiel à l'électricité ou par une bougie, mais pas de pétrole, ni gaz, ni veilleuse.

Lit. — Pas de tentures dans la chambre ni de rideaux au lit ou au berceau, mais une toile en mousseline légère qui protège contre les courants d'air et les insectes, sans nuire à la circulation de l'air.

Jamais l'enfant ne doit dormir avec ses parents [1], jamais deux enfants dans le même lit.

La garniture du lit se composera de : matelas en crin de cheval, ou de varech ou de balle d'avoine, oreiller de crin, toile imperméable recouverte d'un drap, couverture de laine, couverture de coton.

Sommeil de l'enfant. — Le sommeil est d'autant plus long que l'enfant est plus jeune, parce que l'activité vitale est plus grande.

A partir de quatre ans, l'enfant ne doit plus dormir le jour, mais se reposer longuement la nuit : dix à douze heures.

Plus tard, dans la seconde enfance, on peut admettre comme bon le système des trois-huit ; huit heures de sommeil, huit heures de travail, huit heures de repos ou de récréation.

Précautions à prendre. — Il faut remplacer les vêtements de jour par un *costume de nuit* approprié à l'âge.

Si l'enfant dort mal, s'inquiéter du lit, de l'aération, du repas du soir, de l'état nerveux, de l'excès de travail ou de lecture, des habitudes vicieuses, surtout chez les arriérés et les anormaux.

1. Il y a de fréquentes morts de nouveau-nés dues à cette imprudence, laquelle peut en outre occasionner aux parents les plus grands ennuis. Car le médecin de l'état civil peut, dans de tels cas, faire procéder à une enquête judiciaire.

Interdire les veilles prolongées, les soirées et les spectacles.

Exercices, promenades, jeux. — Après deux ans, l'enfant doit être dehors le plus possible. Le changement d'air à la campagne, surtout pour les enfants qui vivent dans les grandes villes, a la plus heureuse influence. Les *colonies scolaires*, les *colonies de vacances* et autres œuvres de ce genre donnent les meilleurs résultats.

Les *voitures d'enfants* sont des moyens de véhicule auxquels il faut recourir quand on ne peut faire autrement (longues distances, enfants lourds). Elles ont l'inconvénient de favoriser l'immobilité du corps et de l'exposer au refroidissement. En tout cas, la voiture devra être montée sur de grands ressorts très doux, et l'enfant sera bien couvert dans la saison froide, et même réchauffé par une boule d'eau chaude.

Les *jeux* sont naturels et indispensables à l'enfant. Ils le poussent au mouvement et aux exercices salutaires, cela d'une façon agréable. Il faut incliner l'enfant vers les *jeux au grand air* et qui exigent une grande mobilité, de préférence aux jeux qui immobilisent l'enfant dans un espace clos. Les promenades et les exercices au grand air sont à rechercher particulièrement à l'âge où la fréquentation scolaire impose à l'enfant, pendant des heures parfois trop longues, l'immobilité aggravée d'une mauvaise attitude du corps (v. p. 488).

Les **jouets** sont également nécessaires pour provoquer les mouvements. Ils seront *personnels* à l'enfant, à cause de la contagion possible due à des jouets de provenance inconnue ou suspecte. Ils ne seront ni en plomb, ni trop petits, ni fragiles, pour ne pas être dangereusement avalés et ne pas blesser. Ils seront peints en couleur végétale non toxique, et enduits d'un vernis insoluble et imperméable.

L'**éducation physique** doit tendre à développer la force musculaire et vitale de l'enfant, en évitant de le gâter par un excès de précautions ou par une sensiblerie dont il sera la première victime.

Il faut, si l'enfant est jeune, sacrifier au besoin le temps des classes et des études, pour donner franchement la prépondérance aux exercices physiques.

Ces *exercices physiques* seront adaptés à l'enfant et dosés suivant sa capacité de réaction. Ce seront les *jeux*, la *gymnastique suédoise*, la *natation*, l'*aviron*, la *bicyclette*, l'*équitation*, l'*escrime*, etc. ; tout cela suivant l'âge et l'état de santé.

L'éducation morale ou l'*hygiène morale* est beaucoup trop délaissée. Les parents ont l'habitude de s'en rapporter à l'école, au collège ou au lycée, du soin d'éduquer leurs enfants : c'est une erreur, c'est une abdication, c'est préparer de grandes désillusions. L'école est d'abord faite pour l'instruction, et la famille pour l'éducation.

Il faut apprendre de bonne heure à l'enfant à avoir conscience de soi-même, à affronter les difficultés avec ses seules forces, en le laissant choisir sous sa responsabilité, entre ce qui est bien et ce qui est mal. Il ne faut pas le « butter », en l'accablant, à tout propos, de reproches amers et de menaces. Mais conduisez-le d'après son propre caractère, en faisant appel, tantôt à ses bons sentiments, tantôt à la raison ; et quand punition il doit y avoir, que ce ne soit pas une retenue, ni un pensum, ni un cachot, ni une privation de nourriture.

En d'autres termes, il faut aguerrir de bonne heure les enfants, et physiquement et moralement. Pour atteindre sûrement ce but, il est indispensable que les parents donnent eux-mêmes l'exemple.

Les parents ont la charge et le devoir de donner à leurs enfants la santé physique et morale : l'une est corrélative de l'autre.

Hygiène scolaire. — Les conditions que doit remplir

1. La gymnastique athlétique convient beaucoup moins aux jeunes enfants.

une école au point de vue de l'hygiène sont prévues par les règlements publics. Il doit en être ainsi, car une agglomération d'enfants constitue un milieu très favorable à l'éclosion des épidémies, et d'autre part le régime scolaire lui-même peut présenter de gros inconvénients, suivant l'état de santé de certains enfants. Les tables d'école peuvent être l'objet *d'attitudes vicieuses* (v. p. 488), alors qu'il faudrait un matériel qui soit l'éducateur de l'attitude.

A Paris, tout au moins, on s'efforce de tendre à la perfection en élargissant l'inspection médicale des écoles pour sauvegarder davantage la santé des enfants en les surveillant, à ce point de vue, d'une façon méthodique et régulière depuis l'entrée à l'école jusqu'à la sortie.

Hygiène à l'atelier. — Les enfants souffrent, plus que les adultes, du travail dans les fabriques et dans les ateliers. Ils ont donc besoin d'une protection spéciale qui a d'ailleurs été prévue par la loi aussi bien en faveur des femmes.

L'*apprenti* ne doit pas être admis avant l'âge de douze ans, ni être livré à plus de dix heures de travail par jour jusqu'à quatorze ans.

Pas de travail de nuit jusqu'à dix huit ans, interruption dans le travail de jour toutes les trois heures.

Interdiction de l'atelier aux enfants débiles ; interdiction de certaines industries dangereuses ou malsaines ou trop pénibles.

C'est le médecin qui devrait désigner la profession qui, en principe, convient à tel ou tel enfant.

Il existe encore actuellement une crise de l'apprentissage, crise qui préoccupe à juste titre, tant au point de vue industriel et économique qu'au point de vue de l'éducation et de la criminalité.

L'atelier doit être clair, bien aéré, susceptible d'être bien ventilé. On lui appliquera le balayage humide, et au besoin les procédés de désinfection par le formol ou autres antiseptiques (crésol savonneux, eau de javel, lessives chaudes à la cendre de bois ou au carbonate de soude, solution de sulfate de cuivre à 50 0/00, solution de chlorure de chaux à 20 0/00).

Pour que le sol des ateliers puisse être lavé facilement et utilement, il faut qu'il soit imperméable. On peut le rendre tel par divers procédés (coaltar, goudron, huile de résine, huile de lin, carbonyle, résinoline, paraffine, etc.).

Il ne faut pas cracher par terre. L'atelier doit être pourvu de *crachoirs* collectifs, dans lesquels il y aura un liquide antiseptique qui ne sera pas une solution de sublimé.

La tuberculose trouve souvent son origine dans des ateliers insalubres ou dans l'insuffisance de précaution de la part des ouvriers.

Hygiène industrielle. — L'hygiène de l'atelier est commune à toutes les industries en général, de même que l'*inspection* du travail, aux points de vue de l'âge, du sexe, de la durée, du travail de nuit, etc.

Mais chaque genre de travail, pour ainsi dire, réclame des précautions hygiéniques particulières, en raison des répercussions diverses que tel travail peut avoir sur la santé individuelle ou collective. C'est ainsi qu'il faut prévenir certains accidents professionnels et certaines *maladies professionnelles*. Exemple : le travail dans l'air comprimé peut donner lieu à la *maladie des caissons*, la fabrication du blanc de céruse peut engendrer le *saturnisme*, les industries où l'on manipule ou respire des poussières peuvent donner lieu à des maladies professionnelles spéciales (*pneumoconioses*, *opthalmoconioses*, *rhinoconioses*, *entérocomioses*). Il y a des *dermatoses* professionnelles, de même que certaines maladies contagieuses peuvent être transmises par le travail (*ankylostomiase*, *charbon*, *morve*, *syphilis*, *tuberculose*, etc.).

On voit combien cette partie de l'hygiène collective est aussi intéressante que grave et complexe, et combien il est nécessaire que le législateur intervienne pour réglementer et surveiller le travail, à cause de ces problèmes d'hygiène scientifique qui échappent à beaucoup, et qui ont besoin d'être mis au point par les médecins et les savants pour être ensuite codifiés et imposés dans leurs conséquences.

VIIe PARTIE

NOTIONS SUR LES MÉDICAMENTS

CHAPITRE I

GÉNÉRALITÉS

Définition du médicament. — On appelle médicament toute substance qui, introduite dans l'organisme par une voie quelconque (buccale, rectale, cutanée, sous-cutanée, veineuse, pulmonaire), ou appliquée extérieurement sur une partie du corps, produit des effets favorables utilisés par le médecin, dans le but, soit de soulager le malade, soit de modifier favorablement la maladie ou de la guérir.

Variétés de médicaments. — Les matières premières qui servent à préparer les médicaments sont tirées des trois règnes de la nature :

1° Du *règne animal* on tire les mouches *cantharides* avec lesquelles on prépare les vésicatoires; le *musc*, le *castoréum*, la *pepsine*, la *pancréatine*, etc. qui proviennent de sécrétions glandulaires et possèdent des propriétés calmantes ou digestives; les *sangsues*, employées moins qu'autrefois pour obtenir une « saignée » ; l'*huile de foie de morue*, à la fois médicamenteuse et alimentaire, les *produits opothérapiques*, qui représentent les pulpes ou les extraits d'organes d'animaux (extrait de *fiel;* extraits hépatique, ovarien, surrénal, orchitique, thyroïdien, splénique) ; le *sérum sanguin* (celui du cheval en particulier) qui sert à préparer les *sérums thérapeutiques* (sérum antidiphtérique, sérum antityphique, sérum antiméningococcique, sérum antirabique, etc.).

2° Au *règne végétal* on demande presque toutes les *tisanes*, lesquelles sont faites avec des racines, des tiges, des feuilles, des sommités fleuries, des fleurs, des graines, et dont quelques-unes sont très actives (tisanes de *belladone*, de *digitale*, de *strophantus*, de *coca*, etc.) parce qu'elles renferment des principes puissants (*atropine*, *digitaline*, *strophantine*, *cocaïne*, etc.), qui caractérisent chacune d'elles.

3° Enfin le *règne minéral* fournit de nombreux médicaments chimiques (*bromure et iodure de potassium*, *chlorate de potasse*, *sous-nitrate de bismuth*, *bichlorure de mercure*, etc., etc.), qui sont administrés (usage interne) ou appliqués (usage externe) sous forme de potions, de solutions, etc.

A cette catégorie de médicaments s'ajoute l'innombrable série de *produits chimiques* que les laboratoires découvrent ou préparent par des combinaisons diverses, par synthèse, etc., et qui sont de plus en plus nombreux. Tels l'*antipyrine*, l'*aspirine*, la *salipyrine*, l'*iodoforme*, le *chloroforme*, l'*éther*, le *chlorure de méthyle*, le *sulfonal*, le *trional*, l'*acide picrique*, etc.

But de la pharmacie. — La pharmacie est l'art de préparer les médicaments. Cet art est compliqué, et suppose un savoir très étendu, embrassant plusieurs sciences : la *chimie*, la *physique*, la *botanique*, etc.

Le pharmacien doit connaître l'origine et les qualités des matières premières qui servent à préparer les médicaments. Il lui faut analyser les médicaments, pour les reconnaître, pour en déceler les impuretés et les falsifications, avant de leur donner une forme définitive destinée au malade.

Rôle de l'infirmière quant aux médicaments. — L'infirmière ou l'infirmier a un rôle plus modeste. Ni l'un ni l'autre n'ont à jouer aux médecins. Leur rôle principal consiste à administrer les médicaments préparés par le pharmacien. Ils ont en outre à bien connaître les médicaments en général et surtout ceux qu'ils doivent tenir en réserve pour les cas d'urgence. Ils doivent pouvoir préparer eux-mêmes certains médicaments simples. Ils doivent les bien savoir administrer ou appliquer, dans les conditions et sous les doses prescrites par le médecin.

Le rôle de l'infirmière et de l'infirmier est suffisamment étendu et grave, puisqu'il s'agit toujours de soulager ou de guérir un malade. Mais, en dehors de ce double et noble but qu'il doit poursuivre le plus méticuleusement possible, l'auxiliaire du médecin peut ne plus mériter cet attribut, mais nuire au contraire au malade et même le faire mourir, par ignorance, par étourderie, par indocilité. C'est pourquoi on peut grouper comme il suit les devoirs de l'infirmière et de l'infirmier, devoirs qui consistent à :

1° *suivre à la lettre et scrupuleusement les prescriptions du médecin.* — Il faut au besoin demander au médecin de nouvelles explications, et ne se permettre dans aucun cas de modifier quoi que ce soit dans la façon ou le moment d'administrer les médicaments. Il faut apporter la plus grande attention à ce qu'a écrit ou dit le médecin, et bien se garder de la moindre observation ;

2° *avoir de l'attention et de l'ordre.* — Les médicaments ne doivent pas être dispersés, au hasard, mais rangés méthodiquement dans un endroit séparé, spécialement disposé à cet effet. Il faut séparer rigoureusement les médicaments pour l'*usage interne* de ceux pour l'*usage externe*, ranger à part les *solutions antiseptiques*.

On doit pouvoir lire distinctement sur chaque flacon le contenu de ce flacon. Il faut lire attentivement, plutôt deux fois qu'une.

Ordonnance. — L'ordonnance ou prescription est l'indication écrite des médicaments et des conseils que précise le médecin, après qu'il a interrogé et examiné le malade pour établir le diagnostic de la maladie.

On distingue dans une ordonnance complète, trois parties:

1° L'*énumération des médicaments* simples ou composés, avec l'indication des doses; cette partie s'appelle l'*inscription;*

2° La *manière de préparer*, c'est-à-dire d'unir ensemble, sous une forme et par des moyens variables, diverses substances médicamenteuses, énumérées en premier lieu. Mais, le plus souvent, la manière de préparer n'est pas indiquée, car elle est connue du pharmacien et le mieux connue par lui seul, puisque son rôle consiste à préparer les médicaments. Cette deuxième partie de l'ordonnance ne vise donc que quelques cas tout particuliers; et sur la plupart des ordonnances, l'énumération des substances médicamenteuses qui doivent entrer dans la composition d'une *potion* ou d'un *sirop* ou d'une *pommade* se termine simplement par ces trois lettres : F. S. A. ; ce qui signifie en latin: *fac secundum artem*, ou en français : *faites selon l'art;* cette partie de l'ordonnance s'appelle la *souscription;*

3° Les *instructions* du médecin relativement au mode d'administration des médicaments prescrits, ainsi qu'aux soins complémentaires à donner aux malades. Cette partie de l'ordonnance s'appelle l'*instruction.*

C'est donc cette troisième partie de l'ordonnance qui intéresse surtout la personne qui soigne un malade et cette personne ne saurait demander trop de renseignements complémentalres, soit au médecin qui prescrit, soit au pharmacien qui prépare.

Remarque importante. — Bien que le médecin soit habitué à être souvent interrompu pendant qu'il rédige une ordonnance, il convient de faire remarquer qu'il serait mieux de ne pas le distraire par des questions intempestives Même remarque à l'égard du pharmacien qu'on doit laisser tout entier à la préparation des médicaments et à la transcription de l'ordonnance sur un registre spécial.

Renouvellement des ordonnances. — Il ne faut jamais renouveler une ordonnance sans l'avis du médecin, ni conseiller à un malade de suivre l'ordonnance qui a été prescrite pour un autre, sous le prétexte que les symptômes paraissent les mêmes. En effet, il peut être dangereux pour les autres et pour soi-même de se substituer, sans mandat ni qualité, au médecin qui seul sait et peut prescrire. Les personnes qui en soignent d'autres devraient toujours savoir que des symptômes qui paraissent identiques peuvent cacher des maladies toutes différentes et qui réclament un traitement différent. En outre, le cours d'une maladie se modifie chez le même malade, et peut entraîner des changements dans le traitement. Enfin il peut survenir des accidents graves, parfois des empoisonnements suivis de mort, du fait d'ordonnances qu'on aura eu l'imprudence de faire renouveler sans autorisation *écrite* du médecin traitant.

Médicaments toxiques. — Etiquettes. — Tous les flacons ou boîtes ou récipients quelconques qui renferment des médicaments doivent être recouverts d'une étiquette qui indique exactement, et très visiblement, le contenu du récipient.

Les *médicaments pour l'usage interne* doivent être soigneusement distingués des *médicaments pour l'usage externe.*

Pour ces derniers médicaments le mieux serait, si l'on dispose d'une réserve pour les cas d'urgence, d'adopter pour les substances toxiques ou vénéneuses et conformément aux instructions du Codex de 1908, que la loi impose aux pharmaciens :

1° Une *étiquette rouge orangé* portant en caractères noirs le nom du médicament;

2° Une *bande rouge orangé* faisant le tour du vase et portant en caractères noirs la mention : TOXIQUE.

Les médicaments les plus dangereux doivent être séparés des autres moins toxiques. On colle sur les vases qui les renferment :

a) Une *étiquette fond vert*, portant en caractères noirs le nom du médicament ;

b) Une *bande à fond vert* faisant le tour du vase et portant en caractères noirs, la mention : A SÉPARER.

Mesures. — Les substances médicamenteuses sont pesées suivant leur *poids* ou suivant leur *volume*.

Mesures en poids. — On se sert, pour peser, de balances à fléau supérieur, dites *trébuchets*. Le pharmacien dispose de *balances de précision* destinées aux médicaments dangereux qui sont prescrits à doses infinitésimales : morphine, aconitine, atropine, poudre de belladone, etc.

Mesures en volume. — Pour évaluer en volume la quantité d'un liquide, on a recours à des instruments spéciaux qui sont : des *éprouvettes*, des *verres gradués*.

Pour les très petits volumes, le pharmacien se sert de *pipettes*, de *pipettes graduées*.

Pour les médicaments qui doivent être employés par *gouttes*, on trouve des flacons spéciaux dont l'ouverture permet au liquide de s'écouler goutte à goutte ; en tournant le bouchon en verre dans le sens de la fermeture, l'écoulement cesse. Mais il est peut-être plus sûr de recourir au *compte-gouttes*, surtout au *compte-gouttes calibré*, représenté par un petit tube en verre dont un bout est effilé en un tube capillaire d'un diamètre rigoureusement égal sur toute la longueur du tube, tandis que l'autre extrémité du tube en verre se termine par une poire ou un tube en caoutchouc. Il suffit de presser sur le caoutchouc pour chasser l'air, et de relâcher les doigts pour que, par aspiration, le liquide médicamenteux monte dans l'instrument de mesure. En pressant de nouveau, mais légèrement, le liquide s'écoule goutte à goutte.

Voici, d'après le Codex de 1908, combien il faut de gouttes pour représenter *un gramme* de divers médicaments liquides:

Un gramme	d'*eau distillée*..........	=	*vingt gouttes.*
—	d'*eau de laurier-cerise*...	=	*vingt-deux gouttes.*
—	d'*ammoniaque*..........	=	*vingt-trois gouttes.*
—	de *liqueur de Fowler*....	=	*trente-quatre gouttes.*
—	de *créosote*..............	=	*quarante et une gouttes.*
—	de *laudanum*............	=	*quarante-trois gouttes.*
—	d'*huiles* diverses........	=	*cinquante gouttes.*
—	d'*alcoolature de feuilles d'aconit, d'élixir parégorique*..............	=	*cinquante-trois gouttes.*

Un gramme de *teinture d'aconit*, de *digitale*, de *noix vomique*. = *cinquante-sept gouttes.*
— de *chloroforme*......... = *soixante gouttes.*
— de *teinture d'iode*, un gramme d'*alcool à 90°*.. = *soixante et une goutte.*
— d'*éther*................. = *quatre-vingt-treize gouttes.*

Sur son ordonnance le médecin, pour éviter toute erreur, indique le nombre de gouttes en toutes *lettres*. Si le médicament prescrit en gouttes est moins dangereux, le nombre de gouttes est indiqué en chiffres romains. Par exemple :

Cinq gouttes....................... = V gouttes.
Dix — .... = X —
Vingt — .... = XX —
Vingt-trois gouttes............... = XXIII —
Quarante — .... = XL —
Cinquante — .... = L —
Soixante — .... = LX —

Mesures empiriques. — Si pour peser on n'a pas de balance à sa disposition, on peut se tirer d'affaire en se souvenant que :

Une pièce de 5 francs en argent pèse....... 25 grammes.
— 2 — — .... 10 —
— 1 — — .... 5 —
— 0,50 — — .... 2,5 —
Une pièce de 0,10 en bronze pèse............. 10 grammes.
— 0,05 — .... 5 —
— 0,01 — .... 1 gramme.

De même, puisque les médicaments sont le plus souvent administrés par cuillerées, il faut savoir que :

La *cuillerée à soupe* représente.... 15 *grammes de liquide ;*
La *cuillerée à soupe* représente.... 20 *grammes de sirop ;*
La *cuillerée à dessert* équivaut à.. 10 *grammes de liquide ;*
La *cuillerée à café* équivaut à..... 5 *grammes de liquide ;*

De même :

Un *verre* contient.................. 8 *cuillerées à soupe ;*
Une *poignée* (de semences d'orge) équivaut à...................... 80 *grammes ;*
Une *poignée* (de graines de lin) équivaut à.......................... 50 *grammes*
Une *pincée* (de fleurs) équivaut à... 2 *grammes.*

CHAPITRE II

FORMES PHARMACEUTIQUES

Les *drogues simples* qui supposent, de la part du pharmacien, un savoir très étendu, en ce qui concerne leur culture, le moment de les récolter, la façon de les préparer, etc., sont rarement employées dans leur état naturel. La plupart doivent subir des préparations diverses, grâce auxquelles les médicaments sont, d'abord manipulés, ensuite prescrits et administrés sous telle *forme pharmaceutique* qui convient.

Presque toutes les préparations auxquelles sont soumises les substances médicamenteuses, depuis leur état primitif jusqu'à la forme définitive sous laquelle le malade en profite, concernent respectivement l'*herboriste*, le *droguiste*, le *chimiste*, le *pharmacien*. Il y a cependant certaines formes pharmaceutiques simples, comme les *cataplasmes*, les *tisanes*, etc., que l'infirmière et l'infirmier peuvent et doivent savoir préparer eux-mêmes.

Apozèmes. — Ce sont des tisanes qui diffèrent des tisanes ordinaires en ce qu'elles sont plus chargées en principes actifs et sont, de ce fait, administrées avec plus de réserve et ne peuvent servir de boisson habituelle.

Exemples d'apozèmes : apozème blanc ou *décoction blanche de Sydenham*, *apozème de cousso*, *apozème d'écorce de grenadier*, *apozème purgatif*.

Bouillons. — Ce sont des tisanes toniques ou nutritives, qui ont pour base, soit la chair de certains animaux (bœuf, poulet, pigeon, veau), soit des légumes (bouillon aux herbes, bouillon de légumes).

On connaît aussi les *bouillons lactiques* qui renferment

des *ferments lactiques* et sont habituellement préparés par des laboratoires spéciaux.

Cataplasmes. — Ce sont des *topiques* destinés à être appliqués à tels endroits du corps. Ils ont la consistance d'une pâte molle, et sont obtenus en délayant des farines ou des poudres dans l'eau tiède simple ou dans un infusé ou un décocté. On applique les cataplasmes à même la peau lorsqu'ils doivent recouvrir une faible surface, comme le doigt, la main, l'avant-bras; autrement, et dans le but d'en rendre le maniement plus facile, on les enveloppe dans un linge spécial, sorte de toile grossière (canevas, tarlatane). Il faut toujours agir ainsi lorsqu'on doit recouvrir la surface du cataplasme avec de l'onguent ou de la pommade.

Les cataplasmes doivent être suffisamment mous pour se mouler facilement sur la partie où ils sont appliqués. Ils ne doivent cependant pas être assez liquides pour couler, et passer au travers du linge. Dans le but d'éviter un refroidissement ou une dessiccation trop rapide, on les recouvre fréquemment de *taffetas gommé*. — Très souvent, on ajoute aux cataplasmes des *substances liquides*, des huiles, des *pommades* et des *onguents*, qui sont étendus à la surface ou mêlés à la masse; il en est de même des *extraits*, qui sont délayés auparavant dans un peu d'eau.

Deux moyens peuvent être employés pour faire un cataplasme. On peut faire avec un peu d'eau froide et la substance une pâte épaisse, à laquelle on ajoute peu à peu de l'eau chaude, jusqu'à ce que le mélange ait acquis une consistance et une température convenables, ou bien on délaye la substance dans l'eau froide, de façon à former une bouillie claire, et l'on fait chauffer en remuant continuellement. Ce dernier moyen est préférable s'il s'agit d'un grand cataplasme.

Cataplasmes à la farine de moutarde. — Ou bien ces topiques ne comprennent que de la farine de moutarde, et alors il s'agit de *sinapismes;* ou bien il s'agit d'un mélange ou d'une superposition de farine de lin et de farine de moutarde, de façon à constituer un *cataplasme sinapisé*.

Sinapismes. — Pour préparer un sinapisme, on délaie la farine de moutarde dans l'eau à la température ordinaire, 15 à 20° environ, de façon à obtenir une pâte. Il est nécessaire de se servir d'eau à peine tiède pour faire le sinapisme, et il faut aussi se garder d'ajouter du vinaigre sous prétexte de plus d'action, car on obtiendrait le résultat opposé. Il existe en effet dans la moutarde deux principes qui, en réagissant l'un sur l'autre, donnent l'essence de moutarde, l'agent actif des sinapismes. Or, l'une de ces substances est détruite par la chaleur ou par les acides.

On doit *surveiller l'action d'un sinapisme* et le retirer lorsque l'action rubéfiante s'est produite, car un contact prolongé peut provoquer des effets de brûlure ou de vésication, ou exaspérer par la douleur des malades au système nerveux particulièrement sensible.

Enfin le sinapisme est le plus souvent vendu tout préparé. Il suffit alors de le tremper dans de l'eau très peu tiède, avant de l'appliquer. On assure et on fixe le contact, par une serviette ou par un bandage de corps.

Cataplasmes sinapisés. — On fait d'abord un cataplasme de farine de lin, qu'on saupoudre extérieurement, d'une couche légère de farine de moutarde. On peut encore le préparer en mélangeant et délayant rapidement dans de l'eau chaude parties égales de farine de lin et de farine de moutarde.

Cérats. — Ce sont des pommades à base de cire et d'huile. Ex. : *cérat de Galien*, *cérat à la rose* (pommade pour les lèvres), *cold-cream*, etc. On peut ajouter au cérat simple des principes actifs et obtenir ainsi : *cérat belladoné*, *cérat au calomel*, *c. laudanisé*, *c. opiacé*, *c. saturné*, etc.

Crayons. — Les crayons médicamenteux sont des petits cylindres obtenus, soit par la fusion d'un sel ou d'un mélange de sel que l'on coule dans une lingotière, soit en incorporant la substance active dans une pâte molle qu'on fait sécher ou solidifier.

Le but de cette forme pharmaceutique est de permettre, soit de cautériser, soit de porter l'action d'un médicament dans l'intérieur d'un canal (urèthre) ou d'une cavité (utérus).

Exemples de crayons : *crayons de nitrate d'argent*, *crayons de sulfate de cuivre*, *crayons d'iodoforme*, *crayons de tanin*, etc.

Collutoires. — Ce sont des médicaments dont la consistance est semi-liquide, analogue à celle du miel, et qui sont destinés à être appliqués sur les gencives, sur la langue, sur les parois internes de la bouche ou dans l'arrière-bouche. Les collutoires sont toujours préparés par le pharmacien.

Exemples de collutoires : *collutoire au borate de soude*, *collutoire au chlorate de potasse*, *c. salicylé*, etc.

Collyres. — Le collyre représente une forme médicamenteuse destinée à porter l'action d'un médicament, sur les yeux, sur les paupières.

Variétés de collyres. — On distingue les collyres *liquides*, les collyres *mous* et les collyres *secs*.

Les collyres liquides sont des solutés (eau distillée, infusés, décoctés) destinés à être appliquées sur l'œil, soit par *instillation* (à l'angle interne de l'œil) à l'aide d'un compte-gouttes, soit par *bain* à l'aide d'une œuillère.

Les collyres peuvent avoir comme excipients de l'*huile* au lieu d'eau stérilisée. Les collyres huileux, dont la préparation est délicate, ont l'avantage d'être inaltérables à l'air, à la lumière, aux poussières. On les applique en se servant d'une petite spatule en verre rainée et bien mousse qu'on essuie et qu'on flambe avant chaque emploi.

Les *collyres mous* ou *pommades ophtalmiques* sont toujours préparés par le pharmacien. L'application doit être faite avec le doigt. On emploie à chaque fois gros comme un grain de blé de pommade.

Les *collyres secs* sont constitués par des poudres très

fines que l'on doit faire pénétrer dans l'œil; on peut en faire l'application au moyen d'un pinceau de blaireau; on le trempe dans cette poudre et on le secoue au-dessus de l'œil du malade dont on a renversé la tête et écarté les paupières, ou bien encore on place une petite pincée de poudre dans un tuyau de plume d'oie ou mieux en verre, et on insuffle dans l'œil.

Le médecin, en prescrivant la formule d'un collyre sec, indique de *porphyriser* la poudre, parce qu'une *poudre porphyrisée*, c'est-à-dire préparée dans un mortier à substance dure comme le porphyre, est extrêmement ténue; ce qui convient pour un organe délicat comme l'œil.

Emplâtres. — L'emplâtre représente une forme médicamenteuse pour des *topiques*, c'est-à-dire des médicaments externes. Ils ont pour base, tantôt un savon d'oxyde de plomb, tantôt un mélange de corps gras et de résine.

Les emplâtres sont toujours délivrés par le pharmacien sous forme d'écussons dont la forme et la dimension sont indiquées par le médecin. Le rôle de la garde-malade se borne donc à les appliquer; à les laisser en place un temps déterminé, et à les panser.

Certains emplâtres ont une couleur brune attribuable à l'altération d'une partie des corps gras.

Exemples d'emplatres : *emplâtres de Vigo*, *emplâtre vésicant*, *emplâtre diachylon*, *emplâtre d'opium*, etc.

Sparadraps. — Il convient de savoir que pour le pharmacien tous les emplâtres ont la forme initiale de cylindres plus ou moins gros, appelés *magdaléons*.

Si ces magdaléons d'emplâtres divers sont étalés, sur des bandes de toile (fil ou soie) ou sur du papier, soit en grand et d'une façon industrielle, soit isolément et à l'aide du pouce, on obtient alors des *sparadraps de Vigo*, *sparadrap vésicant* ou *vésicatoire*, *sparadrap de cigüe*, *sparadrap de thapsia*, etc. Le vésicatoire, le thapsia, etc., tels qu'ils sont délivrés par le pharmacien pour être appliqués directement, sont des emplâtres dont la forme pharmaceutique a été modifiée : ce sont des emplâtres étalés, ce sont des *sparadraps*.

Émulsions. — Ce sont des préparations pharmaceutiques liquides qui ont l'apparence du lait, sinon toujours comme couleur, du moins comme opacité, et qui contiennent à l'état de suspension, soit de fines gouttelettes d'*huile*, soit une *résine*.

Deux genres d'émulsions. — On peut admettre qu'il y a deux sortes d'émulsions. Les unes sont obtenues, simplement en délayant dans de l'eau, avec les précautions et la lenteur voulues, des matières premières qui contiennent naturellement une huile ou une résine : ce sont les *émulsions naturelles*. Ainsi le jaune d'œuf, les amandes, la teinture de benjoin, donnent respectivement, par battage convenable avec de l'eau, des émulsions qu'on nomme : *lait de poule*, *loochs*, « *lait de benjoin* » (employé en parfumerie). Au contraire on obtient des *émulsions artificielles*, en ayant recours à des huiles diverses (huile de ricin, huile de foie de morue, etc.) qu'on émulsionne avec de l'eau. On connaît : l'*émulsion d'huile de ricin*, l'*émulsion d'huile de foie de morue*. La *mahonnaise* (mot exact) employée dans l'alimentation n'est elle-même qu'une émulsion artificielle obtenue avec de l'huile d'olives.

Glycérés, Glycérolés. — Ce sont des préparations destinées à l'usage externe, et qui ont comme base la *glycérine*.

Deux genres de glycérés. — On distingue les *glycérés liquides*, dans lesquels les principes médicamenteux sont dissous, ou en suspension dans de la glycérine pure, et les *glycérés fluides*, qui ont une certaine consistance et dont la base est cet empois préparé à chaud avec de la glycérine et de l'amidon, et qu'on nomme *glycérolé d'amidon*.

Fomentations. — Faire des fomentations, c'est appliquer sur certaines parties du corps, des *compresses* le plus souvent chaudes. Ces compresses sont faites elles-mêmes avec des *décocté* (de feuilles de tilleul, de belladone, de morelle, de ciguë, de noyer, de sureau, etc.).

Manière de faire une fomentation. — On fait chauffer le liquide, et on en imbibe des compresses épaisses que l'on applique sur l'endroit désigné. On les remplace par d'autres lorsqu'elles commencent à se refroidir. — On prévient un refroidissement trop prompt, en les recouvrant de taffetas gommé.

Fumigations. — La *fumigation* consiste en un dégagement de gaz ou de vapeurs que l'on dirige sur une partie du corps, ou bien qu'on laisse se mélanger à l'air d'un appartement. Dans ce dernier cas, elles servent à purifier et désinfecter l'air, ou bien à y introduire des principes médicamenteux, qui sont respirés par le malade.

Trois genres de fumigations. — Il y a les *fumigations humides*, les *fumigations sèches* et les *fumigations d'air chaud*. Exemples : fumigations d'eucalyptus, de goudron, de benjoin, de genièvre, de formol, d'acide sulfureux, de chlore, etc.

Gargarismes. — Les *gargarismes* sont des médicaments liquides destinés à baigner la bouche et l'arrière-bouche, et que l'on rejette ensuite. Ils diffèrent des collutoires en ce qu'ils sont plus liquides et plus volumineux.

La *préparation* du gargarisme est très simple, parfois confiée à l'infirmière. Les gargarismes se composent, en général, d'une substance active (chlorate de potasse, borate de soude, résorcine, etc.), dissoute dans une infusion ou décoction (*roses de Provins*, *feuilles de ronces*) et édulcorée avec un sirop (*sirop de mûres* ou *miel rosat*). On commence par préparer l'infusion ou la décoction; on passe à travers un linge, on fait fondre le ou les principes actifs solubles, et on ajoute ensuite le sirop ou le miel.

Variétés. — Suivant leur action principale, les gargarismes sont *antiseptiques*, *émollients*, *calmants*, *astringents*.

Conservation. — Les gargarismes ne doivent pas être préparés pour plus de vingt-quatre heures, et il convient, surtout quand il fait chaud, de les maintenir au frais, car ils se détériorent facilement.

Gelées. — Les *gelées* sont des médicaments qui ont pour base la gélatine (animale), la pectine (fruits), ou des principes mucilagineux. Ces préparations sont surtout des aliments, et peuvent être préparées par la garde-malade.

Variétés. — On connaît les *gelées animales* (gelée simple, gelée de lait, gelée de viande, gelée de corne de cerf) et les *gelées végétales* (gelée d'amidon, gelée de fruits, gelée de lichen, etc.).

Huiles médicinales. — On nomme ainsi des huiles qui contiennent naturellement ou artificiellement, des principes actifs ou nutritifs qu'on utilise dans l'art de guérir. Ainsi l'huile de ricin, l'huile de croton, l'huile de foie de morue sont des *huiles médicinales naturelles*. Au contraire, l'huile camphrée, le baume tranquille, l'huile grise, etc., sont des *huiles médicinales artificielles*; on y a introduit des principes actifs qui ne s'y trouvent pas naturellement.

Injections. — C'est par abus de langage qu'on désigne par ce mot les liquides destinés à être introduits dans les cavités naturelles du corps, ou sous la peau, ou dans les muscles, ou dans les veines, ou dans le liquide céphalo-rachidien. Les mots *injections*, *infusions*, *décoctions*, etc., expriment les actes d'injecter, de faire infuser, de faire bouillir; et les substances injectées, infusées ou cuites, devraient être régulièrement dénommées, après leur préparation : des *injectés*, des *infusés*, des *décoctés*.

Les liquides à injecter sont très variables. Ce peut être simplement de l'*eau bouillie* tiède, de l'*eau oxygénée*, des *infusés*, des *décoctés*, des *solutions* (de morphine, de cocaïne, de sulfate de magnésie, etc.), des *huiles médicinales* (huile camphrée, huile grise), des *sérums* (physiologiques ou thérapeutiques), des *produits spéciaux* (le 606, etc.).

Suivant le mode et le lieu choisis, on distingue les *injections nasales*, *auriculaires*, *uréthrales*, *vaginales*, *sous-cutanées*, *intra-veineuses*, *intra-musculaires*, *intra-rachidiennes*.

Lavements. — Les lavements sont des liquides injectés dans le gros intestin, soit à l'aide d'un instrument propulseur (seringue, clyzopompe), soit par la seule pression du liquide (injecteur maintenu à une certaine hauteur).

Variétés. — Il y a lieu de distinguer :

1° Les *lavements évacuateurs* dont le but est de débarrasser l'intestin par un simple nettoyage mécanique. Ce peut être de l'*eau* froide ou tiède, de la *glycérine* ou de l'*huile* pure, du *décocté de racine de guimauve*.

La quantité peut être : 1/4 de litre, 1/2 litre, 1 litre ;

2° Les *lavements laxatifs ou purgatifs* au sulfate de soude, au séné, au miel de mercuriale ;

3° Les *lavements médicamenteux* qui sont préparés exclusivement par le pharmacien, et dont le volume ne dépasse pas 250 centimètres cubes.

Exemples : *lavement au chloral*, *lavement au chloroforme*, etc. ;

4° Les *lavements alimentaires*.

Liniments. — Les *liniments* sont des médicaments liquides, ou semi-liquides, destinés à être appliqués sur la peau, soit par onction, soit par friction. Les liniments sont toujours préparés par le pharmacien ; ils sont constitués en général par des corps gras ou des liquides alcooliques.

Exemples de liniments : *liniment oléo-calcaire*, *liniment ammoniacal*, *liniment chloroformé*, *liniment de Rosen*, etc.

Liqueurs. — On désigne sous ce nom des solutions, dans l'eau distillée, de substances chimiques douées d'une grande activité, et que l'on administre ordinairement par gouttes. On compte ordinairement le nombre de gouttes fixé par le médecin, au moyen du compte-gouttes *normal*

(Codex). Il est bon de compter les gouttes dans une petite cuiller : on les mélange ensuite avec le liquide dans lequel on doit les prendre. De cette façon, si on a laissé s'écouler un trop grand nombre de gouttes, on peut recommencer.

Exemples de liqueurs : *liqueur de Fowler*, *liqueur de Van Swieten*, *liqueur de Baumé*, *liqueur de Pearson*, *liqueur de Labarraque*.

Loochs. — Nous avons vu plus haut que ce sont des émulsions faites avec des amandes. Le pharmacien se sert d'*amandes douces* auxquelles il ajoute quelques *amandes amères*. Un looch est un lait d'amandes qui peut être administré pur, comme *potion calmante*, mais qui le plus souvent sert de véhicule à d'autres principes médicamenteux qui peuvent être l'*oxyde blanc d'antimoine*, le *kermès*, etc.

Remarque. — Les loochs s'altèrent très vite, ils doivent être maintenus au frais, surtout lorsqu'il fait chaud.

Ovules. — Ce sont des produits de consistance gélatineuse, qui ont la forme olivaire et servent comme pansements vaginaux. Comme les suppositoires, les ovules sont faits d'un excipient qui est de la *glycérine solidifiée* à laquelle on a ajouté de la *gélatine officinale*.

Les *ovules à la glycérine* peuvent être employés sans autre addition, ou bien ils renferment en outre un médicament actif qui peut être l'*ichtyol*, du *tanin*, etc.

Opiats. — Electuaires. — Ces formes pharmaceutiques sont moins connues, parce qu'elles sont de moins en moins employées. Ce sont des pâtes molles, préparées par le pharmacien et qu'on administre ordinairement en boulettes de la grosseur prescrite par le médecin. Ces boulettes sont avalées directement ou enveloppées au préalable dans du pain azyme.

Pastilles. — Tablettes. — Les *pastilles* et les *tablettes* sont deux préparations pharmaceutiques distinctes. Voici des exemples de tablettes :

Tablettes de calomel. — Employées chez les enfants comme vermifuge; on doit les administrer le matin à jeun : leur nombre est fixé par le médecin. On peut donner à manger une demi-heure après, mais il faut éviter les aliments trop salés ou acides (confitures).

Tablettes de baume de Tolu. — On les administre à volonté. Les laisser fondre dans la bouche.

Tablettes de bicarbonate de soude. — On les donne à la dose de 2 à 4, après ou avant le repas, toujours après lorsqu'il n'y a pas d'indication du médecin; *il faut les laisser fondre dans la bouche.*

Tablettes de chlorate de potasse.— Une ou deux par heure. Les laisser fondre dans la bouche afin que le sel puisse se dissoudre dans la salive et agir localement.

Tablettes d'ipéca et tabl. de kermès. — Expectorantes. Celles de kermès sont beaucoup plus actives. En cas de non-indication, on peut prendre une pastille d'ipéca toutes les heures et une de kermès toutes les deux heures. Cesser une demi-heure avant le repas et ne recommencer qu'une heure après; autrement il pourrait survenir des nausées, et même des vomissements. On peut indifféremment les croquer ou les laisser fondre dans la bouche.

Tablettes de chlorhyd. de cocaïne.— Il ne faut pas dépasser la dos eprescrite, car elles contiennent un principe très actif.

Tablettes de cachou, de charbon, de borate de soude, de soufre, de santonine, etc.

Pilules. — Bols. — Granules. — Les pilules sont de petites balles de consistance dure, qui renferment un ou plusieurs principes actifs. Les pilules sont *simples* ou *composées*, suivant qu'elles contiennent un ou plusieurs principes actifs. Elles sont *officinales* lorsqu'elles sont préparées d'avance par le pharmacien, suivant une formule officielle insérée au codex (ex. : pilules de Blancard, à l'iodure de fer; pilules de Dupuytren, au bichlorure de mercure, etc.); elles sont *magistrales* lorsqu'elles sont préparées spécialement, suivant l'ordonnance remise par le médecin. Dans ce dernier cas, il faut savoir que la préparation des pilules exige un certain temps.

Les *bols* sont des pilules préparées ordinairement avec des opiats ou des électuaires.

Les *granules* sont de toutes petites pilules qui réclament d'autant plus d'attention en ce qui concerne le dosage, qu'elles renferment le plus souvent des principes très actifs et qu'il faut bien se garder de dépasser le nombre de granules prescrits par le médecin. Exemples : *granules d'aconitine* cristallisée à 1/4 de milligramme, *granules de digitaline* à 1 milligramme, *granules de dioscoride* ou d'acide arsénieux à 1 milligramme, etc.

Capsules. — Perles. — Nous les plaçons ici parce qu'elles présentent avec les pilules, les bols et les granules une analogie de principe et de forme. En effet, tandis que les pilules, les bols et les granules ne renferment que des médicaments solides, les capsules et les perles au contraire, contiennent des médicaments liquides.

Les *capsules* sont constituées par une petite enveloppe molle en gélatine, qui affecte la forme d'une olive ; cette enveloppe primitivement vide, a été remplie de liquide et fermée ensuite.

Les *perles* diffèrent des capsules en ce qu'elles sont plus petites, sphériques, entièrement remplies par le médicament, et très peu élastiques. On doit les administrer comme les pilules, mais il ne faut pas les conserver longtemps dans la bouche, car la gélatine qui constitue l'enveloppe finirait par se dissoudre.

Administration. — Il faut, pour administrer les pilules, les bols, les granules, les capsules et les perles, se conformer aux instructions du médecin relativement au nombre et à la distance qui doit séparer chaque administration.

Pommades. — Onguents. — Les pommades sont des *topiques* formés d'un récipient de consistance molle (axonge ou graisse purifiée et benzoïnée, vaseline, lanoline) dans lequel le pharmacien incorpore un ou plusieurs médicaments.

Comme les pilules et pour les mêmes raisons, on distingue les pommades *officinales* (pommade d'Helmerich, vaseline boriquée, etc.) et les *pommades magistrales* dont la formule varie suivant les circonstances de la maladie.

La *vaseline* est bien plus employée que l'axonge ou graisse de porc, parce qu'elle ne rancit pas, et que de ce fait les pommades à la vaseline se conservent indéfiniment.

La *lanoline* est une matière grasse extrêmement fine, retirée de la laine de mouton. Elle est employée pure ou mélangée, comme véhicules des *pommades ophtalmiques* (p. 601).

Les *onguents* se distinguent des pommades en ce qu'ils renferment en outre un corps résineux. En outre, les onguents ont comme rôle spécial celui de faire suppurer les plaies ou de les dessécher.

Potions. — Les *potions* sont des médicaments liquides toujours préparés par le pharmacien et au moment du besoin.

On distingue : les *potions proprement dites* qui sont transparentes, les *juleps gommeux* ou véhicules destinés en principe aux médicaments insolubles (bismuth, kermès, etc.) et les *loochs* (v. p. 607).

On les administre ordinairement par cuillerées à soupe. Les potions n'étant jamais préparées d'avance, la garde-malade devra remettre le plus promptement possible l'ordonnance au pharmacien.

Mode d'administration. — Il faut bien se faire indiquer par le médecin, la grandeur de la cuillerée que l'on doit donner au malade : cuiller à soupe, à dessert ou à café. La cuiller à soupe représente environ 20 grammes de potion, la cuiller à dessert 12 grammes et la cuiller à café 5 grammes.

Conservation. — Les potions ne sont pas faites ordinairement pour plus de vingt-quatre heures, surtout en été ; quelques-unes même peuvent s'altérer pendant ce laps de temps. On doit les tenir bouchées et au besoin plongées dans un vase d'eau fraîche. On doit tenir également plongée dans un verre d'eau la cuiller qui sert à administrer la potion et veiller à ce qu'elle soit bien propre.

Poudres. — Il s'agit d'une forme pharmaceutique assez fréquemment employée.

Les poudres *simples* ne représentent qu'un seul médicament. Les poudres *composées* en renferment au moins deux.

Administration. — A ce point de vue il faut distinguer les poudres qui sont réservées à l'usage interne de celles qui sont réservées à l'usage externe ; nous indiquerons les particularités de quelques-unes de ces dernières. Quant aux premières, voici les principaux modes d'administration :

D'abord, le médecin les fait toujours diviser en *prises* ou *paquets* dont il fait prendre un toutes les demi-heures, toutes les heures, ou bien à chaque repas, etc. Pour chaque cas, la garde-malade devra se conformer aux instructions données : relativement au nombre de prises à administrer dans les vingt-quatre heures ; à l'intervalle qui doit séparer chaque administration ; combien de temps avant ou après les repas.

Si la poudre est soluble, on la place dans un verre et on la dissout dans une ou deux cuillerées d'eau ; au besoin, l'on peut employer de l'eau sucrée, que l'on aromatise selon le goût du malade. Il ne faut jamais mettre plus d'un demi-verre d'eau. Si le goût est désagréable, il vaut mieux présenter au malade une solution plus concentrée qu'il avalera d'une seule gorgée, et il pourra ensuite prendre un peu d'eau aromatisée. Lorsque la poudre est insoluble, il y a plusieurs modes d'administration :

1° Si la poudre n'a pas d'odeur répugnante, on peut l'administrer en suspension dans de l'eau ou dans tout autre liquide. On place la poudre au fond d'un verre ou d'une tasse avec une très petite quantité d'eau, et avec une cuiller on la mélange de façon à faire une pâte épaisse et homogène. On ajoute ensuite peu à peu, et en délayant avec soin, assez d'eau pour faire une bouillie claire, et on administre immédiatement ;

2° Dans des pains azymes (hosties). — On place le pain azyme sur une cuiller, puis on l'arrose avec un peu d'eau : il s'imbibe, devient flexible, et se moule, s'avale facilement ;

3° Dans des *cachets* confectionnés par l'industrie pharmaceutique et dans lesquels le pharmacien dispose et renferme les poudres ;

4° Dans une cuillerée de sucre, dans de la confiture, etc.

Pulpes. — Médicaments de consistance molle, obtenus avec des substances végétales ou animales passées au tamis, de façon à séparer les parties grossières. Les pulpes ne peuvent se conserver ; elles doivent donc être préparées au moment du besoin. Quelquefois, l'infirmière en est chargée. On pulpe très souvent des fruits, des légumes, des raisins, etc. Il faut toujours spécifier si la pulpe doit être crue ou cuite ; les propriétés sont entièrement différentes dans ces deux cas : ainsi la pulpe d'oignons crus est rubéfiante, agit comme un sinapisme ; celle d'oignons cuits est émolliente comme la graine de lin.

Pour *préparer* les pulpes, on divise la substance au moyen d'une râpe ; c'est ainsi qu'on prépare la pulpe de carottes, de pommes de terre, d'ail, d'oignons. Lorsque la substance n'offre pas assez de consistance pour être râpée (pomme de terre cuite, feuilles de ciguë, etc.), on se contente de la triturer dans un mortier ou un vase résistant, et de la piler, puis on sépare les parties qui ne sont pas suffisamment divisées, en faisant passer au travers d'un tamis ou d'une passoire métallique.

On connaît la *pulpe de viande crue* (p. 517). On sait aussi qu'il y a des produits opothérapiques constitués par des *pulpes* d'organes (v. p. 591).

Sirops. — Liquides visqueux dont le véhicule est le *sirop de sucre* chargé d'un ou de plusieurs principes médicamenteux. De là une distinction entre les *sirops simples* et les *sirops composés*. Exemples de sirops simples : *sirop de tolu*, *sirop de belladone*, *sirop diacode*, *sirop de morphine*, etc. Exemples de sirops composés : *sirop de Desessartz*, *sirop antiscorbutique*, *sirop de Gibert*, *sirop des cinq racines*, etc.

Mode d'emploi. — Il est très simple ; le goût des sirops, en effet, est rarement désagréable ; on les administre directement à la cuiller ; on fait avaler ensuite une gorgée d'eau pour laver la bouche. Il y a quelques personnes auxquelles le goût *trop sucré* répugne. On verse alors la quantité de sirop prescrite dans un verre renfermant quelques cuillerées d'eau. Mêmes recommandations que pour les potions. *Bien faire indiquer le nombre, la grandeur des cuillerées, l'intervalle à mettre entre chaque administration.*

Très souvent, les sirops sont destinés à sucrer les tisanes, il faut alors faire spécifier si l'on peut en ajouter une quantité indéterminée, suivant le goût du malade, ou seulement une cuillerée à soupe. On doit tenir plongée dans un verre d'eau la cuiller qui sert à donner le sirop, de manière à ce qu'il ne puisse se dessécher ; ou bien encore la laver après chaque administration.

Conservation. — Les sirops se conservent en général très bien, il suffit de les tenir au frais ; en hiver, on les conserve dans une pièce où il n'y a pas de feu ; en été, on peut les placer dans un vase plein d'eau. Particularités :

Sirop d'iodure de fer. — Par cuillerée à bouche, une ou deux par jour, le matin et le soir, ou immédiatement au commencement du repas. Tenir la bouteille bien bouchée et à l'*abri de la lumière.*

Sirop sulfureux. — Tenir la fiole bien bouchée et dans l'obscurité. Avoir soin chaque fois de bien laver la cuiller. On peut, pour faire disparaître la saveur du sirop, donner quelques bonbons aromatisés.

Les **mellites** sont des sirops où le sucre a été remplacé par du miel. Le *miel rosat*, le *miel de mercurialle* sont des mellites.

Suppositoires. — Topiques de consistance solide, et de forme conique destinés à être introduits dans le rectum. Le véhicule est le plus souvent un corps gras, le *beurre de cacao*, que le pharmacien fait fondre pour y mêler les substances médicamenteuses (extrait de belladone, chlorhyd. de morphine, etc.), et qu'il coule ensuite dans des cornets de papier ou dans des moules, qui laissent les uns et les autres, aux suppositoires, la forme définitive de cônes.

Les suppositoires qui demandent logiquement un certain temps pour être préparés et complètement refroidis, sont délivrés chacun dans une enveloppe de papier d'étain, lequel papier doit être enlevé, bien entendu, avant l'introduction du suppositoire.

Le suppositoire, est ordinairement introduit dans le rectum, le soir au moment du coucher. Il est bon de vider préalablement le gros intestin s'il y a lieu.

Les *suppositoires à la glycérine*, sont des cônes en beurre de cacao, renfermant à l'intérieur un peu de glycérine. Ils sont employés contre la constipation, comme les *suppositoires de savon* réservés aux enfants. Il y aussi des *suppositoires au miel*, les *s. d'aloès*, les *s. à l'extrait de ratanhia*, etc.

Teintures, alcoolatures et alcoolats. — Les *teintures* sont des médicaments liquides de nature alcoolique ou éthérée, qui sont chargés des principes actifs d'une ou de plusieurs plantes. Les *alcoolatures* diffèrent des teintures en ce qu'elles sont préparées avec les plantes fraîches. Les alcoolats ne sont autre chose que des *teintures distillées* obtenues par distillation de l'alcool sur un ou plusieurs médicaments. Il y a donc des alcoolats simples et des alcoolats composés.

Mode d'administration. — Quelques teintures peu actives sont administrées par cuillerées à café ou à bouche ; on les verse habituellement dans une petite quantité d'eau, ou d'une infusion appropriée. Mais, le plus habituellement, on dose les teintures par gouttes; on les administre alors comme les *liqueurs* (v. p. 606). Il en est de même pour les alcoolatures. Souvent, on emploie les teintures pour l'usage externe. Ne pas oublier que les teintures peuvent s'enflammer.

Conservation. — La conservation des teintures est indéfinie; il n'y a d'autre précaution à prendre que de bien boucher le flacon, pour qu'il n'y ait pas évaporation de l'alcool.

Diverses teintures. — On distingue :

1° Les *teintures simples* ou solutions, dans de l'alcool dilué, d'un seul médicament. Ex. : teinture de digitale, de belladone, d'iode, d'eucalyptus, d'hamamélis, etc. ;

2° Les *teintures composées*. Ex. : teinture de jalap composée ou eau-de-vie allemande, teinture balsamique, baume du Commandeur, etc. ;

3° Les *teintures éthérées* dont le véhicule est un mélange d'environ deux tiers d'éther et un tiers d'alcool. Ex. : teinture éthérée de digitale, teinture éthérée de perchlorure de fer de Bestuchef.

Tisanes. — Ce sont des *hydrolés*, ou des *solutés* de principes médicamenteux, ordinairement peu actifs, qu'on fait dissoudre dans l'eau, à froid ou à chaud, par des moyens divers. La plupart des tisanes servent de boisson habituelle aux malades, exception faite pour les tisanes plus actives, telles que les apozèmes (p. 598) et certains hydrolés comme les infusés de digitale, de belladone, de jaborandi, de coca, etc.

Préparation des tisanes. — On prépare les tisanes par *solution*, *macération*, *infusion*, *digestion* et *décoction*. Nous dirons quelques mots de ces opérations, qui sont presque toujours faites par l'infirmière ou l'infirmier.

Les substances qui servent à la préparation des tisanes ne sont pas toujours délivrées par le pharmacien ; très souvent, elles sont récoltées par les familles. On doit soumettre les plantes à un lavage à l'eau froide, pour les débarrasser de la poussière et des substances étrangères qui peuvent les souiller. Les fleurs et les feuilles seront employées telles quelles, les petites racines seront divisées (chiendent, salsepareille), les grosses seront concassées (ratanhia) ou râpées (gaïac), pour qu'elles deviennent plus perméables à l'eau. On se servira d'eau peu calcaire; il faut préparer les tisanes dans des vases de faïence, terre cuite ou porcelaine, mais jamais dans des vases métalliques, à moins qu'ils ne soient étamés. L'usage des vases de fer est interdit.

Tisanes par solution. — Ce mode de préparation est très restreint, et ne s'applique qu'aux tisanes acides et à celles obtenues en mélangeant des sirops médicamenteux avec de l'eau. On préparera la tisane de coings, de groseilles, etc., en dissolvant une cuillerée ou deux des sirops correspondants dans un verre d'eau chaude ou froide.

On prépare aussi par simple solution la tisane de gomme du Sénégal, l'eau albumineuse.

Tisane par macération. — Après avoir lavé la substance, on la place dans un vase avec la quantité d'eau froide prescrite, on laisse en contact de six à douze heures en agitant de temps à autre. On passe à travers un linge.

Ex. : macéré de quassia amara, macéré de digitale, etc.

Tisane par infusion. — On verse de l'eau bouillante sur les matières médicamenteuses (feuilles, tiges, fleurs) dont on veut dissoudre les principes actifs. On laisse ensuite en contact plus ou moins prolongé, en vase clos.

On laisse infuser une *demi-heure* les tisanes suivantes :

Anis (fruits)	10	grammes	par litre.
Armoise (feuilles)		—	—
Bouillon blanc (fleurs)	5	—	—
Bourrache (fleurs)	5	—	—
Busserole (feuilles)	10	—	—
Camomille (fleurs)	5	—	—

Capillaire du Canada.................	10 grammes	par	litre.
Centaurée (petite)....................		—	—
Chicorée (feuilles)....................		—	—
Coca (feuilles).........................		—	—
Coquelicots (fleurs)..................	5	—	—
Espèces pectorales...................		—	—
Eucalyptus (feuilles).................	10	—	—
Guimauve (fleurs)....................		—	—
— (racine)......................		—	—
Houblon (cône)........................		—	—
Hysope (sommités fleuries)..........	5	—	—
Lierre terrestre (feuilles).............	10	—	—
Lin (semences)........................		—	—
Maïs (styles)...........................		—	—
Mauve (fleurs).........................		—	—
Mélisse (feuilles)......................	5	—	—
Menthe (feuilles)......................		—	—
Oranger (feuilles).....................		—	—
Polygala de Virginie (racine).........	10	—	—
Sauge (feuilles)........................	5	—	—
Safran..................................	0,20 centigr.		—
Thé (feuilles)...........................	10 grammes		—
Tilleul (fleurs).........................		—	—
Tussilage (fleurs).....................	5	—	—
Valériane (racine).....................	10	—	—
Violette (fleurs).......................		—	—

On laisse infuser *deux heures* les tisanes suivantes :

Asperges (racine)......................	20 grammes	par	litre.
Consoude (racine).....................		—	—
Douce-amère (tige)....................		—	—
Pin (bourgeons)........................		—	—
Quinquina (écorce).....................		—	—
Ratanhia (racine).......................		—	—

Tisane par digestion. — La digestion ressemble à la macération parce qu'elle consiste à laisser les substances plongées dans l'eau pendant un temps plus ou moins long, mais elle en diffère en ce qu'au lieu d'opérer à froid on maintient le liquide à une *température plus ou moins élevée, sans cependant atteindre l'ébullition.* C'est une macération à une température donnée.

Seule, la tisane de salsepareille, à la dose de 60 grammes par litre, se prépare par une digestion à 80° après macération préalable.

Tisane par décoction. — On fait bouillir la substance dans l'eau, pendant le temps prescrit. Il est bon de la placer dans l'eau aussitôt qu'on met cette dernière sur le feu. Il ne faut point oublier qu'avec ce mode de préparation l'eau s'évapore (se réduit) beaucoup. Pour obtenir un litre de tisane, il faudra environ 1 litre et demi d'eau, si la décoction doit durer une demi-heure. On doit passer une décoction à travers une étoffe très serrée. Si l'on passe immédiatement, pendant que le décocté est bouillant, il devient trouble par refroidissement. Pour qu'il reste clair, il faut d'abord attendre le refroidissement.

On préparera de cette façon : l'eau de riz, les tisanes de lichen d'Islande, d'orge, de chiendent, de carragaheen, de ratanhia.

Additions aux tisanes. — La plupart des tisanes sont sucrées ou édulcorées avec du sucre, ou du miel, ou des sirops (de tolu, de capillaire, de groseilles, etc.).

Limonades. — Nous les citons ici parce que ce sont des *tisanes acides*, qui se prescrivent comme boissons habituelles, en exceptant la *limonade purgative* au citrate de magnésie, qui est, ainsi que sa dénomination l'indique, un médicament purgatif dont l'activité est réglée suivant l'effet qu'on cherche.

Les limonades-tisanes sont : les *limonades citrique et tartrique*, la *limonade lactique*, la *limonade sulfurique*, la *limonade commune* (préparée à chaud ou à froid[1]) et enfin l'*orangeade*.

Vins médicinaux. — Ce sont des vins blancs ou rouges, chargés, par macération ou par simple addition, de principes médicamenteux.

1. On prend deux citrons, dont on frotte le zeste avec du sucre en morceaux pour obtenir ainsi la partie aromatique ; puis les citrons sont coupés par moitié et le jus recueilli par expression, avec la main ou avec un presse-citron ; le suc ainsi récolté dans un vase de faïence ou de porcelaine est étendu d'eau bouillante ; puis on ajoute le sucre aromatisé, on laisse en contact et on passe.

Variétés. — Les vins médicamenteux sont *simples* ou *composés*, suivant qu'ils renferment un ou plusieurs médicaments. Ils sont *officinaux* ou *magistraux*, suivant qu'ils sont préparés d'avance à l'officine du pharmacien, d'après une formule légale inscrite au codex (*vin de quinquina*, *de gentiane*, *vin aromatique*, *vin de coca*, *vin créosoté*, etc.), ou suivant qu'ils sont préparés extemporanément, d'après une formule simple ou complexe que le médecin a prescrite sur son ordonnance.

Le *laudanum de Sydenham* n'est plus un vin composé comme suivant les anciennes formules. Voici comment, d'après le Codex français de 1908, le pharmacien doit préparer le laudanum :

Poudre d'opium	100	grammes.
Safran incisé	50	—
Essence de cannelle de Ceylan	1	—
Essence de girofle	1	—
Alcool à 30°	1000	—

Faites macérer en vase clos pendant dix jours en agitant de temps en temps; passez. Exprimez fortement et filtrez.

Un gramme de laudanum correspond à *dix centigrammes* de poudre d'opium ou à *cinq centigrammes* d'extrait et doit contenir *un centigramme* de morphine (convention internationale).

Exemples de vins médicinaux composés : *vin de scille composé* ou *vin diurétique amer de la charité*, *vin de digitale composé* ou *vin de Trousseau*, dont 20 grammes correspondent environ à 10 centigrammes de digitale et renferment 1 gramme d'acétate de potassium ; *vin iodotannique phosphaté*, dont 20 grammes contiennent 4 centigrammes d'iode et 40 centigrammes de phosphate monocalcique ; etc.

Voilà pour les vins composés officinaux. Mais les formules magistrales de vins médicinaux peuvent varier beaucoup suivant les prescriptions du médecin.

CHAPITRE III

RENSEIGNEMENTS SUR CERTAINS MÉDICAMENTS EN PARTICULIER

Nous donnons ici quelques renseignements d'ordre pratique sur certains médicaments, en les groupant d'après leurs effets principaux et en rangeant ces groupes par ordre alphabétique.

Antiseptiques. — On nomme ainsi des substances solides, liquides ou gazeuses, qui détruisent les microbes ou leurs produits (toxines), ou qui, pour le moins, entravent ou ralentissent le développement des germes.

Antisepsie et asepsie. — Par l'*asepsie*, on s'efforce d'éloigner de l'organisme tous les germes susceptibles de l'infecter. Par l'*antisepsie*, on oppose à des germes *déjà existants* des agents destructeurs ou annihilants, dits *antiseptiques.*

L'asepsie complète est difficile à obtenir, car en chirurgie par exemple, elle vise à la fois le malade, l'opérateur, les aides, les objets, le local. Les objets sont rendus aseptiques, autrement dits sont *stérilisés* par le feu (plombage des instruments), par la chaleur (pansement stérilisé à l'étuve ou à l'autoclave), par l'eau bouillante, l'eau bouillie, la teinture d'iode, etc.

Quant à l'antisepsie, elle est pratiquée par la *désinfection* (v. p. 570). Voyons quelques médicaments antiseptiques choisis parmi les plus courants :

Acide phénique. — Quelquefois désigné sous le nom d'*acide carbolique*, plus souvent sous celui de *phénol.* Tel qu'il est préparé par le chimiste, l'acide phénique se présente sous forme de cristaux agglomérés en masse solide (*acide phénique neigeux*), à odeur pénétrante, à effets caustiques très puissants.

On le prescrit presque toujours sous forme de *solution phéniquée*, à 1, à 3, à 5 0/0. Les solutions faibles sont réservées aux pansements. Les solutions fortes doivent être employées avec beaucoup de circonspection, et être étiquetées très soigneusement, car mal appliquées elles peuvent déterminer des accidents très graves. Les solutions phéniquées sont assez rapidement absorbées par la peau, par les plaies, etc. On est prévenu de cette absorption par la coloration foncée de l'urine, qui varie du vert olive au brun sombre. Lorsque l'infirmière observe cette teinte foncée de l'urine chez un malade soumis au pansement phéniqué, elle doit en prévenir le chirurgien.

Acide thymique ou thymol. — Est employé de la même façon que l'acide phénique. Son odeur est plus agréable.

Acide borique. — Antiseptique peu puissant. Se présente sous forme de paillettes nacrées, onctueuses au toucher, dont la solution à 3 ou 4 0/0 constitue l'*eau boriquée*.

Eau oxygénée. — C'est de l'eau stérilisée chargée d'oxygène, ordinairement à 12 volumes. Dans les usages courants l'eau oxygénée délivrée par le pharmacien doit être coupée d'eau, dans les proportions fixées par le médecin : 9 parties d'eau bouillie pour 1 partie d'eau oxygénée, tel est l'usage.

Formol. — Ou *formaldéhyde*, ou *aldhéhyde formique*, ou *formaline*. Ce qu'on utilise communément pour stériliser les plaies ou les objets divers (instruments, livres, etc.) est une solution aqueuse (à 40 0/0 environ) du gaz formaldéhyde dont l'odeur est piquante. Cette solution commerciale ou formol est étendue d'eau pour les besoins courants.

Iodoforme. — Ce produit chimique est sous forme de paillettes nacrées, d'un jaune citron, d'une odeur désagréable, pénétrante, tenace. En chirurgie on l'utilise sous forme de *poudre* finement porphyrisée, de *gaze iodoformée* et de *vaseline iodoformée*, etc., etc. On connaît aussi l'huile iodoformée, l'éther iodoformé, pour injections sous-cutanées ; les crayons iodoformés, les pilules iodoformées, pour l'usage interne.

Les préparations à base d'iodoforme doivent être conservées dans des récipients hermétiquement clos, pour se mettre à l'abri de son odeur désagréable, et pour empêcher l'action de l'air et de la lumière, qui les altèrent.

Permanganate de potasse. — Petits cristaux allongés, brillants, presque noirs, qui communiquent à l'eau une belle coloration rouge violet. Les *solutions de permanganate de potasse* laissent sur la peau et sur le linge des taches brunes que l'on peut faire disparaître, soit à l'aide d'une solution d'acide chlorhydrique à 2 0/0, soit avec une solution de *bisulfite de soude* à 10 0/0. Le permanganate de potasse s'emploie généralement en solution à 1/1.000 ou 1/2.000.

Quelquefois le médecin prescrit des paquets de permanganate de potasse, pour faire les solutions au moment du besoin. La garde-malade devra faire dissoudre ce sel dans de l'eau distillée pure, car, en présence des matières organiques que contient l'eau ordinaire, le permanganate de potasse perdrait beaucoup de son activité.

Perborate de soude. — En l'additionnant d'eau, cet antiseptique oxydant se dédouble en *borate de soude* et en *eau oxygénée*.

Salol. — Poudre cristalline, blanche, à odeur aromatique utilisée sous forme de *poudre de salol*, de *gaze salolée*, de *vaseline salolée*, etc.

Sublimé corrosif. — Ou *bichlorure de mercure*. Poison très violent, employé comme antiseptique en solution dans l'eau, dans les proportions de 1 0/00 (*liqueur de Van Swieten*) ou de 25 centigrammes pour 1.000 centimètres cubes d'eau, ou sous forme de *paquets de sublimé*, contenant chacun 25 centigrammes de sublimé et 1 gramme d'acide tartrique dont le rôle est de faciliter la dissolution immédiate dans 1 litre d'eau.

Les *solutions de sublimé* étant, comme l'*eau phéniquée*, incolores, le préparateur a soin de les colorer artificiellement, pour éviter dans la pratique des erreurs graves, résultant de la confusion facile de ces solutions (surtout celles u sublimé qui n'ont pas d'odeur) avec de l'eau simple. Dans les hôpitaux de Paris, les solutions d'acide phénique sont olorées en *rouge* (avec de la fuchsine), et celles au sublimé n *bleu* (indigo).

En outre, ces *toxiques* doivent être rangés à part, dans des flaçons portant les étiquettes de rigueur (p. 595).

Enfin il faut savoir que le sublimé attaque en général les nétaux et détériore en particulier l'or (bagues, bijoux) et 'argent (ustensiles, cuillères).

Anesthésiques. — Ce sont des médicaments dont la ropriété est de suspendre la sensibilité, soit générale (chloroforme, éther), soit locale (cocaïne, novocaïne, chlorure d'éthyle).

Chloroforme. — Liquide incolore, à odeur éthérée rappeant celle de la pomme de reinette, à saveur sucrée, s'enammant difficilement (contrairement à l'éther).

Le chloroforme est employé comme calmant à l'intérieur (*eau chloroformée*) et à l'extérieur (*liniment chloroformé*). Mais il est surtout employé comme anesthésique général. Pour cet usage le chloroforme doit être pur et récent, et conservé à l'abri de la lumière. Le *chloroforme anesthésique* est d'ailleurs le plus souvent présenté dans des ampoules en verre coloré et fermées à la flamme.

Éther sulfurique. — L'éther est un liquide incolore, très mobile, d'odeur pénétrante et agréable, de saveur brûlante. Il est très volatil et ses vapeurs sont inflammables. Une allumette ou une bougie qui flambe, *même à distance d'un flaçon d'éther débouché, peut enflammer cet éther.*

L'*éther anesthésique* en inhalation sert, comme le chloroforme, à produire l'anesthésie générale. Le froid que produit ce liquide en s'évaporant quand on verse sur la peau, permet d'obtenir un certain degré d'anesthésie locale. L'éther est aussi employé en potion. Les flacons contenant de l'éther doivent être bien bouchés et conservés bien loin de tout foyer de chaleur.

Calmants. — Le calmant le plus répandu, et qui fait partie du groupe des médicaments *soporifiques*, est l'*opium*, d'où on retire la *morphine* et la *codéine*.

Sirops d'opium. — Il y a deux sirops préparés avec l'extrait d'opium. Ce sont : 1° le *sirop thébaïque* ou sirop d'extrait d'opium, dont une cuillerée à soupe (20 grammes de sirop) renferme 4 centigrammes d'extrait d'opium ; 2° le *sirop diacode* ou sirop d'opium faible, dont une cuillerée à soupe (20 grammes) représente 1 centigramme d'extrait d'opium.

Élixir parégorique. — Vingt grammes de ce liquide équivalent à 5 centigrammes d'extrait thébaïque et 1 centigramme de morphine (chlorhydrate).

Pour un adulte, le médecin prescrit de 4 à 20 grammes d'élexir parégorique, soit par gouttes, soit en potion, soit par cuillerée à café.

Laudanum. — Un gramme ou quarante-trois gouttes de *laudanum de Sydenham* équivaut à 5 centigrammes d'extrait thébaïque ou 1 centigramme de chlorhydrate de morphine.

Ne pas confondre *laudanum* et *teinture d'iode* qui sont liquides et noirs tous les deux. En agitant les flacons, on remarque que le laudanum est plus visqueux, moins mobile, et laisse voir sur les parois du vase une couleur jaunâtre due au safran qui entre dans la composition du laudanum. L'odeur ni la saveur ne sont plus les mêmes.

Sirops de morphine, de codéine. — Ces deux sirops sont incolores et sans odeur caractéristique. Il faut donc veiller à ne pas confondre avec le sirop de sucre, qui peut se donner à volonté pour sucrer les tisanes, tandis que le sirop de morphine se prescrit à dose rigoureusement déterminée (20 grammes de sirop = 1 centigramme de chlorhydrate de morphine).

Le sirop de codéine peut être distingué du sirop de morphine en ce qu'il laisse un arrière-goût d'amertume. Le médecin le prescrit assez souvent aux enfants, par cuillerées à café, et suivant l'âge ; ici également il y a lieu, pour la garde-malade, à une attention particulière.

Fébrifuges. — Pour abaisser la température, on a recours à des fébrifuges, dont les principaux sont retirés de l'écorce du quinquina : ce sont les *sels de quinine.*

Le *sulfate de quinine* est surtout employé en France ; le *chlorhydrate de quinine* est préféré à l'étranger. Il semble que la prescription de ce dernier fébrifuge soit plus logique que celle du premier, mais dans la pratique il y a à craindre une confusion qui ne devrait jamais exister, mais qui peut être, entre le *chlorhydrate de quinine* (qui est administré aux doses de 30, 50 centigrammes et même 1 gramme) et le *chlorhydrate de morphine*, qui peut être toxique au delà de 2 centigrammes.

Mode d'emploi. — On n'administre jamais le sel de quinine pendant l'accès de fièvre, mais bien quatre ou cinq heures avant le moment présumé où la fièvre doit apparaître. Il faut donc suivre rigoureusement l'avis du médecin, pour ne pas compromettre les effets de son ordonnance par une administration tardive.

Lavement fébrifuge. — Ce lavement, dont la base est le sulfate de quinine, est préparé par le pharmacien. Avant de l'administrer, il est bon de vider le rectum au moyen d'un lavement à l'eau.

Pour masquer la saveur très amère de la quinine, M. P. Yvon a proposé le moyen suivant, pour administrer la quinine aux enfants.

« J'ai donc essayé de masquer le goût de la quinine en évi-
« tant son contact avec la langue ; pour cela je l'enrobe
« dans un corps gras. J'y ajoute un peu de bicarbonate de
« soude pour neutraliser les acides qui peuvent se trouver
« à la surface de la langue et dissoudre une petite quantité
« de quinine. En somme, je prends 90 grammes de quinine
« précipitée, 10 grammes d'huile d'amandes douces dis-
« soute dans l'éther, je fais une pâte dans laquelle j'ajoute
« un alcalin et que j'aromatise avec un peu de citron ou de
« menthe. La quinine ainsi préparée ne laisse aucun goût
« désagréable si on l'avale rapidement.

« La rhubarbe peut être préparée de la même façon. »

Laxatifs. — Ce sont en général des purgatifs administrés à faible dose. Leur nombre et leur nature sont incalculables. Ce sont le plus souvent des *pilules* ou des *poudres*, moins souvent des *lavements*.

Mode d'emploi. — Comme l'effet des laxatifs est assez long à se produire, on les administre ordinairement le soir, au moment du coucher, pour compter sur une ou deux selles le lendemain matin. D'abord quotidien, l'usage des laxatifs est ensuite espacé pour essayer de ne pas accoutumer l'intestin aux moyens artificiels.

Purgatifs. — Les purgatifs sont très nombreux et peuvent être classés en : *purgatifs huileux* ou mécaniques (huile de ricin), *purgatifs salins* (sulfate de magnésie, sulfate de soude, limonade citro ou tartro-magnésienne, eaux minérales purgatives) et *purgatifs drastiques* (aloès, gomme-gutta, rhubarbe, huile de croton, jalap, scammonée, etc.).

Pour *administrer l'huile de ricin*, si fréquemment employée, on a proposé nombreux moyens qui tendent à en masquer la saveur. On a recours, par exemple :

1° Au JAUNE D'OEUF. On bat l'huile de ricin dans un bol avec un ou deux jaunes d'œufs suivant la quantité, puis on y verse peu à peu de l'eau tiède en agitant toujours, de façon à former une émulsion ; on aromatise avec une cuillerée d'eau de fleurs d'oranger ;

Ou bien encore ajoutez lentement l'huile de ricin à un jaune d'œuf, en agitant vivement ; après avoir bien battu ce mélange, versez-y deux gouttes d'essence d'amandes amères, puis du lait, en continuant à agiter jusqu'à volume total de 80 à 100 grammes ;

2° Au BOUILLON. On prend du bouillon froid que l'on passe au travers d'un linge mouillé, dans le but d'enlever entièrement la graisse ; on sale et on poivre assez fortement ce bouillon, au besoin on y met un ou deux clous de girofle, et on porte à l'ébullition. On retire alors du feu, on ajoute l'huile de ricin et l'on bat continuellement, jusqu'à ce que le bouillon soit devenu assez peu chaud pour être avalé ;

le temps du refroidissement est assez long, et assure, par la longueur qu'il force à donner à l'agitation, la division parfaite de l'huile ;

3° Au CAFÉ. On fait du café noir très fort, sans sucre, on y verse l'huile, on bat bien et on administre ;

4° A la BIÈRE. Prendre un verre ordinaire et le remplir à moitié avec de la bière. Verser avec précaution la dose nécessaire d'huile, de manière qu'elle surnage le premier liquide.

Battre, d'autre part, une petite quantité de bière en mousse et déposer celle-ci sur l'huile de ricin.

Non seulement l'absorption se fait ainsi sans que l'on perçoive le goût d'huile, mais le médicament est bien toléré, les « renvois », s'il s'en produit, n'ayant absolument que le goût de bière.

On peut ainsi administrer l'huile de ricin à l'insu des malades, et nombreux sont ceux qui ont cru ainsi être purgés par une préparation qu'on leur disait être de la « bière à la magnésie » ;

5° Au LAIT CHAUD. Mettre l'huile de ricin dans une tasse avec du lait chaud, sucré et aromatisé à la fleur d'oranger. Battre comme on ferait d'une mayonnaise et boire chaud avant la remontée des globules graisseux. La saveur désagréable de l'huile est parfaitement masquée ;

6° A divers AUTRES FORMULES ou procédés. Nous rappelons la recette suivante :

Huile de ricin....	ãã 20 grammes.
Sirop d'orgeat....	
Eau de menthe....	

Après agitation on obtient une émulsion que les malades prennent non seulement sans dégoût, mais même avec plaisir.

Voici une autre formule :

Saccharine....	0 gr. 12
Essence de menthe poivrée....	Vgt.
Alcool pour dissoudre....	Q. S.

Ajouter :

Huile de ricin........................ 240 grammes.

A administrer aux mêmes doses que l'huile de ricin donnée pure (Obrastzow).

Mais certains sujets n'aiment pas le goût de la menthe. On peut alors utiliser la formule :

Huile de ricin....................	āā q. s.
Cassis.........	
Eau.............................	

Agiter vivement avant la prise.

L'huile de ricin est plus efficace quand on l'associe à la glycérine :

1° Purgatif :

Huile de ricin..................	āā 30 grammes.
Glycérine......	

2° Laxatif :

Huile de ricin.....................	āā 5 à 10 grammes.
Glycérine...........	

Une préparation bien tolérée par les enfants est la suivante :

Huile de ricin...................	20 grammes.
Sucre finement pulvérisé.............	20 —
Café torréfié en poudre...............	10 —

Par cuillerées à café suivant l'âge. Agiter très vivement avant la prise.

Enfin un procédé qui rappelle celui de Liebreich et qui masque complètement le goût est le suivant : faire un mélange à parties égales d'huile de ricin et de chocolat à l'eau refroidi ; battre jusqu'à obtenir une mousse. Les sujets les plus difficiles prennent cette préparation avec plaisir.

Révulsifs. — Ce sont des médicaments pour l'usage

externe ou *topiques*, dont l'action consiste à détourner un mal ou à diminuer son intensité. Ils se divisent en deux catégories :

1° Les *rubéfiants* : *sinapismes*, cataplasmes sinapisés, bains sinapisés, pédiluves sinapisés ;

2° Les *vésicants*, lesquels provoquent, non seulement de la rougeur, comme les rubéfiants, mais des éruptions de boutons ou des phlyctènes : sparadrap vésicant ou *vésicatoire*, sparadrap de thapsia ou *thapsia*, huile de croton.

L'application des révulsifs concerne les soins aux malades (p. 226).

Vomitifs. — Les vomitifs sont peu variés ; on n'emploie guère que la *poudre d'ipéca* et le *tartre stibié* ou *émétique*. Le mode d'administration diffère suivant qu'il s'agit d'enfants ou d'adultes.

Administration aux enfants. — Le vomitif administré habituellement aux enfants est le sirop d'ipécacuanha ; lorsqu'ils sont âgés de plus d'un an, on additionne le sirop de poudre d'ipéca, afin de le rendre plus actif. Plus un vomitif est énergique et agit promptement, moins il fatigue. Dans ce cas, il faut bien agiter la bouteille. On administre généralement une cuiller à bouche pour commencer, puis une cuillerée à café toutes les cinq à six minutes, jusqu'à effet vomitif. Si l'enfant est à jeun, on peut le prendre dans ses bras, et le promener : l'agitation aide les vomissements. On peut aussi provoquer les vomissements en chatouillant la gorge avec une barbe de plume. Dans un cas urgent, ce moyen facilite singulièrement l'action du vomitif.

Souvent, il faut administrer le vomitif de force. Voici comment on procède : on place l'enfant sur les genoux, couché sur le dos. D'une main on lui pince le nez, il crie et ouvre la bouche pour respirer : au moment où il va faire une inspiration, on lui verse la cuillerée de sirop, et on lui maintient la tête droite. Il avale forcément le médicament.

Administration aux adultes. — Lorsque le médecin prescrit un vomitif pour le lendemain, il est bon de ne prendre la veille qu'un repas léger. On administre les vomitifs de la façon suivante :

Potion vomitive. — Si elle renferme en suspension de la poudre d'ipéca, il faut agiter la bouteille : on donne en une seule fois environ la moitié de la potion, puis une cuillerée à bouche de cinq en cinq minutes.

Exemple de potion vomitive :

Poudre d'ipéca	1 gr.
Emétique	0 — 05
Sirop d'ipéca	30 gr.
Hydrolat	60 —

F. S. A. Une potion à prendre en 3 fois à 10 minutes d'intervalle.

Poudre d'ipéca. — Si la poudre est en un seul paquet, on la délaye avec soin dans environ 10 cuillerées d'eau. On ne doit rien donner à prendre avant qu'il ne se soit écoulé au moins une heure après le dernier vomissement.

Autres vomitifs : apocodéine, apomorphine, sulfate de cuivre, kermès, etc.

CHAPITRE IV

INTOXICATION PAR LES SUBSTANCES VÉNÉNEUSES. — CONDUITE A TENIR DANS CERTAINS CAS D'EMPOISONNEMENT.

Sont *toxiques* ou *vénéneuses* les substances au rôle médicamenteux, alimentaire, industriel ou autre, qui peuvent à dose élevée ou dans des conditions d'altération ou de falsification, ou d'erreur, ou de suicide, ou de crime, provoquer dans l'organisme des troubles plus ou moins graves, susceptibles d'entraîner la mort.

Soupçons d'empoisonnement. — Lorsque des *symptômes* ou signes morbides surviennent brusquement chez une personne en pleine santé et qui n'est pas un vieillard, ou chez un malade en cours de traitement normal, l'attention de l'infirmière doit être éveillée et se porter, en l'absence du médecin, et d'après les circonstances, à l'idée d'un empoisonnement.

Signes avant-coureurs. — Ce sont le plus souvent des *vomissements* plus ou moins violents, avec *douleur* plus ou moins vive à l'épigastre, avec ou sans *diarrhée* profuse ou sanguinolente. On peut constater encore une *sensation de brûlure* à la bouche, à l'estomac, à l'œsophage, dans le ventre; une *soif ardente*, des *sueurs froides;* ou bien, dans une phase plus avancée, de la *somnolence*, de la *torpeur*, des *sueurs profuses*, le *refroidissement des extrémités*.

Conduite à tenir en général. — Dès qu'on soupçonne un empoisonnement, il faut immédiatement et *au plus vite* tâcher de savoir *de suite* à quoi il est dû. Est-ce aux aliments ? Est-ce à des médicaments? Y a-t-il des résidus ou des matières vomies, sur le sol, sur les vêtements, sur le visage, sur les mains? L'haleine a-t-elle une odeur spéciale, alliacée, phéniquée, etc. ?

Mais, si l'on n'est pas renseigné *sur-le-champ*, il ne faut pas s'attarder mais agir, en ayant recours à l'un des procédés généraux qui visent la plupart des cas d'empoisonnement.

Procédés généraux. — Deux indications essentielles sont à remplir : 1° *faire évacuer le poison; 2° neutraliser le poison.*

1° Faire évacuer le poison, c'est vider l'*estomac* qui le contient encore, ou l'*intestin* pour le cas où l'absorption serait commencée, ou mieux l'estomac et l'intestin simultanément. On vide l'estomac : *a*) par les *vomitifs ; b*) par la *pompe stomacale* (v. lavage de l'estomac, p. 254).

L'évacuation la plus rapide est la meilleure. C'est pourquoi l'introduction du tube à lavage est préférable quand elle est possible, quand par exemple on n'est pas en présence de vomissements violents provoqués par le poison lui-même. Autrement on favorise les vomissements par les médicaments connus pour cet usage. Il faut d'abord essayer de les provoquer par l'*excitation du fond de la gorge.* Quant à l'évacuation intestinale, elle est produite par les *purgatifs* et les *lavements purgatifs.*

2° On neutralise les poisons par les *antidotes*, c'est-à-dire par l'ingestion d'autres substances qui, par leur nature chimique, détruisent l'action des toxiques, soit en les décomposant, soit en formant avec eux des combinaisons inoffensives, soit en produisant sur le corps une action toute contraire à celle du toxique. C'est ainsi que les médicaments dits *alcalins* (à base de potasse, soude, ammoniaque) sont les antidotes des acides (sulfurique, azotique, chlorhydrique, phénique, etc.). Soit comme antidotes alcalins généraux :

1° Eau albumineuse.	Blancs d'œufs..........	N° 4
	Eau....................	1 litre.

2° Magnésie calcinée : 2 cuillerées par demi-litre d'eau.

3° Mélange.	Hydrate de peroxyde de fer.....	ãã : P. E.
	Charbon......................	
	Magnésie calcinée............	

qu'on administre par cuillerées à soupe.

C'est le plus vite possible qu'il faut administrer l'antidote, étant retenu que l'action des acides, par exemple, est instantanée. S'il y a un vomitif à donner, il faut commencer par administrer l'antidote d'abord et le vomitif ensuite, à moins qu'on ne dispose tout d'abord que de celui-ci.

Enfin il convient en dernier lieu de *stimuler l'intoxiqué*, s'il manifeste de la dépression, et surtout de la somnolence due à quelque poison dit « stupéfiant » (laudanum, opium, morphine, etc.).

On y parvient en administrant des *boissons chaudes*, du *thé au rhum*, du *café* dans beaucoup d'eau, etc. ; en ayant recours aux *boules d'eau chaude*, aux *frictions*, au *massage*.

Des toxiques en particulier

Nombreuses sont les substances *médicamenteuses*, *alimentaires*, *industrielles*, capables de produire de l'intoxication.

Toxiques médicamenteux. — Voici, par ordre alphabétique, quels sont les médicaments dangereux les plus courants.

A) *Aconit.* — Plante vénéneuse dont le pharmacien emploie les feuilles pour préparer l'*alcoolature*, et la racine pour préparer la *teinture de racine d'aconit*. Cette dernière surtout est dangereuse, car 8 à 10 grammes de cette teinture renferment assez d'*aconitine* pour empoisonner. Et le médecin ne prescrit l'*aconitine cristallisée* en nature qu'à la dose de un quart de milligramme.

Le *traitement* de l'empoisonnement par l'aconit ou l'aconitine, consiste à faire *vomir* de *suite*, et à donner comme *antidote* de l'*eau albumineuse* ou de l'*infusé de café*.

B. *Acides*. — Les principaux sont :

1° Les acides *sulfurique* (huile de vitriol), *chlorhydrique*, *azotique*, lesquels servent surtout, dans les laboratoires, pour les analyses d'urines, ou les recherches scientifiques.

Traitement : Administrer *de suite l'antidote*, qu'il y ait vomissements ou non. L'antidote peut être : de l'*eau de savon* (savon dur), ou bien des *cendres* délayées dans de l'eau pour former une bouillie qu'on fait boire telle quelle, ou de la *craie* en suspension aqueuse, ou du *bicarbonate de soude*, du *carbonate de magnésie*, et encore, et bien mieux, de l'*hydrate de magnésie*.

2° L'*acide cyanhydrique* ou *prussique*, dont la *solution médicinale* très étendue est quelquefois employée dans certaines préparations, existe dans les *amandes amères*, dont cinq à six, mêlées à quelques amandes douces, suffisent pour empoisonner un enfant. L'*eau de laurier-cerise* en renferme 10 centigrammes pour 100 grammes d'eau distillée de laurier-cerise.

Traitement : L'action du toxique est rapide et foudroyante, de sorte qu'on a rarement l'occasion d'intervenir. En tout cas, il faut *faire vomir* au plus vite, et donner un antidote, tel que *magnésie* ou *eau de chlore*. Faire des affusions d'eau froide sur la tête et la partie supérieure du corps, pendant que le malade est plongé dans un bain chaud. Frictions énergiques sur la peau.

3° L'*acide phénique*, lequel, à l'état pur, a la forme solide de cristaux neigeux. C'est en solution dans l'eau qu'on l'emploie comme antiseptique externe sous la dénomination d'*eau phéniquée* à 1, 2, 3 ou 5 0/0.

Le *traitement* consiste à donner de l'*huile d'olives* ou d'*amandes douces* mêlées par parties égales à de l'*huile de ricin ;* ou encore, de la *craie* délayée dans de l'eau.

4° L'*acide oxalique*, confondu quelquefois avec le sulfate de magnésie. Est surtout employé en solution sous le nom d'*eau de cuivre*, pour le nettoyage des ustensiles de cuisine.

Le seul traitement consisteà faire prendre une solution de 20 ou 30 grammes de *chlorure de magnésium*.

On connaît aussi le *bioxalate de potasse* ou *sel d'oseille*, dont les antidotes sont : la *craie* en suspension dans l'eau, ou l'*hydrate de magnésie* et *ensuite* un *vomitif*.

C) *Alcalis* ou substances à base de *potasse*, *soude*, d'*ammoniaque* (*eau seconde* des peintres, *eau de javel*, *alcali volatil*, *eau sédative*). L'action de ces toxiques est, comme celle des acides, à peu près instantanée.

Le *traitement* consiste en l'administration d'antidotes qui sont les *acides faibles : eau vinaigrée*, *jus* de plusieurs *citrons*, *limonade tartrique* ou *citrique*.

D) *Arsenic*. — Fait partie, sous forme d'*acide arsénieux*, des *granules de Dioscoride* et entre dans la *liqueur de Fowler* par son composé l'*arsénite de potasse*. De plus, *l'arséniate de soude* est fréquemment employé en *granules* ou en *solution*.

Comme *traitement*, favoriser les *vomissements*, alors même qu'ils ont eu lieu. Le meilleur antidote est le *peroxyde de fer gélatineux*, ou encore le mélange suivant :

Hydrate de magnésie........	12	grammes.
Sulfate ferrique........	30	—
Eau........	250	—

Mêlez sans filtrer. Donnez par 1/4 d'heure 6 à 12 cuillerées.

Viennent ensuite l'*hydrate de magnésie*, le *lait*, l'*eau de chaux*. Si l'absorption a eu lieu, activer l'élimination du poison par l'urine, en faisant boire de l'eau *de Seltz* et du *vin blanc*.

E) *Belladone*. — Plante toxique, qu'on emploie en nature sous forme de *poudre* ou d'*extrait* (pilules), ou qui sert à certaines préparations : *teinture* et *sirop* de *belladone*. Renferme un principe actif très puissant, l'*atropine*, qui figure parmi les médicaments, sous la forme pharmaceutique de *granules de sulfate d'atropine à 1/2 milligramme*, ou *en solution* pour collyres ou injections hypodermiques.

Traitement : Vider l'estomac au plus vite, par la *pompe stomacale* ou les *vomitifs*.

F) *Digitale*. — Encore un végétal dont la feuille est fréquemment employée en *poudre* et en *extrait* (pilules), en *macération*, *infusion*, *vin diurétique* (de Trousseau), et qui sert à fabriquer la *teinture* et le *sirop* de *digitale*. Renferme un principe actif, la *digitaline*, prescrite en nature, surtout sous forme de *granules* dosés *à un dixième de milligr.*

Traitement : Faire *vomir* si le poison n'a pas encore provoqué les vomissements qu'il détermine d'une manière intense. Dans ce cas administrer beaucoup d'*eau tiède*, et une solution de *tanin*.

G) *Mercure.* — Surtout toxique par son composé le *bichlorure de mercure* ou *sublimé corrosif*, qu'on emploie chaque jour comme antiseptique sous forme de *solution de sublimé* à 10, 25 centigrammes p. 1.000, laquelle est colorée dans les hôpitaux, pour éviter toute confusion avec les liquides incolores. La solution à 1 gramme p. 1.000 s'appelle *liqueur de Van Swieten* (incolore). Le sublimé corrosif est, avant tout, réservé pour l'usage externe (pansements, injections, etc.), mais est, dans quelques cas et à très petites doses, prescrit pour l'usage interne (*pilules de Dupuytren*, liqueur de Van Swieten, *par gouttes*).

Traitement : Faire vomir en irritant mécaniquement le pharynx. Donner comme antidote, de l'*eau albumineuse* (blancs d'œufs battus dans de l'eau). Si l'intervention est tardive : *purgatifs*, *chlorate de potasse*, *bains sulfureux*.

H) L'*Opium* est journellement employé, soit en nature, en *poudre* ou *extrait* (*poudre de Dower*, *pilules* d'*extrait thébaïque*), soit en préparations officinales (*teinture d'opium* ou *thébaïque*, *sirop thébaïque*, *élixir parégorique*, *laudanum de Sydenham*. Ce suc, que l'on extrait du pavot, contient un agent principal, la *morphine*, qu'on utilise couramment (*solution de chlorhydrate de morphine*, pour injections hypodermiques, ou à prendre par gouttes, sirop de morphine, etc.).

Traitement : Si le poison a été pris par la bouche, faire évacuer le plus vite possible, même après plusieurs heures, car l'opium séjourne assez longtemps dans l'estomac avant d'être absorbé. Comme *antidote :* du *tanin* dans de l'eau, du *thé*, du *café* fort.

I) Strychnine. — Poison tétanique violent qui a été, dans de rares cas, confondu avec la *santonine* (vermifuge); d'où nécessité rigoureuse de ne pas réunir ces deux médicaments dans la même armoire. La strychnine figure en *granules* de *sulfate de strychnine*, ainsi que dans la *teinture de noix vomique*.

Traitement de l'empoisonnement : Evacuer de suite l'estomac, par la *pompe* ou les *vomitifs*. S'*abstenir*, si les accidents tétaniques ont paru, car la moindre irritation de la sensibilité les réveillerait. Administrer des *antidotes* qui peuvent être : du *tanin* en solution dans l'eau, de la *teinture d'iode* (10 à 20 gouttes dans un peu d'eau, toutes les dix minutes). Après les vomissements, donner des *purgatifs* huileux : *huile de ricin*. En phase plus avancée, il y a lieu de recourir aux *narcotiques*, mais cela concerne le médecin seulement.

J) Plomb. — Ce vulgaire métal a un composé, l'*acétate basique de plomb* ou *extrait de Saturne*, lequel sert à préparer *l'eau de Goulard* ou *eau blanche*.

Traitement : Donner *de suite* l'*antidote*, c'est-à-dire du *lait*, de *l'eau albumineuse*, des *boissons émollientes*. Purgatif: *sulfate de soude* ou *de magnésie*.

Toxiques alimentaires. — Les aliments avariés peuvent causer des accidents plus ou moins graves ; *diarrhée*, *vomissement*, *botulisme*, etc. Dans ces cas il faut, suivant le moment où l'on intervient, administrer un *purgatif* ou un *vomitif*, ou recourir à la *sonde* stomacale.

Champignons vénéneux. — Les champignons sont la cause fréquente d'accidents graves, parce qu'il est très facile de se tromper entre tant d'espèces si voisines les unes des autres, celles-ci étant comestibles et celles-là vénéneuses.

L'intoxication par les champignons produit les mêmes symptômes généraux que l'empoisonnement par les *huîtres* ou les *moules* ou tous les aliments décomposés. Dans tous les cas, la conduite à tenir consiste à administrer : *vomitifs*, *purgatifs*, *café*. On ne devrait jamais se fier qu'aux champignons achetés directement dans les marchés, et contrôlés par les autorités publiques.

Suivant le très juste avis de M. E. Gouin, membre de la Société mycologique de France, il faudrait détruire ce préjugé souvent fatal de l'emploi d'une pièce d'argent et quelquefois de l'épreuve du persil, de l'ail ou de l'oignon.

« Ce préjugé est une des causes les plus fréquentes de « méprise, puisque le champignon même le plus vénéneux « est, à cause de lui, jugé d'autant meilleur qu'il n'amène « sur le couvert d'argent, sur le persil, l'ail ou l'oignon, « aucun changement de coloration. Cela tient non à ce « que le champignon soumis à cette épreuve absurde « n'est pas vénéneux, mais bien à ce qu'il ne renferme « aucune trace de composés sulfureux.

« D'autres champignons aussi inoffensifs qu'exquis « seront, par contre, rejetés de la consommation à cause « du soufre qui aura, au cours de la soi-disant expérience, « une action colorante sur les objets précités. »

Voici comment M. Gouin a résumé le traitement des empoisonnements par les champignons [1] :

A. Empoisonnements a manifestations tardives, c'est-à-dire se développant dix, vingt ou trente heures après l'ingestion (empoisonnements par les champignons mortels, à phalline).

Inutile de faire vomir, car à ce moment le champignon est totalement digéré par l'estomac, ses principes toxiques sont absorbés et le sang les charrie ; faire vomir serait épuiser inutilement les forces du malade, déjà très déprimé.

Première indication : Il faut aider l'organisme à lutter contre l'abattement où le plonge le poison. On donnera du café fort, de l'éther sur du sucre, trois ou quatre cuillerées à café de sirop d'éther; on réchauffera le corps par tous les moyens : bouillottes, frictions.

La *deuxième indication* est de faire absorber un purgatif,

1. In *Revue mod. de méd. et de chir.* Ces renseignements supposent la présence du médecin.

pour débarrasser les portions inférieures du tube digestif. On administrera de préférence de l'huile de ricin, parce que l'huile de ricin ne dissout pas le principe toxique du champignon ; à défaut d'huile de ricin, on donnera du sulfate de soude ou de magnésie, ou de l'eau minérale purgative.

La *troisième indication* consiste à faciliter la diurèse : on fera boire au malade du lait ou des tisanes (chiendent, bourrache) additionnées de 2 grammes d'azotate de potasse par litre. Dans les cas graves on aura recours aux injections sous-cutanées ou intraveineuses de sérum artificiel.

La *quatrième indication* est de combattre divers accidents qui peuvent se produire. Contre les vomissements, on prescrira : glace à l'intérieur, eau de Seltz, potion de Rivière, eau chloroformée avec de la cocaïne. On luttera contre l'affaiblissement du cœur par des injections de caféine, d'huile camphrée, de sulfate de spartéine. Si l'inflammation de l'intestin est vive, on la combattra par des lavements à l'eau de guimauve, des lavements laudanisés. Si le malade a du délire, on donnera des calmants, ou s'il a de l'abattement, des stimulants.

Tous ces moyens de lutte doivent être mis en œuvre avec persévérance; il n'est pas rare d'observer des malades qui, à la suite d'un empoisonnement par les champignons, ne peuvent se rétablir et s'affaiblissent peu à peu pour s'éteindre parfois plusieurs semaines après l'accident.

B. Empoisonnements a manifestations rapides (Empoisonnements par les champignons dangereux, mais non mortels : *Muscarine*).

Ce qu'il ne faut pas faire : il ne faut faire boire ni élixir, ni cordial, ce qui ne servirait qu'à augmenter l'absorption et la diffusion de la substance vénéneuse.

Ce qu'il faut faire : faire vomir par exemple en chatouillant, avec le doigt ou une barbe de plume, le fond de la gorge. Si le chatouillement de l'arrière-gorge ne suffit pas, on ne le continuera pas; il faudra donner au patient de l'eau de savon ou un ou plusieurs bols de lait tiède. Si on le peut, on évacuera le contenu de l'estomac au moyen de lavage avec le tube Faucher.

En même temps on réchauffera les parties du corps qui se refroidissent en mettant des boules d'eau chaude, en appliquant des cataplasmes bien chauds sur l'abdomen, en pratiquant des frictions avec de l'alcool, en faisant respirer de l'éther, ou, à son défaut, du vinaigre.

Botulisme. — On nomme ainsi l'ensemble des accidents (diarrhée, vomissements, etc.) produits par l'ingestion de charcuterie avariée. Si les phénomènes gastro-intestinaux sont peu intenses, il est bon de chercher à éliminer les principes toxiques, par un *lavement* ou un *purgatif.* Si au contraire les vomissements et la diarrhée persistent, le médecin peut avoir à les modérer et à prescrire des *stimulants.*

Comme aliments : *lait*, *farines de céréales*, *décocté de céréales.*

Boissons abondantes : *tisane de queues de cerises* ou de *pariétaire* ou de *stigmates de maïs.* Eaux minérales diurétiques.

TABLE DES MATIÈRES

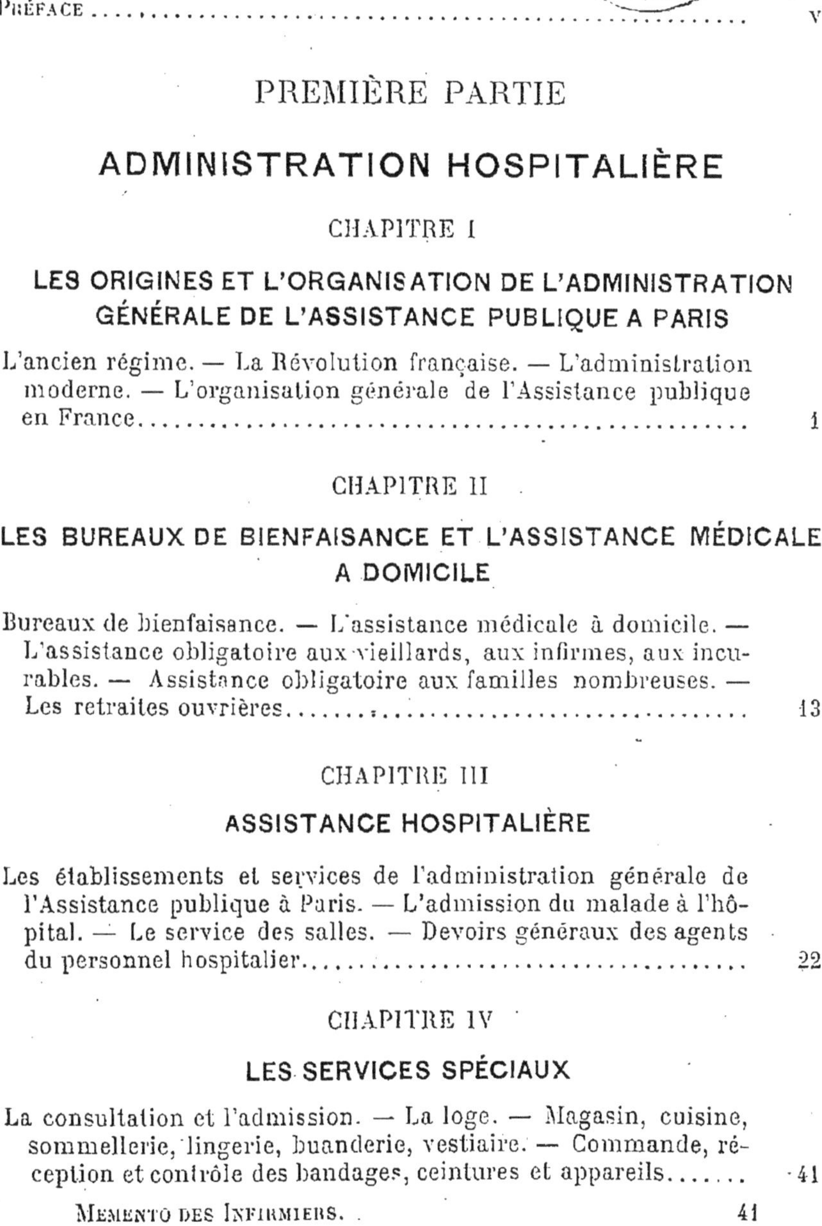

PREMIÈRE PARTIE

ADMINISTRATION HOSPITALIÈRE

CHAPITRE I

LES ORIGINES ET L'ORGANISATION DE L'ADMINISTRATION GÉNÉRALE DE L'ASSISTANCE PUBLIQUE A PARIS

CHAPITRE II

LES BUREAUX DE BIENFAISANCE ET L'ASSISTANCE MÉDICALE A DOMICILE

CHAPITRE III

ASSISTANCE HOSPITALIÈRE

CHAPITRE IV

LES SERVICES SPÉCIAUX

CHAPITRE V

SERVICES DIVERS

CHAPITRE VI

ALCOOLISME

CHAPITRE VII

LES ALIÉNÉS

DEUXIÈME PARTIE

NOTIONS D'ANATOMIE

CHAPITRE I

GÉNÉRALITÉS

CHAPITRE II

APPAREIL DE LA LOCOMOTION

CHAPITRE III

APPAREIL DE LA CIRCULATION

CHAPITRE IV

APPAREIL DE L'INNERVATION

CHAPITRE V

APPAREIL DE LA RESPIRATION

CHAPITRE VI

APPAREIL DE LA DIGESTION

CHAPITRE VII

APPAREIL URINAIRE

CHAPITRE VIII

APPAREIL DE LA GÉNÉRATION

CHAPITRE IX

ORGANES A SÉCRÉTION INTERNE

CHAPITRE X

APPAREIL DES SENS

TROISIÈME PARTIE

NOTIONS DE PHYSIOLOGIE

CHAPITRE I

FONCTION LOCOMOTRICE

CHAPITRE II

FONCTION CIRCULATOIRE

CHAPITRE III

FONCTION DE L'INNERVATION

CHAPITRE IV

FONCTION RESPIRATOIRE

CHAPITRE V

FONCTION DIGESTIVE

CHAPITRE VI

FONCTION URINAIRE

CHAPITRE VII

FONCTIONS DES SENS

QUATRIÈME PARTIE

SOINS AUX MALADES

CHAPITRE I

SOINS DE MÉDECINE

CHAPITRE II

SOINS DE CHIRURGIE

CINQUIÈME PARTIE

LE ROLE DE L'INFIRMIÈRE PENDANT LA GROSSESSE, L'ACCOUCHEMENT ET LES SUITES DE COUCHES. SOINS A DONNER AU NOUVEAU-NÉ.

CHAPITRE I

LA GROSSESSE

CHAPITRE II

L'ACCOUCHEMENT ET LES SUITES DE COUCHES

CHAPITRE III

LE NOUVEAU-NÉ

SIXIÈME PARTIE

NOTIONS D'HYGIÈNE

CHAPITRE I

NOTIONS PRÉLIMINAIRES

CHAPITRE II

HYGIÈNE DES FONCTIONS CUTANÉES

CHAPITRE III

HYGIÈNE DU VÊTEMENT

CHAPITRE IV

HYGIÈNE DE LA LOCOMOTION. EXERCICES

CHAPITRE V

HYGIÈNE DE LA FONCTION CIRCULATOIRE

CHAPITRE VI

HYGIÈNE DU SYSTÈME NERVEUX

CHAPITRE VII

HYGIÈNE DE LA FONCTION RESPIRATOIRE

CHAPITRE VIII

HYGIÈNE DE LA FONCTION DIGESTIVE

CHAPITRE IX

HYGIÈNE DES SENS

CHAPITRE X

HYGIÈNE DU LOGEMENT

CHAPITRE XI

HYGIÈNE APPLIQUÉE AUX MALADES EN GÉNÉRAL

CHAPITRE XII

PROPHYLAXIE GÉNÉRALE DES MALADIES CONTAGIEUSES. DÉSINFECTION

CHAPITRE XIII

PROPHYLAXIE SPÉCIALE CONTRE CERTAINES MALADIES CONTAGIEUSES

CHAPITRE XIV

HYGIÈNE DE LA SECONDE ENFANCE

SEPTIÈME PARTIE

NOTIONS SUR LES MÉDICAMENTS

CHAPITRE I

GÉNÉRALITÉS

CHAPITRE II

FORMES PHARMACEUTIQUES

CHAPITRE III

RENSEIGNEMENTS SUR CERTAINS MÉDICAMENTS EN PARTICULIER

CHAPITRE IV

INTOXICATION PAR LES SUBSTANCES VÉNÉNEUSES. CONDUITE A TENIR DANS CERTAINS CAS D'EMPOISONNEMENT

INDEX ALPHABÉTIQUE

G

H

I

Q

R

TOURS. — IMPRIMERIE DESLIS FRÈRES ET Cie, 6, RUE GAMBETTA.

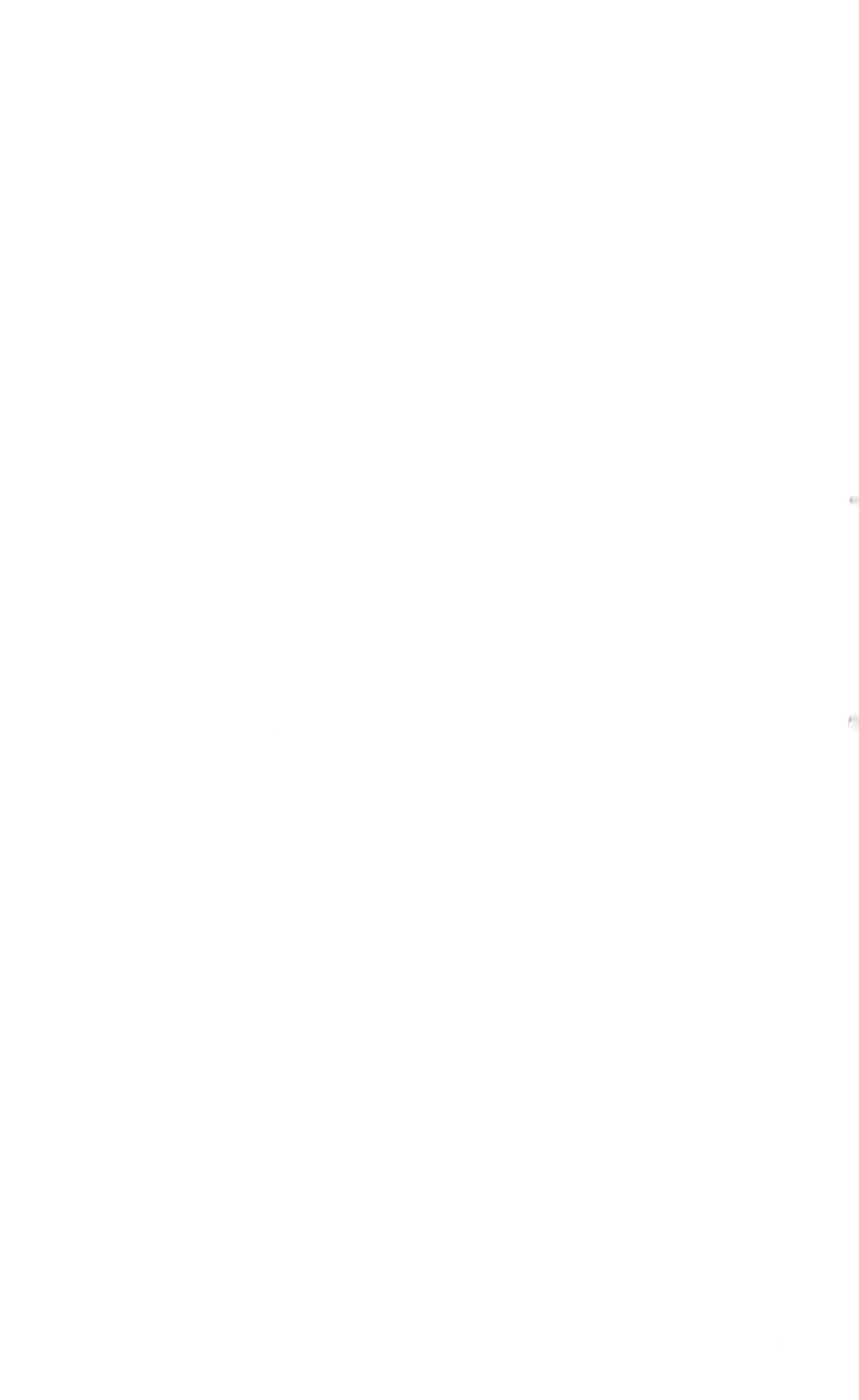

www.ingramcontent.com/pod-product-compliance
Ingram Content Group UK Ltd.
Pitfield, Milton Keynes, MK11 3LW, UK
UKHW020303200726
13857UKWH00001B/66